高等中医药院校 西部精品 教材

中西比较医学史

（供中西医临床医学及相关专业使用）

主编 李志庸

中国医药科技出版社

内 容 提 要

　　本教材为高等中医药院校西部精品教材之一。全书纵贯古今，横跨东西。中国医学史以秦汉、宋金元、明清医学为重点，西方医学史以近现代医学为重点。对中国医学和西方医学的发展历史在相当和接近的时期中并行介绍，既保持各自独立的发展线索，又显示二者的对比。本教材可供高等医药院校中西医临床医学专业及其他相关专业、医师培训使用。

图书在版编目（CIP）数据

中西比较医学史/李志庸主编. —北京：中国医药科技出版社，2012.7

高等中医药院校西部精品教材

ISBN 978 - 7 - 5067 - 5509 - 2

Ⅰ. ①中…　Ⅱ. ①李…　Ⅲ. ①中西医学评论 - 医学史 - 中医药学院 - 教材

Ⅳ. ①R - 09

中国版本图书馆 CIP 数据核字（2012）第 089939 号

美术编辑　陈君杞

版式设计　郭小平

出版　中国医药科技出版社

地址　北京市海淀区文慧园北路甲 22 号

邮编　100082

电话　发行：010 - 62227427　邮购：010 - 62236938

网址　www. cmstp. com

规格　787 × 1092mm $^1/_{16}$

印张　19

字数　356 千字

版次　2012 年 7 月第 1 版

印次　2012 年 7 月第 1 次印刷

印刷　大厂回族自治县德诚印务有限公司

经销　全国各地新华书店

书号　ISBN 978 - 7 - 5067 - 5509 - 2

定价　37.00 元

本社图书如存在印装质量问题请与本社联系调换

高等中医药院校西部精品教材
建设委员会

本书编委会

主　　编　李志庸（广西中医药大学）

副 主 编　梁　峻（中国中医科学院）

　　　　　林天东（海南省中医院）

　　　　　李建宇（北京解放军三〇二医院）

编　　委（以姓氏笔画为序）

　　　　　济　靓（广西中医药大学）

　　　　　李应存（甘肃中医学院）

　　　　　李　强（中国中医科学院）

　　　　　刘文英（保定市中医院）

　　　　　罗根海（天津中医药大学）

　　　　　姜志平（山东中医药大学）

　　　　　倪祥惠（贵阳中医学院）

　　　　　梁海涛（广西中医药大学）

编写说明

《高等中医药院校西部精品教材》是由"高等中医药院校西部精品教材建设委员会"统一组织编写的全国第一套针对西部医药院校人才培养特点的精品教材。"高等中医药院校西部精品教材建设委员会"由西部十一所高等医药院校的校长、副校长及医药系统专家组成。

随着《国家中长期教育改革发展纲要（2010~2020年）》的颁布和实施，高等教育更加强调质量、能力为先的教育理念，高校办学进入了以人才培养为中心的结构优化和特色办学的时代，因此特色教材、区域教材及校本教材的建设必将成为今后教育教学改革的发展趋势。西部地区作为国家"西部大开发"战略要地和"承接产业转移，优化产业结构，实现均衡发展"的后发区域，对创新型、复合型、知识技能型人才的需求更加旺盛和迫切。本套精品教材就是在学习了《国家中长期教育改革和发展规划纲要（2011~2020年）》、《医药卫生中长期人才发展规划（2011 ~ 2020年）》的相关精神，并到西部各院校调研座谈，听取各校有关中西医临床医学教学与人才培养现状的介绍，以及各校专家及骨干教师对中西医临床医学教材编写的思路和想法，充分了解当前该专业的授课与教材使用情况的基础上组织编写的。

教材编写既要符合"教材内容与职业标准深度对接"的要求，又要高度注重思想性、科学性、启发性、先进性和实用性。既要注意基本知识、基本理论、基本技能的传授，又要注重知识点、创新点、执业点的结合，实践创新能力的培养。本套教材在中西医已经融合得比较好的科目，我们采用现在比较通行的编写大纲，以西医病名为纲，中医特色病种辅之。在中西医临床内科学的编写上，采用以中医内科为纲，在具体的诊断及治疗部分加入西医内容，真正使中西医临床内科学教材能够在教学过程中使用，并指导学生临床工作。本套教材首批建设科目为以中西医临床医学专业为主的18个科目（附表）。

教材建设是一项长期而严谨的系统工程，它还需要接受教学实践的检验。欢迎使用教材的广大院校师生提出宝贵的意见，以便日后进一步修订完善。

高等中医药院校西部精品教材建设委员会

2012年6月

序 言

比较医学史是对两种或两种以上不同地域和不同民族医学发展之间相互作用的过程，以及医学发展与其他学科和其他意识形态的相互关系的比较研究的医学史分支学科。中西比较医学史是运用比较方法将不同地域及不同文化背景下产生的中国传统医学和西方医学（包括传统医学和现代医学）作为比较研究对象的一门新兴学科，其宗旨在于通过比较研究找出二者形成发展过程中各自不同的文化传统、哲学思维方式以及经验教训，进而探索其发展规律。目前，对该领域的研究刚刚起步，尚处在筚路蓝缕之草创阶段。本教材的编写就是在这样没有任何蓝本可以借鉴的情况下完成的，可以说是一种创新尝试吧！

中西医学是当今世界并存的两大医学体系，纵观两者的发展历程，由于中西医学分别受不同文化传统和思维方式的影响和制约，造成了二者在观念形态、认知方法等多方面的明显差异。随着东西方文化交流的进一步加深，促使许多的医学家对中西医各自的优点和局限进行了深刻反省和新的探索，以致出现了这样一股愈演愈烈的趋势，西医学者纷纷从东方传统医学中寻找理论智慧，而中医学者也意识到中医的发展，必须借鉴西医的科学成就，来弥补自身的缺陷与不足。通过对中西医发展过程中的文化起源和思维方式背景进行比较，更有利于我们把握中西医发展的方向和学术间的有机融合。

中医学理论渊源于中国古代文化，从而使中医学具有极其鲜明的人文学科特征。独特的地理环境造成了中国的古代文化和欧洲文化有着明显的差异。加之人文环境的特殊性使中国传统的文化和学术思想可以在原有的体系框架中持续地发展，而不至于中断或异化。所以中国的传统文化和学术思想既有一脉相承、内容积累极为丰富的一面，又不可避免的具有相对封闭，创新能力较弱的另一面。纵观数千年的中医学发展过程，始终是以继承发扬为主，虽历代名医辈出，力图创新，但对于秦汉经典医学理论体系而言，几乎是在原有框架、原创思维基础上的继承、补充和完善以及临床验证而已。广义而言，从先秦时期的诸子百家乃至后世，大都强调天人合一，顺其自然，不可违逆；各家学说又多崇尚权威，易于调和；重人伦礼乐而轻自然事理；重思辩顿悟而拙于逻辑论证。此外，中国传统文化主张知行合一，注重实践，求实精神和实用主义倾向明显。所有中国传统文化的这些特点在中医学发展过程中都有着充分的体现，中国古代哲学思想更成为了中医学理论体系的核心和灵魂。

　　希腊学术是西方医学之母。从逻辑思维上，西方大家都注重追求严密公理化系统，试图运用形式逻辑的推理方法来认识自然。这些都给西医学的发展打上了深刻的烙印。在近代西方医学发展中，原子论思想进一步演化成生物还原论，把宏观的机体活动还原为低级的理化过程，并以后者阐释前者。其次，注重形态结构的特点导致西方医学始终把研究动物和人体的形态结构作为主要任务。就思维逻辑而言，西方注重形式逻辑的传统表现在西医学的大部分概念遵循形式逻辑规律，追求统一、确定、单一的思维形式及表述，这确保了整个西医学的严谨性。广泛运用实验又是近代西医学取得一系列长足进步的关键。

　　植根于古希腊学术的西方传统医学也明显具有两重性。西医学家常容易忽略机体内在的系统性、联系性及社会、心理等诸多特性，偏重形态结构，容易使人们习惯以静态的观点看待生命活动，忽略功能活动的相对性及生命过程的时空特征。随着科学实践的发展，人们发现形式逻辑本身有着先天不足，因为它只是反映了客观事物间最普遍、最简单的关系，它的方法是把联结在一起的各个环节彼此分隔开来进行考察，这里的每一个环节都是完全确定、界限分明的。形式逻辑在人类认识自然的初始阶段是必要而且有效的，然而在对世界上的复杂事物进行认识时，形式逻辑就有可能会变得无能为力，这时人们需要用到新的思维方式，而西方的传统思维方式使得人们很难突破它的局限性。所有这些，都影响西医学的进一步发展。

　　在人类历史发展长河中，古希腊医学为代表的西方传统医学几经蝉变已经销声匿迹了，而中国传统医学却被完整地保留至今。审视中西医学的发展历程都曾经历了起源时的朦胧、医巫并存、经验医学、自然哲学医学等阶段，但是为什么中医学能够一脉相承，"历千劫而不朽，虽百代而长兴"，显示出其巨大的超稳定性呢？究其原因，在秦汉经典医学理论体系确立时中医学理论核心或思维方式已经建立在"形而之上"的理性阶段，其探索生命、疾病和防治时注重机体内在的系统性、联系性及社会、心理等诸多特性。相比而言，西方医学从传统到现代，几乎是否定为主的过程，即一个新医学模式的产生便宣告旧的医学模式被解体，例如，一旦以解剖为重心的盖仑医学的出现，那么以四元素说支撑的古希腊医学便被取代了；当细胞学说产生时突出宏观解剖形态的医学模式就被替代，以至分子生物学的出现、遗传基因的发现等等。

　　以史为鉴，可以明得失。比较中西医学的发展历史各自有着完全不同的文化起源和思维方式背景，这些学术背景造成了两大医学体系的众多不同，且各有千秋。作为当代高等院校医学生对中西医学发展之间不同的学术背景的深入了解，无疑有益于加深理解中西医学间的差异性，更好地继承学习中西医学的优秀之处，促进中西医学之间的交叉与兼容，使两者互为补充。随着中医现代化与中西医结合的不断深入，中西医学间交叉兼容将会更加自觉与充实。这种中西互补的中西医结合方式，必将促进世界医学科学的发展。

李志庸

2012 年 3 月

前　言

　　本书为高等中医药院校西部精品教材之一，着眼于高等医学院校学生学习中西比较医学史，由高等中医药院校西部精品教材建设委员会组织国内医学史学科教师集体编写。教材以中西方医学的历史发展为纲，强调从历史唯物主义立场来观察中西医学的发展历史和特点，比较不同文化和社会背景下医学的发展轨迹，让学生从更广阔的视野认识医学的演进历程，了解医学发展的曲折和艰辛；从前人的成功经验和失败教训中得到启示，更好地把握现实，预见未来；清楚医学专业受多学科影响的特殊性，培养和提高道德修养及思想文化素质，树立为医学献身的志向；为学习其他课程做好准备。

　　学习中西比较医学史，是从中西医临床医学专业学生对中西两种医学知识都需要掌握这一实际情况出发的安排，既往侧重于中西医学史某一方面的内容不能满足中西医结合专业教学的需求，本教材将中西医学史并列叙述，便于对比认识两种医学的不同发展道路，利于比较和把握它们之间的差异，找寻两者结合的切入点，使学生对未来医学的发展，特别是中西医学结合临床医学发展的方向有更深入的思考。

　　全书纵贯古今，横跨东西。中国医学史以秦汉、宋金元、明清医学为重点，西方医学史以近现代医学为重点。全书对中国医学和西方医学的发展历史在相当和接近的时期中并行介绍，既保持各自独立的发展线索，又显示二者的对比。中西医学的发展阶段不完全对等，内容各有侧重，叙述时视具体情况而定。中西比较医学史的这种编撰体例能够借鉴者甚少，难免存在失宜之处，恳望读者指正。

　　本书编写之初，编者亲赴英国搜集了较多珍贵的医史资料，并与英国知名史学者较深入地探讨了此书，也听取了多位权威专家的意见，为以后本书的编写工作打下了夯实的基础。另外，本书编撰过程中，分别在南宁和石家庄各召开一次编委会，其中第二次编委会议与全国医史学术讨论会同期举行，得到医史界同仁特别是高等医学院校医学史专业的教师以及中国医药科技出版社领导和工作人员的关心和大力支持。专此鸣谢！

编者

2012 年 3 月

目 录

第一章　医药的起源及早期的经验医学

人类赖以生存的地球在浩渺的宇宙之中仅是太阳系中的一颗行星，它大约形成于 40 亿~45 亿年前。约在 20 亿年前，地球上萌生了最简单的生物，约在 7000 万年前演化出高等的哺乳类动物，约在 3000 万年前出现了古猿，约在 300 万年前诞生了人类的祖先——猿人。后经过猿人、古人、新人三个阶段，经历了旧石器、新石器漫长的时代，大约在 5 万年前，最后进化到现代人类。

近一个世纪以来，考古学家和古人类学家对人类化石的研究，为"从猿到人"的进化学说提供了有力的证据。如生活在 180－30 万年前的有印度尼西亚的爪哇人、中国云南的元谋猿人、陕西的蓝田猿人、北京猿人、阿尔及利亚和摩洛哥的阿特拉斯人、坦桑尼亚的舍利人以及德国的海德堡人等；生活在 30－5 万年前的有德国的尼安德特人、中国山西的丁村人、湖北的长阳人等。除南极洲外，在世界各地都发现了生活在 4、5 万年前人类的化石，如中国广西的柳江人、四川的资阳人和北京的山顶洞人等。在进化过程中，人类从被动地适应自然，逐渐发展到使用和制造工具，有目的地去改造自然。如在元谋人的文化遗物有刮削器、尖状器、砍砸器等石器，北京周口店发现的人类文化遗存中有大量的石器，有燃烧过的灰烬，是人工用火的遗迹。人们在长期的生产活动中，进一步改进了打制和修制石器的方法。在山顶洞人遗址中，有制作十分精制的穿孔骨针和用作装饰品的小石珠及穿孔砾石、兽类牙齿、海蚶壳等，说明他们已掌握了钻孔、磨制、刮挖等技术。在山西朔县峙峪的旧石器晚期遗址中，发现有石镞，这是目前所发现的世界最早的石制箭头，表明这一时期的人类已经发明使用了弓箭。弓箭作为一种重要的狩猎工具，它的出现标志着人类在征服自然方面的一大进步。

在母系氏族公社的中晚期，已出现了原始农业，半坡村人以种粟为主，河姆渡人则以种稻为主，并且已开始种植白菜、芥菜等蔬菜。随着对"粒食"植物的采集、种植及食用，人们的饮食文化结构开始变化。原始手工业也随之出现，主要有制陶器、骨器、纺织、编织、木工等。距今约 5000 年左右，众多的氏族部落，先后进入父系氏族公社时期。在我国境内的父系氏族公社时期的文化遗址很多，著名的有龙山文化、大汶口文化、良渚文化、齐家文化等。这一时期，手工业已发展为独立的生产部门。制陶技术的改进和冶铜业的出现，是父系氏族公社时期手工业方面的突出成就。

劳动创造了人类，在从猿到人的进化过程中证明了劳动起了决定性的作用。石器的创造，语言的产生，取火用火的发明，氏族公社的形成，这些文明因素促使人类进入原始社会晚期，并且同时促进了医学的萌芽。

第一节　卫生保健与医药的起源

一、原始的卫生保健

从考古发掘的人骨化石上，大多可见到伤痕，其中有些是动物啮伤或器物击伤的痕迹。在原始人的遗骸化石上发现最多的是关节僵直、骨质增生、骨膜炎、骨折、梅毒、佝偻病等骨病，以及小儿疾病、口腔疾病、孕产疾病、性病等多种疾病。河姆渡人有很多患严重的腰椎病和骨质增生症，可能是长期从事繁重的体力劳动所至。原始人所患口腔疾病也较多，如龋齿、牙周病、齿槽脓肿等。从考古发掘所见，原始人的孕产疾病也较多，这从女性较高的死亡率中可反映出来。山顶洞出土的人骨化石中，有一具是尚未出生而死于母腹中的胎儿；甘肃永靖大河庄原始社会遗址墓葬中，也发现有因难产而使母婴俱丧的资料。由于恶劣的生活环境，原始人的寿命是很短的。很多儿童未成年便夭折。在许多原始墓葬中，小儿遗骸均占有较高的比例。

此外，由于原始人所处的生存生活环境极为恶劣，严寒酷暑、日晒雨淋所带来的外感寒热病、皮肤病，茹毛饮血、饥不择食而招致的食物中毒、肠胃病、寄生虫病与各种传染病，以及杂乱野合所导致的性病，也应当是原始人常见的病种。这些情形，从流传至今的有关原始社会的传说中也可略见一斑。如《韩非子·五蠹》记载说："上古之世，民食果、蚌蛤、腥臊恶臭，而伤害腹胃，民多疾病。"总之，由于生活环境的恶劣，卫生保健措施的落后，原始人在生存繁衍的历程中，付出了沉重的代价。

（一）婚姻

早期的原始群，人类处在杂交状态，不存在婚姻，也没有家庭。如《列子·汤问》所称："男女杂游，不媒不聘。"随着采集、狩猎经济的发展和劳动中按年龄分工的出现，促使原始人群不断分化，由于个体青春期的延长，成年期的推远，自然形成了辈分的观念，这时的婚姻关系只能在同辈兄弟姐妹之间进行，父母和子女之间不得婚配。按这样的婚姻关系而结合成的社会组织叫作"血缘家庭"至古人时期，原始人进入群婚的早期阶段，这是人类婚姻形态的一大进步。当时很少有人能活到把自己的子女抚养成人，这就决定了个体家庭无法解决种族的繁衍问题，只有实行群婚，只有依靠血缘家族，才能世代延续下去。也决定了这种社会形态只能是母系社会。

母系氏族公社时期，是人类社会由血缘群婚向族外婚转变的重要时期，随着人类的逐渐增多，人们活动的范围不断扩大，各氏族之间的接触相应增多，客观上也需要加强氏族之间的联系。再者，两个不同血缘集团间的男女结合所生育的后代，要远比实行内婚制生育的后代发育健壮而较少遗传性疾病，这一事实逐渐引起人们的关注。于是，人类的婚姻便开始由族内群婚过渡到族外群婚，这是群婚的高级阶段。在考古发掘出的母系氏族发展时期的半坡村遗址中，没有男女合葬的现象，而是男女分别集中埋在一起。反映了这一时期人们是实行族外婚。族外婚的实行有利于人类的发育和繁衍，并可加强各通婚氏族间的联系互助，因而是人类历史的一大进步。

到了父系氏族时期，由于农业的进步，社会发展的重心，由人的生产、种族的繁衍逐渐转移到物质的生产和财富的追求方面。于是，在体力上占有优势并担负着物质生产主要任务的男子，代替了妇女在经济生活和氏族公社中的支配地位，在婚姻形态上也逐渐由交互群婚过渡到相对固定的对偶婚，直到氏族公社解体，家庭成为社会细胞，婚姻形态也向着一夫一妻制（单偶婚）过渡。距今 3500～3200 年前的大汶口文化遗址，已有夫妻合葬墓，丈夫近旁的随葬品超过妻子，墓葬中的夫左妻右已成定制，说明父系氏族的专偶制家庭已经形成。

以上表现在婚姻形态上的演变和进步，有利于人类身体素质的提高，大大减少了遗传性疾病，因而也是原始社会时期人类卫生保健活动的重要内容之一。

（二）用火

中华民族最早发明了用火。早在 170 万年前的元谋遗址中，即发现有少量的炭屑，而且还伴有 40 余种动物化石，其中有些颜色发黑的骨头，经专家鉴定，可能为烧骨。因而不排除当时人工用火的可能性。在蓝田人遗址中，也发现了粉末状的黑色物质，经化验确定为炭屑。在距今 50 万年前的北京人洞穴中，发现有大量用火的痕迹。洞穴内木炭、灰烬、烧石、烧骨集中堆积，叠压很厚，其中最厚处达 6 米，显然不是野火留下的痕迹。这说明北京人不仅在使用天然火，而且已能有意识地对火进行控制。原始人可能是从原始森林着火或火山爆发中发现了火，并将它引进山洞，再一代一代将火种保留下来。

此后，在制作石器的过程中，经过无数次摩擦敲击的启示，原始人终于发明了人工取火的方法，时间大约在山顶洞人之前。我国古代文献上关于燧人氏"钻木取火"传说的记载，正是这一历史事实的反映。

火的使用，特别是发明取火的方法，对人类的文明进步具有巨大的推动作用。它是人类第一次掌握支配一种自然力来改善自己的生存条件，使人类扩大了对自然界的占有范围。火的使用，可以供人们取暖御寒，改善潮湿阴冷的生活居处环境，以减少因风寒引起的外感疾病和阴冷潮湿而导致的风湿病。用火可以照明，驱赶野兽以减少伤害，从而加强了人的自卫能力。尤其是自从人工用火发明后，改变了人类茹毛饮血的生食习惯，由生食到熟食，缩短了人体消化食物的过程，同时，可对食物起到一定程度的消毒杀菌杀虫作用，减少了许多消化道疾病和寄生虫病的发生。此外，熟食还扩大了人类食物的范围，使一些肉类及难以下咽的鱼鳖蚌蛤之类成为可口的食物，使人们吸收更多的营养，提高了人体的素质。特别是肉类食物所含的优质蛋白，使脑髓在发育过程中获得必需的丰富营养，而更完善起来。火的使用，还为原始的治疗方法，如热熨法、灸治法的产生提供了前提条件。因此可以说，火的使用在人类卫生保健史上，具有极其重要的意义。

（三）居处

早在远古时期，人类刚从动物中分离出来，仍然过着"穴居野处"的生活。在漫长的岁月中，人类为了保护自身免遭风雨和野兽的侵袭，构木为巢，栖身于树上，此即传说中的有巢氏时代。《庄子·盗跖》称："古者禽兽多而人民少，于是民皆巢居以避之，昼拾橡栗，暮栖木上，故名之曰有巢之民。"但是随着大自然的变迁，气温下降，巢居难以避寒，于是人类逐渐过渡到穴居。《礼记·礼运》关于"昔者先王未有宫室，冬则居营窟，夏则居橧巢"的记述，反映了人类为适应气候的变化，采取了"巢居"与"穴居"交替采用的居住方式。北京周口店的龙骨山洞穴，广东韶关马坝乡狮子山洞穴、湖北长阳赵家堰洞穴、广西柳江通天岩洞穴等，都是原始人类穴居过的遗址。

巢居与穴居，在一定程度上是为了免遭野兽的侵害，但风雨和潮湿仍严重威胁着人们的健康。随着火的发明和工具的使用，使得原始人在野兽面前取得了很大的主动权，开始在平坦的原野建造房屋，改善自身的居住条件。《周易·系辞》记载："上古穴居而野处，后世圣人易之以宫室，上栋下宇，以待风雨。"《墨子·辞过》更进一步说明："为宫室之法，曰：高足以辟润湿，边足以圉风寒，上足以待雪霜风露。"从考古发掘的遗址看，至新石器时代，我们的祖先已能根据不同的地理环境，筑起不同形式的房屋。从最初的土窑、地窖逐渐发展为有墙壁、屋顶的土屋、木屋和石屋。如考古发掘出的西安半坡村遗址，房屋多为圆形和长方型的建筑，室内有出入门户的通道，有透光和透风的天窗。在住宅旁边还发现有20多个储藏食物的窖穴，此外还有两个用细木柱围成的圆圈，据考古学家研究，认为可能是用以豢养家畜的圈栏。众多房屋周围还有防止野兽袭击的深沟，在围沟（相当于后世的村墙城池）之内，房舍之侧有埋葬幼儿的陶罐和成人的墓地。我国南方原始人则在巢居的基础上，发明了把居住面架设在木桩柱上的干栏式建筑。在浙江余姚河姆渡遗址，发现了距今7000多年前的世界最早的干栏式木结构建筑遗迹，其中有带榫卯的木构件，最长木屋达23米。这种建筑形式适合于南方多雨潮湿的自然环境，对于防潮湿、避虫兽十分有效，一直延续至今。此外，还发现一口人工开凿的水井，距今约5800～5500年，是我国目前已知最早的水井。水井的出现，对改善饮水条件，减少多种疾病，促进人类卫生保健的发展，具有不可估量的积极作用。

（四）衣着

在由猿到人的进化过程中，人体大部分毛发脱落，失去了对身体的保护作用，皮肤直接暴露在外，导致了很多疾病的产生。原始人在经历了相当长时期的赤身裸体生活以后，出于保护自身的需要，逐渐学会了缝制衣服。他们将树皮、兽皮，或者羽毛、树叶、茅草等加以简单的编织，披在身上，这就是人类最早的"衣服"《礼记·礼运》中记有"昔者先王……未有麻丝，衣其羽皮。"《白虎通·号》也有"太古之时……衣皮韦，能覆前而不能覆后"的记载，说明远古时期的人类，在衣着上产生了原始的文明，由裸体而进为半裸体。

到了氏族社会，随着制作骨器技术的进步，人们开始磨制骨针来缝制衣服。在距今约 1 万年前的山顶洞人遗址中，发现有纺轮和一端带孔的骨针，显然是缝制衣服的工具。

随着生产的改进和提高，人们又发明了原始的纺织技术。在我国出土的许多新石器时代的遗址中，都曾发现有纺轮。西安半坡村出土的部分陶器上留有布纹痕迹，乃是制作陶胚时以麻布垫底而印上的。在河姆渡文化遗址还发现有管状骨针、木刀、木棒等，有学者认为这可能是原始的纺织工具机刀、卷布轴、梭子和分经木等。这些说明早在 7000 年前，我们的祖先已发明使用织机来织布了。当时的纺织原料，多是野生麻类和其他野生植物的纤维，在江苏吴县草鞋山下层，曾发现有麻布的残片。河姆渡文化遗址还出土过一件以象牙制成的木杖端饰，外表刻有编织纹和一圈"蚕"纹图象，"蚕"体呈曲身蠕动状，身上的环节皱纹和脚均清晰可辨，在孢粉分析中，还发现了桑树花粉，很可能 6000 年以前的河姆渡先民已经学会了种桑养蚕。

原始人从赤身露体到穿上纺织而成的衣物，改善了穿着条件，减少了劳动过程中对皮肤的擦伤及其引起的感染，又可防止蚊虫的叮咬，并增强了对自然界寒暑风雨变化的适应能力，减少了由于严寒湿冷而产生的疾病，这是人类卫生保健史上的又一进步。

（五）导引

舞蹈最初是一种宣泄情感的方式，起源于远古人类的生产和生活实践。原始人在狩猎、征战的前后，或祭祀、求偶时，往往手舞足蹈地跳跃，以表示祝福和庆祝，或表达虔诚、爱慕之情。在隆重的场合，还要披上兽皮，插上羽毛，戴上花朵。当时的舞蹈形式，可从一些出土文物和原始壁画中看到。如 1973 年在青海大通县发现的距今约 5000 年的新石器时代遗址中，有一个彩绘陶盆，上面有三组舞蹈绘画，舞者 5 人一组，手拉手，朝向一致，头侧各有斜飘发辫，摆向也一致，服装有尾饰。

舞蹈不仅给人带来欢乐，而且能使身体的疲劳和痛楚，得以减轻或消失。相传在伏羲时代，人们已知舞蹈的健身作用了。据《吕氏春秋·古乐》篇记载："昔陶唐（应作"阴康"，伏羲十八子之一）氏之始，阴多滞伏而湛积，水道壅塞，不行其原，民气郁阏而滞著，筋骨瑟缩不达，故作为舞以宣导之。"

《黄帝内经》中也有类似的记载：上古之时候黄河流域地势平坦而多水患，由于长期的湿冷，当地人民内多郁闷，外多足疾，于是人们从实际经验中总结出用"导引按跷"的方法来治疗疾病。可见这时舞蹈已发展成为一种医疗保健的方法了。

由此可见，古代导引疗法是在原始舞蹈基础上发展而来的。因为它对防治某些疾病确有一定功效，故流传至今，成为体育疗法的重要内容之一。"导引"的出现，为古代医疗卫生保健增添了新的更为积极的内容。

综上所述，远古时代，人类的祖先在极其恶劣的生活环境中，为了求得生存，在与大自然的搏斗中，采取了一些今天看来极其原始的用以保护自身的措施，这便构成了人类最早的卫生保健活动。这对于改善人类的生活条件，增强人的体质，对人类的生存繁衍起了相当重要的作用。

二、医药的起源

伴随着人类生命的出现，人类的疾病也便随之而来。原始人在衣食住行的生产生活实践中，发明创造了许多原始的治疗疾病的方法，这便成为医药的起源。

（一）内服药

依据古人类学家对猿人牙齿化石的研究，发现人类最初是完全食肉的，随着人口的增多，肉食不足以果腹，才转而寻求可以食用的植物。《淮南子·修务训》中说：神农"尝百草之滋味，水泉之甘苦，令民之所避就。当此之时，一日而遇七十毒"。这显然不是因为得病去寻找药物，而很可能是为了改变食谱、扩大食物来源时所进行的艰辛探索、大胆尝试的记载。因此，对药物知识的认识，很可能是在寻求食物的过程中，发现积累起来的，所谓"医食同源"就是这个道理。人类在采食野菜、野果、种子，植物根茎的过程中，首先尝到了酸、辛、苦、甘、咸各种味道，进而发现：有的植物吃了以后可引起呕吐、腹泻、甚至昏迷、死亡，有的植物吃了以后原有的病痛得以减轻甚至痊愈。久而久之，便逐渐熟悉了一些植物的形态和性能，了解到它们的毒性和副作用，体验出某些植物的治病疗效。这个过程极其漫长，而且是无数人经过口尝身试才得以总结出来的。中国自古称药物书为"本草"。欧洲自古称药物为"drug"（即干燥的草木），说明药是从植物开始的。

原始人在食用动物的过程中，也逐渐地发现了一些动物的脂肪、血液、骨髓及内脏的治疗作用，从而积累起一些动物药知识。《山海经》中有关动物药用的记载，如"河罗之鱼……食之已痈"和"有鸟焉……名曰青耕，可以御疫"，便是我国古代先民从食用动物过程中发现动物药的佐证。

原始社会末期，随着采矿、冶炼业的出现，人们对矿物的性能有所了解，并认识到某些矿物对疾病的治疗作用。如通过煮盐，逐渐发现了盐水明目和芒硝的泻下作用，通过冶炼，了解了硫磺壮阳和水银的杀虫作用。

由此可见，植物药、动物药、矿物药的知识，是我们的祖先在长期生产、生活实践中逐渐认识和积累起来的，经历了一个由感性认识到理性认识的漫长过程。由于历代中药著作中记载的植物药数量最多，其药用部位又以根茎为主，故几乎所有的中药书都称作"本草"，惟一例外的是：最早记载药物的著作《山海经》，动物药的数量大大超过植物药，这可能成为早期原始人类属于肉食性动物的一个旁证。

（二）外治法

原始社会，人兽杂处，环境险恶，人们在寻找食物及与野兽搏斗中。经常会遭受到各种伤害，同时身体上的跌打损伤以及因氏族部落间的厮杀格斗而造成的伤痛也是经常发生的。

原始人在发生体表部位创伤出血时，最可能采取的措施是：迅速地用手掌紧紧压住伤口，这是一种简单的压迫止血法。根据现代某些民族中保留的一些较原始的敷裹创伤的方法推测，也可能用一些随手可得的诸如泥土、灰烬、树叶、草茎、苔藓、树皮等物涂敷、压迫伤口，而有时某些物品的止血止痛效果比较明显，久而久之，人们就发现了某些植物的叶子、根茎等可用来止血和减轻疼痛，这便是原始的药物止血法。

人们在出现伤痛时，很可能会不由自主地用手抚摸患处，或为其他人按抚，以减轻伤者的痛苦，有时能起到散瘀消肿、减轻伤痛的作用。人们吃了某些食物引起消化不良，腹部不适时，用手抚摩也能减轻痛苦。这些便形成了原始按摩疗法，后世的按摩推拿术就是在这一基础上发展而成的。

在新石器时代，穿颅术又称作"钻孔术"或"环钻术"已很流行。在欧洲发现公元前6000年左右甚至1万年前做过钻孔手术的颅骨。在印加考古中也发现有关于颅脑手术的壁画。牙医的最早例证来自于石器时代的丹麦，考古发现那里有一具尸骨的臼齿上有用燧石钻具钻出的一个小孔，可以排出脓液。

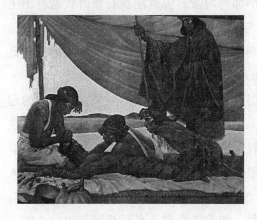

图1-1 穿颅术

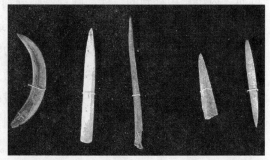

图1-2 骨针

（三）针灸

针灸是中医的主要治疗手段之一，包括针刺与艾灸两种治疗方法。由于最早的针是石头加工制作的，称作砭石，它的起源，可以追索到新石器时代。灸法所用的材料是用作引火的艾绒，点燃以后，熏灼身体某个部位，因而灸法的起源也可以上溯到发明人工取火的时代。

原始人在劳动时，有时偶然被一些尖硬器物，如尖石、荆棘等碰撞了体表某个部位，甚至被碰伤出血后，会发生意想不到的疼痛减轻的现象。类似情形多次重复出现时，便可能有意识地用一些石块来刺激身体的某些部位，或人为地刺伤出血，用来减轻病痛。特别是当皮肤出现化脓性感染时，往往切开脓肿，让脓排出，得以很快痊愈。到了新石器时代，原始人利用已掌握的技术，制作出了这种有效的治病工具，即"砭石"。砭石可谓最古老的医疗工具。《说文解字》曰："砭，以石刺病也。"砭石除一端尖锐，可用来刺病外，还有锋利的刀口，可用于手术切割，故又称针石或石。近年来，在山东、青海、河南、黑龙江等地，发掘出多例作过穿颅术的头骨，有的手术后还存活了至少两年以上，说明砭石确实兼有刀针两方面的功用。

近年来，考古发掘出越来越多的新石器时代的各种砭石，其形状有锥形、刀形、剑形、针形、镰形、卵圆形等多种，如1963年在内蒙古多伦旗头道洼新石器时代遗址中发现一枚经过磨制的石针，一端有锋，呈四棱锥形，可作针刺之用，另一端扁平有弧刃，可切肿排脓。在山东日照两城镇龙山文化遗址中发现有两枚锥形砭石，其中一枚粗端为三棱锥体，细端为圆锥体，另一枚尖端为长而锐利的三棱锥体。

考古发掘中，不时可见骨针出土。在城子崖龙山文化遗址中出土有两枚灰黑色陶针，这些一端有锋而另一端无孔的骨针、陶针，在当时有可能是用作刺病的工具。

砭石这一原始医疗工具，是后世刀针工具的原始形式。从考古发掘的夏至西汉时期的出土文物中，可看到金属医针与砭石的渊源关系。如1978年在内蒙古达拉特旗树林召公社发现的一枚青铜砭针，其形状、大小都与内蒙古头道洼新石器时代遗址出土的砭石相似。河北满城汉墓出土的金针，亦与头道洼出土的砭石有共同的方柄特征。再如《内经》中提到的铍针和圆针，则分别与河南郑州商代遗址出土的小剑形玉质砭石与河南新郑县春秋战国时期的郑韩故城遗址出土的一枚砭石极为相似。

灸法是通过对人体某些部位进行固定的温热刺激来达到治病的效果，因而它的起源，很可能与热熨法密切相关。原始人在烤火取暖的过程中，可能经常将烧热的石块或土块紧贴在身上，除温暖舒适外，还能减轻某些病痛，如因受寒引起的腹痛及关节痛等。考古工作者在北京猿人居住过的山洞里发现了大量的火烧石块，认为是原始人作局部取暖用的。这便是原始热熨法的起源。这种方法在后世流传中，不断得到改进，用于熨法的石块形状亦有球形、扁圆形等多种。如在江西省上高县战国墓中出土的一种磨光穿孔石器，可用绳索系住放鼎内水中煮热，用作热熨。在湖南长沙下麻园岭战国墓中出土的扁圆形石器，两端有琢磨痕和火烧裂纹，一面光滑如镜，经考证是煨热后作热熨用的。

原始人在烤火取暖的过程中，可能偶尔被迸出的火星烧灼烫伤皮肤，但他们发现，有时局部的烧灼会减轻某些疾病的症状，这种情形的多次出现，给原始人以启发，使他们有意识地选用一些干枯的植物茎叶作燃料，进行局部温热刺激。由于艾叶具有易燃，气味芳香，遍地生长且易于加工贮存等特点，故被后世作为灸治的主要原料。

当然，医药的起源，可能并没有我们设想的那么简单，以针灸为例，世界其他民族也曾经历过新石器时代，也有过用火的历史，但是，为什么只有我们的祖先发明了针灸治疗的方法呢？这中间可能还存在着一些尚未解开的迷团，需要进行更深入的探索，需要找到更多更新的资料加以解答。

三、传说中的医学始祖

追溯远古历史，一方面依据考古发掘出土的文物，另一方面依据典籍记载的传说。任何一个古老民族，在文字发明之前，都有一段漫长的口传历史，通过一代又一代的口耳相传，到有了文字产生以后，这些远古传说中的英雄人物，就出现在古籍记载之中。

原始社会的母系氏族阶段，由于当时以妇女为中心，妇女在家庭中为尊长，担负着保护亲属平安健康的职责，所以她们往往是熟悉草药的能手，在埃及和希腊罗马的史诗中，都有对这些古代女医生的歌颂。古希腊神话中有关医药保健的人物较多，阿波罗的两个女儿：海金娜（Hygiene）是卫生之神，后世"卫生学"一词就是由她的名字而来的；巴拿西（Panacea）是药物治疗的庇护神，后世"万应药"一词就源于她的名字。相传阿波罗把医术传给开隆（Chirom），开隆把医术又传给阿波罗之子阿斯克雷庇亚（Aesclepios）。医学生学医出师时要向阿波罗、阿斯克雷庇亚等宣誓。在中国，人们熟悉的许多传说人物都与医疗保健有关，如燧人、女娲、伏羲、神农、黄帝等等。传说中的人物是神话或是实有其人并不重要，重要的是其所代表的人类进步事件能以某种特殊形式传记下来，并最终被考古发现所证实：这些事件确实在人类历史上曾经经历过。

中国神话传说中开天辟地的英雄是盘古。燧人氏发明了人工取火。而伏羲氏"教民织网捕鱼"、"取牺牲以供庖厨"，神农氏"耕而作陶"，则分别代表了采猎文明与农耕文明两种社会形态。女娲的传说，一是补天，暗示那个时代有大洪水、大灾变；二是抟土造人，创造新的人类；三是改革婚姻制度，她与伏羲是群婚的象征，在她身上又"始制嫁娶"，废除了血缘群婚，形成了外婚的氏族制度。显然，女娲代表着从采猎经济向农耕经济转变的过渡时代，天崩地裂，灾变频繁，旧的采猎经济受到威胁，因而改革了旧制度，诞生了新人类，才有了神农时代的农耕经济的辉煌。到了距今大约5000年的轩辕氏黄帝时代，中华文明进入了第一个高潮时期。伏羲、神农、黄帝被认为是中华民族共同的人文始祖。医药的发明，传说与三者有密切关系。

（一）伏羲

伏羲一名庖羲氏，又名太昊，姓风，以木德王。传说系海岱民族（又称泰族），是东夷人的祖先，一说其部落生活在今甘肃天水一带。伏羲时代相当于我国原始社会晚期的父系氏族公社时期，距今约7000余年。传说伏羲曾制八卦，教民众结网，从事渔猎畜牧，因此，一般将伏羲视为原始畜牧业时期的代表。传说伏羲尝味百药而制九针，《路史·后纪》亦有"伏羲氏尝草治砭，以制民疾，而人滋信"的说法。此外，有的史书还记载伏羲氏"始制嫁娶"，"以重人伦之本"，"民始不渎"。尽管这是一些远古传说，但从侧面反映了原始社会晚期的婚姻形态，砭石的使用，药物的发现和早期哲学思想萌芽的情况。

(二) 神农

神农，又称炎帝，因长于姜水，故姓姜。相传神农氏为中原民族。当时人民过着渔猎生活，神农发明木制耒耜，教人们农业生产，故被尊称为"神农"。神农被视为原始农业时期的代表。关于神农尝百草，发现药物，教人治病的传说在古代文献中记载较多，《帝王世纪》和《史记·补三皇本纪》等书都有叙述。如《通鉴外记》亦称："古者民有疾病，未知药石，炎帝始味草木之滋……尝一日而遇七十毒，神而化之，遂作方书，以疗民疾，而医道立矣。"这显然在传说中加上了作者自己的想象，因为当时还没有文字，自然也无法记录下方书，但神农氏时期人们可能认识了一些药用植物并用来治病。由于流传神农发明药物的传说，后世将现存第一部本草著作托名为神农氏所作，名为《神农本草经》。

(三) 黄帝

黄帝为有熊氏少典之子，姓公孙，名轩辕，因长于姬水，故又姓姬。最初是部落首领，先后与其他部落作战，最后击败蚩尤和炎帝，统一了中原，由部落首领被拥戴为部落联盟首领。后世将黄帝视为华夏族的始祖。《帝王世纪》和《通鉴外记》等古代文献有黄帝与其臣民雷公、歧伯等人讨论医学记载。我国现存较早的医学典籍《黄帝内经》一书，即是托名黄帝与歧伯、雷公等讨论医学的记录。

伏羲、神农、黄帝都是传说中中国医学的最早创始者。其他传说中的这一时期的医生有僦贷季、歧伯、伯高、雷公、桐君、鬼臾区、少俞、俞跗等。

人类的历史至少有着几百万年，人类有文字记载的历史却不过一万年，人类学的诞生仅仅两百年，试图通过有限的考古发掘和古籍记载，追寻原始人的足迹，弄清楚医学起源的脉络，是十分困难的事。但是，我们仍然有充分的证据证明：早在远古时期，我们的祖先为了适应恶劣的环境以繁衍生存，就曾采取许多原始的保护自身的措施，开始了早期的卫生保健活动。中华民族最早学会了使用火，最早发明了陶器，在原始社会晚期，就已种稻养蚕、纺纱织布、建房凿井，走在人类文明的前列，这不仅古籍有载，而且被近几十年来的考古发掘所证实，引起世界瞩目。中医最主要的两种治疗方法：针灸与汤药，都可以在中国原始社会中，找到其起源的历史文化背景。

第二节　中国早期的经验医学

从公元前 2070 年开始，至公元前 476 年，我国历史上相继出现的夏、商、周（包括西周和东周的春秋时期）三个王朝，是中国奴隶制社会从产生到衰亡的时期。

当时的国家形式是以王为首的奴隶主贵族政治，王族为主体，利用血缘姻亲关系的纽带和封国制度相配合，形成严密的统治，即所谓王室有天下，诸侯有田，大夫有家。

在属于夏纪年范围的考古发掘中发现卜骨，提示此时巫术已经产生。商朝崇尚神鬼祖先，认为祖先是天神的化身，王是天帝祖先意志的代表，凡攻伐胜负、农业丰歉、疾病寿夭等都要卜问吉凶，大批巫卜神职人员为商王供职，形成为一股特殊的政治力量。殷墟甲骨文中有关疾病寿夭的卜辞不少。医药卫生活动在巫卜笼罩之下。西周时巫人从政作用虽然逐渐削弱，但仍有强大影响。

在奴隶社会，青铜器的使用和推广，是社会生产力上升到一个新阶段的主要标志。夏代已有了少量铜制工具，但仍处于"金石并用"阶段。商代由于冶铜术的日益提高，青铜器的数量和种类不断增多，并已广泛应用于生产劳动。到了西周时期，青铜器的制作已达全盛阶段，铜制农具进一步得到推广，在农事活动中，从翻土、耕种、除草到收割，几乎已全部使用金属农具。而冶铜术的提高，自然也为金属医疗器械的制作，提供了物质和技术条件。生产工具的重大更新，有力地促进了以农业为主的自然经济的发展。夏、商、西周时期，"熟荒耕作制"已普遍推广，牛耕的使用、畜牧兽医的出现和土地整治、农田水利、农作物选种、田间管理等经验的积累，以及园圃经营、栽桑养蚕等新的生产领域的开辟和扩大，都有效地改变了农业生产的面貌，并使之上升为社会最重要的生产部门。我国历史上以农业为本的经济结构，就形成于这一时期。

农业的发展，金属工具和器皿的制作，带来了手工业生产的逐步兴盛和制作技艺的日益改进。商代后期，手工业已大规模地从农业中分化出来。西周的手工业种类更多，分工更细，因而号称"百工"，其中建筑、纺织、制陶、酿酒等行业的发达，还直接、间接地关系到医疗保健手段的充实与改善。为了适应农业生产的需要，天文、历法也有了明显进步。夏代出现了"天干"纪日法；商代又在夏代天干纪日的基础上，进一步发展成"干支"纪日法；周代更发明用圭表测影，以确定冬至和夏至。这些成就，在服务于农业生产的同时，也有助于人们认识疾病的发生与季节变化的关系，因此，对医药的研究也有一定积极意义。

随着科学技术的发展和奴隶制统治危机的不断加深，作为人格神"天"的思想出现动摇。具有朴素唯物自然观和自然辩证法思想的阴阳说、五行说和八卦说，就是在这样的社会形势下，于商周之际蕴蕴酿而成。

公元前3世纪时，社会经济结构和阶级关系发生了很大变化，奴隶主统治阶级日趋没落，新兴地主阶级的势力逐渐扩大。西周王朝所册封的各诸侯国之间互相攻伐，相互兼并的现象十分严重，致使一些诸侯大国的人力、物力、财力急剧膨胀，因而"犯上作乱"之事不断发生，周天子的权势日益衰弱，这些都预示着奴隶社会正走向崩溃。

一、甲骨文中有关疾病的记载

甲骨文是迄今为止中国发现最早的古代文献，虽然主要是商朝统治阶层的占卜记录，但其中包含殷商时期对人体结构、疾病认识的宝贵资料。殷墟（今河南省安阳县小屯村）出土的甲骨共有10余万片，文字总数约4500个，已识者约有2000多个。其中记载疾病的有323片，415辞。所载疾病的名称有20余种。如疾首、疾目、疾自、疾齿、疾腹、疾止、疾子、疾育等，主要按人体的不同部位记述。但有些疾病已能根据它的主要特征，给以专门的病名，如疟、蛊、龋等。甲骨文"蛊"字（见图1-3），象虫在皿中。《说文解字》称："蛊，腹中虫也"，用以表示腹中之寄生虫；"龋"字（见图1-3），表示牙齿上的窟窿是因虫蚀引起的。甲骨文"龋"字的出现是我国医学史上较有意义的发现，它把《史记·扁鹊仓公列传》中所述及的龋齿病提前1000多年，比起埃及、希腊、印度等文明古国的类似记载，也要早700~1000年。

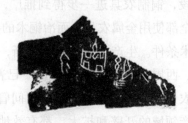

图1-3 甲骨文中的"蛊"与"龋"字

甲骨文中有些疾病是根据生理功能失常而命名的。如"口疾言"，是说由于咽喉有病而引起的语言障碍或发音困难。还有一些关于疾病症状的描述，如耳鸣、下痢、失眠等。值得注意的是有关"疾年"、"雨疾"、"降疾"等的记载。"疾年"指多疾之年；"雨疾"、"降疾"，表示象降雨一样，一次就有许多人染病，这可能是对流行病的最早记录。而甲骨文中的"凷"字，其形象心，很可能是中医学对脏腑的最早认识。

甲骨文的上述记载，有助于人们对殷商时期疾病史的研究。但占卜问病的只限于奴隶主及其家属近臣，难以说明广大奴隶和平民的疾病情况，因此，以上资料还远不能反映商代疾病知识的全部。

二、早期病因说及对药物的认识

（一）病因学说的先声

据《左传·昭公元年》记载，春秋时秦国名医医和为晋侯诊病时提出了阴、阳、风、雨、晦、明等"六气"病因论，开创了中医病因学说的先河，是后世"六淫"病因论之滥觞。公元前54年，晋侯有疾，"求医于秦，秦伯使医和视之。曰：疾不可为也，是谓近女室，疾如蛊，非鬼非食，惑以丧志。……公曰：女不可近乎？对曰：节之……天有六气，降生五味，发为五色，征为五声，淫生六疾。六气曰阴、阳、风、雨、晦、明也。分为四时，序为五节，过则为菑。阴淫寒疾，阳淫热疾，风淫末疾，雨淫腹疾，晦淫惑疾，明淫心疾。女，阳物而晦时，淫则生内热蛊惑之疾。今君不节不时，能无及此乎？"从医和的这段议论中可以看出：第一，以四时、五节、六气等季节气候的剧烈变化，作为病因概念已经形成。第二，从阳淫热疾，阴淫寒疾的记载来分析，说明"阳盛则热，阴盛则寒"的病理学说也已基本明确。而"风淫末疾，雨淫腹疾"的说法，则与后世风病四肢痛、湿病有腹泻的理论有着密切的渊源关系。第三，关于五味、五色、五声的概念，也给后世诊断学及药理学以一定的启示。第四，表明鬼神致病说已开始动摇。

（二）药物知识的积累

周代，药物品种不断增多，用药经验日益丰富，在现存的先秦文献《周礼》《诗经》《山海经》等书中，都可见到不少与药物有关的资料。《周礼·天官》载有："以五味、五谷、五药养其病"，据汉·郑玄注："五药，草木虫石谷也"，这可能是对药物进行的初步分类归纳。在我国现存文献中，最早旁涉药物的书籍是《诗经》，该书收录了许多动植物，其中不少后世用为药物，仅此类植物就达五十余种。另外对一些植物的采集、产地和食用效果，在原文及注中也有简明叙述。如"七月蟋蟀"、"八月断壶"（葫芦），指明了采集季节；"中谷有蓷（益母草）"是说明植物的产地；而"食其（苤苢，即车前草）实，宜子孙"，则是关于服用效果的记载。对于所载大部分动植物，该书虽未明确指出可用以治病，但其中百余种为后世本草著作所收录。还有少量植物在当时可能已供药用，如《毛传》于"采艾"下云："艾所以疗疾"；于"苤苢"下云："宜怀任（妊）"等。反映当时人们对药物的认识和经验。

《山海经》中是记载有大量药物的早期文献，关于该书所收药物的数字，各家说法不一。一般认为共126种，包括动物药67种，植物药52种，矿物药3种，水类1种，另有不详类属者3种。从其功用来看，可分为补药、种子药、避孕药、预防药、美容药、毒药、解毒药、杀虫药、醒神药、治牲畜病药等。《山海经》里所收药物，可用以治疗内、外、妇、五官、皮肤等数十种疾患。大多是一药治一病，但亦有14种药物，为一药二治，如虎蛟治肿也治痔，肥遗治疠也能杀虫等。这在药物的研究与使用上，无疑是个进步。其使用方法大致可分为内服外用两大类，内服中有"服"有"食"，外用包括佩带、沐浴、坐卧和涂抹等法。特别是所收药物中，有60多种用于预防，这对探讨当时预防医学思想的兴起，是值得重视的佐证。但书中的大部分药物，后世多无法考证，更不见临床应用。

（三）酒的发明与药用

酒在我国起源较早，可能远在原始公社时期，人们就已从野果与谷物的自行发酵中，得到了一定启示。考古发掘发现新石器时代中期，即仰韶文化时期就已开始酿酒。这时农产品日渐增多，且有了各类盛水装酒的陶皿。到了新石器时代晚期的龙山文化时期，更有了专用的陶制酒器。

商代农产品的不断丰富，为酿酒业的兴盛提供了物质基础。甲骨文和金文中都保存有许多有关殷王室以酒祭祀祖先的记载。近年考古工作者还在郑州二里岗、河北藁城台西村商代中期遗址中，相继发现了酿酒遗址。商周时期的青铜器中许多属于专用的酒器，也从一个侧面提示殷人好酒成风的习俗。

酒在医疗上的应用是医学史上的一项重大发明，它具有兴奋作用，可用作强壮剂；有麻醉作用，可用作麻醉剂；有杀菌作用，可用作消毒剂；因为是液体，有挥发和溶媒的性能，故又是常用的溶剂；它能"通血脉"、"行药势"，故后世常用酒来加工炮制药物。在古代医学挣脱巫术统治的过程中，饮酒治病较为普遍，它对"外感风寒"、"劳伤筋骨"等病均有治疗作用。后来随着医药知识的不断丰富，人们又从单纯用酒治病发展到制造药酒。甲骨文中就有"鬯其酒"的记载，这是一种色美味香的药酒。稍晚《内经》中也提到古人曾作"汤液醪醴"，并把它的治疗作用归结为"邪气时至，服之万全"。另从汉字构造来看，"醫"字从"酉"，系将治病时不可缺少的酒，与针刺、按摩三者会意组合而成。它生动地体现了酒在当时医疗中的突出作用，以及在医药学发展史上的重要地位。故而《汉书》中有酒为"百药之长"的说法。

（四）汤液的创制

汤液即汤剂，是中医治疗疾病的主要剂型之一。相传汤液是商代汤王的宰相伊尹创制发明的。伊尹原是汤王的厨师，后被起用为宰相。《史记·殷本纪》有"伊尹以滋味说汤"的记载。晋代皇甫谧的《针灸甲乙经·序》云："伊尹以亚圣之才，撰用《神农本草》以为汤液"。又说"仲景论伊尹汤液数十卷。"《资治通鉴》称伊尹"闵生民疾苦，作汤液本草，明寒热温凉之性，酸苦辛甘咸淡之味，轻清浊重，阴阳升降，走十二经络表里之宜。"把汤液的创制发明归功于伊尹看来并非无稽之谈。伊尹既精烹调，又通医学。根据烹调饮食的经验以提高配制汤液的方法是较有可能的。汤液是将各种药物加水煎煮而成，其方法与烹调食物十分相近，是从生活及食物烹调的实践过程中获得的，它的发明与食物的烹调加工关系极为密切。但汤液的真正创制发明，应该不是仅伊尹一人。它是人类掌握用火以后，又产生制陶手工业，有了这些物质基础，人们服药就逐渐由"㕮咀"的方法过渡到煮食或去滓饮汤。汤液的发明，是无数先民通过千百年的生活实践，从采药、烹调及用药经验逐渐积累而成的，是医药发展史上的一次飞跃。汤剂服用方便，易于吸收，可以多种药物配伍，达到增强药效，降低药物副作用的效果。汤液的创制和运用，标志着方剂的诞生，是商代人们对当时用药方法的成功总结。

三、疾病的诊断治疗

（一）诊法的雏形

殷商时代，人们已开始注意对疾病的诊断，从对甲骨文卜辞的研究，可以看出这一时期人们主要是应用占卜手段，祈求神灵来判断所患之疾病。到了西周时期，人们有了更多的经验，能够逐渐摆脱巫的束缚，疾病诊断已具雏型。

如《周礼》记载："以五气、五声、五色胝（视）其死生；两之以九窍之变，参之以九藏之动。"认为医之疗疾，当从五脏所出的气味，所发的声音，容貌所呈现的颜色，来判断病人的生死吉凶，并须反复观察九窍的变化和脏腑的反映。这提示西周前后，在诊断疾病方面，已开始涉及到了一些与后世"四诊"有关的方法。《周礼》不是专门医书，它所记载的医学知识，比较简略。有关诊察的方法完全是从病人内外症状进行综合分析的，没有神秘的味道。这些实可视为中医诊断学之滥觞。

（二）治法的积累

在临证治疗方面，食养、药疗、酒剂及针刺火灸等，在商周时期已广泛使用。《周礼·天官》尝谓："以五味、五谷、五药养其病"，又说："凡疗疡，以五毒攻之，以五气养之，以五药疗之，以五味节之。凡药，以酸养骨，以辛养筋，以咸养脉，以甘养肉，以滑养窍。"据郑玄注："五药之有毒者，……合黄垫，置石胆、丹砂、雄黄、礜石、慈石于其中，烧之三日三夜，其烟上着，以鸡羽扫取之，以注创，恶肉破骨尽出"。可见当时使用的药物，除包括各种味觉的食物和专以疗病的众多药物外，还有专以疗疡的外用腐蚀药。这可能是我国使用化学药物的最早记录。而甲骨文中关于"鬯其酒"的记载，《周礼》关于取酒"浴尸"以消毒防腐的记载，《史记·扁鹊仓公列传》关于"在肠胃，酒醪之所及"的记载，都告诉人们酒剂在医药卫生上的应用已相当广泛。至于针刺火灸，甲骨文中有用砭法除病，用按摩疗腹疾，及用艾灸治病、止痛等文字。人们从有关砭石的记载，《内经》时代针灸术的进步及其在医疗中所发挥的突出作用推断，我国奴隶社会应用针、砭治病已具有一定基础。以上全部内容中包含了中医的内治与外治两种基本治法。

1. 内治法　应用动物、植物、矿物治疗疾病，虽在原始人类就已开始，但还很原始。其后，巫医占统治地位，其治病以祝由驱邪为主，药草的应用居于次要地位。进入殷商时期，是医与巫相混的时代。据《周礼》所载，宫廷建立有医事制度，这时药物知识也不断丰富。《诗经》中涉及许多植物名称。这一时期还发现了一批作用较强、效果明显的所谓"毒药"。故《周礼》说"聚毒药以供医事"。《尚书·说命》记载"若药弗瞑眩，厥疾弗瘳"。表明商朝的医生已开始应用作用较强或重剂药物治疗疾病。

殷周时期，在治疗方面还反映出"药食同源"的特点，当时是药疗还是食疗难以区分。汤液始于伊尹的传说就是在这样的历史条件下产生的。伊尹精于烹调。传说伊尹和商汤谈话时，讲了很多烹调问题，其中有"阳朴之姜，招摇之桂"（《吕氏春秋·本品篇》）。姜桂既是肴馔中的调味品，也是发汗解表的常用药物。所以，有人认为桂枝汤是从烹调里分出来的最古处方之一，因为桂枝汤中的桂枝、生姜、大枣等都是调味品。到了西周，统治阶级为了保护他们的健康和调制适宜的饮食，开始设置食医和食官以专司其事。《周礼》记载：食医"掌和王之六食、六饮、六膳、百羞、百酱、八珍之齐"。当时食医职责为调和食味，增进营养，防止疾病，确定四时的饮食，是专为王家服务的。可见当时已将食治提到很高的地位，且逐渐成为专业。

疗疾食药并用，在西周时期尤为突出。如《周礼》记载："疾医，掌养万民之疾病，四时皆有疠疾。春时有痟首疾，夏时有痒疥疾，秋时有疟寒疾，冬时有嗽上气疾，以五味，五谷、五药养其病。"五药即为草、木、虫、石、谷，或有毒或无毒，以攻邪毒为主。此后，《内经》在这方面作了更具体的阐述："毒药攻邪，五谷为养，五果为助，五畜为益，五菜为充，五味合而服之，以补益精气。"（《素问·脏气法时论》）《内经》这些食治、食养思想和西周时期的食疗观点基本是一脉相承的。

殷商时期在应用药物治疗方面，还有两个重要的创造。其一为酒应用于医药，其二为汤液，即汤剂的发明。这在治疗学上是一个很大的进步。

2. 外治法 人类最初普遍的疾病多为外伤。因此，治病经验的起源很可能是从外治法开始的。在外伤使用外治的基础上，人们进一步发现外治也能治疗体内疾病，这就是按摩、针刺、灸治等方法在具体治疗中的扩展。据研究卜辞中涉及针灸治病的有2条，按摩治病的有6条，拔牙止痛的有4条，接骨复位的有1条，足见外治法在殷商时代已普遍应用。（温少峰等《殷墟卜辞研究》，304－305页，四川社会科学出版社，1983年）

砭针无论在殷商，或是西周时期，其主要作用仍是刺破脓肿，所以对砭石不会作过细雕凿。砭石刺脓肿仅为其功用之一。考古工作者1985年在广西武鸣县马义乡一处西周墓葬群中发掘出土青铜针两枚。该针长2.7厘米，分针柄、针身两部分，针柄为长方形，扁而薄，无针孔，横断面呈矩形，长2.2厘米，宽0.6厘米，厚0.1厘米。针柄的一端有一圆锥状的针身，直径仅0.1厘米，长约0.5厘米。经专家鉴定，确认为西周时期的针灸针。西周时期青铜冶炼水平很高，当能铸造青铜针具，其应用多仅限于贵族阶层，故迄今发现不多。

四、早期的卫生保健

夏商时期随着生产的发展和生活实践的丰富，人们已经提倡讲究卫生，并在认识和实践两方面都有所建树。

（一）个人卫生

在个人卫生方面，人们已有洗脸、洗手、洗脚、沐浴和洗涤食具等卫生习惯。甲骨文中就有不少这方面的记载。1935年在殷墟（河南安阳）的考古发掘中，还有壶、盂、勺、盘、陶槎、头梳等全套盥洗用具出土。周代，人们更知定期沐浴，认识到"头有创则沐，身有疡则浴"的医疗意义，把沐浴用作一种卫生方法。《礼记》更要求人们养成饭前洗手，用餐时不对面说话，不剩饭，不随地吐痰等日常卫生习惯，提出了"疾病，内外皆埽，彻亵衣，加新衣"的主张。

由于农副产品的增多和烹调技术的改进，西周时人们对饮食卫生也日益重视起来。《周礼·天官·庖人》《周礼·天官·医师》均简要地介绍了四时肉食的品种、各类饮食的服食方法，四时调味的宜忌，以及饭食与菜肴的搭配等。《论语·乡党》更进一步就此作了某种概括，指出食物贵在精细、适时和新鲜卫生，凡肉败、色恶、臭恶之变质食品，均不可食用。

此外，《礼记》《管子》还就精神因素与人体发病的关系作了说明，所谓"百病怒起"，"忧郁生疾"，表明精神状态的正常与否，与人体的健康有着直接的联系。《墨子·非攻中篇》认为起居失常、劳逸失度、食饮不时，也同样是致病的重要原因，如"与其居处之不安，食饮之不时，饥饱之不节，百姓踄疾而死者不可胜数"。这种从内外环境的整体出发来解释疾病的发生的观点，对后世中医病因学说的形成颇有影响。

这一时期在婚姻关系上，也提出了不少合乎科学的见解，《周礼》载："男三十娶，女二十嫁"，"礼不娶同姓"；《礼记》载："三十曰壮，有室"；《左传》也说："男女同姓，其生不蕃。"可见人们对早婚及近亲婚配的危害性，已有认识。

（二）环境卫生

在环境卫生方面，相传黄帝时代已有水井，夏代更有"伯益作井"的说法。在距今5800～5500年的浙江河姆渡遗址已经有了我国最早的水井。近年来考古工作者在河南省易县及北京陶然亭等地，发现二千多年前燕国的井壁遗物——甓，全国各地发掘的秦汉水井不可胜数。水井的使用对搞好饮食卫生大有裨益，但必须经常保持清洁。《管子》曾明确提出春季要挖除井中的积垢淤泥，换以新水（即"杼井易水"），并疏通沟渠，排除积水。

商周时期，随着人们对卫生防疫认识的提高，改善环境卫生的措施也相应得到了加强。在殷墟遗址和郑州附近的考古发掘中，均发现用以排除积水的商代地下排水管道。甲骨文中还出现了"𤏲"（牛棚）、"𢉖"（猪圈）等字样，表示人畜已经分处，并记有关于室内外洒水、清扫和除虫的资料。周代以来，人们已开始经常洒扫居处，以保持环境卫生。春秋时期，《左传》《管子》等还分别就水、土等居住条件作了初步概括，指出："土厚水深，居之不疾"。"土薄水浅……其恶易觏"。另据《周礼·秋官·司寇》记载，这一时期开始有了掌管环境卫生的职官。稍后，《庄子》一书中首先出现了"卫生"二字。

五、医学分科与医事制度

夏末商初，随着社会分工的进一步扩大，各行各业日益趋向专业化。当时秦国已有医和、医缓等著名专职医生出现。医疗工作的专业化和巫术迷信的日趋衰落，使医学得以摆脱巫术的羁绊，从而走上独立发展的道路。

周代医术较之殷商时期已有显著进步，文化学术皆集于王官，医政制度，俨然确立。从《周礼·天官》所涉及内容看，宫廷医生不仅已有食医、疾医、疡医、兽医之分，而且还建立了一整套医政组织和医疗考核制度，如根据医生全年医疗成绩的优劣，制订他们的级别和奉禄。

值得一提的是，这一时期对病历记录及死因报告已予以重视。《周礼》载有："凡民之有疾病者，分而治之。死终则各书其所以，而入于医师"。这表明当时已建立了记录治疗经过的病历，对于死者，还要求作出死亡原因的报告。这些都是医学史上很有进步意义的措施。

专职医生的出现与医事制度的建立，反映了当时医学发展的水平，同时也有利于医药经验的积累、整理、总结与交流，并进一步促进了对疾病的认识和医疗技术的提高。

六、巫与医的并存与分离

巫，作为一种原始宗教，以及一种从事巫术职业的人，是人类史前历史发展到一定社会阶段的产物。旧石器时代中后期，原始的巫术意识开始形成，那时的巫尚未职业化。在殷商以前的城子崖遗址中，考古发现十六块带有钻痕的卜骨，可以推知当时已有"巫"。这些"巫"拥有一定文化知识，是当时的文化人。

商代崇尚鬼神，以巫术和宗教作为精神支柱，再加上当时生产力水平低，人们对客观世界的认识极其有限，对诸如风、雨、雷、电、地震及疾病等自然现象，还不能给予正确解释，于是便幻想有一种超自然的神（或祖先）在支配着一切。"大卜"和"司巫"等应运而生，他们以神的代言人身份参与国家政治，掌管祭祀、占卜吉凶和医治疾病等事务。

巫医具有双重身份，是巫与医并存的集中代表，既能交通鬼神，又兼及医药。《说文解字》、《世本》等文献所记载"初作医"的巫咸，被认为是"殷之元臣，功比伊尹，并列于先王受祀，其祭祀之隆亦与先王相同。"在殷墟甲骨卜辞中累见其名。《吕氏春秋·勿躬》载："巫彭作医，巫咸作筮。"说明巫咸是一位兼晓医药的巫师，象这样的巫师位高权重，既能释兆、卜筮，又从事祭祀活动，还兼有其他巫术。而巫彭则可能是位巫医。

在巫术迷信的支配下疾病被看成鬼神作祟和祖先示罚，治病采用祈祷、祭祀、诅咒等方法，以祈求祖先的保佑、鬼神的宽宥或把疾病驱逐出体外，并由此逐步发展成"咒禁"、"祝由"等法术。

巫术并不是一种能如实反映客观实际的科学方法，鬼神也毕竟不是真实的病因，因此祭祀祈祷自然不能治好疾病。单纯的巫术仪式充其量只能使一些迷信鬼神的患者得到某种精神上的慰藉，这仅是一种心理上的作用。巫师们知道，单一的巫术非但不能治病，反而会延误和加重病情，甚至加速病人的死亡。因此，他们在进行迷信仪式的同时，不得不吸取和运用民间的药物知识和治疗经验。最终仍得仰仗"不死之药"和"采访百药"来医治病患。此即人们通常所说的医巫混杂时期。它表明在神权统治的奴隶社会，以经验为基础的医学，实际上不可能完全以其自然的形状存在和发展，往往会被强行罩上神秘的外衣。这种状况势必造成医药的真实内容为巫术假象所掩盖，人们服药获愈，反误以为法术灵验，医药的成果，倒成了巫师施展骗术的重要手段。其结果，自然要大大阻碍医药的正常发展。

然而，即使在巫术最为盛行的时期，以经验为依据的早期医学也一直存在和发展着。在社会生产力和古代自然科学不断发展的基础上，在古代朴素唯物主义和自发辩证观的哲学思想指导下，经验医学经过与巫术的长期斗争，必将挣脱巫术的枷锁，走上独立发展的道路。

春秋时期，是我国由奴隶社会逐渐向封建社会转变的时期。意识形态领域开始出现一系列崭新的观点。它们都从各个不同角度冲击和动摇着天命神学的堤防和统治。此时，传统的天命神学虽还没有完全解体，但其内部的分化和斗争却愈演愈烈。周代天命神学是在变革殷人宗教思想的基础上建立起来的。它一方面宣扬天命是不可抗拒的，而另一面又重视人事上的主观努力，认为搞好人事也是顺从天命。这种内在理论上的矛盾，到了奴隶制瓦解阶段，便急剧冲突起来。保守落后与进步革新的两派人物各执一端，呈现出理性与信仰、哲学与宗教之间的斗争。

"天命"经过西周末年变风、变雅中表现出来的怨天、恨天、咒天的思想冲击，加之春秋时期天子权力的进一步削弱，神圣庄严的地位明显地下降，人的思想开始逐步突破宗教信仰的禁区，而把"天意"演变成根据人的理性来自由讨论的对象，巫术影响自然也随着日渐衰落。

与此同时，经过改造的阴阳学说和五行学说使自己发展成否定天命、鬼神的朴素唯物主义思想。在对待生命、疾病和死亡等问题上，唯物论者和神权唯心论的巫术迥然不同，他们力图按照自然界的物质本性去解释自然现象。如郑国的子产认为晋平公患病"亦出入饮食哀乐之事也，山川星辰之神，又何为焉！"齐大夫晏婴指出齐景公之病乃"纵欲厌私"所致，祈祷是无用的。管仲也说："死生命也，苟病失也。君不任其命、守其本，而恃常之巫，被将以此无不为也"。

以上看法和议论，虽然还不能完全解答病因、病理上的一些问题，但有助于科学地总结医药知识，将医从巫中分离出来。如前所述，春秋时秦国医家医和摒弃鬼神病因论，首倡"六气"致病说，帮助人们从自然界的六种物质属性中去探求致病之因。在诊断和治疗方面，已不再求助于占卜、问卦，而是注意对病情的诊察。治病时，食疗、药疗和针灸，已逐步取代了巫师的祈祷、祭祀和咒禁。此外，《周礼》还述及"着药"、"刮去脓血"、"去其腐肉"和施以攻、养、疗、节等治疗手段。《左传》亦提及攻、达、药等治疗方法。

我国医学史上出现过巫与医的并存，医与巫的斗争和医与巫的分离等不同时期。春秋时期中医药逐渐摆脱巫术的禁锢，取得了一定的优势，开始沿着唯物主义的轨道向前发展。为战国至秦汉时期我国医学理论体系的形成，奠定了思想基础。

第三节 文明古国早期的经验医学

一、古埃及医学

埃及地处东北非，位于亚非欧三大洲的交汇地带，前后历时3000多年。公元前4000年前后，埃及南北出现了两个奴隶制王国。公元前3100年前后，上下埃及统一。公元前332年亚历山大征服埃及，古埃及至此终结。古埃及以其特殊的地理位置，在文化交流上享有相当的优势，其医药文化曾对东西方产生过深远的影响。我们从考古学家在埃及发现的一些纸草文中，可以窥见古埃及医药文化的一斑。

（一）纸草文上的医药记录

《埃德温史密斯外科纸草文》（Edwin smith surgical papyrus），简称史密斯纸草文。该文献著于公元前21世纪～前16世纪。文献中主要记载了48个外科病例，每例按检查、诊断、治疗、预后加以记录，并按预后分为治愈、可疑与无望三类。还记载了火棍疗法、冷敷疗法、外科手术、药物治疗等治疗方法。史密斯纸草医学文献所反映的资料表明，古埃及医生对人体的解剖、生理、病理等已有了一定的认识，认为切脉可知道病人心脏的情况。埃伯斯纸草医学文献（Georg ebers papyrus），是以来比锡大学埃及学教授埃伯斯（G. Ebers，1837～1893）的名字命名的。该文献著于公元前1552年，是一部"治疗所有疾病"的书，包括内、外、妇、儿、眼、皮肤各科及卫生防疫等内容，记录有250种疾病，并对疾病作了初步分类。载药700余种，方剂877个。剂型有：片剂，丸剂，粉剂，煎剂，膏剂，栓剂，糊剂等。赫尔斯特（Hearst Papyrus）纸草医学文献，约著于公元前16世纪，其中载方260首，记述了多种疾病的诊治方法。柏林（Berlin Papyrus）纸草医药文献，其中一篇与埃伯斯纸草医药文献类似，另一篇多为儿科病的诊治技术与药物，约著于公元前1450年。康氏纸草医学文献（Kahun medical papyrus），约著于公元前1950年。其中记载有关妇、儿科及兽医学的内容。伦敦纸草医学文献（London Medical Papyrus），约著于公元前11世纪，其中记载药方63首。这些纸草医学文献是直接反映古埃及医学的珍贵史料，反映了昔日古埃及医药卫生文明的状况。

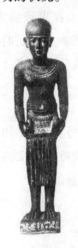

伊姆霍泰普（Imhotep）意为"平安到来的人"，是古埃及第三王朝左赛王（约2800年）的宰相和建筑师，相传他是第一个设计建筑金字塔的人。据说斯密斯纸草医学文献出于他之手。在他死后，人们尊他为"健康之神"。连古希腊人也对他非常崇拜，视为神医。

古埃及人为防止尸体腐烂而用独特的方法制作成的干尸，通过制作木乃伊，使人们对人体的解剖部位与外科切割及缝合包扎技术有一定的提高。从现存的木乃伊身上，还可以了解古埃及人的体质和疾病状况，迄今为止已发现有天花、冠心病、埃及血吸虫病，发现有典型风湿性关节炎、脊椎结核、软骨病、骨折、胸膜炎，膀胱和肾结石以及动脉硬化等病，是病史研究的重要实物史料。

图1-4 伊姆霍泰普

（二）基本医学理论与成就

古埃及人的生产、生活与尼罗河息息相关，很关心河水的季节泛滥。基于类比联想，他们自然把对气象与河水的观察结果与人体现象联系起来，注意到人体的脉管与呼吸，认为人体是由固体成分（土）与体液（水）组成。脉管相当于"沟渠"，体温是火，呼吸是气，体液与气流注于脉管中。脉搏则相当于河水涨落。血液则是人赖以生存的源泉。来自空气中的灵气（Pneuma）赋于人以活力。灵气与血液流注的管道乃称"气动脉"（Arteria，拉丁文 art 为气）。灵气与血液失去平衡则发生疾病，这种灵气与原始体液病理说，对以后希腊医学影响很大。另外，古埃及人认为呼吸对人来说具有极重要的作用，如果呼吸一停止，血液就停止流动，生命就要终结。血液对人也很重要，血红的颜色也曾被他们认为是生命的象征、生的希望。

古埃及的卫生法规规定：要清洁室内外环境，注意饮食，对屠宰的动物肉要由祭司检查可否祭祀，如不合卫生要求，不许为祭祀所用。古埃及医疗法规，要求每个医生只能专治一种病。各地都有大批专病专治医生，有治眼病的，治牙的，治头的，治肠的等等。古埃及医生行医受特殊法规约束，医生如按经典条文医治时，患者死亡，则医生无罪；若违背条文，则要处死。古埃及医生习业是在神庙中接受学校式的教学训练，同时也需会祭祀、通祷文与巫书。

古埃及医学教育较为发达，对地中海地区的医学影响也很大，公元前 6 世纪后，埃及的希利俄波利斯的学校中有许多希腊人、犹太人、腓尼基人、波斯人来此受业。古希腊著名的哲学家泰勒斯、毕达哥拉斯、历史学家希罗多德、医圣希波克拉底都曾来埃及游学。

二、巴比伦医学

西南亚的幼发拉底河和底格里斯河的中下游地区，地势平坦，农业发达，古称"美索不达米亚"，意指河间之地。公元前 5000～前 4000 年代之间，在这里产生了最早的苏美尔文明。公元前 2000 年时，来自叙利亚草原的一支闪族阿摩利人占据巴比伦城，建立了巴比伦王国，创造了灿烂的巴比伦文化。公元前 1595 年古巴比伦被北方入侵的赫梯人所灭。在此一千多年后，西部沙漠的一支闪族迦勒底人，在巴比伦建立的新王朝称"新巴比伦"。其势力从美索不达米亚扩展到叙利亚、巴勒斯坦等地。新巴比伦王尼布甲尼撒在位的 40 多年（公元前 604 年即位）国势强盛，曾攻克了腓尼基商港、战败埃及、洗劫耶路撒冷，一直将势力范围扩展到地中海之滨，并和邻近的伊朗、印度、埃及早就发生了文化交流，还影响和流传到以后的希腊，罗马及阿拉伯诸国。公元前 538 年，波斯帝国推翻了新巴比伦，其后该地又受到希腊、罗马和伊斯兰文化的冲击与融合，美索不达米亚的辉煌逐渐消亡。

（一）泥板文上的医学理论记录

两河流域早期使用楔形文字在粘土制成的板砖上书写。根据出土的泥板记载，古巴比伦人已按身体部位分类各种疾病，并以各种疾病症候群来观察病人。此外，还有对风湿病、心脏病、肿瘤、脓肿、皮肤病及各种性病的记载。对肺结核等病的描述尤为详细："病人常咳嗽，有稠痰，痰

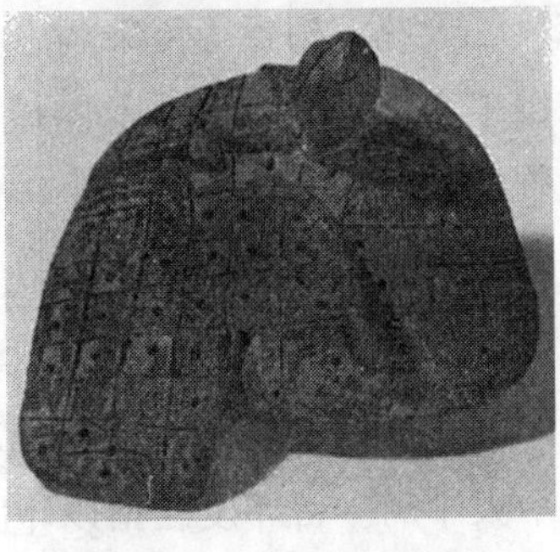

图 1-5 占卜肝脏模型

有时带血，呼吸有笛音，皮肤发凉，两脚发热，出汗，心烦乱。病重时常有腹泻……。"

古巴比伦人重视肝脏，认为肝是人体最重要的器官，是"灵魂"的居所。巴比伦人把人体比为"小宇宙"，认为一切自然现象都影响人体。古巴比伦人还认为心主精神，耳主意志。注意饮食，清新血液是长寿要诀。巴比伦人注重清洁卫生，在一些古城下发掘出供水管和粘土制的排水管。法律规定凡麻风等传染病人要远离城市。反映出对传染病的一种早期隔离思想。

（二）医学思想中的天文学色彩及医学法典

在公元前4000年，南美索不达米亚人就已开始形成系统的医学思想，从中产生了亚述巴比伦的医学。巴比伦人崇拜古老的医神，早期的医学充满神话色彩。大约在公元前2000年时，两河流域的医治几乎都掌握到僧侣手中。巴比伦人特别重视星相及占星之术，很早就注意观测天体星辰变化与人类疾病的关系，逐渐地产生了天人一致的观念。巴比伦人认为天、地、水三者对人的生命健康至关重要，疾病是由外来的病魔侵入引起的。古巴比伦第六代王汉谟拉比（约公元前1792～前1750年在位）时国势渐强，汉谟拉比在统一巴比伦尼亚后制订了现存人类历史上第一部比较完整的法典——《汉谟拉比法典》。

《汉谟拉比法典》载医药的条文有四十余款，约占整个条文的七分之一，是研究古巴比伦医学的重要史料。据法典所记，古巴比伦医生用青铜刀实行难度较大的手术，涉及法律方面的主要是外科手术、整骨、眼科手术等成败的规定。在医疗事故处理上，对发生在统治者身上的医疗事故，处理严厉，而发生在奴隶身上的医疗事故处理很轻。

（三）亚述医学

在美索不达米亚北部（即今伊拉克的摩苏尔）还有一支闪族——亚述人，建立了一个强悍的军国。他们在美索不达米亚统治千余年，历经早期亚述、中期亚述、亚述帝国三个历史时期，公元前605年亚述帝国灭亡。

在亚述巴尼拔皇宫的考古发掘中，发现有与医学有关的泥板文献。记载有些常见疾病、服用的药物、禁忌等，医生出诊包中应备有的绷带、药物、器械等。亚述人对占星术很重视，也用以推断诊疗、手术和分娩的吉凶。泥板还记载有瘟疫和热病。认为麻风、天花、梅毒等传染病患者应隔离在外，以防引起广泛传染。在尼尼微出土了一套用于穿颅术的各种手术器械以及导管，还发现了古代与卫生有关的排水管道，自来水管等。

三、古印度医学

印度是世界古代文明发祥地之一，位于亚洲的南部，为亚细亚大陆中央南方突出的一个大半岛。古印度泛指以印度河流域为代表的整个南亚次大陆地区，包括今印度、巴基斯坦、孟加拉国等。古印度第一个文明繁盛时期是哈拉帕时期，当时已有了文字符号，一般被认为是公元前 3000 年前达罗毗荼人所创，可惜这种文化突然中断了。大约公元前 2000 年代中叶以后，操印欧语的雅利安人大批从西北部入主印度。公元前 1000 年代中叶后，波斯人、希腊人、大月氏人又相继侵入印度，从而使这里的居民逐渐地复杂起来。在漫长的历史年代中，印度各族人民创造并传承了传统的医药文化，印度医学对东方各国特别是南亚各国的医学产生过巨大影响。

（一）婆罗门教的医学理论

公元前 10 世纪，雅利安人中产生了婆罗门教，其经典是《吠陀》。"吠陀"（veda）的意思是求知或知识，也有解释为"圣经"。最初有三种或曰"三明"，后来增加一种即所谓四吠陀。雅利安文化及其医学的来源是四部《吠陀》经。第一部是《梨俱吠陀》或译作《赞诵明论》，大约于公元前 1500～900 年间陆续写成，是四吠陀最早者，其中提到药用植物，并提及麻风病、结核病、外伤等疾病。第二部和第三部是《沙摩吠陀》和《耶柔吠陀》。第四部被称为《阿闼婆吠陀》，或译作《禳灾明论》，约著于公元前七世纪，其中除讲述礼仪外，记载 77 种病名和创伤蛇毒虫的病例，以及治疗这些疾病的草药，并提到妇人病和保健术。此外还记载了兽医学，以及解剖学内容。

婆罗门各派还编辑了一些文献，称为"梵书"，这些典籍中有散载的医药卫生及保健学知识，作为一种法规、习俗在社会上流传。后来续吠陀的书有《优婆吠陀》（Up-aveda），《寿命吠陀》或《阿输吠陀》（Ayurveda），其中所讲述健康医疗或生命学等，书中分医学为八科。唐代译为八医，成为阿输吠陀系医学的圭臬。以后印度医学家所编的医书，也大致根据此八科分类，即：拔除医方，为拔除异物敷裹绷带等外科；利器医方，使用利器治疗头部五官等病；身病医方，即似今日普通内科；鬼病医方，印度人深信各种精神病是受鬼的影响；小儿方，为胎儿、幼童、产妇之治方；解毒剂论；长寿药科；强精药科。

《阿输吠陀》提出关于健康与疾病的三体液学说，是印度《阿输吠陀》医学的根本基础，三种体液（Prabhava）或叫作三大——气、胆、痰。三者必须均衡才能保持人体的健康，其体液太过或不足，平衡即破坏，疾病由之产生。后来将三者称为原素（Doshas）。此外尚有 7 种成分（Dhatus），即乳糜（消化之食物）、血、肉、脂、骨、骨髓、精。一切食物均要化为此七种成分。以后三体液学说又增加了血液，成为四体液说，但它的基本理论并未改变。

（二）佛教与古印度医学

公元前六世纪至公元前五世纪，古印度释迦族王子乔达摩·悉达多创立了佛教。佛，梵文称之为佛陀，意为觉悟或彻底觉悟的人。佛陀本人也是医学的献身者，经常在自己的帐蓬里替病人看病，佛陀的追随者认为，看护病人是宗教上的义务。由于佛教的支持，古印度的吠陀医学在寺庙中得到了发展，并使寺庙成为医学教育的中心。佛教时期印度医学最发达，佛教也将《医方明》列为应当学习的五明之一。但是，由于佛教禁止杀生、禁止用动物献祭，也禁止解剖，这对外科的发展带来严重的不利影响。

公元前 3 世纪，阿育王曾定佛教为国教，此时的印度医学也随着发达，传布到亚洲、东欧和北非。佛教经典中有许多关于医药卫生的内容，如佛说婆罗门避死法，佛医经，疗痔疾经，除一切疾病陀罗尼经，治疗白内障的金篦术等。相传印中佛教文化交流始于先秦。后汉安世高既是佛教翻译家也是名医，他曾较早地将一些佛教医学的文献与印度医药学术传入中国。

（三）古印度名医名著

妙闻音译名为苏斯拉他（Susruta），大约生于公元前 5 世纪，是古印度伟大的外科学家。他的著述被辑录为《妙闻集》。为阿输吠陀系医学的外科学代表性典籍。书中记载的外科手术包括切割、截除、划痕、截石、摘除、缝合、整骨、穿耳孔美容术、内障切除、疝修补、鼻成形等手术，还能进行剖腹取胎、治疗肠梗阻、胎儿倒转等。这些手术方法，对西方传统医学外科的影响很大。如鼻成形手术，是 18 世纪英国人从印度传统医学中学得的。

《妙闻集》中载植物药达 760 种。内用药主要有吐剂、下剂、喷嚏剂。除了丰富的植物药外，动物的骨，角、脂肪、肉、血液、乳汁和蜂蜜常用于治疗。矿物类药有硫黄、砒霜、硼砂、明矾等，并广泛使用汞来治疗皮肤病、神经病及梅毒。《妙闻集》中强调医学道德，认为"医生要有必要的知识，还要洁身自持，要使患者信赖。尽量为患者服务。""正确的知识、广博的经验，敏锐的知觉，及对患者的同情，是医生的四德。"

阇罗迦（Chrana）是公元 1 世纪印度最受盛名的内科医学家，是古印度内科医学的奠基人。《阇罗迦集》是阿输吠陀医学典籍内科学的代表作。全书共 8 篇，计 119 章。记载了千余种药物，并对其形态，功效，主治等有详细论述。除临床治疗之外，《阇罗迦集》中尤重于卫生与保健，认为营养，睡眠，节食是保健的三大要素，并且还应注意精神调摄。他还指出，医生治病既不为已，亦不为任何利欲，纯为谋人类幸福，所以医业高于一切。这些思想曾长期影响着古印度医学。

（四）瑜珈术

瑜珈术是印度的国术之一。瑜伽的梵文原义有"统一"、"和谐"等多种含义。从广义讲，瑜伽是一种哲学思想，类似于基督教的神秘主义，认为宇宙充满了"气"，气是宇宙运动的能量；人体小宇宙也充满了"气"，气是生命攸关和充满活力的能量；生命修养在于调动潜伏于体内气之能量，达到身心合一的最高境界。从狭义讲，瑜伽是一种修炼方法，讲究调息、调心、调身，是人的精神和肉体结合的运动，以此用来增进身体、心智和精神的健康。瑜伽功法和瑜伽哲学二者不可分割，它是古印度人发明的一种身心修练术，对于养生保健，开发人体潜能，防治多种身心疾病有其功效，瑜伽源远流长，影响到东方和西方。

四、古犹太、波斯医学

（一）古代犹太医学

犹太人的部落先祖哈比路人（Habiru），早先游牧在阿拉伯半岛温和湿润的南部地区。公元前 2000 年中期，哈比路人进入迦南（即后来的巴勒斯坦）。公元前 1800 年由于遭遇饥荒，犹太人迁到埃及尼罗河三角洲地区，一度沦为法老的奴隶。大约在公元前 1500 年，部族首领摩西率领他们从埃及返回巴勒斯坦。公元前 721 年，军事帝国亚述起兵攻克了以色列首都撒玛利亚，犹太国沦为亚述的属国。此后，犹太国逐渐衰落，直至公元 135 年以后，犹太人被驱赶或逃出了巴勒斯坦，流散于世界各地。

早期的犹太医学，带有浓厚的神秘色彩，其病因、病机与诊疗及康复，似乎都与宗教信仰有着密切的关系。《旧约全书》即犹太教的经典，亦即基督教《圣经》的前一部分。其中所涉及的医药卫生及保健学内容比较多样，至少有 200 多个条目，多次讲到灾病、瘟疫流行，战争给人们带来的伤亡。《旧约全书》中所记的病种颇多，计有痨病、热病、疟疾、痔疮、牛皮癣、疥、癫狂、麻风、肠道病、哮喘、鼻衄、相思病、难产、不孕症、梦遗、崩漏、外伤致残等。

犹太人很注重个人卫生，保证用水的洁净与无毒，保持身体与精神的清洁。另外，体操、按摩、日光浴，体育活动，是个人卫生与社会卫生重要的内容与传统。犹太人很早就注意饮食卫生，在营养调配方面亦很注重，认为饮酒过度是一种不良行为，故烈性酒一般用于医疗。犹太男孩出生后第八天要行割礼，是犹太教的一种圣行。尽管开始未必出于卫生学的意义，其实行割礼的人群中，男子的阴茎癌发病率很低，妇女的宫颈癌、子宫癌发病率也很低。有关医学的律令与法规在《旧约全书》中也有记载。犹太人借助药物来医治灾病，以酒来安慰心灵，用洗浴、贴敷、圣膏熏香、食疗、斋戒，心理治疗来医治灾病所造成的创伤。外科中已采用类似绷带的包扎、修脚等手术。

《犹太法规集》（著于 5 世纪）中的医学，含有晚期犹太医学思想的重要材料，其中有关于解剖和生理的资料。对食管、喉、气管、肺、脑膜、生殖器等均有详细描写，认为血液是生命的元素。已知人体有 248 块骨，基中一骨名卢兹（Luz），被认为是生命中心，可使死者复生。法规集内还记述了若干疾病，特别是对流行病的症状描述的很正确。还提及血友病是遗传性疾病。关于外科，法规中提及了肛门瘘手术、脱白整复和剖腹产术等，手术前并服催眠剂。

犹太政府和庙宇被毁后，犹太医学便失去了独立性，附属于他们寄居地方的民族，直到中世纪，犹太医生才开始在历史上闻名。

（二）古代波斯医学

大约在公元前 27 世纪~公元前 20 世纪年间，在伊朗高原的西南部出现了埃兰奴隶制国家。公元前 550 年，阿契美民德王朝建立，开始了古波斯帝国的历史。在帝国 200

多年的历史上，创造了灿烂的文明并成为西亚的霸主。

古代波斯医学在研究东方文明上非常重要，当时波斯大帝国的版图东西由地中海岸到印度河，南北自高加索到印度洋，此时波斯医学极为兴盛，又从欧、亚、非地区吸取有益的文化来充实本国的文化。据希罗多德《历史》记述，在公元前6世纪至5世纪的希腊——波斯战争中，波斯的大流士王在打猎时扭伤足踝以至他的踝骨的球窝都脱臼了，大流士于是招来了埃及最有名的医生，并将其一直留在自己身旁。希腊医学也传入波斯帝国，阿契美民德人也聘了著名医生迪西亚斯（Tessias，公元前405年~公元前359年，希腊史学家兼医生），他成了那个王朝的御医。

波斯的医学史分为两大期，第一期包括在波斯《阿维斯塔》经文化中；第二期属于阿拉伯和穆罕默德文化。古文献《阿维斯塔》中记有古波斯帝国时期的医药文化，人们奉阿利曼为医神，崇尚洁净卫生，认为麻风病人不洁，故实行严格的隔离，使麻风病人远离健康居民。《阿维斯塔》规定，身体与心灵的洁净是同等重要的。治疗身体上的疾病时非常注重精神疗法和心理调理。古波斯人的医药卫生习俗，许多方面与犹太人及犹太教的卫生习俗相近似。

公元前330年，亚历山大大帝东征攻入波斯，波斯帝国被推翻。公元226年伊朗萨珊王朝建立，至5世纪时发展成为亚洲西部的一个大帝国，史称新波斯帝国。公元642年被阿拉伯人所灭。

萨珊国王萨卜尔（Sabur，公元224~272年在位）喜欢通晓医学的希腊人。当萨卜尔有病时，就请希腊医生诊治。新波斯帝国时地医药发达，许多药物传到国外，其品名有胡瓜、胡蒜、胡豆、胡椒、胡萝卜、蕃红花、茉莉、砂糖、菠菜、无花果、橄榄等。"底也迦"字源于波斯语tiryak，是一种可以解毒疗虫兽伤的丸剂药物，曾在波斯被广泛应用。《列王记》（Shah Nameh）中追述了有关波斯医学的资料，如剖腹产，术前须以酒使病人"昏迷"而后施以手术。此外，记述了药疗，心理治疗，妇女及孕妇卫生等内容。波斯医学是欧洲、亚洲、非洲诸民族国家的医术和药物学相互交流、借鉴与融合的产物。这种交流持续了上千年之久。

【小结】

1. 劳动创造了人类的医药文明

旨在研究生命、健康与疾病的医药科学如同其他学科一样，从她诞生的一开始就是与人类最初的生活生产劳动和社会实践活动密切相关的。这一观点不仅可以在恩格斯《自然辩证法》一书中找到经典的论述，而且在东西方有关人类医药文明起源的史料记载和传说及近现代学者对上古人类文明遗迹的考古发现中均能够得到很好的验证。从本章前文所述饮食、砭石、针灸、药酒、药物等疗法的发明顺序可以发现人类医药的起源与生活、生产实践活动关系的密切性了。因此，从某种意义上可以说劳动不仅创造了人类本身，而且也创造了人类的医药文明。

2. 中西早期经验医学的异同比较

据有关文献记载可知，东西方医学在医药起源问题上的"医巫同源"及其发展过程中的医巫并存是最为突出的相同之处；而且东西方早期的经验医学也存在着很大程度上的相似性，治疗方法上均重视自然疗法，医学思想上都比较重视天文、气象、地域、河流等自然哲学观念和人体生理、疾病的关系。比如，古印度的四元素说，中国古老的精气、阴阳、五行等理论，都是自然哲学的写照。但是，由于地理和自然环境以及人文等因素的差异性，使东西方传统医学在很早的阶段上出现了明显的分歧：西方传统医学严重受到浓厚的神学思想笼罩和束缚，以致发展成为中世纪的僧侣医学；而中国传统医学很早从巫术分离出来，并且深深受到《周易》等哲学思想的影响，进而走向独具特色的发展道路。

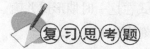复习思考题

1. 为什么说针灸与汤药都发端于中国原始社会？
2. 你怎样理解医药起源上的"医巫同源"、医巫并存？
3. 对比东西方早期经验医学思想理论来源上的异同。

第二章　秦汉经典医学与西方古典医学的形成

  战国历秦汉至三国，是中国封建制度建立、巩固和发展时期。战国时诸侯争霸，社会动荡不安。秦始皇统一全国后，建立了中华民族第一个中央集权的封建专制主义国家，但严刑峻法、苛政暴敛使其仅历二世便被各地的起义所瓦解。后刘邦建立西汉，经刘秀中兴建立东汉。两汉承秦制，以近400年时间维护了中华民族的统一和中央集权专制。东汉和帝以后，外戚宦官专权，政治日趋腐败，导致魏、蜀、吴三国鼎立。中华文化的人文主题、以直觉体悟、整体把握为特征的思维方式在这一时期形成并确立（冯天喻等《中华文化史》），它也对医学理论的形成带来深刻的影响。

  战国时期，官学崩溃，"私学"兴起，最负盛名者为齐国稷下学宫，当时各国王侯揽才、权臣蓄士，文人学士以其学识及能言善辩，"朝为布衣，夕为卿相"，学术思想界出现诸子蜂起、百家争鸣的局面。诸子百家可概括为阴阳、儒、墨、名、法、道六家。它们关于阴阳、五行、气、精、神等哲学概念的认识，是中医理论之渊源。如老子哲学"道"的辩证法思想、儒家《易传》将阴阳抽象为哲学观念，阴阳家邹衍将阴阳的消长和五行生克相配合，其"同类相应"的自然法则，《管子》对精气学说的论述，法家《韩非子》对血气的认识，杂家《吕氏春秋》对精气及气郁发病、阴阳类分疾病等的认识都对中医学理论有着重要影响。《周易》为《内经》理论的建构提供了思维模型和思维方式。不仅是哲学思想，就连先秦的韵文体裁和文字内容，如《荀子》等，都可以在《内经》中找到痕迹，足见先秦文化对中医学的多方面渗透。

  汉初崇尚黄老，无为而治，文景时代，黄老之学达于极盛。安定的社会环境为《黄帝内经》的成书及医学理论体系的形成提供了条件。《内经》与黄老学说有诸多联系，《淮南子》以道家为宗，综合诸子，涉及医理较多。《老》、《庄》的清静养神在中医养生学中具有重要地位。汉武帝独尊儒术，自此确立儒学在官学和朝廷政治中的地位，经学日趋昌盛。董仲舒宣扬"天人感应"，所著《春秋繁露》中有关天人相应，人体结构与《内经》对人体的认识非常接近，其所举各季不同发病证候，在《内经》中不时可见。儒家的道德伦理以及"中庸"思想对《内经》有多方面渗透。《内经》心主神明观点源自孟子、管子、荀子之说。张仲景《伤寒杂病论》中也有儒家的"孝"、"仁"、"天人相应"及尊经思想。成书于东汉的《神农本草经》，学者研究认为其主体结构与儒家学说有关。书中"上药"的不老延年，及多达150余种"令人轻身不老"药物的功效，多种金石药中有关炼丹术内容等，皆有道家色彩。

  先秦及汉代文化给中医学以深刻的影响，尤其是哲学观念、思想方法等。中医学正是在中国传统文化背景基础上发展起来的，同时它又进一步丰富和发展了早期哲学内涵和认识论，特别是有关"阴阳五行"、"气"、儒家的"仁"、"孝"以及道家养生学等方面的内容。

古代西方医学最初产生于古希腊。古希腊在地理上包括巴尔干半岛南部、爱琴海群岛、小亚细亚西岸古代奴隶制城邦。早在公元前4000年，希腊半岛上已有了史前文化。公元前20~前12世纪，为古希腊青铜时代，史称为爱琴海文明或迈锡尼文明。公元前11~前9世纪，为铁器时代，史称荷马时代或"英雄时代"。公元前8~前6世纪，史称殖民时期。雅典与斯巴达成为希腊两大霸主。公元前5世纪~前4世纪前期，古希腊城邦由盛而衰，史称古典时代。公元前4世纪晚期~前2世纪中期为马其顿统治时期，其间希腊化的时间一直延续至1世纪。

至公元前5世纪，古希腊人在汲取了美索不达米亚、埃及、印度等文化中的医学知识的基础上，形成了在自然哲学指导下，以经验观察和思辨推理为基础的古典医学体系。在亚历山大利亚时期，解剖学和生理学的研究积累了大量对人体的观察资料，并奠定了日后西医以解剖结构研究为起点，探讨结构与功能关系的医学进路的基础。罗马帝国时期，名医辈出、学派蜂起，解剖学、生理学、药物学以及临床医学取得了诸多成就。著名医家盖仑集西方古代医学之大成，他的医学理论影响西方医学长达一千多年。

第一节　经典医学体系的形成基础

我国先秦时期思想文化的活跃，为医学理论的总结和提高提供了条件。西汉时期，医药书籍受到重视，汉武帝侍医李柱国曾专门校勘医书。《汉书·艺文志》载有："凡方技三十六家，八百六十八卷"可见内容之丰富。从所载书目看，可分为医经和医方两大类，既有基础理论，也有临证医学及方药。但是除《黄帝内经》流传至今以外，其余早已失传。20世纪60年代以后，在陆续发掘的秦汉墓葬中，出土了一批简牍帛书，填补了长期以来早期医学史的某些空白，是研究这一时期医学发展状况的十分珍贵的资料。从中，我们可以看到秦汉经典理论体系形成的医疗实践基础。

一、马王堆汉墓出土医书

1972年初到1974年初，在长沙市东郊马王堆先后发掘三座汉墓，出土数千件文物与稀世文献。其中二号汉墓出土一具保存完好的女尸，反映了西汉时期在医学防腐上的多方面措施。三号汉墓中出土一批帛书，涉及古代哲学、历史、医药、天文、地理等方面的书籍20余种，约120000字左右，大部分是后世已经失传的珍贵文献，也有部分现存古籍的不同版本。在这些文化典籍中，医书达14种。其中帛书有：《足臂十一脉灸经》、《阴阳十一脉灸经》甲本、《阴阳十一脉灸经》乙本、《脉法》、《阴阳脉死候》、《五十二病方》、《却谷食气》、《导引图》、《养生方》、《杂疗方》、《胎产书》等（其中《阴阳十一脉灸经》甲、乙本内容基本相同，实为一种），共10种。竹木简200

支，分别为《十问》、《合阴阳》、《杂禁方》、《天下至道谈》，共 4 种文献。这些古医书早已失传，《汉书·艺文志》中亦未见记载，部分医书的成书时间早于《黄帝内经》。

（一）《足臂十一脉灸经》和《阴阳十一脉灸经》

两书主要记载了人体 11 条经脉的循行走向及其主治疾病，是我国迄今为止最早论述经络学说的文献。书中所记载的 11 条经脉，与《内经》中的 12 条经脉相比，少了一条手厥阴经。内容比较古朴，对各条经脉的命名也不统一，提示此时经脉的名称尚未定型。在治疗方面仅载灸法，缺少针法和腧穴。对于 11 条经脉的记述，也无规律可循。每条经脉的循行路线各自独立，互不相干，反映当时上下纵横经络系统的概念还没有全部形成。而《灵枢·经脉》所载 12 条经脉的循行走向则很有规律，因此，普遍认为这两部灸经是《灵枢·经脉》的祖本。

（二）《五十二病方》

全书约 15000 多字，因目录列有 52 种病名并有"凡五十二"字样而由整理者命名。每题记述治疗一种疾病的方法（实际上应包括 100 余种疾病）。所载医方 283 个（原数应在 300 个左右，有部分残缺），用药 274 种，其中将近半数在《神农本草经》中未见记载。涉及内外妇儿五官各科疾病，其中外科病证较多，包括外伤、动物咬伤、痈疽、溃烂、肿瘤、皮肤病、肛肠病等。内科疾病有癫痫、疟病、食病、癃病、寄生虫病等。

书中所载方剂以复方为主，通过对这 200 余方的药物配伍、剂型、方剂用法等方面分析，认为该书对于方药的应用，已初具方剂学的雏形。在方剂剂型的应用上，使用了丸、饼、曲、酒、油膏、药浆、汤、散等多种剂型。还记载了手术法、敷贴法、药浴法、烟熏法或蒸气熏法、熨法、砭法、灸法、按摩法、角法等丰富的外治法。其中，在诸伤条下记叙了 16 条不同伤症的治疗方法，包括止血、镇痛、清创、消毒、包扎等环节，强调对感染或坏死组织的创面应先清创后敷药的方法和原则，与现代创伤外科的基本处理原则十分相似。书中关于疾病证候和诊治的内容大多是医学史上最早的记载，真实地反映了当时临证医学的实际水平。

（三）《导引图》

这是我国迄今为止发现最早的医疗体操图。导引术历史悠久，有关著作与图谱却少有流传。马王堆三号墓出土的帛画彩色导引图，长约 100 厘米，宽约 50 厘米，绘有 44 幅年龄性别不同、动态各异、形象逼真的导引姿势。其动作大体可以分为呼吸运动、四肢和躯干运动、持械运动三种，其中部分是模仿动物动作编成的。采用这些动作进行锻炼，可以起到伸展肢体，宣导气血，增强体质，防治疾病的作用。图中多数标有简要的文字说明，如"引聋"、"引脾病"、"信"（鸟伸）等。这是我国古代仿生学在医疗体育中的具体运用，说明我国医疗体育源远流长。

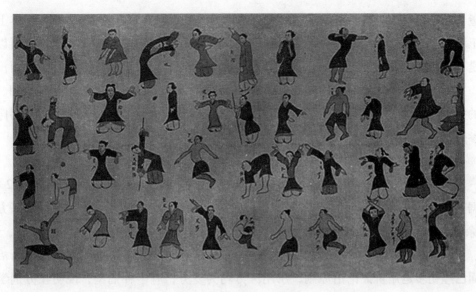

图 2 - 1　帛画《导引图》

（四）《养生方》与《却谷食气》

《养生方》是一部以养生、房中为主的方书，共 32 篇。全书以医方为主，现存医方 79 个。其内容主要是滋补强壮和增强体力，反映了古人在强身健体、养颜健美、性保健等方面所取得的成就。《却谷食气》主要记载"辟谷"与"食气"等内容，是我国现存最早的有关气功专著。对于研究我国气功导引的源流和发展有一定参考价值。

（五）《脉法》与《阴阳脉死候》

《脉法》书中首句有"以脉法明教（天）下"的字样，并指出："脉亦圣人所贵也"，因此要"书而熟学之"。可见是师徒传授脉法之书。此脉法主要指灸法和砭法，而非诊脉之法。这是一部迄今最早提出人体气与脉的关系，并且确立治病当取有余而益不足等虚实补泻要领的古医籍。

《阴阳脉死候》主要论述了由表知里诊断致死性疾病的方法，是最早的诊断专书。其中记载了五种死候的具体证状和特征。书中记述的肉、骨、气、筋，反映了医学理论与五行学说尚未配合之前对人体组织的认识。

（六）《十问》、《合阴阳方》、《天下至道谈》和《杂禁方》

这四种书均为竹简本，大约成书于秦汉之际。其中，《十问》《合阴阳方》《天下至道谈》主要论述了养生学和房中术等内容，《杂禁方》则是祝由方。

二、其他汉墓出土的医书

在甘肃省、湖北省等地发掘的汉墓中，也出土了部分医书，一定程度地反映了这一时期临床医学发展的水平。

（一）《脉书》与《引书》

1983 年底至 1984 年初，在湖北江陵张家山发掘的三座西汉前期的汉墓中，出土了大量竹简，医学方面的书籍包括《脉书》和《引书》两种。《脉书》的内容大体上与马王堆出土的《阴阳十一脉灸经》《脉法》《阴阳脉死候》等三种帛书相当，也可以看作是《灵枢·经脉》的祖本。《引书》也许是限于竹简的书写形式，只有文字而没有图，共113枚竹简，3235个字。书中大体包括四季养生之道、导引术式及其作用、疾病的病因与防治、养生的理论等方面内容。其中部分内容可与马王堆帛书《导引图》相参照。

（二）《治百病方》

1972年11月在甘肃武威县旱滩坡发掘一座东汉早期古墓，出土医药简牍共92枚。根据其中一枚"右治百病方"五字，题书名为《治百病方》。书中保存完好的医方有30余个，用药近100味，其中有69种见于《神农本草经》。书中所论疾病涉及内、外、妇、五官各科。详细记载了病名、症状、药量、用药时间及方法等内容。在诊断治疗方面已经初步运用辨证论治原则，所用医方均为复方，有多种剂型，说明在方剂学方面已经达到了相当的水平。

以上医书，是我国医学考古十分重要的发现，它填补了长期存在的早期医学史空白。这些医书编撰年代不一，最早的约成书于春秋之际，最晚的《治百病方》则可能成书于西汉末东汉初。各部书中的内容，历史地再现了我国医学早期发展阶段的实际状况，如实地反映了经络学说、辨证论治思想、临床治疗和用药等方面从简易到复杂，从低级到高级的发展过程。因此，对于这批出土的古医书的研究具有重要的意义。

三、秦汉医药文物

欲知先秦医药的发展情况，除根据先秦时期文化典籍中的零散记载外，考古发现的医药文物也是重要来源之一。

20世纪70年代初在山东省微山县两城山出土了东汉画像石，其中四块浮雕，塑造有半身为人半身为鸟的神物，手持针状物，面对着接踵而至等候治疗的人列。半人半鸟的形象源于原始时代的图腾崇拜，扁鹊的称呼也与此有关。据考证，这是具有神话色彩的针灸行医图，反映了早期针刺疗法的线索。

1975年在湖北云梦县睡虎地秦墓中发掘了大批竹简，其中有关法医学的内容具有重要的研究价值。法医学属于特殊应用医学，其发展状况可以反映医学的发展水平。秦律中有活体现场和尸体检查，以及判定损伤程度的法医学标准等法医学内容。秦律中还记载了麻风病（古代称疠病）与法律的关系，记述了麻风病的主要症状和检验方法，规定了麻风病人应该送到疠迁所进行隔离。这说明当时人们已经认识到麻风病具有传染性，并以法律手段确保隔离的实施。这是中国医学史上最早设立的麻风病隔离院，从而纠正了过去认为唐天宝七年（公元784年）始有"疠人坊"的错误说法，为研究先秦医学提供了重要的史料。《汉书·平帝纪》载："民之疾疫者，舍空邸，为置医药。"说明在汉代国家不仅重视对于传染病的隔离和治疗，而且已采取相应的解决措施。

1968 年夏季，在河北省满城县西南发掘出西汉中山靖王刘胜墓，在出土的大量珍贵文物中，有一件口径为27.6cm的铜盆，盆沿和盆身均刻有"医工"字样。还发现九枚医针，其中金针4枚，银针5枚。针体细长，长度为6.5～6.9cm不等，上端为方柱形长柄，宽0.2cm，柄上有一小孔。针尖或尖锐、或稍钝、或呈圆卵状、三棱形不一。据专家考证，认为与《灵枢·九针十二原》所载九针相仿。

1972 年春，在长沙发掘的西汉轶侯家墓中出土一批药物，有花椒、冬葵子、火麻仁、豆豉、姜、大枣、乌梅等，分别盛放在绢袋、麻袋、瓦罐、竹筒中。在马王堆一号墓中出土了黄芩、花椒、水银、茅根等药物。在其他秦汉墓葬中也有少量药物发现。这表明汉代以前人们认识和应用的药物品种已经相当丰富。

1993 年春，在四川绵阳市永兴镇双包山发掘的西汉木椁大墓中，出土一件高28.1cm，裸体直立，全身各部分比例协调，造型准确，表面绘有纵形红色线条19根的人体经脉漆雕。经研究，其红色线条为经脉循行路径，其中项背正中直行者为督脉，其余左右对侧纵行分布身体两侧，每侧九根，即十二经脉中手三阳、手三阴、足三阳经，仅缺少足三阴经。经脉主要从四肢末端走向头面，并在头部形成纵横交错的联络，成为最早的针灸经脉模型。

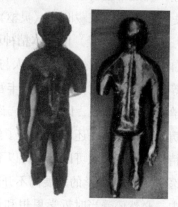

图2-2　四川绵阳出土的针灸经脉模型

先秦时期医学，缺乏更多文献的详细记载，但从出土的医书和医药文物来看，这一时期医药学内容已经相当丰富，从医学理论的概括到临证经验的总结都具有一定规模，为医学理论体系的形成奠定了重要的基础。

第二节　经典医学理论体系的确立

一、《黄帝内经》

（一）《黄帝内经》的作者与成书

《黄帝内经》简称《内经》，最早著录见于《汉书·艺文志》。该书记载有医经七家，即《黄帝内经》18 卷，《外经》36 卷；《扁鹊内经》9 卷，《外经》12 卷；《白氏内经》38 卷，《外经》36 卷；《旁篇》25 卷。其中只有《黄帝内经》惟一留传于世。此外，当时还有许多不见文献记载的医学著作，如马王堆出土的14 种医书等。而《内经》中所引用的已佚古医书也多达20 余种，如《上经》、《下经》、《从容》、《五色》、《黄帝扁鹊之脉书》、《揆度》、《奇恒》等。这表明《内经》是在为数众多的更古老的医学文献基础上成书的。作为一部医学理论总结性的著作，不可能出自一时一人之手。

一般认为，这部书大约是战国至秦汉时期许多医家搜集、整理、综合而成，其中甚至包括东汉乃至隋唐时期某些医家的修订和补充。近年学术界多倾向成书于西汉。

《黄帝内经》的成书，总结形成了中医独特的理论体系。奠定了中医学发展的理论基础。现在流传的《内经》，包括《素问》与《灵枢》两部分，原书各9卷，每卷9篇，全书共计162篇。其中《素问》在唐代已缺佚第7卷，唐太仆令王冰整理注释时，增补了"天元纪大论"等7篇，另外两篇"刺法论"和"本病论"则仅存篇名，宋代补入该两篇，显然是后人伪托之作，故被称作"素问遗篇"。《灵枢》又名《九卷》和《针经》，在较长时间内曾经失传。高丽宣宗帝于宋哲宗元祐八年（公元1093年）遣黄宗慤来中国呈送《黄帝针经》善本9卷。当时，中国《针经》已亡佚，遂得以此《黄帝针经》为底本重新颁行。这是对中国医学文献保存的一大贡献。现传《灵枢》是由南宋史崧献出的"家藏旧本《灵枢》九卷"为底本，沿用而来。

（二）《黄帝内经》的基本精神和成就

《内经》全面系统地论述了人与自然的关系，人的生理、病理、诊断、治疗及疾病预防等基本理论问题，内容十分丰富。其中，《素问》重点讨论藏象学说、经络学说、病因学说、病机学说，以及病证、诊法、治则、针灸等内容。《灵枢》除了论述脏腑功能、病因病机之外，还着重介绍了经络、腧穴、针具、刺法以及治疗原则等内容。其基本精神和成就大致可以概括为以下几个方面。

医学与哲学 科学的发展离不开哲学，医学也是如此。古人在探索人体生命现象的过程中，必然要受当时哲学思想和认识论、方法论的影响。运用哲学观点去认识人体的生命活动，探索防治疾病、延长寿命的方法，并且结合从临床实践中得到的医疗经验，通过不断的认识和实践，最终升华为中医学独特的理论体系。

中国古代哲学中有关天人合一的思想，是产生中医学理论的基础之一。古人在长期的生活实践中，逐渐认识到人与自然之间有着不可分割的关系，人的生命活动从始至终都离不开自然界的变化，这种人与自然的关系深深地渗透于中医学的理论与临床实践之中。在自然界中，人的生命活动是作为一个整体被认识的。这些思想后世称作整体观念，是《内经》在论述医学理论的各种问题时所贯彻的思想原则，也是中医学理论的重要特色之一。

强调人与自然环境是统一的整体，是《内经》整体观的一个突出内容。人处于天地之中，自然环境、四时气候的正常与否，直接影响到人体健康或疾病的流行。四时气候的正常规律是春温、夏热、秋凉、冬寒。人体与之相适应，故有春夏阳气发泄，气血容易趋向体表，表现为皮肤松弛，疏泄多汗；秋冬阳气收藏，气血容易趋向于里，表现为皮肤致密，少汗多溺等变化。如果四时气候反常，人体就会发生相应的病理变化。而四季气候不同，疾病流行也不同。《内经》记述了某些慢性病常在气候剧烈变化或节气交换的时候发作或增剧的现象。整体观念的形成，对中医外感六淫病因学说的产生起到了重要作用。在医疗实践中，《内经》提出的春不宜苦寒、夏不宜辛温、秋不宜刚燥等治疗原则，都是从整体观念出发制定的。

《内经》强调人应顺应自然环境的变化，注意饮食起居，精神修养，培养机体对外界环境的适应能力。"提挈天地，把握阴阳"及"虚邪贼风，避之有时"，就是要人们主动地利用和顺应自然，防止有害因素的侵袭。这种从人与自然相联系的观点出发而确立的预防医学思想，也是中医学的特点之一。

人生活在一定的社会环境中，《内经》对于社会环境与人体健康的关系等问题，也有许多相关的论述，疾病的发生与社会环境有关。《内经》强调医家不仅要掌握医药知识，而且还要懂得天文、地理及人类社会，即《素问·气交变大论》所说："上知天文，下知地理，中知人事"，这样才可能全面掌握积极治疗病。否则，就会象《素问·阴阳应象大论》中所言："治不法天之纪，不用地之理，则灾害至矣。"这一思想至今对于研究中医学仍然有着重要的启迪作用。

不仅人与自然、社会构成一个整体，人体本身也是一个有机的整体。《内经》中所论述的人体结构中五脏六腑、体表毛发、五官九窍等，都不是孤立的，而是彼此相属、通过经络互相协调地联系在一起，构成一个有机的整体。脏腑各有络属。在体内各有所主，在体表各有开窍，致使局部的变化可以影响全身，体表的变化能够反映到内脏。《内经》强调整体观念，注重功能上的联系，而不仅仅是人体形态结构。《内经》中著名的"有诸内必形诸外"，"以表知里"的思想，成为中医学四诊合参的理论基础。

人体是一个有机的整体，也包括在形神关系方面的内容，这也是哲学的一个命题，《内经》赋予了极为丰富的内容。如"气和而生，津液相成，神乃自生，"指出了机体对情志的决定作用。《内经》还指出"志意者，所以御精神、收魂魄、适寒温、和喜怒者也"，说明情志对机体的调节作用。《内经》注意到通过调节情志，消除病理变化，恢复人体正常的生理功能。正是从这一整体观念的原则出发，中医学产生了七情病因学说和调节情志的心理疗法。这些内容在心理卫生学和精神治疗学等方面都有重要意义。

阴阳和五行分别产生于商周之际，是古人认识事物的思维方法，也是中国古代重要的哲学思想之一。邹衍把二者联系起来，用以认识自然与社会。从马王堆出土的简帛医书中，已提及阴阳而未见五行，《黄帝内经》将这一哲学思想系统地引入医学，从而使阴阳五行学说成为中医分析人体生理、病理，进行辨证论治的思维方法和哲学基础，并以这些思想为指导，构建了中医的理论体系，探索和解释自然与人体生命的各种现象以及二者的关系。这里，阴阳五行学说不仅作为医学理论的哲学方法，而且深入到医学的各个环节，直接成为中医基础理论的重要内容。

阴阳学说是古人用来说明事物之间对立统一关系的理论，是认识事物和掌握事物发展规律的一种思想方法和说理工具。它主要包括两个方面内容，一是反映阴阳是事物运动变化的动力，一是提出阴阳是事物运动变化的规律。古人从日月星辰的运行和寒往暑来的变迁，以及日常的生活实践中逐渐认识到，任何事物都离不开互相对立的两个方面，人体也如此。阴阳双方既相互联系、相互制约，又相互转化、运动发展；既矛盾，又统一；而且阳中有阴，阴中有阳，任何一方都不能脱离另一方而单独存在。《内经》充分运用了阴阳学说，把对立统一作为事物发展变化的普遍规律。《素问·宝命全形论》说："人生有形，不离阴阳。"《素问·阴阳离合论》说："阴阳者，数之可十，推之可百；数之可千，推之可万；万之大，不可胜数，然其要一也。"说明阴阳的对立统一是事物发生、发展、变化的普遍规律，人体的生理、病理变化也不例外。

《素问》阴阳应象大论中说："阴阳者，天地之道也，万物之纲纪，变化之父母，生杀之本始，神明之府也，治病必求于本。"探求疾病的本质，必须认识和掌握阴阳变化的根本规律。人体的生命活动过程，实际上就是人体阴阳对立双方在矛盾运动中不断取得平衡的过程。这种平衡遭到破坏，就会发生疾病。如阴阳偏盛则出现"阴胜则阳病，阳胜则阴病"，或"阳胜则热，阴胜则寒"的病理表现；阴阳偏衰则出现"阳虚则内寒，阴虚则内热"的病理变化。所以《素问》生气通天论提出了："阴平阳秘，精神乃治；阴阳离决，精气乃绝"的著名论断，对于临床医学的发展有着重要的指导意义。

现代研究认为，阴阳理论孕育于《易经》，发展于《易传》，成熟于《内经》，这是一个不可分割的历史进程。

五行的记载，最早见于《尚书·洪范》，书中记载："五行：一曰水，二曰火，三曰木，四曰金，五曰土。水曰润下，火曰炎上，木曰曲直，金曰从革，土爰稼穑。润下作咸，炎上作苦，曲直作酸，从革作辛，稼穑作甘"。可见，五行实际上就是人们日常生活中不可缺少的五种基本物质，它们各有不同的属性和功能。认为世界万物是由五种基本物质构成的，是古人对客观事物的一种认识方法，也是一种朴素的唯物论观点。五行学说认为，这五种物质不是孤立存在的，它们之间既相互依存又相互制约，表现为相生相克的规律，并以此来说明事物的内在联系以及事物之间的关系。相生与相克，是事物发展过程中不可分割的两方面，没有"生"就没有事物的产生和成长，没有"克"就不能维持协调下的变化和发展。不仅如此，事物是复杂多变的，生中有克，克中有生，相反相成。只有这样才能使事物内部或事物与事物之间保持相对的平衡，从而不断的进步和发展。

《内经》运用五行学说的不同属性和相生相克的辩证关系，阐明了人体的内在联系、生理、病理、精神情志等变化，以及人体与自然环境的联系等内容，说明各脏腑之间的功能要维持平衡，既不能不及，也不能太过。如在生理方面，以五行配五脏，说明脏腑的活动彼此间有着既相资生，又相制约的关系；以四时五气的变化来说明人与自然环境的密切关系。在病理方面，以五行的生克规律来解释疾病的传变关系；并以生克关系的失调，即"亢则害"，作为形成病理变化的主要原因。在治疗方面，以恢复人体生克关系的相对平衡，即"承乃制"，作为治疗的目的。五行学说引入医学的最大特点，就是用来认识和阐述人与自然的关系，说明人体脏腑及各器官相互联系的整体关系。

阴阳学说突出事物的运动变化，揭示事物运动变化的内在动力和形式，五行学说构成整体的有机网络，揭示世界万物之间的整体联系和规律。二者都反映了世界万物运动的循环思想，如阳消阴长、阴消阳长、穷极必反，五行的相生相克，终而复始。这种模式和机制要求阴阳平衡，五行协调，正如《素问》至真要大论所言：要"谨察阴阳所在而调之，以平为期"。事实上，阴阳五行学说在医学中的运用，促进了整体观念的产生和整体综合方法的建立。

脏腑经络学说　藏象经络学说或称脏腑经络学说，以研究人体五脏六腑、十二经脉、奇经八脉等生理功能、病理变化及其相互关系为主要内容，揭示了人体各功能系统的作用和内外联系。藏象学说还指出了精、神、气、血、津液等的生理作用，在中医学理论体系中占有特殊重要的地位。

《内经》中有关脏腑的认识，是建立在古人的解剖学知识和治疗疾病的实践基础之上的。《灵枢·经水》说："若夫八尺之士，皮肉在此，外可度量切循而得之，其死可解剖而视之，其脏之坚脆，腑之大小……皆有大数。"在《灵枢》肠胃篇中记载了大小肠的长度与食管的长度的比例为35∶1，而现代解剖测得其的比例为37∶1，误差并不是太大，可见古人认识人体内脏结构确有解剖基础。在《内经》关于脏腑生理功能的描述中，对心与血脉的关系的论述十分突出。如"心者，生之本"，"心主身之血脉"，"经脉流行不止，环周不休"等，说明心脏是主宰血液运行的中心，血液运行"如环无端"地周行不止。这是最早涉及到血液循环的记载。

《内经》认为五脏是人体最重要的脏器。因为它贮藏着精神气血等生命活动中重要的物质，是生命的根本。如《灵枢》本藏说："五脏者，所以藏精神血气魂魄者也"。同时，五脏是全身其他脏器组织和精神活动的主宰者与支配者，也和外界环境如四时气候变化等有联系，如肝主胆、主筋、主怒、属春、属风等。把五脏六腑看作整个生命现象和生理活动的中枢，不可损伤。《素问·灵兰秘典论》分别介绍了心、肝、脾、肺、肾、胃、胆、大小肠等的不同作用，说明人的呼吸、循环、消化、排泄、生殖、免疫等各种功能，与五脏六腑密切相关。《内经》有关藏象学说内容十分丰富，突出了人的整体性、人与外界环境的统一性，成为中医重要的基础理论之一。

《内经》的经络学说，也是中医学理论体系的重要组成部分。经络是运行全身气血、联络脏腑、肢节、筋肉、皮肤，沟通人体上下内外的通道。经络学说提出了体内联络、运输、传导和营养系统的构成和作用。《内经》中对经络学说有许多精辟的论述。《灵枢·经脉》认为："经脉者，所以能决死生，处百病，调虚实，不可不通也。"《内经》对十二经脉的循行走向、络属脏腑及其所主疾病，均有明确记载，对奇经八脉也有所论述。如《灵枢·逆顺肥瘦》篇将十二经的循行概括为："手之三阴，从藏走手；手之三阳，从手走头；足之三阳，从头走足；足之三阴，从足走腹"，构成了"阴阳相贯，如环无端"的循环径路。各经之间互相衔接，互为表里。由于每条阴经属于一脏，并与一腑相连络；每条阳经属于一腑，与一脏相连络，因此将人体周身四肢和脏腑紧密地联系起来。由此可见，经络在诊断和治疗方面具有特殊的意义。

病因病机诊断治疗原则 《内经》讨论了病因、病机、诊断、治疗及理法方药的基本原则。《内经》中虽无"辨证论治"一词，但这一思想最早出自于《内经》辨析证候、审定病机、守机施治等诊治疾病的指导思想和原则之中。辨病候审病机是临床诊治疾病的重要基础，在这方面，《内经》的论述十分丰富。

《内经》阐述的病因学说，外因涉及人与自然的关系，内因涉及饮食、情志、劳逸、外伤、寄生虫等，既有自然和社会因素，也有劳逸、饮食等先天性因素。其特点是注重讨论致病因素作用于人体之后所发生的各种反应，而不在于更多地研究致病因素本身，有效地指导了临床的辨证论治，对后世产生了深远的影响。

病机是探求病理、分析病证的基础，也是辨证论治的前提。《内经》十分重视病机的研究，有关病机的论述约占全书内容的四分之一以上，涉及了疾病的发生、发展，包括病理变化、疾病传变、寒热虚实，以及发展变化规律等内容。既有内在机理，又有外在表现，构成了较为系统的一门学说。

在诊断方面，《内经》以阴阳五行、脏腑经络等理论为依据，论述了望、闻、问、切四种诊断疾病的方法和原则，为后世诊断学的发展奠定了基础。如强调诊察人体神气盛衰的重要作用，将"四时五脏阴阳"贯穿于诊法学说之中等，对后世均有较大影响。

在治疗疾病的原则方面，《内经》提出协调阴阳、标本缓急、正反逆从、补虚泻实、同病异治、异病同治、因时制宜、因地制宜、因人制宜等诸多法则，充分反映了整体思想与辨证观点。在治疗疾病的方法上，论及了针刺疗法、方药疗法、饮食疗法、情志疗法等内容，尤其突出地论述了针刺疗法，而且包括经络、腧穴在内的有关针灸学理论，成为中医学的重大特色，对世界医学的发展也作出了突出贡献。

《内经》中注重疾病预防的思想也很突出。认为高明的医生，应该做到见微知著，防患于未然。《素问·四气调神大论》说："是故圣人不治已病治未病，不治已乱治未乱，此之谓也。夫病已成而后药之，乱已成而后治之，譬犹渴而穿井，斗而铸锥（一作兵），不亦晚乎！"这种治未病的思想对后世有深远影响。

在摄生方面，《内经》总结了古代预防疾病和延年益寿的方法，并将其纳入以藏象为中心的生理学说中。《素问》上古天真论所说："恬淡虚无，真气从之，精神内守，病安从来！"被后世尊为养生的基本原则，"和喜怒而安居处"等具体内容，也一直为后人所遵循。

总之，《内经》以极为丰富的内容，确立了中医学的学术思想体系，为中医学理论与临床实践发展打下了坚实的基础。

（三）《内经》的价值及其影响

《内经》全面总结了秦汉以前的医学成就，是我国早期的一部医学总集。书中充分反映出中医学整体观念和辨证论治两大特点，对人体的生理、病理，以及诊断、治疗、预防、养生等内容，有着比较全面的论述。《内经》的成书，标志着中国医学从积累经验的阶段上升到系统的理论总结阶段，为中医学的发展奠定了重要的理论基础。至今在医疗实践上仍有很高的实用价值。

《内经》作为我国古代医学文献中最重要的典籍之一，对后世有深远的影响。历史上一些著名医家的重要学术观点和学术思想创新，多是在此基础上产生的。如东汉张仲景撰写《伤寒杂病论》时，曾刻苦钻研过《素问》和《灵枢》。晋代皇甫谧编写《针灸甲乙经》时，曾经以《素问》和《灵枢》为主要依据。金元时期刘完素的火热致病论、李杲的脾胃内伤理论，朱震亨的阴阳升降、君火相火、杂病证治的研究等，无一不源于对《内经》的研究。不仅如此，《内经》对世界医学的发展亦有不可忽略的影响。历史上朝鲜、日本等国，都曾把《内经》作为医学教科书。其中主要内容，还被相继译成日、英、德、法等国文字，受到国外学者的高度评价。近年来开展的关于《黄帝内经》的多学科研究，如《内经》与哲学、与天文历法，与医学地理学、医学气象学、与时间医学、与社会医学及教育思想、与医学心理学、体质学说研究、与数学、与控制论、与信息论、与系统论、与生物全息律等等，涉及的领域十分广阔，也取得了较为丰富的成果。

总之，《内经》在我国医学的发展史中，充分显示了重要的价值和生命力，不仅中医学的学术理论或流派的崛起无不滥觞于此，而且生命科学、哲学以及其他相关学科中某些新的思想和观念，也或多或少地可从其博大精深的论述中获得有益的启示和发现，因此这部书至今仍为从事中医的医务工作者必读的经典著作。

二、《难经》

《难经》原名《黄帝八十一难经》。设有八十一个问题，以问答体裁编撰而成。内容以阐述《内经》要旨为主，是继《内经》之后的又一重要典籍。书名最早见于张仲景《伤寒杂病论·自序》。唐代以前文献中本书作者多托名黄帝，唐代杨玄操归于扁鹊，均不足凭，其成书年代约在西汉末期至东汉之间。

《难经》大体上一至二十二难论脉学，二十三至三十难论经络，三十一至四十七难论脏腑，四十八至六十一难论疾病，六十二至六十八难论腧穴，六十九至八十一难论针法。讨论的内容涉及生理、病理、诊断、治疗等各个方面，在理论上有许多富于创见性的内容，对后世有着深远影响。

在脉学方面，它发展了《内经》提出的"五脏六腑之气味，皆出于胃，变见于气口"，及"气口成寸，以决死生"的理论，主张气口即寸口及"独取寸口"的诊脉方法。论述了气口部位寸、关、尺三部脉的阴阳属性，每部的浮、中、沉三候，及其与脏腑经络的配属关系，开创了寸口定位诊脉法的先河，为后世医家所普遍采用。

在阐述脏腑生理功能时，《难经》首次把肾称作"命门"，并强调命门在人体生理活动中的重要作用："其左为肾，右为命门。命门者，诸精神之所舍，原气之所系也。男子以藏精，女子以系胞。"为后世命门学说的研究和发展奠定了基础。《难经》对经络学说、三焦的概念、五脏六腑的形态及针灸疗法等方面问题的论述，在《内经》基础上有进一步阐述和发展，对后世颇有影响。

三、《神农本草经》

（一）《神农本草经》的作者与成书

《神农本草经》简称《本经》或《本草经》，是我国现存最早的药物学专著。书名冠之以"神农"，既与汉代曾一度盛行尊古托古之风有关，也与古时神农"尝百草"而发现药物的传说有关。以"本草"代指药物，与古代药物以草本植物为主有联系。东汉许慎《说文解字》中有"药，治病草也"的简要释义。《汉书·郊祀志》记载了汉成帝建初二年（公元前31年）已有"本草待诏"之职，这应该是"本草"一词最早的记载。《汉书·平帝纪》记载了元始五年（公元5年）朝廷曾经征召天文、历算、方术、本草等教授者至京师，说明西汉时期已经开始重视对本草知识的整理和传授了。另据《汉书·楼护传》记载："护少随父为医长安，护诵医经、本草、方术数十万言。"则说明当时医药学的总结已经具有一定的规模。

经过长时期药物知识的积累，两汉时期人们掌握的药物知识已经十分丰富，这是临证医学迅速发展的必然结果。随着临证医学的总结，药物学也逐步进入整理和总结阶段。西汉初期曾流行过药物学专著，《史记·仓公传》中提到淳于意曾受业于同郡的公乘阳庆，所传医书中有一部《药论》，惜久已失传。目前汉墓出土的简帛医书中虽然没有药物学专著，但是在医方中可见大量的药物记载。其中，阜阳汉简《万物》尽管残损严重，但是根据可辨认者统计，收载药物约七十余种。马王堆《五十二病方》中，整理出药物243种，武威汉墓《治百病方》30余个医方中，可辨认的药物达100种。临床医学的发展，要求药物学有与之相适应的发展，需要对长期积累的用药经验和药物学知识进行较为系统的总结，《神农本草经》正是在这样的历史条件下产生的。

《神农本草经》最早著录于梁代阮孝绪的《七录》及《隋书·经籍志》，但是均未提及成书年代与作者。关于该书的成书年代，曾有战国、秦汉、东汉等不同说法。现在认为，它与《黄帝内经》一样，不出自少数人的手笔，是劳动人民长期在生产和生活实践中积累的药物知识，经秦汉以来许多医药学家不断搜集、整理，直至东汉时期才最后加工、总结成书的。

《神农本草经》原著已于唐代初年失传，现存多种版本的辑佚本，都是后人从《证类本草》和《本草纲目》等书中辑录出来的。目前通行的有清代孙星衍辑本、顾观光辑本等。

(二)《神农本草经》的内容和成就

《神农本草经》3卷（也有4卷本），共收载药物365种，其中以植物药为多，计有252种、动物药67种，矿物药46种。内容丰富，总结了我国东汉以前药物学的经验与成就。

在药物分类方面，根据药物的效能和使用目的的不同，分为上、中、下三品。《神农本草经·序录》载"上药一百二十种为君，主养命以应天，无毒，多服久服不伤人。欲轻身益气不老延年者，本上经。中药一百二十种为臣，主养性以应人，无毒有毒，斟酌其宜。欲遏病补虚羸者，本中经。下药一百二十五种为佐使，主治病以应地，多毒，不可久服。欲除寒热邪气破积聚愈疾者，本下经。"上品药无毒，多系滋养强壮类的药物；中品药有的有毒，有的无毒，多系滋养强壮而兼有攻治疾病作用的药物；下品药大多具有毒性，用于攻治疾病。这是中国药物学最早、最原始的分类法。这种分类，造成动物、植物、矿物药混杂，上、中、下三品界限不清，给临床用药带来不便，因此在后世的药物学书籍中得到了改进。

书中概括地记述了君、臣、佐、使，七情和合、四气五味等药物学的基本理论。《序录》中写道："药有君臣佐使，以相宣摄合和，宜用一君二臣三佐五使，又可一君三臣九佐使也。"这是对组方用药规律等方剂学理论的简要阐述，对后世医家有一定影响。《序录》还阐明：药"有单行者，有相须者，有相使者，有相畏者，有相恶者，有相反者，有相杀者，凡此七情，合和视之，当用相须相使者良。若有毒宜制，可用相畏相杀者，不尔，勿合用也。"这就是说，并不是所有的药物都可以配合使用，药物合用后，有的会相互加强药物的作用，有的能够抑制另一种药物的毒性，有的会产生强烈的副作用，因此应该根据药物的具体情况配合使用，避免因配合不当而产生毒副作用。《序录》还指出："药有酸、咸、甘、苦、辛五味，又有寒、热、温、凉四气，及有毒无毒，阴干暴干，采造时月，生熟，土地所出，真伪陈新，并各有法。"不仅简要地记录了药物的性能，而且还说明了在药物的产地、采集的时间、加工炮制、质量优劣、真伪鉴别等方面都有一定的法则。

书中对药物的功效、主治、用法、服法等内容也都有一定的论述。据统计，书中提到主治病证的名称，约有170余种，其中包括内科、外科、妇科以及眼、喉、耳、齿等方面的疾病。经长期临证实践和现代科学研究证明，书中所载药物的药效，绝大部分是正确的，至今仍具有一定的实用价值。

《神农本草经》是总结我国汉代以前药物学成就的早期专著，集东汉以前药物之大成，在药物学发展史上占有重要地位。它为我国古代药物学的发展奠定了基础，魏晋以后的本草学，都是以此为基础发展起来的，而且至今仍具有参考和研究价值。

四、《伤寒杂病论》

(一) 张仲景生平及历史背景

张仲景 (约公元 150~219 年),名机,南郡涅阳 (今河南南阳,一说河南邓县)人。其生平事迹散见于《脉经》《针灸甲乙经》《太平御览》《名医录》等史籍中。

张仲景青年时期曾学医于同郡张伯祖,后来对于外感及杂病有深入研究,积累了丰富的经验,使之成为东汉时期一位杰出的临证医学家。

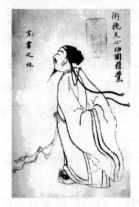

图 2-3 张仲景

张仲景生活在东汉末年。当时社会动荡,兵祸连年,给劳苦大众带来了极为深重的灾难。并且天灾频繁,疫病流行。张仲景在《伤寒杂病论》自序中提到,自己的宗族自建安纪年 (公元 196 年) 以来,不到十年,二百多人口中就死去了三分之二,其中患伤寒病而死的占十分之七。面对这种情况,张仲景愤恨当时的士人之流,只知"企踵权豪,惟名利是务",不知留神医药、探究《内经》等古典医籍,而是"各承家技,终始顺旧",不求进取,甚至庸医草菅人命。

他"感往昔之沦丧,伤横夭之莫救",发愤钻研医学理论,攻读《素问》、《九卷》、《难经》、《阴阳大论》、《胎胪药录》等古典医籍,"勤求古训,博采众方",结合当时医家及自己长期积累的医疗经验,著成《伤寒杂病论》16 卷。

《伤寒杂病论》成书后不久散佚。后经西晋王叔和将其中伤寒部分整理编次成《伤寒论》流传于世。北宋时期,翰林学士王洙从翰林院的"蠹简"中找到一部《金匮玉函要方》,实际上是《伤寒杂病论》的节略本。校正医书局林亿等人校订此书时,删去专论伤寒之上卷,重新整理编次其中杂病部分,成为今传本《金匮要略方论》,简称《金匮要略》。

(二) 《伤寒杂病论》的内容与成就

《伤寒杂病论》以六经论伤寒,以脏腑论杂病,提出了包括理、法、方、药在内的较为完整的辨证施治原则,从而使中医学的基本理论和临证实践紧密地结合起来。

以六经论伤寒 《伤寒论》全书共 10 卷,397 条。"伤寒"在古代是一个广义的概念,泛指以发热为主要症状的一切外感病和各种疫病。《内经》将外感发热疾病的病因归之于"伤寒",指出"今夫热病者,皆伤寒之类也",并且叙述了外感病从巨阳、阳明、少阳、太阴、少阴、厥阴六经传变的形式。《素问》阴阳离合论、玉机真脏论、热论、刺热论等篇中,阐述了关于外感热病的发展过程、主要证候、治疗原则等方面的理论。但《内经》中提出的外感疾病从巨阳、阳明、少阳、太阴、少阴、厥阴六经传变的形式,是一日一传,治疗原则是三日内用汗法,三日以上用下法;对本病的不同表现又按五脏加以分型。张仲景通过对《内经》的研究，以《内经》提出的六经传变的基本原则为指导，进一步把外感病发展过程中各个阶段所呈现的复杂症状，概括归纳为六大类型，即太阳病、阳明病、少阳病、太阴病、少阴病、厥阴病，并以此作为辨证论治的纲领。在每一经中，将具有概括性、能反映本经病理机制的基本症状，作为本经的总纲，如太阳病以头项强痛、发热恶寒、脉浮为总纲；阳明病以胃家实为总纲等。对每一经病的症状描写十分详细和完善。三阳病的特点是邪盛正不衰，故以表、热、里为主，病程较短。三阴病则多见虚寒里证，病程相对也较长。其传变规律因患者的具体情况而异，其中有传与不传，循经传或越经传，或直中某经，也有二经、三经合病或并病，还有因诊治不当而引起的变证、坏证等。通过六经证候的归纳，深刻地揭示了疾病的发展规律。由于六经包括手六经和足六经，又络属各个脏腑，因此实际上是把疾病的发展和传变过程与整个脏腑经络相联系，体现了整个脏腑经络学说在临床上的具体运用。

以脏腑论杂病 《金匮要略》6 卷 25 篇，以脏腑辨证论述内科杂病为主，也涉及妇科、外科等疾病，其辨证施治的精神与《伤寒论》一致；但该书不以六经分篇，而以病类分篇。内容包括肺痈、肠痈、黄疸、痢疾、痉、湿、百合、狐惑、疟疾、中风、历节、肺痿等 30 余种病证的辨证和治疗，兼及外科的疮痈、肠痈、浸淫疮和妇科的脏躁、经闭、妊娠病、产后病和其他杂病，还有急救及食禁等，直到今天仍有较高的实用价值。

张仲景对杂病的论治，以脏腑经络学说为基础，根据脏腑经络病机进行辨证论治，开后世脏腑辨证之先河。所叙病证在病因病机、诊断治疗均有突出成就。此外，仲景根据《内经》中"虚邪贼风，避之有时"、"饮食自倍"、"起居无节"等有关病因的学说，提出了："千般疢难不越三条，一者，经络受邪入脏腑，为内所因也；二者，四肢九窍，血脉相传，壅塞不通，为外皮肤所中也；三者，房室、金刃、虫兽所伤。以此详之，病由都尽。"把复杂的病因概括为三大类，对病因学的发展作出了一定的贡献。

妇科病方面，对于瘤肿（癥病）、癔病（脏躁）、闭经、漏下、妊娠恶阴以及产后病等，均有详细的记载和行之有效的治法。

在急救技术方面，记载了抢救自缢者时，"徐徐抱解，不得截绳……人以手按据胸上，数动之；一人摩捋臂胫，屈伸之。若已僵，但渐渐强屈之，并按其腹。如此一炊顷，气从口出，呼吸眼开。"这是我国最早见于文献记载的人工呼吸法，其方法与要领和现代临床应用的人工呼吸法基本一致。

张仲景对外感热病与杂病的认识和临证治疗方法的系统论述，被后世概括为辨证论治体系，为后世临证医学的发展奠定了重要基础。

对方剂学的贡献 《伤寒杂病论》载方 113 首（实为 112 首，其中禹余粮丸有方无药）《金匮要略》载方 226 首，除去重复，两书实际收载方剂 269 首，使用药物 214味，基本概括了临床各科的常用方剂，被誉为"群方之祖"。在方剂的君、臣、佐、使及加减变化的配合方面显示了较高水平，同时也有严格的原则与要求。在因证立方、以法系方及遣方用药等方面，都积累了丰富的实践经验和较系统的方剂学理论知识。如治疗伤寒表实证的代表方剂麻黄汤，根据病情和兼证的不同，加减变化而成麻黄加术汤、麻杏苡仁汤、大青龙汤等。

两部书中所记载的大量有效方剂，至今仍然在临床医疗实践中应用。书中载有多种方剂的剂型，如汤剂、丸剂、散剂、酒剂、浴剂、熏剂、滴耳剂、灌鼻剂、软膏剂、肛门栓剂、阴道栓剂等，远远超过了以往简帛医书的记载。书中还记载了多种药物的炮炙方法，对于药物的煎服方法也有论述，并具有一定的科学价值。

《伤寒杂病论》不仅总结了秦汉以来我国人民与疾病作斗争的经验，而且进一步地运用辨证施治的规律丰富和发展了医学理论和治疗法则，给后世中医学术的发展提供了极为重要的依据。因此，被历代医家奉为临证实践的"圭臬"，至今仍是中医学宝藏的珍贵财富之一。

战国至三国，中医学进入系统的理论总结时期，《内经》《难经》的产生，奠定了中医理论体系的基础，《神农本草经》系统总结了战国以来药物学的成就，《伤寒杂病论》全面反映了临床医学的突出成就，确立了辨证论治的原则。《内经》《难经》《神农本草经》《伤寒杂病论》，被后世称作"四大经典"，成为中医学术体系建立的重要标志。在中国医学史上具有突出的地位，特别是其中《内经》和《伤寒杂病论》，创造了中医学观察生命活动、预防和治疗疾病的一系列独到的认识论和方法论。

第三节　秦汉名医及其成就

从战国到三国这一历史时期，出现了许多载誉史册的著名医学家，如扁鹊、淳于意、涪翁、郭玉、华佗、张仲景等，对后世有着深远的影响。

一、扁鹊

扁鹊是我国先秦时期影响最大的医学家，《史记》《战国策》《韩非子》《列子》《淮南子》《盐铁论》等多种著作都记载了他的事迹。书中所载大多源于民间传说，说法比较零乱，具有神话色彩。司马迁在《史记》中将扁鹊与仓公并列作传，留下了我国历史上第一篇专为医家所写的传记。

《史记》记载扁鹊姓秦，名越人，是"勃海郡郑人也"。先秦有渤海郡这个地名，领地横跨今天的河北、山东部分地区，但郑地却在今天的河南，并不在渤海郡，唐人孔颖达在给《史记》作注解时，怀疑"郑"字（繁体字为鄭）可能是鄚字之误，当时的渤海郡，确有一个鄚州，即今河北省任邱县。但也有人认为他的祖籍在渤海郡，生长于郑地，因为他在晋见虢国国君时，说"言臣渤海郡人也，家在于郑"。司马迁撰写这篇传记，在素材的选用方面，显然对春秋、战国两位名医的事迹与传闻均有所采，而在时间和地点上留下了一些疑团。秦越人年轻时，曾学医于长桑君。其后，长期在民间行医，足迹遍及当时的齐、赵、卫、郑、秦等国。他行医能够随俗为变，根据当地人民的需要从事医疗活动。他到赵国首都邯郸，当地风俗尊重妇人，他就做"带下医"；到了周的首都洛阳，当地风俗尊重老人，他就做"耳目痹医"；到了秦国首都咸阳，当地风俗爱护小儿，他就做"小儿医"。因此深受各地百姓的欢迎和爱戴。因为他医术高明，被民间广为传颂，当他在秦国行医时受到太医令李醯的妒忌而遭到谋害。人们为了纪念他，在河北、河南、陕西、山东等地修建了不少纪念扁鹊的庙宇和墓地。

扁鹊对于切脉法有独到的研究。《史记》记载有扁鹊为赵简子切脉诊病的故事。赵简子病重"五日不知人"，众人惊慌失措，扁鹊切脉后说："血脉治也，而何怪？"认为脉象正常，不必大惊小怪。后来赵简子果然苏醒。因而司马迁赞誉说："天下言脉者，由扁鹊也。"提示扁鹊精通脉法，与脉学的产生有很大的关系。

扁鹊精于望诊，他在齐国时，曾根据气色的变化发现齐侯有病，几次提醒他尽早治疗，曾作出了病在腠理、在血脉、在脏腑直至发展到骨髓的判断，屡次劝告，齐侯不但不听，反而近乎恼怒。后来齐侯果然发病，终至不救身亡。

扁鹊在诊治疾病中能够灵活运用多种治疗方法，如砭法、针灸、汤液、按摩、熨贴等。有一次他路过虢国，虢太子患病（尸厥），他带领弟子运用多种医疗方法将他挽救过来。他的事迹广为流传，人们称他有"起死回生"之术。对于这种说法，扁鹊却谦虚地说："越人非能生死人，此当自生者，越人能使之起耳。"

据《汉书·艺文志》记载，曾有《扁鹊内经》9卷和《扁鹊外经》12卷，惜失传。现存《黄帝八十一难经》简称《难经》，唐杨玄操认为是扁鹊所著，但并不可靠。

二、淳于意

淳于意（约公元前205年～前150年），山东临淄人，曾作过齐国的太仓长（主管国家仓库的官），因而人们常称他为"太仓公"或"仓公"。他少年时喜好医学，曾学医于淄川公孙光，后来又拜公乘阳庆为师，习医3年。接受了公乘阳庆所传的《黄帝扁鹊之脉书》《五色诊》《药论》等全部医书。因此仓公医学修养很高，医术也很高明，是西汉时期惟一见于正史记载的医学家。

文帝四年（公元前176年），淳于意因不愿给贵族诊治疾病而获罪，他的女儿缇萦上书皇帝，从而获得免刑。后来汉文帝召见他，询问其学医和给人看病的经历。淳于意叙述了自己的经历和诊病治疗情况，这些事迹载于《史记》仓公列传。《史记》中还记载了淳于意叙述的25例医案，当时称为"诊籍"，这是中国医学史上现存最早的医案。其中大部分较详细地记载了患者的姓名、住址、职业，以及病理、辨证、预后、治疗、结果等内容。从这些"诊籍"中可以看出，淳于意在诊断方面精于望色和切脉。在25例医案中就有10例是根据观色察脉来断定生死的。"诊籍"中提到浮、沉、弦、紧、数、滑、涩、长、大、小、代、弱、实等20种左右脉象，其中多数沿用至今。

在治疗方面，他所使用的方法有汤剂、散剂、含漱剂，还有火齐粥、药酒、丸药、刺法、灸法、冷敷等。如用莨菪催乳、芫花驱虫、酒发汗等方法。其中采用物理降温的冷敷法较为突出。如在治菑川王"蹶证"一案中，针对其身热、头痛的主要症状，采用"寒水拊其头"，并配以针刺阳明脉而获得显效。

淳于意对有些疾病的病因有非常正确的认识。如龋齿，认为是由于"食而不漱"引起；"沓风"，是由于嗜酒所致等。他反对信从"方士"炼服五石的态度，也是非常科学的。他曾劝说过当时齐王侍医遂，不要炼服"五石"，并指出这种做法的危害性，但是侍医不听，后果然发疽疽而死。

淳于意为人正直谦诚，从不掩饰自己的不足。当汉文帝问他"诊病决死生，能全无失乎"时，他则回答："时时失之，臣意不能全也"。反映了谦逊的态度和实事求是的科学精神。

三、涪翁和郭玉

东汉初年，在四川绵阳涪水附近有一位以钓鱼为生的老翁，姓名无考，人们称他"涪翁"。据《后汉书》所载，他精于针术："见有疾者，时下针石，辄应时而效。乃著《针经》、《诊脉法》传于世"。他是一位隐居民间，为民众解除疾苦的好医生。可惜他的著作失传。涪翁收弟子程高时，经过他几年的观察考验后，得知其学医并非为了名利，动机纯正，才将医术全部传授给他。程高学成后，也和涪翁一样关心群众，为百姓治病。后来他把医术传给郭玉。

郭玉，广汉郡雒县（今四川广汉县北）人，东汉时期著名医家。曾任汉和帝时太医丞。郭玉擅长针灸和脉学。他为劳动人民治病时，"虽贫贱厮养，必尽其心力"，取得了很高的疗效。相反，给贵族治病时，疗效却差很多。后来汉和帝宣召郭玉询问原因，他回答说；"夫贵者处尊高以临臣，臣怀怖慑以承之。其为疗也，有四难焉：自用意而不任臣，一难也；将身不谨，二难也；骨节不强，不能使药，三难也；好逸恶劳，四难也"。深刻地说明了达官显贵们久病难以治愈的原因。

四、华佗及其弟子

华佗字元化，沛国谯（今安徽省亳县）人，生活于公元2～3世纪。华佗是东汉末期著名医家，《后汉书》《三国志》均有传记。华佗年青时曾"游学徐土，兼通数经，晓养性之术。"不仅医术高明，而且注重品德修养，平生鄙薄功名。他曾多次推辞朝廷命他做官的征召，长期行医于民间，足迹遍及今江苏、山东、河南、安徽等地，深受各地群众的推崇和爱戴。曹操得知华陀医术高明，强迫他留在自己身边。由于华佗不愿为曹操服务，不久托辞妻子有病回到家乡，为群众治病。后来曹操不断催促，但被他拒绝，因而惨遭杀害。他的高尚品德与治病救人的事迹流传于世。相传华佗生前有不少著作，其中一部分遇难时在狱中烧掉，其余的也没有流传下来。现存《中藏经》，后人疑为六朝时人托名之作。

华佗在医学上的创造和贡献是多方面的，他的最大成就，是最先使用"麻沸散"进行全身麻醉，施行剖腹手术。据《后汉书》载："若疾发结于内，针药所不能及者，乃令以酒服麻沸散，既醉无所觉，因刳破腹背，抽割积聚。若在肠胃，则断截湔洗，除去疾秽；既而缝合，敷以神膏，四、五日创愈，一月之间皆平复。"这种全身麻醉术在我国医学史上是最早的发明，在世界医学史上也占有重要地位。

华佗还精通内科、妇科、儿科、针灸各科，医疗技术十分高明。史书中记载了许多华佗"妙手回春"病案和传说。华佗还擅长治疗寄生虫病。华佗精通针灸。曹操患有头风病，屡治无效，其他医生束手无策，华佗能用针当即止痛。华佗重视体育锻炼，他曾对弟子吴普说："人体欲得劳动，但不当使极耳。动摇则谷气得消，血脉流通，病不得生，譬犹户枢，终不朽也。"认为适当的运动，可以帮助消化，畅通气血，不但能预防疾病，还可以延长寿命。

因此，他吸取了古代"导引"的精华，模仿虎、鹿、熊、猿、鸟等动物活动姿态，创造了"五禽之戏"。由于他提倡运动，重视养生，所以"年且百岁，而犹有壮容"。弟子吴普学会之后，坚持锻炼，结果活到九十多岁，仍然"耳目聪明，牙齿完坚"。华佗的"五禽戏"是很好的锻炼方法和体育疗法，开创了我国医疗体育的先河。

华佗有许多弟子，著名者如吴普、李当之、樊阿等。吴普和李当之继承华佗传授的药物知识，后来分别著有《吴普本草》、《李当之药录》。樊阿则继承了华佗针灸方面的成就。

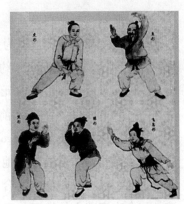

图 2-4　华佗的"五禽戏"

第四节　西方古典医学的奠基

一、古希腊的医药知识

古希腊文明最早产生于克里特岛。公元前 11 ~ 前 9 世纪，古希腊各部落的大迁徙，《荷马史诗》则成为这一特定文明史时期的主要文化遗产。在《荷马史诗》中记述了瘟疫、战伤、眼病、妊娠病、精神催眠法、止疼止血等医疗防病的经验，反映出古希腊人已具有了较丰富的医药知识。

疫病曾多次地伴随战争，给希腊人造成惨重的天灾人祸。雅典人修昔底德（公元前 460 ~ 前 400 年）所著的《伯罗奔尼撒战争史》中记载了在战争初期雅典疫病流行的情况。为保证民族体质的强健，斯巴达人采用过奇特的育儿方法：育养子女不是由父亲而是由部落的长老们审查而定。妇女对于初生婴儿不用水，而是用酒洗浴，以此作为一种对婴儿体质的试验。斯巴达城邦，还规定青年人结婚的年龄，选择有利于生育的时间与情况，以期这样可以生长出美丽健壮的孩子。古希腊人有爱好卫生的传统，浴室设备较好。斯巴达人爱好蒸汽浴。在公共浴室里，常备有水桶，备水池，这些沐淋设施常与健身房在一起。

古希腊崇奉多神，阿斯克雷庇亚为希腊最受崇敬的医神。古希腊的神庙医学数以百计，并且这些神庙多建在风景秀美的地方。民间医疗的习俗也多与医神阿斯克雷庇亚有关，以神庙为主要的活动场所。其治疗的方法有斋戒、矿泉浴、按摩、涂膏、放血或使用泻、吐等剂等。古希腊人早就有催眠术，这种方法被古罗马、波斯人、犹太人所采用。除神庙医学外，也有民间医学。民间的医生组织被称为"阿斯克雷庇亚医族"，医学的传授多为父传子，子传孙，也有师带徒形式。

二、古希腊的医学流派

古希腊自然哲学很发达。泰勒斯（Thalas，约公元前639年～前544年）创建了最古老的爱奥尼亚学派，被认为是哲学的鼻祖，认为万物皆由水所生，并终结于水。阿那克西曼德（Anaximander，约公元前6世纪）把气作为万物之源，进而推演为水、土、火、气四元素说，并由宇宙元素分裂为对立统一的二元，如干与湿，热与冷等。赫拉克里特（Heracletus，约公元前556～前480年），认人世界本原是火，由火而产生气、水、土。毕达哥拉斯（Pythagoras，约公元前570～前489年）认为"数"是一切存在的根源，万物是和谐的数。他还提出生命由元素土、气、火、水组成，四元素又分别与干、冷、热、湿四物质配合成身体的四种体液，即血液、黏液、黄胆、黑胆。四体液的配合决定着人的健康与否。受毕达哥拉斯学派的影响，恩培多克勒（Empedocles，约公元前483～前423年）的哲学思想也遵循四元素说，主张原子论，并用原子论来解释生命现象。德漠克利特（Democritus 约公元前460年～前360年）也认为物质是极小的永远运动着的微粒子所构成，原子活动决定人的健康与疾病。

古希腊的这些哲学思想逐渐被引用到医学领域来。阿尔克迈翁（Alcmaeon of Crotona，约前6～前5世纪）注重用哲学思想指导医学。他受毕达哥拉斯影响，认为生物是由成双的元素构成的，元素在人体中成双地结合在一起，例如湿与干、冷与热、苦与甜，在冷、热、干、湿之间必须保持平衡人，健康是一种和谐状态，疾病是和谐破坏的表现，各种不正常的营养、气质等都可打乱元素之间的关系而造成疾病。

公元前6世纪末，在古希腊出现了具有代表性的四大医学流派：克罗吞医学学派（Crotone school）：该学派最早产生于南意大利的克罗吞，阿尔克马翁是代表人物。阿尔克马翁学说的基本原则包括：动物的生命是一种运动，并从属于血液的运动，血流即或不是永远一致，也是继续运动的；感觉和思想从属于看不见的，不能发现的脑的动作。因为运动是生命的重要因素，所以扰乱了生命的正常和谐的运动，便引起了疾病。

西西里医学学派（Sicilia school）：产生于南意大利和西西里岛，此学派受恩培多克勒哲学的影响较大。该学派认为四种基本元素构成人体，四种元素和谐人体就健康，混乱和不和谐就会产生疾病。西西里学派主张"灵气"（Pneuma）说，认为"灵气"弥漫在人体之中，是生命的基础。该派还注重解剖动物，在治疗上重视饮食调养。

尼多斯医学学派（Knidos school）：该学派产生于希腊本土东面的小亚细亚沿岸。由于地理上的原因，受美索不达米亚和埃及文化的影响较大。这个学派的医生注重观察和疾病分类，同时对疾病症状描述精细，诊断准确。该学派的名医克提西阿斯（Ctesias，约公元前5～4世纪）就是一位具有丰富妇产科知识的大师。该学派的存在为古希腊医学吸收古代东方文明成果产生过重要作用。

科斯医学学派（Cos school）：代表人物是生在科斯岛上的希波克拉底（Hippocrates，约公元前460～前370年），故又称希波克拉底学派。该派在古希腊各个医学学派中最有影响，这主要是因为它拥有代表古希腊医学最高成就的名医希波克拉底的缘故。

三、希波克拉底及其医学理论

希波克拉底出生于科斯岛的医生世家，生活在伯力克利王朝时代，正值希腊文化的繁盛时期。他敏于观察、善于思考，严谨治学，同时吸取了东方民族的医学成就和民间的医疗经验，形成了具有特色的医学学术流派。

公元前3世纪初期，亚历山大利亚的学者们在托勒密王的委托下编辑成希氏及其学派的医学论述汇集——《希波克拉底文集》，并收藏于亚历山大利亚图书馆。希氏文集最初为爱奥尼亚文，后译成拉丁、希腊、法、俄、意大利，英等文字。《希波克拉底文集》内容相当丰富。包括总论、解剖生理、摄生法、病理、治疗法，内科、外科、眼科、妇产科，儿科、诊断及预后、药剂学，箴言、誓词等。

希波克拉底学派的成就与特点主要有：

首先，提出了体液生理与病理学说与气质、体质的概念：希波克拉底将四元素理论发展成为"四体液病理学说"，并在体液生理病理学说的基础上提出气质与体质理论。

火（热）——血液（心）——多血质（活泼型）

水（冷）——黏液（脑）——黏液质（镇静型）

风（干）——黄胆（肝）——胆汁质（兴奋型）

土（湿）——黑胆（脾）——忧郁质（抑制型）

其次，提倡机体整体观和预防思想：希波克拉底及其学派用机体完整与统一的观点认识机体及其生理过程。认为人体与自然相统一，注重研究气候、空气，土壤、水质，居住条件以及其他环境因素对健康的影响。强调预防。讲求卫生。

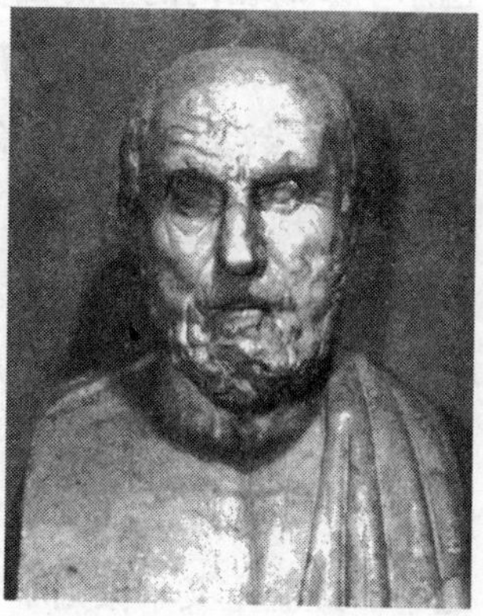

图2-5 希波克拉底

再次，希波克拉底把疾病看作是全身性的反应。重视疾病过程，他把疾病发展过程概括为 3 个阶段：未成熟期，即体液因某种原因而变得不平衡；消化期，即"自然"帮助体液恢复正常或促进身排除有害物质的过程；转变期（crisis），即机体动员自然疗能抵抗疾病，使疾病好转或恶化的过程，并注重临床观察和判断预后，这对进行正确的诊断与治疗有深刻的影响。他认为，当体内外某种因素引起体液失常时，体内产生"病态物质"。注重人的自然疗能，排除这种病态物质。凡能调动"自然疗能"的医疗方法，如强壮疗法、饮食疗法，体育疗法、精神疗法、空气疗法，淋浴、按摩等都被采用。药物疗法的主要目的是促进病态物质的排除，调整体液的平衡。故常用吐剂、泻下剂、利尿药以及放血疗法等。

最后，希波克拉底对临床医学的贡献是多方面的，更可宝贵的他提倡医学道德修养。在《誓词》、《操行论》、《规律》、《箴言》等篇中广泛论述了医师的职业道德。其道德规范的基本要求是：客观、体谅、谦逊、端庄、仁慈、果断、聪敏、有判断力、知识渊博、厌恶一切邪恶行为、决不迷信，不骄傲。具有代表性的是沿用了两千多年的《誓词》。希波克拉底是一位具有科学精神的古希腊医学的代表人物。欧洲从中世纪起，称其为"医学之父"。公元前 4 世纪左右，西方医学已逐渐摆脱迷信的束缚，产生了一个比较合理并且近乎科学的体系。

第五节　西方古典医学的发展

一、亚历山大利亚医学

公元前 338 年喀罗尼亚战争之后，希腊沦为马其顿的附庸。亚历山大（公元前 356～前 323 年）是腓力普二世之子，马其顿国王。亚历山大年幼时受过希腊人教育，他曾以亚里斯多得为师。他在即位后，于公元前 336 年率马其顿、希腊联军大举进攻东方亚西亚、波斯、埃及，经十多年征战，建立起了一个东起印度恒河，西至尼罗河与巴尔干半岛在内的亚历山大帝国。史称谓希腊化时期，或希腊文化的扩张时期。这一阶段，东西方文化得到了融合。

（一）教条主义和经验主义学派

从波斯、美索不达米亚，甚至更远的国家传来神秘主义和经验主义的医学传统，汇集起来形成了亚历山大利亚时期的医学的复杂性。既有许多现实主义的学者，热心于探讨生命现象和疾病的原因，也存在着教条主义和经验主义学者。教条主义学派把精力集中在对希波克拉底著作的注释上，崇尚空谈。他们聚集在亚历山大利亚图书馆内，常因对医学文献的解释各异而进行激烈的争论，从而使医学陷入形而上学的空论之中。经验主义学派则不赞成空论，认为只有操作才能培养医术，没有理论也能行医。其代表人物有菲洛尼亚斯（Philonius）、塞拉皮昂（Seraplon）、革劳希阿斯（Glaucius）等。

（二）解剖学与生理学的成就

这一时期，希波克拉底派哲学的基本方针又在一位伟大的哲学家——亚里士多德著作中再生，他在医学上无疑也是一位伟大的先驱者。亚里士多德（Aristotle，公元前384～前322年）是一位博学的思想家。他出生于马其顿，父亲是马斯顿国王的御医。亚里士多德17岁时进入柏拉图主持的雅典学园，后迁居于小亚细亚，开始生物学的研究。公元前342年应马其顿国王腓力普（Philip）之诏，为王子亚历山大（Alexander）的教师，达7年之久，公元前336年当亚历山大远征亚细亚时，他赴雅典，并终生于此探讨学问，授徒讲学。亚里士多德提倡对自然现象进行普遍的观察，认为科学的判断来源于观察、经验和归纳，并认为哲学应从医学开始，而医学应归宿于哲学。他的《自然的阶梯》涉及到进化论、发生学、遗传学等科学思想。他通过动物解剖来比较研究人体，认为心脏是人的重要的思想器官。他从动物身上仔细地观察研究生命发生现象，认为"自然不做多余的事"，机体的一切构造都是按一定的目的而形成的。亚里斯多德的学说对古代的医学产生了重要影响。

在亚历山大利亚的托勒密王宫的医学家中，有两位医学家在解剖学上最孚盛名。一位是希洛菲利（Herophilus，公元前335～前280年），他是记述解剖学的创始者。他曾大胆的进行人体解剖，观察和研究人体内脏。他发现小肠起始端的长度约有十二指，遂定名为十二指肠。他发现了男性尿道起始处的腺体，并命名为前列腺。他还研究了眼睛的构造，记述了睫状体、玻璃体、视网膜和脉络膜，从而使他有可能改进了白内障手术。他研究了肝、胰，唾液腺，发现了舌骨，乳糜管和淋巴。他是最早研究脑和脊髓和神经解剖的人，论述了脑是神经系统的中心。鉴别了感觉神经和运动神经。记述了脑脊髓膜、第四脑室、窦汇。他还是当时惟一研究过女性生殖器官的人，曾描述了卵巢与输卵管，并探讨了妇女病问题。他发明过一种水钟，试图测量病人的脉搏次数，仔细观察脉搏搏动的情况，并把脉与各种音阶相比。他看到动脉和静脉之间的差别，动脉有强有力搏动的管壁，而静脉管壁则薄弱一些。动静脉中都是血液，人在病时和健康时的脉搏是不同的。他认为作为一个临床医生应该熟悉营养学、药物、手术和助产术。

另一位是爱拉吉斯拉特（Erasistratus，约公元前310～前250年）。爱拉吉斯拉特很推崇亚里士多德的教导，他认为医生应该掌握身体结构极其正常功能的一般知识，并试图通过定量和实验的方法来解决生物学上的问题。他曾作过一个研究代谢的实验，他把一只鸟放在一个罐子里，记载喂饲重量和消化后的重量，用以计算能看到的和看不到的排泄物质。他把人心脏比作"风箱"，认为心脏收缩和舒张是由其内在力量所致，他给三尖瓣命名，记述了半月瓣的功能，室壁间的腱索。他否认体液病理说，认为疾病的原因主要是组织和血管的改变。如认为体内血液过多时则形成"多血症"，放血可减少身体的抵抗力，主张用结扎治疗动脉出血。治疗方法则采用压迫局部，以减少血液供应和放血等方法。他是西方精气学说的创始人，认为世界上存在生命的精气，

"生命之精"包含在吸入的空气之中，由肺进入左心，再进入动脉，成为心脏搏动和产生体温的原动力，借以维持人体的消化和营养。"动脉之精"产生于脑，通过神经达身体各部，给人类以感觉和运动。他的主张对以后罗马和欧洲医学产生深远影响。

（三）药物学成就

亚历山大利亚时期的药学很著名。出现了原始药房，希腊字 Pantopoli 就是指专门加工制备药物的地方，即药房的滥觞。制药专业人员也随之出现，Pharmakotribae 指研磨草药的人，以后的药剂师即从他们演变而来。西方的植物学之父——西奥夫拉斯塔斯（Theophrastus 公元前 370～前 285 年），对许多药用植物进行研究，著有很多著作。毒药和解毒药的研究风气也盛行一时。亚历山大利亚的炼丹术作为药物化学的前身，比较有名，据说公元前 200 年在亚历山大利亚人就已知道炼丹术了。但炼丹术则是自东向西传播的。公元前 200 年，为炼丹术的初级阶段，被称为 Chemeia，据说是中国炼丹术经阿拉伯人而传入亚历山大利亚的。Chemeia 的本义带有返老还童或长生不老之药的含义。公元 100 年前后，印度人又带着他们的长生不老药到亚历山大利亚，此时称丹药为 Chumeisa 是亚历山大利亚炼丹术发展的第二和历史阶段。公元 200 年，中国炼丹术直接或间接的传入亚历山大利亚，此时的丹药名叫 Chrusozomion 已经由原来对丹药的方言而定为希腊语学名。

（四）亚历山大利亚医学的兴衰

亚历山大利亚是一个地中海沿岸的重要城市，早在公元前 4 世纪末，埃及的亚历山大利亚就成了希腊文化的中心，托密勒在埃及的亚历山大建立了自己的首都，也是当时世界文化的大都市。在这里建立的亚里士多德学园，有动植物园和解剖室，集中了一批著名学者，并且也培养出了一些医学人才，在这里还建立了一座宏伟的图书馆，收藏了大量书籍。托勒密王鼓励学术，在亚历山大利亚建立起从事研究的博物馆，聘请各地学者，进行自然科学与医学研究。公元前 300 年，设立一所医学校，其中建有实验室、图书馆、临床室等。

亚历山大利亚医学家已经认识到唯有那些熟知人体内部构造、熟知调节人类机体生命规律的人才能从事医疗技艺。从而把亚里士多德的比较解剖和埃及制造木乃伊所积累起来的解剖学知识结合起来，系统的解剖学研究受到了热爱科学的托勒密王的鼓励。国王允许科学家得到刚处死的罪犯的尸体作为研究之用，政府鼓励人们进行人体解剖。因而亚历山大利亚解剖学得以发展。从而促进了解剖学由动物解剖向人体解剖学发展，亚历山大利亚被称作解剖、生理学的摇篮。并带动了临床外科、产科和手术治疗的进步。同时实验医学和药物学也有了长足的发展。

由于亚历山大利亚荟集了各地医药文化，因而鱼龙混杂，经验主义和教条主义也在那里也有其市场。经验主义医生认为所学的解剖学知识无益于治病，生理、病理是多余的；教条主义医生则在亚历山大利亚的图书馆中进行空乏的争论，使医学陷入了空谈之中。当恺撒征服了埃及后，亚历山大沦落为帝国的一个外省城镇。公元前 168

年马其顿被罗马帝国所灭。公元1世纪，随着亚历山大利亚文化的衰落，医学发展也逐渐失去了往昔的辉煌，医学中心转移到了罗马帝国。

二、古罗马医学

古罗马是意大利古代的一个城邦，位于意大利半岛。在石器时代这里就有人类居住，公元前6世纪末，罗马从王政时期进入共和国阶段。罗马帝国时期的医学最为辉煌。

（一）古罗马社会的医药卫生

早期的罗马医学并不发达，医生地位同奴隶不相上下，奴隶医生的行医所得归奴隶主，并且医药文化带有浓郁的神秘色彩。伊达拉里亚人用动物内脏作祭物，占卜健康和吉凶。民间医药也积累了一些经验，如奴隶主卡图（Marcus Porcius Cato，公元前234～前149）采用民间疗法治疗农奴疾病。以羊毛蘸芸香和油的膏剂治疗外伤；用羊毛蘸蜂蜜擦齿龈以通畅呼吸；用羊毛蘸玫瑰油塞鼻止鼻衄；用油、硫黄、醋、树脂与碱的合剂治腰疼等。卡图还把卷心菜当作一种万能药。治疗消化不良和寄生虫病时，先让病人内服汤剂（含石榴花、陈酒、茴香根、蜂蜜等），然后，让病人攀缘木梯，上下十次。这种疗法，反映出罗马早期医学的朴素性。

随着希腊医学的引进，罗马医学有了长足的进步。凯撒大帝时代，城市中开业的医生得到市民权，其社会地位才有所提高。罗马的富人一般都在家中接受住家和上门医生的诊治。不过，大部分医生却是为公众服务的医师，负责为任何人看病，由当地市政会支付报酬。很多罗马医生在自己的家中开设诊所和医护室，但罗马帝国境内最早的平民医院则是从公元350年起由基督教显要人物创办的。古罗马注意到医院建设，尤其是军医院，罗马帝国扩张时期的许多较大的要塞内设立了军医院。在莱茵河畔的主要据点诺伊斯，考古学家发现，仅在一个房间内便有一百多件医疗和配药器械。医院的病房设在要塞最僻静的地方，内有良好的排水设施，且光线充足。在这家军医院内有伤员接收中心以及供行政人员、医务人员和后勤人员使用的区域。在很多情况下，庭院都被用来种植药用植物。军团士兵在养伤期间都到周围的柱廊里休息。城市中出现了专为贵族服务的医院，以后才设立了具有慈善性质的民众医院。最早的慈善医院是一位老妇人于公元4世纪在罗马创建的。

罗马人的实践性还表现在他们首创了公共医疗设施——"医院"。这些医院常常为两种社会成员提供服务：一种是家奴，另一种是新征服领地上永久要塞的士兵。像切斯特（Chester，英格兰）或因奇塔瑟尔（1nchtuthil，苏格兰）那样的大要塞医院，都是为军队设立的，医院设计成一排排方形的与走廊相通的房间。由于这些医院常常位于离前线几十英里的后方，它们收留的往往是生病的患者而不是战场上受重伤的士兵。一些较小的要塞医院则只收留要塞士兵而不收留居民，如在苏格兰的弗伦多奇（Prendoch）。这些要塞医院的规模不断缩小，公元220年左右，军队政策转向依靠野战部队，因而结束了要塞医院的使命。

罗马医生所使用的某些器械质量极佳，在庞贝城发现的手术钳具有精细平直的带齿钳口，已知最早的双刃弯曲解剖刀（内中带两个弯曲部分与尿道结构相一致的管子）出土于庞贝城的"外科医生公馆"，该城在公元79年火山爆发时被掩埋于火山灰之下，故保存完好。直到公元1700年，这类器械才被再次制造出来。"外科医生公馆"中保留着3件精度极高的复杂器械——扩张器。插入患者体内的器械有着完美无缺的平滑表面。即使文艺复兴时代的类似医疗器械也无法同这一古老器械相媲美。

罗马医生对所用解剖刀的质量非常在意。他们希望所用的具不要轻易弯曲变形，刀刃变钝，出现缺口。因此，他们在可能的情况下一定会使用奥地利生产的高质量钢材。当解剖刀刀刃山现磨损后，他们会去找铁匠、专业器械制作者或刀具商。除解剖刀外，罗马医生也拥有较大的截肢用刀锯。这些外科医具与现今所用的同类器械并无不同之处。

在医治泌尿生殖系统疾患时，罗马人使用公元前3世纪希腊医生埃拉西斯特拉图斯首先发明的导管。罗马的导管制作精良，与现代的同类器械大体相同，其中只有两点差异，一是以青铜为制作材料，二是用于若干种功能失调的治疗，譬如因尿道堵塞导致排尿极端困难和疼痛的痛性尿淋沥等。用解剖刀可以解决这难题。塞尔苏斯曾建议医生们保留几套内径不同的系列刀具，男用三套，女用两套。它们还可用来摘除有时在膀胱内形成、导致膀胱口堵塞并使尿液无法排出的结石。罗马妇科学家索拉努斯就曾描述过用解剖刀将这些结石推离原位、使之重回膀胱腔体内的过程。索拉努斯和其他罗马妇科学著作家常常提到为检查和治疗而用来扩张阴道的扩张器的使用情况。

罗马以其公共设施而闻名于世，这些公共设施使罗马的城镇清洁而益于健康。罗马帝国为了防止流行病，修建了城市的水道（罗马的饮水由九条输水管道从市外输入）、下水道和浴场。在《十二铜表法》中禁止在市内埋葬；要保护饮水卫生。公元前1世纪在法国南部的尼姆斯附近修建的蓬迪加尔（Pont du Gard）高架引水桥就是一个精美的典范。受意大利北部伊特拉斯坎人的影响。罗马帝国宫殿废墟中有洗澡堂的设施，每一所罗马人的房子都有输水系统供给新鲜水，还有盥洗室。甚至在罗马最早年代也已经有了最大的下水道，将水排到环绕着小丘的沼泽里，以保持城市的清洁。

（二）医药学家

由于罗马对外征战，较多地接触到希腊文化。在公元前46年，凯撒大帝甚至给予希腊医生以罗马公民权。希腊医生来罗马行医者日多，且以高明的技术赢得了信誉。公元3世纪初，罗马曾颁行过医师资格证书。以至于奥古斯都（Augustus）皇帝甚至把他的私人医生提拔为贵族。由于对医生的重视与优待，医疗队伍不但人数有所增加，而且名医辈出。

阿斯克莱庇亚德（Asclepiades，公元前128～前56年）生于俾西尼阿的普卢萨，青年时代曾学习过修辞学、哲学和医学，以其出色的口才、精湛的医术成为当时罗马享有很高威信的希腊医生。他受爱拉吉斯拉特医学思想的影响，持唯物主义的生命观。他把德谟克利特和伊壁鸠鲁的原子说介绍到罗马，主张人体由原子组成，并用原子说解释人体的生理、病理现象。强调经常洗浴以保持身体清洁。提倡跑步、散步、乘马、划船、体操等运动以增进健康。但他反对希波克拉底的"自然疗能"说。认为医生的责任是采取安全、迅速和愉快的疗法治疗病人。常用饮食疗法、按摩、水疗和轻快的药物，而不用泻下、催吐、放血等疗法。对精神病人也反对当时施行的粗暴方法，而主张用阳光与和蔼的态度、音乐与歌曲去治疗。他注重临床观察，把疾病区分为急、慢性两种；描述了暴怒、嗜眠和强直性昏厥；记述了疟疾等疾病的病程；把浮肿加以分型；对不同类型的精神异常作了鉴别等。他不仅是一位有成就的医生，而且是一位有成就的教师。他编撰了大约20部书。书中阐述了他对严格的饮食营养学的偏爱，也有论述各种物理治疗的书。阿斯克莱庇亚德是一位具有多方面才能的人。他也忙于进行各种不同的酒的治疗特性的研究，酒的应用提高了他的声望。他的学说后来演变、发展为方法学派。

迪奥斯科里德斯（P. Dioskorides，公元40~90年）生于西里西亚的阿纳查勃斯，是当时著名的药物学家，他把当时的全部药物知识汇集整理，于公元77年写成了《药物学》一书，共五册。迪奥考里德在书中对600多种药物都有正确的记述，特别是矿物药，如醋酸铅、氢氧化钙、氧化铜以及其他铜盐类等。此外，还最早记述了乌头、姜和藜芦的治疗作用；推荐用鸦片治疗慢性咳嗽、用蔓陀罗药酒治失眠和剧痛，并用于手术时麻醉。由于他综合了当时的药物知识，被誉为西方古代药物学的先驱。

鲁弗斯（Rufus，约公元1世纪）是著名的解剖学家和医生，他的主要著作有《论身体各部名称》等多种。在《论身体各部名称》一书中，鲁弗斯最早记述了视束交叉；正确记述了球结膜与晶状体的形状和位置，记述了喉、食道、胸腺、小肠、结肠等。他是第一个记述人的肝有五叶的人，这本是猪肝的情况，但直到16世纪才为维萨里所纠正。在《论肾和膀胱疾病》一书中，记述了肾的炎症和化脓，肾结石、血尿、膀胱炎、膀胱结石等病。在《论肾硬结》一章中，指出患此病的人无痛，少尿、水肿，无疑是对慢性肾炎的一种记述。在《论询问病人》一书中，鲁弗斯特别强调询问病史的重要性，因为人的疾病和多种因素有关，如家族遗传史、生活习惯、居住条件、气候和水质等，因此，医生在诊治病人时要详细询问这些情况。此外，鲁弗斯对脉搏有较深入的研究，他在《论脉》中记述了脉率的快慢、脉搏的强弱、脉的紧张度等，更有意义的是，他认为脉是因心脏收缩而产生的，并描述了间歇脉、重搏脉、震动脉等。在鲁弗斯的著作中，还有最初的关于腺鼠疫和外伤性丹毒的记述；他已知运用压迫法、止血剂、扭转以及缚线去控制出血。

（三）医学流派

罗马帝国时期也出现了不同的医学流派，是罗马医学繁荣兴盛的象征，促进了罗马医学的发展，重要的医学流派有：

百科全书学派：罗马帝国重要的医学文献多出自百科全书派的作家之手，其最有成就的代表人物是塞尔萨斯（A. Celsus，约公元 1 世纪），塞尔萨斯全集包括农业、军事技术、修辞、哲学、法律和医学。他的全集第六册是《论医学》，后佚失。1478 年教皇尼古拉五世发现后在佛罗伦萨出版，该书成为欧洲第一部印刷出版的医学著作。塞尔萨斯根据对疾病的不同治疗法将自己的著述分为三部分：饮食、药物、外科。塞尔萨斯著作的第一类是把用饮食治疗有效的疾病归在一起，第二大类是关于用药物治疗的疾病，最后一类为外科病，在这一类中，塞尔萨斯把骨病和器官病做了进一步区分。此外，他对骨折和腹部损伤的外科处置都有记载，其中许多术式流传久远，如会阴膀胱取石术、唇上皮癌 V 形切除术、环状截肢术等。塞尔萨斯还详细地记述了当时使用的外科器械，有各式各样的解剖刀、杯、探子、钩、钳等 100 多种。塞尔萨斯还在他的著述中详细而精确地记述了一些疾病的症状，如他对疟疾的记载有日发、间日发、三日发之不同。他指出炎症的四种主要征象为红、肿、热、痛，至今仍在引用。在他所记述的 40 多种皮肤病中，有些就以塞尔萨斯的名字命名，如脓性发癣、急性丘疹状湿疣、头部白斑等。塞尔萨斯注重解剖学，但他却是希波克拉底的忠实信徒。在塞尔萨斯以前，医学界沿用的都是希波克拉底的著作，因而医书都是用希腊文写成。从塞尔萨斯开始，罗马人才开始用本国文字拉丁文写医书。因此他的著作是欧洲古代医学家中最易阅读的。他的作品虽然缺少个人见解，但是他把古希腊医学中的精华部分加工编撰成拉丁文。1476 年，他的著作还被翻印。他的书籍涉及医学历史、食物、治疗学、病理学、内科疾病、外科疾病。他认为外科非常重要，他本人就是一位大胆的外科医生。塞尔萨斯，被誉为"万能博士"。《论医学》勾画出一幅当时医学所处地位的清晰的图景，显示了古罗马医学所达到的较高水准。百科全书派作家比较著名的还有老普利尼（G. Plinius，公元 23 ~ 79 年），他的著作《博物史》也是很受欢迎的医学著作，因为他是面向劳动者的，因而该书是一部通俗的百科全书，为人们了解当时罗马的医学状况留下了丰富的资料。

方法学派（methodist）：该学派是罗马帝国极盛时期最重要的学派，其创始人是塞米松（Themison of Laodecea），他大约生活在罗马奥古斯丁（公元前 31 ~ 公元 14 年）时期。他接受了阿斯克莱庇亚德的原子病理学说，把疾病分为两种形式：紧张状态和松弛状态。这两种状态都是由于毛孔的不正常收缩所致，太紧了便形成紧张，扩张得太大了，便形成松弛。因此在治疗上采用抗紧张和抗松弛两类药物。

方法论学派最著名的人物是索兰纳斯（Soranus，约公元 98 ~ 138 年），被称为方法论学派之王。他也是妇科和产科的创始人。其主要著作有《论妇女病》、《论急、慢性病》和《论骨折》。《论妇女病》最为著名，此书在其后的 100 年中一直作为妇产科的范本，对数世纪的产科有着直接的影响。方法论学派的代表人物还有普罗克鲁（Proclus）、戴俄尼喜阿斯（Dionysius）、安提巴特尔（Antipater）等。

灵气学派（pneumatist）：于公元 1 世纪前半叶灵气学派盛行于罗马，这个学派的学说是奠立在灵气是健康的基础的原理之上，其创始人是阿西纽斯（Athenaeus of Attalia）于公元41～68年曾在罗马行医。该派认为人体最主要的元素是灵气（pneuma），人体的行动、感觉和欲望皆由灵气而来。灵气随空气经毛孔进人身体，借血管而分布于各器官。灵气可使脉保持一定的紧张度，切脉可探知人体是否健康，故此派很重视切脉。灵气学派的这种思想来自希波克拉底的体液学说，认为疾病是由于体液紊乱破坏了"灵气"的平衡所致，因此他们主张应用饮食、物理等疗法，以调整体液。

折衷学派（eclecticism）：该派在理论上是"灵气"论者，但在实践中不受任何学派的束缚，博采众家之长，表现为折衷。其创始人是阿加提奴斯（C. Agathinus，约公元50～100年）。阿加提奴斯著有关于脉学和应用藜芦治病的论文，他特别提倡冷水浴。折衷主义学派的其他代表人物有阿尔齐金斯（Archigenes of Apamea）、穆萨（Antonius Musa）等。

（四）盖伦及其医学成就

盖伦（Galenus，约129～200）生于帕加蒙（Pergamon）。盖伦年轻的时候首先学习哲学，然后又学习医学，他的解剖学老师是萨提拉斯。他在士麦那曾做过彼罗普斯的学生，曾在亚历山大城学习解剖学。盖伦28岁时回到帕加蒙任角斗士医生，这时他已名声大著。

"哲学家皇帝"马卡斯·奥里欧斯（Marcus Aurelius）在公元170年年底将他诏回首都。这一回他留住罗马达30年之久，他做御医，搞研究，讲课，演说、辩论，不倦地写作，他自称有著作125部，共约250万字，但多已佚失。其原著为希腊文，后被译为拉丁、阿拉伯、德、英等多种文字。盖伦到罗马前后解剖过许多动物，写成了有史以来第一部系统研究人体解剖的著作《论解剖规程》，是其最有影响的著作。他关于人体结构和功能方面的论述，在许多方面都胜过了前人。

盖伦的朴素唯物主义观点中混有"目的论"观点，这后来被中世纪经院哲学所利用，把它作为教条。在治疗方面，盖伦除了继承希波克拉底的思想之外，更重视药物治疗。他有自己专用的药房，大量利用植物药配制丸剂、散剂、硬膏剂、浸剂、煎剂、酊剂、洗剂等各种剂型的制剂，储备待用。后来药房制剂被称为"盖伦制剂"。盖伦还介绍各个名医的行医经验，还特别强调心理疗法，已经注意到心身疾病的发生。盖伦还曾医好许多帝王的疾病，受到皇宫贵族的赞赏。盖伦对西方医学的影响是深远的。

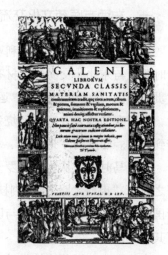

图2-6 盖伦的《论解剖规程》

盖伦反对阿斯克莱庇亚德的原子说，尖锐地抨击方法学派，然而却提不出具有自己创见的医学理论，仍沿用四体液说。他特别强调疾病转变期理论，并使之系统化。由于盖伦是西方医学史上继希波克拉底之后最有影响的医家，他的著述曾长期被医学界视为经典。他被誉为"医圣"。

（五）罗马医药文化的衰落

希腊和东方医学对罗马的影响是明显的。随着罗马帝国的发展和军事征战的需要，在军医、公共卫生、医学教育等方面也了有显著进步，并形成了名医辈出，学派蜂起的蓬勃发展时期。医药著述繁多，解剖学、生理学、药物学以及临床各科均有许多成就，尤其在妇科、眼科、颅脑手术等方面，罗马医生表现出精湛的医术。医疗器械的制作技术和工艺非常精良。

罗马人猜想到在拉丁姆（Latium）地区即现在的坎帕拉地区流行的疟疾是由沼泽地的小昆虫引起的。罗马科学家瓦罗（公元前116～前27年）在自己的著作中说："在靠近沼泽的地区必须采取多种预防措施……，因为在那里繁殖着某些肉眼看不到的微小生物，它们飘浮在空气之中，通过口鼻进入人体，引起严重的疾病。"公元3世纪，一次破坏力特大的疟疾流行开来，影响遍及整个罗马帝国。几乎整个社会上有文化的统治阶层都受到疟疾的扫荡。

罗马帝国的四处征战，极大地消耗了国力，再加之懒散和奢侈的生活方式，伤风败俗及专制主义，极高的赋税，农业的衰败，使得罗马帝国开始走向衰落。公元395年罗马分裂为东西两部分，即以君士坦丁堡为中心的东罗马和以罗马城为中心的西罗马。公元5世纪末，西罗马帝国灭亡，欧洲进入了"黑暗时期"，科学与医学沦为了神学的婢女。那些传统的医药优秀文化在东罗马得以保存和发展。

第六节　古代东西方医学的交流与比较

一、东西方医药文化交流

古埃及人与腓尼基、叙利亚、红海沿岸地区早就有文化交往。《旧约全书》中记载当时西亚与东北非交易的药材有没药、阿月浑子果、杏仁、蜂蜜、香油、酒、香料等。横贯欧洲的"运锡之路"、"运盐之路"，琥珀贸易也历久不衰。亚历山大在进入伊朗后，将所有的拜火教经书焚烧殆尽。但没有烧掉医学书籍。以后将它们译成希腊文并传到西方。印度的"地、火、水、风"四元素说也经伊朗传到古希腊。

古罗马时代，从北非至罗马有一条商道。另外，当时还有一条从东南亚至北非沿海之间的"肉桂之路"，以肉桂、丁香、豆蔻、胡椒贸易为主。白内障摘除手术在罗马帝国境内也广为人知，但它与巴比伦人或古印度人的眼科学发明和医药卫生文化传播有其学术渊源。

古代印度，医药比较发达。随着佛教在亚洲各国的传播，印度医学如拨除白内障的"金篦术"，眼科，瑜伽术，药物方剂等也开始传入其他国家，并与这些国家的传统医学结合起来。早在2000多年以前，印度文化已传入印度尼西亚，吠陀医学也传播到这一岛国，在那里保存有 250 多种写在棕榈叶上的医书。公元 1890 年在中国新疆库车的佛塔中发现了写于公元前 350 年前后的梵文医书 3 部：第一部论述大蒜的医疗作用，认为大蒜可防治消化系疾病，咳嗽和眼疾，长期食用还可保健长寿。第二部名《精髓书》，荟萃了古代印度诸名医的方论。第三部是处方学专集，收录了油剂，丸药，酊剂，擦剂等及其配制法。

大抵商周之际，中原的医药文化就传到了朝鲜半岛。秦代方士徐福最早把中国医药文化已传到日本。在中国与日本有许多徐福的遗迹，徐福通医术，尤精于采药和炼丹，被日本人尊为"司药神"。

西汉开通的"丝绸之路"，逐渐成为一条横贯亚洲、非洲和欧洲的国际大通道。它曾是中国联系印度、埃及、巴比伦、希腊、罗马文明的纽带，也是贯通马其顿、伊朗等国的必经之路。张骞两次出使西域，从国外及中国的西陲带入胡桃、安石榴等。又由南方传入中原的有犀角、象牙、玳瑁等等。中国丝织品、药材包括肉桂、大黄等大量出口。中国也得到了各种物产，如来自中亚的玉，来自波罗的海的琥珀，来自罗马诸行省的玻璃、珊瑚、珍珠、亚麻布、黄金等。随着丝绸之路的进一步开拓，西域的安石榴、胡桃、苜蓿、苏合香、茉莉、胡豆、胡麻等药用植物和一些可入药的动物、矿物也相继传入中国。汉武帝时，月氏国曾派使臣渡过弱水，向汉朝贡返魂香。《洞冥记》载：元鼎五年（公元前 112 年），郅支国贡马肝石百斤，马肝石舂碎可和九转之丹，服之不饥渴。

据越南史书记载在公元前 257 年，中国崔伟曾在越南行医，并著有《公余集记》一书行世。汉武帝时，中国文化传入越南，医药学也随之传入。汉代，越南的象牙、珍珠、玳瑁、犀角、桂、龙眼、槟榔、菖蒲、薏米等传入中国。东汉伏波将军马援征交趾，因当地有山岚瘴气，士卒多有感染者，于是，他常饵薏苡实，用以胜瘴气。《开元释教录》记载："东汉之末，安世高医术有名，译经传人印度之医药。"另外，黄支国（即南印度罗毗荼国）国王曾派遣使臣来汉朝献犀角等。

公元 166 年，大秦王安敦派使臣从海道经越南到达中国，赠象牙、犀角、玳瑁等。康居国的属国栗弋，是出产马牛羊和葡萄等水果的地方，葡萄酒特有名气，是以葡萄与苏合诸香煎汁而成。该国民众知晓煎一种带有偏性的白草以为药。当时西域的于阗王曾请栗弋的医生来治伤。

公元 5 世纪，伊朗成了景教僧（聂斯托里派）的避难地。这些景教僧世居希腊、罗马帝国的亚洲领土——小亚细亚、叙利亚、巴比伦一带，世代行医，兼通希腊的科学文化，西医东渐，使东方有了古叙利亚文的希波克拉底、盖仑等人的各种医学专著。

世界各国的传统医药学在其形成过程中，并不是封闭的，它一方面注重吸收外来医药文化，另一方面也把本国本地区的医药文化传播于其他国家和民族。

二、古代东西方医学比较

古代医药文化都经历过漫长的原始积累、医巫混存、经验医学三个阶段，又呈多元化发展态势，各具特色。唯独以古希腊、罗马医学为代表的西方医学实现了向现代实验医学的飞跃，然而西方在发展现代医学的同时，曾冲淡了固有的传统医学、民族医学。东方的埃及医学、美索不达米亚医学却在其传承发展过程中出现了文化上明显的断层，古印度医学也几经传变，只有中国传统医学一脉相承。作为人类医药卫生文化，无论是东方还是西方，传统还是现代，有诧异也有其相似相同相通之处，往往在共性中寓有个性，在个性中又体现着共性，在医药卫生文化的发展上都是趋向未来的。

就医技水平的比较，在世界医学史上，古代各国各地区各民族的医学亦各有千秋，都曾为人类的医疗保健事业作出过贡献。而在古代医林中，中国的医药卫生学始终一脉相承。中国不但是人类医药卫生文明发祥的重要国度，而且中华民族所创造和传承发展的医药科技在相当长的历史时期中居世界领先地位，并造福于人类。

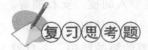 复习思考题

1. 长沙马王堆等诸汉墓出土的医书有哪些医学价值？

2. 中医四大经典著作是在什么历史条件下产生的？

3. 《黄帝内经》的基本精神和成就是什么？

4. 为什么说《伤寒杂病论》奠定了中医辨证施治体系？

5. 华佗在医学上有哪些贡献？

6. 西方医学之父是谁，他对医学的主要贡献有哪些？

7. 什么是体液理论？

第三章　晋唐医学与西方医学的成长及变迁

　　从西晋至五代的近 700 年间，是我国封建社会的持续发展时期。其间既有战事连绵，分裂动乱的南北朝和五代，又有国家统一，强盛开放的隋唐两朝。特别是唐代，更是我国封建社会的强盛富足时代。魏晋玄学的思辩饱蕴哲理，唐朝的科举开士子读书做官风气之先。儒、释、道三教的合流与斗争，成为这一时期最重要的文化特色。

　　魏晋玄学是社会动乱的产物，名士放浪形骸，醉酒服石，以此宣泄精神的痛苦和烦恼。士大夫和上层社会盛行服石，以此纵欲并企望长生，但常服危害极大，久则中毒，以致痿废，或发痈苦或死于非命。对此《诸病源候论》、《小品方》、《千金方》等医书中多有记载，并录有不少解散方药。

　　魏晋隋唐时期，随着佛教的流行和道教扩张，儒学从两汉时期独尊的地位于魏晋时期中落，社会动乱使儒学陷入困境，经学由此式微。但儒学在唐代又得以复苏，尤其是儒学的尊经复古，经学注疏之风给中医学以深刻的影响，最典型的莫过于此期开始形成的注释阐发《内经》之风，从此中医界相沿成习。医家著书立说，言必称《内经》。历代有关《伤寒论》注释阐发的著作达 500 余种，其根源即在此。医家形成借经典内容以立论，从经典中寻找理论根据，把自己的见解和创新寓于对传统的解说之中，以此求得社会认可的风气。全元起《内经训解》、杨上善《太素》、王冰注《黄帝内经素问》就是这一倾向的例证。

　　佛教自两汉之交传入中国，魏晋南北朝时在社会逐渐流行，唐时更盛。这和当时社会动荡，身陷苦难的民众希望得到精神的寄托有关。随佛经传入带来的外来文化和医药知识，如僧医及印度医学的"四大"（地、水、火、风）学说、婆罗门方、耆婆方、眼科金针拨障术等，在《肘后百一方》、《诸病源候论》、《千金方》、《外台秘要》中都有反映，尤以坐禅对气功的影响，僧医治疗妇科疾病等较为久远。

　　道教始创于民间，由古代原始宗教的巫术和战国秦汉神仙方术发展而来。南北朝时，道教规模壮大，为与佛教争夺地位，从教义、理论和组织上有了较大发展。不少道家兼擅医药，如葛洪、陶弘景，医家中也有兼通道术者，如孙思邈、王冰。两者理论著作中不少内容互相交融，特别是道教炼丹术对药物加工炮制、制备方法、矿物药的性质、新合成药物的发现，在中药学和制药化学上有重要意义。

　　魏晋南北朝门阀政治是以讲究门第等级为特色的贵族政治。六朝的贵族累世为官而形成望族，具有明显的宗族籍贯的地望姓氏特征。这些高门士族多数不学无术，纵情声色。但也有少数世家留心医学，数世家传授受，且不少造诣颇高。如东海徐氏世家，名震南北朝始终。其中徐之才最为著名，曾封西阳郡王，著有《徐王八代家传效验方》、《药对》等医学著作。此外，身居高位的范汪《范东阳方》也属很有影响的方书巨著。

晋唐时期，医家已不复有战国汉代对于理论的兴趣和学术争鸣的气氛，人们更为重视实用经验的积累和记录，中医学的发展有从理论转向实用的趋势，医学积累总结的标志性成果表现为多部大型方书的产生以及针灸、外科、妇科、儿科等传世最早的专科文献的问世，方书成为记载临床经验的主要形式。这与当时时局变化频繁，缺乏稳定的社会环境，以及当时佛道宗教理论和玄学的清谈等社会文化与医学理论缺乏更多的有机联系有关。此外，隋唐两朝太医署在医学教育上的重要历史地位也颇引人注目。

在中国医学迅速成长之时，以希腊、罗马医学为核心的西方医学传统则随着罗马帝国的衰落，在中世纪开始出现转变。这种转变缘自于诸多因素，政治、经济、统治结构、宗教信仰等诸多因素影响，也源自于罗马帝国还辉煌时期对医学知识的保守态度和教条主义。尤其是随着基督教的兴起，信仰代替了思考，祈祷压制了治疗。盖伦的思想和方法被他的后继者以僵化方式接受，放弃了以科学态度和自然哲学的方法对自然、人、生命和疾病的探索，这意味着古典医学文化的核心精神在继承过程中丧失。公元 5 世纪，西罗马帝国灭亡后，东罗马（拜占廷）帝国继承了希腊、罗马文化。另一方面，受到基督教迫害的景教徒在流放过程中也将希腊文化传播到叙利亚和波斯等东方国家。

公元 7 世纪初，穆罕默德创立伊斯兰教，不久，在伊斯兰教的指引下，阿拉伯各部落统一并建立了萨拉森帝国，版图迅速扩大，形成了从西班牙至北非再经中亚一直延伸到印度和中国边界的大帝国。但此时的阿拉伯文化远不及被其所征服民族的文化，于是他们通过大量的翻译，吸收了这些民族的文化。阿拉伯人将希腊、波斯、印度和中国的文化融为一体并有所发展，在天文、数学、化学、医学方面取得了一定的成就，也为后来欧洲医学的复兴奠定了基础。

第一节 晋唐医药文献理论的成就

在魏晋南北朝隋唐时期，《内经》《伤寒杂病论》等医籍，主要凭借手抄流传的条件下，难免散失和错漏，故此时期的医家开始着手进行整理、编次及研究。同时受儒家注经解经之风的影响，又先后对《内经》进行注释或分类研究，中医学早期经典著作赖此得以保存发扬和传播。晋唐时期同时对脉学、病因症候学、药物学、方剂学等医药学理论进行探讨，取得了突出的成就。

一、古医籍的整理研究

晋唐时期，文献整理集中在《内经》《伤寒杂病论》等经典著作上，南朝齐梁间全元起著《素问训解》，是注疏《素问》的开山。唐·杨上善《黄帝内经太素》、王冰

《次注黄帝内经素问》均是早期的代表性著作。

（一）《内经》的研究

杨上善《黄帝内经太素》（简称《太素》）是现存最早的《内经》注本，是研究《内经》的重要著作。杨上善首创《内经》分类研究方法，将《素问》《灵枢》各81篇，按不同内容分为摄生、阴阳、人合、脏腑、经脉、输穴、营卫气、身度、证候、诊候、设方、九针、补泻、伤寒、寒热、邪论、风论、气论、杂病19大类，大类之下又分若干篇目，在加强原书的系统性的同时，又基本保持了《内经》的旧貌。对经文中某些难解的字句，引用《说文》《尔雅》《释名》《广雅》等古籍加以解释。个别疑难则存疑待考，不牵强附会。错讹之处注文说明，有益于后世辑佚钩沉，成为研究《内经》的重要参考书。该书明代以后在国内失传，19世纪后期从日本传回中国。

王冰注《素问》唐代王冰有感于当时传世的《素问》"篇目重叠，前后不伦，文义悬隔，施行不易，披会亦难"的状况，深恐贻误后学，决心重新编次、注释,，经过12年精勤博访，于公元762年著成《重广补注黄帝内经素问》，又称《次注黄帝内经素问》。该书对原书篇卷次序大加调整，删除重出的篇目，合并调整内容相关的篇目，辑成24卷，81篇。"凡所加字，皆朱书其文，使今古必分"，本书总结了前人研究《素问》的精华，为进一步探微索隐奠定了基础。经过调整，以养生、阴阳、脏象、诊法、病能、经络、治法等类为序，不仅内容系统，便于后学，还突出了治未病的预防医学思想；补入关于五运六气的七篇大论，涉及到运气与气候、物候、人体发病、治疗等问题，对后世运气学说产生重大影响。其注释发挥精当且深入浅出，如注"诸寒之而热者取之阴，热之而寒者取之阳"时，提出"益火之源以消阴翳，壮水之主以制阳光"的治疗大法，被后世医家视为圭臬。惜宋·林亿等校正医书时，已经朱墨不分，在很大程度上失去《素问》早期传本的原貌，但仍为学习《素问》的重要参考书。清·汪昂赞"内有补经文所未及者，可谓有功先圣"，使"三皇遗文，灿然可观"。

（二）《伤寒论》的整理研究

晋唐时期整理研究《伤寒论》最有成就者主要有王叔和、孙思邈。

王叔和整理《伤寒论》《伤寒杂病论》由于战乱频仍而离散。魏、晋太医令王叔和博好经方，尤其佩服仲景立论之精妙，对散佚不全的《伤寒杂病论》中"伤寒"部分进行收集整理，编次为《伤寒论》10卷22篇，使其得以保存并流传后世。他从脉、证、病、治入手，以风伤卫、寒伤营、风寒两伤营卫为纲研究太阳病，对后世孙思邈影响较大。由于王氏在编次过程中，将自己的研究心得也杂入其中，受到后世一些医家的攻击和非议，以致在明清时期形成"错简派"。但张仲景的《伤寒杂病论》实赖王氏之力而得以保存流传，功不可没。正如宋代林亿所说，王氏"学专于仲景……仲景之书及今八百余年，不坠于地者，皆其力也。"

孙思邈对伤寒的研究 唐代大医孙思邈曾感叹"江南诸师秘仲景要方不传"，直至晚年撰写《千金翼方》时，始见到《伤寒杂病论》的伤寒部分，创用"方证同条，比类相附"的研究方法，以方为法，归类相从，以揭示伤寒六经辨治的规律。如将太阳病分为"用桂枝汤法"、"用麻黄汤法"、"用青龙汤法"、"用柴胡汤法"、"用承气汤法"、"用陷胸汤法"等。这种以方为纲比附归类的研究方法开以方类证研究之先河，为其他分类研究方法提供了借鉴。他推崇太阳病桂枝、麻黄、青龙三法的运用，指出："寻方大意，不过三种：一则桂枝，二则麻黄，三则青龙，凡疗伤寒，此之三方，不出之也。"明代方有执、喻嘉言守其说而发挥为"三纲鼎立"之说，成为错简重订派的主要观点之一。

二、医学理论的总结

（一）脉学的总结——王叔和《脉经》

脉诊，又叫切诊，是中医诊断学的重要组成部分。脉诊在我国有悠久的历史，至迟在周代已运用于实践，《周礼》就有切脉可以观察内脏病变的记载。战国时扁鹊是脉诊的代表人物之一，《史记·扁鹊仓公列传》中说："至今天下言脉者，由扁鹊也。"马王堆出土的医学帛书也包括有关脉法的论述。《内经》中有"三部九候"诊法，其中头、手、足称为三部，每部按天、地、人分为三候。后来，逐步改进为诊桡动脉搏动情况的"寸口"诊脉法。《难经》中则提出了"诊脉独取寸口"的主张。张仲景进一步对脉象与症状、治疗的关系作了总结，是脉学的一大进步。秦汉以来脉学不断发展，但有关脉学的资料十分繁杂、零乱。王叔和对脉学的理论与应用进行了系统地总结和发明，使脉学理论系统化，撰成我国现存的第一部脉学专著，也是世界最早的脉学专著。后世的脉学基本上都是以《脉经》为基础发展起来的。

王叔和，名熙，西晋山东高平（今属山东省济宁市）人，约生活于公元3世纪，曾做过太医令，生卒年代不可确考。王叔和在临证实践中体会到了脉诊的重要性和复杂性，《脉经》的序言中就指出："脉理精微，其体难辨"，"在心易了，指下难明"，因而决心整理脉学，使之系统化。他在《内经》《难经》论脉的基础上，参考张仲景的论脉要点，结合自己的辨脉经验，著成《脉经》10卷。内容包括脉形，诊断方法，脉象与脏腑的关系，脉象阴阳分辨以及妇人、小儿脉的辨识等。

《脉经》确立了寸关尺三部定位诊脉方法，即左手寸部主心与小肠，关部主肝胆；右手寸部主肺与大肠，关部主脾、胃；两手尺部均主肾与膀胱等，解决了脉诊与脏腑相应定位的关键问题，推进了独取寸口诊脉法在临床的实际应用。其次，在80多种脉象的基础上归纳出常见脉象24种，即浮、芤、洪、滑、数、促、弦、紧、沉、浮、革、实、微、涩、细、软、弱、虚、散、缓、迟、结、代、动等，并描述了指感形象，使脉象有了明确的命名标准。此外，纠正了将脉学脱离医疗实践及孤立地以脉断证或将脉学神秘化等倾向，主张临证脉、证、治并论，为临床治疗提供依据，从而使脉学成为诊断疾病内在变化的方法，奠定了脉学发展的科学基础。

《脉经》总结了三世纪以前的脉学知识，规范了诊脉方法、脉学理论及脉诊临床意义，对后世影响很大，如唐代的医学教育机构—太医署的医学生，就把本书作为必修的基础课程之一。

我国的脉学在 10 世纪时已传入阿拉伯，阿维森纳的《医典》载有 48 种脉象，主要是吸收我国医家王叔和所著《脉经》一书中对脉象的记载演化而成。

近年在土耳其还发现了一本用波斯文写成的系统介绍中医药学书籍《唐苏克拉玛》（又名《伊儿汗的中国科学宝藏》）残本，约成书于公元 13 ~ 14 世纪，是迄今发现最早的中医药学波斯文译本，译述了中医著作《脉诀》等有关内容。

（二）病因证候学的探索——巢元方《诸病源候论》

中医对病因的认识是经过长期的临床观察，不断总结而形成的。秦汉时期，张仲景就明确提出"三因致病"的病因学说。两晋隋唐时期的医家对病源的探讨和症状的描述，取得了相当的成就，其集大成者即是隋代医家巢元方等于公元 610 年奉诏编撰的《诸病源候论》。全书 50 卷，67 门，收载证候 1793 种，包括内、外、妇、儿、五官等各科疾病的病因和证候，是中国历史上第一部系统论述病因证候理论的专著。

巢元方，生卒年不详，曾任太医博士。他根据《内经》的基本理论加以阐发并结合临床经验，进行了新的理论探索，提出许多有创见的观点。如"疫病"、"时气"有流行性和传染性；"漆疮候"为过敏性疾病，和人的体质禀赋有关；"消渴候"中说："夫消渴者，渴不止，小便多是也。……其病变多发痈疽，此坐热气留于经络不引，血气壅涩，故成痈脓"；"有病口甘者……此肥美之所发。此人必数食甘美而多肥，令人内热，……故其气上溢为消渴"，指出渴、小便多、多发痈疽为消渴病的特点，符合现代糖尿病的临床表现。提示本病发病机制的同时，指出了当时流行服石而致肾燥热灼的时弊。巢氏确认疥疮由疥虫所致，指出疥疮中"并皆有虫，人往往以针头挑得。"对于疥疮的病原体及其传染性、好发部位、不同类型的临床表现特点及诊断要点、治愈标准等，都有了比较正确的认识。强调"虫死病除"，把消灭病原体当作疾病治愈的标准，这无疑是一种进步的认识。

《诸病源候论》对疾病的记载详细、广泛而准确，是中医学对逐个疾病、逐个症状展开具体而细致的病因病机讨论的开端，代表着中医学认识论与方法论的进步。这种将脏腑功能与病因病位及病机表现联系起来探索疾病，使理论与临床进一步融合的研究方法，对后世病因症候学的发展影响很大。《千金方》《外台秘要》《太平圣惠方》《圣济总录》等许多医学著作都直接或间接地引用其原文和论点。到了宋代，该书被指定为专业医师的必修课本，也是国家考核医学生的科目之一，可见《诸病源候论》在我国医学发展史上的重要地位。

三、药物学的发展

两晋南北朝是中国历史上民族大融合的重要时期，大量少数民族的内迁，带来了他们的用药经验；生产和医疗实践的深入，使人们对药物的认识不断增强；隋、唐的统一，经济的发展，中外交流的日益扩大，大量外来药物的传入，使此时期药物著作大量增加，梁《七录》著录本草著作 27 部 115 卷，《隋书·经籍志》著录 31 部 93 卷，《新唐书·艺文志》增至 36 部 283 卷。其中如《药性论》《药性要诀》《删繁本草》等是阐释药性与临床应用的专著；《本草音义》《本草注音》、《诸药异名》、《四声本草》为训释中药音义及异名、便于检索的专著；《胡本草》《海药本草》及《南海药谱》为专门收录外来药物的专著；《食疗本草》《食医心鉴》为食疗药物专著；《新修本草药图》《药图》等则属于本草图谱类。

（一）陶弘景与《本草经集注》

陶弘景（约公元 452~536 年），字通明，晚号华阳隐居，梁代丹阳秣陵（今南京市东南）人。少年时读葛洪《神仙传》，颇受影响。19 岁作诸王侍读，41 岁辞官隐居于句容茅山，从事道教和医药活动。陶氏虽隐居山中，但梁武帝仍十分宠信，"国家每有吉凶征讨大事，无不前往谘问"，故时人称之为"山中宰相"。陶氏思想杂糅儒、释、道，尤以道教为主。

《神农本草经》问世后，至南齐时中药品种大量增加，新的用途以及原有中药记载的错误逐渐被发现。鉴于这种现状，陶弘景决定对药物进行整理。该书之所谓"集注"，并非对《神农本草经》的文字或词语的训释，而是在《本草经》365 种药物的基础上，按统一体例整理混乱的早期本草。首加叙录，增补药物 365 种，对原有药物则增加大量关于药物产地、形态、鉴别及主治功效方面的资料。为了避免新旧内容的重复，朱书原有药物，墨书新增药物。在药物分类上，打破了《本草经》的三品分类法，提出按自然属性将药物分为玉石、草木、果、菜、米食、有名未用等，这是中药分类上的进步。序例中提出了"诸病通用药"的概念，分别列举了 80 多种疾病的通用药物。如防风、防己、独活、秦艽等为治风通用药，茵陈、栀子、紫草等为治黄疸通用药，开创了按药物主治作用进行分类的先河，这种分类法不仅便于学习，而且临床处方用药时易于检索，是药物分类法的新进展，此后的医方著作多应用这种形式。

本书也存在一些缺点，由于编纂者仅陶弘景一人，人力、物力、经验都有一定的局限性，加之当时南北分裂，陶氏居于江南，对北方药物的观察和认识不够，因而记载江北药物不足。

（二）最早的国家药典《新修本草》

唐朝经济的发展，此前西北少数民族的内迁，交通和贸易的发达，西域和印度文化的不断输入，使唐代的药品数目和种类大大增加。而当时医家奉为治病指南的《本草经集注》已流传了一百多年。由于陶氏编著本书时即存在不足，长时期的传抄又不可避免地会造成遗漏和错误，导致用药混乱，已远不能适应当时医学发展的需要，因而有必要总结及整理新的药物知识和用药经验，编撰一部新的药物学专书。公元 657年医药学家苏敬向唐政府建议重修本草。唐高宗采纳这一建议，征召当时著名的医药学家和科学家、艺术家及行政官员共 20 余人，并指定太尉长孙无忌领衔进行这一工作。苏敬则是这一浩大工程的实际主持者。在许多编撰者中，有掌管医学的太医令和担任帝王医疗工作的御医，有掌管药物的官员尚药奉御和药藏监，也有熟悉经籍图书的弘文馆大学士，以及通晓历史的太史令等。《新修本草》于公元659年编撰完成，不久，由唐政府颁行全国。

《新修本草》共54卷，收载中药851种，包括三个部分，即《本草》《药图》和《图经》。《本草》部分记载药物的性味、产地、采制以及功用主治；《药图》部分是根据从全国各地征集来的地道药材所绘制的药物形态图；《图经》部分则是图谱的文字说明。中药著作中收载中药图谱自此开始。

为了编撰《新修本草》，唐政府通令全国各地选送道地药材，以作为实物标本进行描绘，并详述药物性味、产地、功能及主治。由编撰者参考全国各地上报材料，综合民间药物知识，对古书未载者予以补充，错误者重加修订。《新修本草》除了对《本草经集注》加以删改外，新增药物114种，使我国本草学著作收载药物品种达844种（一说851种）。新增药物大多是常用而疗效确切的。如郁金、薄荷、蒲公英、青木香（独行根）、刘寄奴等；书中收集了20多种外来有效药物，如安息香、阿魏、龙脑香、胡椒、诃黎勒、底野迦（阿片制剂）等。

本书还首先记载了用白锡、银箔和水银和成的银膏，用作牙科充填剂，是世界最早使用汞合金补牙的记录。另外，本书广搜标本，绘制药图。据目前文献所见，该书的药图，是中国药物发展史上较早的记录。

《新修本草》是我国第一部由国家颁行的药典，也是世界上最早的药典。系统总结了唐以前的药物学成就，内容丰富，图文并茂，具有较高的学术水平和科学价值。在编撰过程中，从全国各地征集药材实物和药图，在书中增附图谱、图经，均是中国本草学史上的创举，对药物形态鉴别、药物真伪辨别及帮助学者认识药物，都产生了积极的作用。颁行后很快通行全国，成为当时对药物性味、主治、用法、炮炙和产地等的规范性依据，也是对医生、药商有法律性约束的一部标准性的药物学著作。唐代太医署把本书作为医学生的必修书目。二十世纪初，从敦煌石窟中发现藏有本书的唐代手写卷子，抄写年代为公元667年（即唐乾封二年），也就是本书颁行后8年。

本书在国外也有较大影响。日本大宝元年（公元701年）公布《大宝律令·疾医令》规定医学生的必修书中，就有《新修本草》。日本律令《延喜式》（公元901~902年）记载，"凡医生皆读苏敬《新修本草》"。可见本书传到日本后也备受重视。

（三）李珣与《海药本草》

唐代疆域扩大，对外贸易发达。随着与日本、朝鲜、南洋、印度、阿拉伯等地的贸易往来，外来药物大量输入，综合记述这些药物的必要性日益突出。于是便有李珣《海药本草》的问世。

李珣，字德润，四川梓州人，生卒年月不详，是唐末五代时的文学家和本草学家。李氏祖籍波斯，其家以经营香药为业，为《海药本草》的编纂提供了条件。

《海药本草》共6卷，载药124种，其中大多数是从海外传入或从海外移植到中国南方的药物，尤以香药的记载为多，如甘松香、茅香、蜜香、乳香等，对介绍国外输入的药物知识和充实中国本草作出了贡献。本书将药物按玉石、草、木、兽、虫鱼、果米分为各部，每药录其产地、形状、性味、采集、主治、功效等，并引证他书，加以注释说明。本书对药物的气味和主治也有许多新发现，同时修正了过去本草书中的一些错误。该书对药物的相恶相使等作用也有新的阐发，如补骨脂恶甘草，延胡索与三棱、大黄为使甚良等。对研究外来药物和修改补充综合性本草也很有价值。

(四)《雷公炮炙论》与中药炮制法

中药炮制是中国医药学中一门独特的制药技术，它是在中医辨证用药的基础上形成和发展起来的，其法则根据中医基本理论制定。它有增进药物性能，加强疗效，减轻副作用和降低毒性，便于使用和贮藏的作用。

中药炮制至少有两千年的历史。《黄帝内经》《神农本草经》均有关于药物炮炙的内容，张仲景《伤寒杂病论》中对药物炮炙的要求更加严格，如麻黄去节，杏仁去皮尖，甘草用蜜炙，大黄用酒浸，厚朴用姜炙以及虻虫去翅足等，都曾详加注明。汉代以后，经过长期的用药实践，中药炮制的方法不断完善，经验不断积累，最终形成了中国医学史上第一部制药专书《雷公炮炙论》。关于《雷公炮炙论》的成书年代，原多从南朝刘宋（公元420~479年）时期雷敩成书说，近来有学者考证为隋末唐初（公元623~624年）成书，后由唐末五代之胡洽重定。

《雷公炮炙论》书凡3卷，载药300种，论述各种中药炮制方法17种，包括炮、炙、煨、炒、锻、水飞、蒸煮、破等。其中一些生药的处理方法，经现代科学证明，大都是正确的。如修治巴豆，要"敲碎，以麻油并酒等煮，研膏后用。"巴豆为剧毒药品，有效成分是巴豆油，经过上述处理后，可让部分巴豆油溶于麻油中，减轻巴豆的烈性作用。同时经过加热油煮后，使巴豆所含的一种溶血并使组织坏死的毒性蛋白变性。又如用当归时去头芦，以酒浸一宿入药，酒浸可使有效成分析出，更好地发挥药效。"乌头宜文武火中炮令皱折，劈破用"，乌头有毒，生药加热处理可减低毒性，增强疗效，加热并可破坏酶，使之易于贮藏。槟榔等药不可近火，有利于其挥发油成分的保存。对玄参、龙胆、茜草、知母等指出不要用铜刀切割，以避免由于接触铜引起药物性能变化。再如石性药物的水飞、火煅等，可加强药物的功效。

《雷公炮炙论》是我国现存最早的炮制学专著，对药物炮制方法的系统论述，奠定了药物炮制学发展的基础。后世中药的炮制加工，多以此为重要依据。惜全书早已亡佚，其内容在《证类本草》及多种本草文献中有保存，近现代更有辑佚本流传。

(五) 炼丹术与制药化学

炼丹是中国古代方术，早期以升炼丹砂为主，故而得名。它在中国出现很早，《周礼》中已有腐蚀药和五毒的记载，并用升华的方法合成药物。先秦方士出于长生不老的欲望，吸取了冶金方法用于炼制矿物药，从而出现了炼丹术。东汉时期，炼丹术进一步发展，并与新兴的道教相结合，因而有了更广泛的基础。魏伯阳著《周易参同契》，是世界上现存最早的炼丹术文献。书中运用易理对炼丹进行论述，对炼丹术理论和实践都有重要影响，被誉为"万古丹经王"，但缺少具体的炼丹方法和实践记载。两晋南北朝时期的上层社会中，"玄学"风行，流行"服石"，因此炼丹术盛行。晋代著名的炼丹家葛洪继承前人的炼丹理论，总结当时的炼丹经验，写成系统的炼丹著作《抱朴子·内篇》，共20卷，其中金丹、仙药、黄白三篇记载了许多早期炼丹著作，对晋以前的炼丹术进行了系统总结，明确述及一些早期炼丹术所观察到的化学反应，如"丹砂烧之成水银，积变又还成丹砂"。"铅性白也，而赤之以为丹；丹性赤也，而白之以为铅"。仙药篇主要记载了约40余种的炼丹矿物药，并对药物真伪优劣提出要求，如丹砂必须"其赤如鸡冠"，"而光明无夹石者"。

当时炼丹家认为自然界中只有黄金一类矿物质性质最为稳定，人如果要实现长生不死成仙的目的，必须"假求外物以自固"，即书中金丹中所述"夫金丹之为物，烧之愈久，变化愈妙。黄金入火，百炼不销，埋之，毕生不朽。服此两物，炼人身体，故能令人不老不死，此盖假求外物以自坚固"，这里一方面是注意到金丹的变化性质特性，另一方面是赞扬黄金不朽的特点，故认为人欲长生，须借此将自然界物质的永恒性质转移到人体，从而达到肉体不死成仙的目的。

葛洪研究炼丹术主观愿望是为了炼成金丹，以求长生不老，完全是从道家求仙思想出发的，但从客观效果上看，却通过炼丹积累起丰富的冶炼经验和化学知识，接触到一些重要的化学原理，扩大了化学药物的应用范围，促进了制药化学的产生。

南朝梁医药学家陶弘景也善于炼丹，晚年把自己的炼丹经验著成《合丹法式》一书，并著有《合丹节度》和《集金丹黄白要方》，是这一时期的炼丹代表著作。

唐代炼丹术又有新的发展，所用药物种类有所增加，炼制化学药物的方法也有所进步，可制备多种化学药品，获得良好疗效。孙思邈《千金翼方》中的"水银霜"为刺激性较缓的氯化低汞（Hg_2Cl_2），用于治疗皮肤病；《外台秘要》中的"白降丹"为杀菌力很强的氯化高汞（$HgCl_2$），用于提脓、拔毒、促进伤口愈合。这些都丰富了中医外科学的治疗方法。

公元三世纪，炼丹术在我国盛行，并经印度、波斯，传入欧州。七世纪在阿拉伯流行炼金术，十五世纪是欧洲炼金术的鼎盛时期，十八世纪逐步走上近代化学的道路，世界公认炼丹术起源于中国，实为近代化学的先驱。

四、综合性方书的编撰

晋唐时期临床医学迅速发展，方书的编纂成为总结医学成果的主要模式，以方书命名的综合性方书空前增多，存世而且影响较大的有《肘后备急方》《备急千金要方》《千金翼方》《外台秘要》等，它们记载了大量的方药和医药名家的学术经验，集中反映了唐以前医学的新成就。

(一) 葛洪与《肘后备急方》

葛洪（约283～343年），字稚川，自号抱朴子，西晋丹阳句容（今江苏句容县）人，是晋代著名的医药学家、道家和博物学家。葛洪叔祖葛玄以炼丹闻名，其丹术传弟子郑隐。葛洪少年丧父，家境贫寒。但勤奋好学，少言寡欲，曾"躬自伐薪，以贸纸墨，夜辄写书诵习，遂以儒学知名。"尤其喜好神仙导养之法，先从郑隐学习炼丹术，后又以南海太守鲍玄为师。鲍玄对葛洪十分器重，将擅长灸法的女儿鲍姑与洪为妻。葛洪听说交趾（今越南）出丹，自请出任句漏令，在出任途中经过广州，被刺史邓岳挽留，去广州罗浮山炼丹，并从事著述。葛洪一生的主要活动是从事炼丹和医学，既是一位儒道合一的道教理论家，又是一位从事炼丹和医疗活动的医学家。

《肘后备急方》，又名《肘后救卒方》，简称《肘后方》。葛洪因其所著《玉函方》100卷卷帙浩繁，不便携带和阅读，乃将其中救急、多见、简要实用的部分，摘要编成《肘后救卒方》3卷，"率多易得之药，其不获已，须买之者，皆贱价草石，所在皆有"。梁·陶弘景将其整理增补为《补缺肘后百一方》，金·杨用道又增补改名为《附广肘后备急方》。现在流行的8卷本，是经过多次增补的本子。

《肘后备急方》对传染病的认识有很高的水平。如对天花的症状描述均为世界最早。书中指出"比岁有病时行，仍发疮，头面及身，须臾周匝，状如火疮，皆戴白浆，随决随生，不即治，剧者多死。治得瘥后，斑痕紫黑，弥岁方灭。"即天花的主要症状为头面部与上下肢先发出象豌豆大小的疱疹，短期内即蔓延及全身，疱内含有白浆，疱不时破裂，不时又发出新的。若不及时治疗，严重的多导致死亡。幸免于死的，也往往在面部遗留下紫黑色或白色的瘢痕。尽管早在4000年前埃及的木乃伊上就有天花病后流下的瘢痕，但国外直到十世纪才由阿拉伯医生累塞斯最早描述天花病。

《肘后救卒方》关于沙虱病的认识，也是世界最早的。书中不仅描述了沙虱病的症状、发病地域、感染途径、预后及预防等。更重要的是，观察到沙虱病的发生是由沙虱之一种的红恙螨的幼虫（直径只有0.3～0.5mm）所致，故又称恙虫病。葛洪早在1600年前能有这样的记载，是很了不起的成就。

书中记载有常见急症20多种，以及一些急救措施。如用甘草、大豆、生姜汁解药物食物中毒，使用催吐泻下等方法排毒。所介绍的各种治疗药物，疗效确实，如最早记载用青蒿绞取汁治疗疟疾的经验，为现代药理研究提供了宝贵的线索，现代提取的"青蒿素"用于临床抗疟效果优越。再如槟榔治寸白虫（绦虫）、海藻疗瘿瘤（甲状腺肿）、密陀僧防腐，以及用狂犬脑预防狂犬病等记录，效果都很可靠。葛洪还通过炼丹药发现了应用汞、雄黄、密陀僧等配制软膏治疗疥癣等皮肤病的经验。

(二) 孙思邈与《千金要方》《千金翼方》

孙思邈（公元581～682年），京兆华原（今陕西省耀县）人。7岁就学，日诵千余言。善谈老庄及百家之说，兼好释典。自幼多病，因汤药费用而罄尽家产。年轻时即爱好医学，终生勤奋不辍。他善于养生，是我国历史上著名的长寿医学家。隋唐两代统治者多次征召并授以爵位，都被他婉言谢绝，终生潜心于医药，被后世尊为"药王"。孙思邈身历数朝，活了一百多岁。唐初魏征等奉诏修史，屡次造访孙氏，孙氏为之口述前朝齐、梁、周、隋间事，如亲眼目睹。

孙思邈认为，"人命至重，有贵千金，一方济之，德逾于此"。故在总结隋唐以前医学成就的基础上，广集医方，删裁繁复，于公元652年著成《备急千金要方》30卷，详尽地记述了唐以前主要医学著作的医方、医论、诊法、食养、导引等多方面的内容，特别是在医方的集录整理方面，上至汉晋诸家，下至民间验方，集唐以前医方之大成。孙氏晚年又编成《千金翼方》30卷，除对《备急千金要方》进行补充外，还辑录了国外传入的医方。另收载药物800余种，对采药时节、道地药材、药材的干燥方法以及保存方法进行了阐述。二书相合，达60卷，后世多合称为《千金方》。其篇幅浩大，内容详博，包容了作为医生必备的各种医学理论与实践知识，是一部主要选录唐代与唐以前医家医疗经验的综合性医著，显示出很高的医学成就。有学者称之为中国医学史上第一部临床医学百科全书。

孙思邈在医方和药物学的整理研究方面有突出贡献。《隋书·经籍志》记载医方书目虽有百余部，但能留存至唐代者已不多，至今尚存者更是屈指可数，而孙思邈收集整理的医方，在《千金要方》中有4500多个，在《千金翼方》中有2000多个，集唐代以前医方之大成。除引用了张仲景、华佗、陈延之、支法存等20余位著名医学家的医方外，还收集了流传在汉族、少数民族民间以及外国传入的很多医方，如来自印度的耆婆丸、耆婆万病丸、阿迦陀丸；来自波斯的悖散汤；来自少数民族地区的西州续命汤、蛮夷酒、匈奴露宿丸；苍梧道士陈元膏、西岳真人灵飞散、常山太守马灌酒等。为了采集、观察、鉴别药物，孙思邈的足迹遍及各大名山，积累了丰富的经验。除了总结药物的特殊疗效，他还非常重视药物的产地、采集季节以及道地药材的认识。《千金方》中记载了129个州的385种道地药材，如怀牛膝、川乌、川芎等，还在233种植物药的后面注明应当何时采花、采茎、采叶，何时采根、采果。这些创造性的工作，都为中国药物学的发展作出了重要贡献。

孙思邈重视医德修养，对医德规范有专题论述。《千金要方》中列有《大医习业》《大医精诚》，前者主要是讨论如何学习医学知识及其意义，后者论述医德规范。他论述的医德可以归纳为两个方面：第一是技术要精湛，因为医学的道理非常精微，所以学医者必须穷究医学本源，专心勤奋，毫不懈怠，掌握精湛的医术；第二是品德要高尚。对于病人，不分贫富、亲疏、民族、才智，都应"普同一等，皆如至亲之想"。也不能"瞻前顾后，自虑吉凶，护惜身命"，而应当不避艰险，不辞辛苦，不分昼夜，把病人的痛苦当做自己的痛苦。他还告诫医生在病家举止要检点，仪态要端庄，不得左

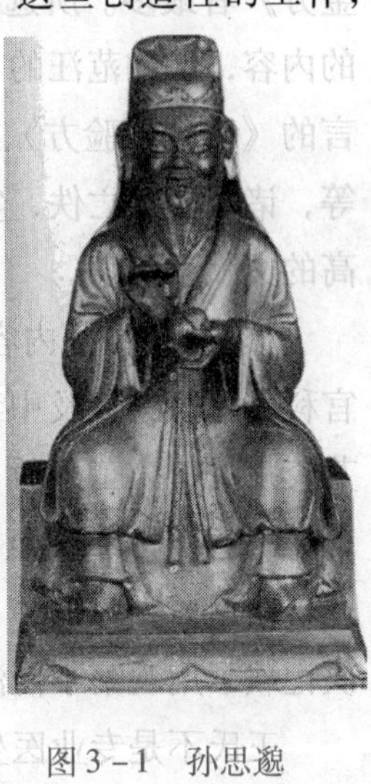

图 3-1 孙思邈

顾右盼，似有所娱，更"不得多语调笑，谈谑喧哗，道说是非，议论人物，炫耀声名，訾毁诸医，自矜已德。"从具体治学到思想修养，从医疗态度、医疗作风到如何处理同道之间的关系等等，孙思邈的论述一直为后世历代医家所称道，至今仍具有重要的现实意义。

此外，孙思邈对于针灸、养生、食疗、伤寒以及妇科、儿科等方面都有广泛的论述。

《备急千金要方》和《千金翼方》是我国唐代最杰出的医药学著作，刊行之后，引起了国内外医学界的重视。唐以后的中医学著作对此书多有引用。公元10世纪时日本丹波康赖所撰的《医心方》，就深受《千金方》的影响，引用此书条文多达481条。日本医界也曾以此作为学习汉医的读本。15世纪朝鲜金礼蒙等编纂的《医方类聚》，也从《千金方》里吸取了不少内容。

（三）王焘与《外台秘要》

王焘（约公元690~756年），唐代万年县（今陕西省西安市）人，是唐朝宰相王珪的曾孙。王焘"幼多疾病，长好医术"，曾在当时的国家图书馆——弘文馆工作了26年，因而有机会阅读大量的医学书籍。后来亲眼看到许多患者生命垂危，依赖经方才得以存活，于是发愤搜集编纂医方，"凡古方纂得五六十家，新撰者向数千百卷"，"上自炎昊，迄于盛唐，括囊遗阙，稽考隐秘"，将唐以前的许多医学著作，进行了系统整理，删繁就简，去粗取精，分类编辑，斟酌取舍，凡所采纳的，均注明其出处、来源、书名和卷次。用了约10年的时间，于唐天宝十一年（公元752年）整理编成一部既有论又有方的综合性医著《外台秘要》。

《外台秘要》全书40卷，1104门，载医论450余条，医方6700余首，灸法7门，19论，共录唐天宝年间及以前医籍或医家方约70家，集唐代中期以前医学之大成。每门记述，先论后方。其中理论部分以巢元方《诸病源候论》为主，医方部分则选《千金方》者最多。所选各书，均注明书名卷次，使后人借此可以窥见许多已佚晋唐方书的内容，诸如范汪的《范汪方》、陈延之的《小品方》、许仁则的《许仁则方》、甄立言的《古今录验方》、谢士泰的《删繁方》、唐玄宗的《广济方》、孟诜的《必效方》等，诸书多已亡佚，实有赖王氏的整理得以保存，书中汇集的许多珍贵资料，具有较高的文献学价值。

《外台秘要》内容丰富，包括内科、外科、妇产科、儿科、精神病科、皮肤科、五官科、兽医科以及中毒、螫咬伤、急救等内容。除主要的药物处方外，书中还介绍了艾灸疗法、人工急救以及疾病检查、医疗护理等方面的新成就。如最早记述"消渴者……每发即小便至甜"，比西方威尔斯公元1670年的同样认识早900多年。系统记述了治疗白内障的"金针拨障术"，有"一针之后，豁若开云而见白日"之功效。首次记载了用观察小便法以鉴别诊断黄疸病的轻重、进退。

王氏不是专业医生，整理中自己的经验体会阐述不多，并认为针法古奥难解，"能杀生人，不能起死人"，所以书中只有灸法，没有针法，反映了王焘对医学认识的片面性。清代著名医家徐灵胎指出："非专家之学，故无所审择，以为指归；然唐以前之方，赖此书以存，其功亦不可泯。"是对本书成就的一个恰如其分的评价。

第二节 晋唐临床各科的兴起

临证医学日益趋向专科化，是两晋隋唐医学兴盛的重要标志之一。许多分科专著在中国医学史上是首创，在世界医学史上也有一定的意义。

一、外科

南北朝至隋唐时期，外科学有了很大的进步，其主要表现是外科专著的出现、诊断技术的提高和治疗方法的多样化。

《刘涓子鬼遗方》简称《鬼遗方》，是我国现存第一部外科专著。以叙述全身各部位痈疽的证治经验为主要内容。刘涓子为晋末人，生平事迹不详。方因托名"黄父鬼"所遗，故名"鬼遗方"。后经南北朝齐·龚庆宣于齐永元元年（公元499年）对原书重新整理、编次而流传下来。实际上本书是刘宋武帝时（公元420~422年）随军外科医生治疗战伤和疮疡痈疽经验的理论总结，具有明显的军阵外科的性质。

《刘涓子鬼遗方》原题为10卷，现传本5卷，基本上反映了两晋南北朝时期外科方面的主要成就，对外科疾病病因、分类的研究达到了一个新水平，治疗方法更加多样化。本书总结了金疮、痈疽、疥癣、疮疥等外科疾病，有内治、外治处方140余个。对外伤治疗有止血、止痛、收敛、镇静、解毒等法；对痈疽的鉴别、有脓无脓、手术适应症和手术部位等，都作了正确的论述，并用黄连、雄黄、水银等多种药物配成软膏、膏药进行治疗。对疔毒引起的脓毒症的早期治疗，对腹外伤肠脱出的治疗护理、切口引流部位及消毒手术等方面，都有独到之处。除了外治方法之外，本书还载有多种内治法，讲究辨证论治，主张根据病情运用清热解毒、活血化瘀、托补内消、生肌长肉等治法，配合早期切开、针烙引流等外治方法，对后世外科学的发展产生了重要的影响。

唐太医署设置"疮肿"专业，培养专业外科医生，更促进了中医外科的发展。

二、妇产科

晋唐时期，已有多种妇产科专书问世，如《隋书·经籍志》载有12种，唐代有《妇人方》等数种，惜均佚失。孙思邈专设"妇人方"三卷列于各科疾病之首。此期对妇女月经生理，常见月经病、带下病、妊娠病、早孕反应、临产征象、孕产期保健及接生都有了较为深入的认识，提出的居经、避年、激经、胎教、带下等专用术语，为后世所沿用。妇产科专著如《十月养胎法》等相继问世，

《经效产宝》3卷，续编1卷，唐代昝殷撰于大中六年（公元852年），是我国现

存最早的产科名著。本书在继承前人成果的基础上，广泛收集民间单方、验方，所载处方和短论简单明了，保存着唐代的朴素风格。书中论述了妊娠杂病、难产诸病及多种产后证的具体治疗方法，收载有关经闭、带下、妊娠、坐月难产、产后诸证等方剂200余首。强调妊娠期注重养胎保胎，所提出的处理安胎、产难和"产后三大症"的原则，较为合理。如关于安胎，指出"安胎有二法，因母病以动胎，但疗母疾，其胎自安；又缘胎有不坚，故胎动以病母，但疗胎则母瘥。"其所拟的安胎方，用续断、艾叶、当归、干地黄、阿胶等，确有补肾、滋阴、安胎作用。对妊娠反应的记述，详尽而扼要，并附处方，用人参、厚朴、白术、茯苓之类健脾利水，橘皮、竹茹等药化痰止呕，疗效可靠，现今仍在临床广泛使用。对于难产，主张"内宜用药，外宜用法"，即用滋补强壮的药物给产妇内服，以增强体力；再加上外治手术助产，使胎儿娩出。其他如对胞衣不出的论述和分析，对产后发痉、产后大便不通原因的认识，简明扼要，对后世产科医学的发展影响很大。

三、儿科

隋唐时期，儿科学在两晋南北朝的基础上有了迅速的发展，不仅有了小儿专科，而且出现了儿科专著、专论和众多的儿科方书。《诸病源候论》《备急千金要方》《外台秘要》等综合性著作对小儿护养、生长发育规律、诊脉方法、常见病证的认识和治疗经验进行了较为系统的总结和整理。唐代太医署的医科中设有儿科（少小科），儿科医生必须由学习五年经过考试合格者才能担任。我国现存第一部儿科学专著《颅囟经》，也出现于隋唐时期。这些成就标志着儿科学的初步形成。

《颅囟经》撰人无考。《诸病源候论》卷45曾述及，表明隋以前该书已流传。其佚文多数见于《幼幼新书》中。共2卷，本书首论小儿脉法与大人的不同；其次论受邪之本与治疗之术；对惊痫、疳痢、火丹（丹毒）等证叙述较详，并附有方药，可以对症选用。《颅囟经》对后世儿科学的发展影响较大，据《宋史·方技传》记载，被称为儿科鼻祖的宋代名医钱乙，其学术即源于此书。

四、伤科

晋唐时期伤科的治疗体系已经形成，并产生了无菌的观念。葛洪《肘后方》首次记载了下颌关节脱位的复位方法，并创用了竹片作为大小夹板的外固定法，显示了骨伤治疗学的新进展。通常认为《仙授理伤续断秘方》是我国现存第一部骨伤科专著，集中反映了唐代骨伤科的突出成就。但近年有学者考证《仙授理伤续断秘方》的成书年代，认为此书并非唐代著作，当成书于南宋，包括了两宋时期在内的骨科经验。

蔺道人《仙授理伤续断秘方》第一次倡导和规定了骨折脱臼等损伤的治疗常规，即清洁伤口、检查诊断、牵引整复、复位敷药、夹板固定、复查换药、服药、再洗等。对骨折复位固定，提出了"动静结合"的治则。在保证骨折复位后有效固定的前提下，提倡患肢的适当活动，减少后遗症的发生，这可以视为现代处理骨折利用小夹板固定的前身。对开放性骨折，主张用快刀扩大创口，煎水洗净，用手术整复，缝合后用洁净绢片包裹，并特别强调注意预防伤口感染和破伤风的发生，指出"不可见风着水，恐成破伤风"；记载了肩关节脱臼的诊断和复位技术，首次采用"椅背复位法"。这种复位方法和步骤，完全符合生理解剖学要求，对后世影响很大。后来的"架梯复位法"和今天仍在应用的"改良危氏法"都是在这一基础上产生的。书中收载40余方，有外洗、外敷、内服等多种用法，为后世伤科用药奠定了基础。

五、针灸

晋代，医家皇甫谧对针灸学进行了首次大总结，写成了我国现存最早、并以原本形式传世的第一部针灸专著——《针灸甲乙经》。

皇甫谧（公元215～282年），幼时名静，字士安，晚号"玄晏先生"。晋代安定朝那（今宁夏固原县）人。幼时不知治学，终日游荡，20岁之后才发愤读书。因家境贫寒，耕作之暇，手不释卷，以著述为务，至为精勤，"博综典籍百家之言，沉静寡欲，有高尚之志"，著有《帝王世纪》、《高士传》、《列女传》、《玄晏春秋》等。42岁时因患风痹而潜心研究医学，尤致力于针灸学研究，通过对《素问》《针经》《明堂孔穴针灸治要》三部医书的综合比较，并结合自己的临证经验，将有关内容分类编撰，"删其浮辞，除其重复，论其精要"，著成《黄帝三部针灸甲乙经》，简称《甲乙经》。

《针灸甲乙经》共12卷，128篇，其内容大致可以分为两大类，第一类为中医学基本理论和针灸学基本知识；第二类为临床治疗部分，包括各种疾病的病因、病机、症状和俞穴主治。本书的成就之一，是将针灸学理论整理得更加系统，书中对十二经脉、奇经八脉等的循行路线、发病情况及骨度等皆有论述；成就之二是整理和厘定穴位：本书厘定俞穴总数为348个，其中单穴49个，双穴299个，并介绍各部穴位的适应证、针刺深度、灸的壮数及禁忌，总结了针灸的操作方法。《针灸甲乙经》被认为是古代针灸学在《内经》之后的一次大总结，它既保存了大量的古代医学文献，又为后世针灸学的发展提出和建立了规范。唐代太医署把针灸列为四大科之一，《针灸甲乙经》被确定为针科学生的主要教材。本书很早就传到国外，7世纪初，日本医界即以本书为教科书。朝鲜的医事制度也曾仿效隋唐，用《针灸甲乙经》教授学生。

这一时期在针灸学方面做出贡献的医家还有很多，如东晋时名医葛洪倡行灸法，并大胆用灸法治疗急症，如对吐泻腹痛为主的"霍乱"和突然昏厥的"卒中恶死"，均选承浆穴灸治。他还最早记载了隔物灸法，详细介绍了隔蒜、隔盐、隔椒、隔面等灸治方法以及蜡灸法等等，扭转了晋以前重针刺而忽灸治的偏向，丰富了灸疗法的内容，推动了灸治学的发展。葛洪的妻子鲍姑，是我国有史记载以来第一位女灸家。唐代孙思邈《千金要方》中提出了针灸俞穴中的"阿是穴"；王焘《外台秘要》还记有"明堂灸法"等，都反映了这一时期的针灸学成就。

第三节　欧洲古典医学的衰落

作为古典时代的结束，欧洲中世纪的历史开始是公元 476 年罗马帝国崩溃为分界线的。罗马帝国的灭亡经历了一个长期而缓慢的过程，自 2 世纪起，罗马便处于长时期内外交困混乱状态，一方面，北方的游牧民族日尔曼人和斯拉夫人，尤其是匈奴人对罗马的长时期持续不断的骚扰，乃至以后的大规模入侵，结果是越来越多的非罗马人在罗马帝国境内居留下来，逐步建立自己的国家，削弱罗马的国力和在欧洲的势力；另一方面，帝国内部的王权之争不断引发国家的政治、经济和军事危机，推进帝国的衰退。古典文明最终是以落后而野蛮的民族替代罗马帝国在欧洲统治终结。

在古典文明向中世纪过渡的进程中，有一种力量的变化是不容忽视的，就是基督教在欧洲的兴起、传播和普及，它影响到欧洲的信仰和文化，使多元化的信仰逐步被基督上帝所取代。罗马帝国对基督徒由最初的迫害，到最后不仅容纳而且接受其为国教，帝国灭亡后，教会尤其是大主教成为希腊罗马文明的继承人，掌控了欧洲的信仰、文化和社会。

一、疫病与古典欧洲文化的衰退

疾病与瘟疫对人类文明演进的影响往往为史学家所忽视，罗马帝国最后失败的根本原因是其国力的整体衰落，其中一个致命因素是那时期多次爆发的传染病，而疾病往往是伴随着地震、火山爆发等自然灾害之前或之后袭击人类，天灾人祸一同袭来，毁灭自然，毁灭城市。据史料记载，在公元初到公元 6 世纪，有六次流行病是值得关注的，第一次是在公元 79 年维苏维火山爆发之后出现了瘟疫，因病而死的人数达每日万人；125 年在发生了一次蝗虫灾害后，一场大规模疫病开始流行；公元 164 年至公元 180 年，由帝国东部首先爆发的流行病，被称为安东尼努斯（Antoninus）流行病或为盖伦流行病，历史学家记录显示，罗马每日有数千人死亡，其中感染最多的是军人；251 年流行的那场疾病现在看来是天花，60 年后，一场更为严重的天花再次肆虐罗马。

罗马帝国时期，因疾病而带来的死亡威胁，几乎没有中断过，瘟疫对罗马和罗马人所产生的破坏力足以摧毁这个强盛一时的帝国，成为罗马帝国瘫痪的因素之一。

尽管史学家对历史上的历次流行病都有较为详细的记载，但对于疾病特征的描述并不准确，盖伦曾提到希腊文中的"loimos"是表示死亡率高、会同时感染许多人的严重疾病。历史上首次被证实的是发生于公元 6 世纪鼠疫大流行，起源于中东，流行中心在近东地中海沿岸。公元 542 年经埃及南部塞得港沿陆海商路传至北非、欧洲，这次流行持续了 50~60 年，流行严重时每天死亡万人，死亡总数近 1 亿人。

这场瘟疫彻底地毁灭了查士丁尼试图复兴日渐衰亡的罗马帝国的希望。导致了东罗马帝国的衰落。

二、基督教医学与拜占庭医学

在医学领域，真正因罗马帝国崩溃而遭受损失的部分是医学中的学术部分，尤其是在医学的理论和哲学方面损失最大，这样能够掌握古代医学学术传统的行医者人数下降。另一方面，持续不断的战争、疾病、饥饿、灾荒对社会和生命所造成的灾害势必会导致人们心理上的恐慌，如果此时医术和国力都不甚强大的话，结果就会纵容迷信风气的滋长，种种的社会、政治事件，一次又一次的瘟疫流行，为人们在心理上接受神秘主义造成了外在条件，神秘主义和魔术医学在欧洲再次抬头，在此时，信心和信仰疗法对于无助的人和无能为力的人而言是最后一贴良方。

基督教的这一观念对医学的进展产生了决定性的影响，它给予人生一个与众不同的评价，兄弟般的友情，平等与慈爱，信徒会以最大的牺牲去救赎病人减轻他人的疼痛，中世纪在欧洲医学中信奉信徒疗法，当他们在接受严格考验时必须承受最凶恶与残暴的苦痛，为了担当信徒，有的人受截断肢体的折磨，有的人刺戮眼睛，当他们成为圣徒担当信仰疗法的医师时，他曾经受过苦难的部分就成为他最擅长治疗的部分。有些人因此被誉为"圣者"，圣安东尼（St. Anthony）就是一例，他的疼痛可被认作为丹毒，一种非常严重的红色皮疹，或是麦角中毒。麦角碱是一种生长在麦中的菌类，在做面包时常用到它。麦角碱活性规律导致肢体中的血管紧缩并伴有极度的疼痛，然后生坏疽。当时麦角中毒就被称为"圣安东尼之火"，这一疾病在女人，会导致子宫紧缩，假如怀孕就会流产。在以后的世纪里，这一发现被用作帮助妇女在分娩时，通过制造子宫收缩以防止产后大出血。特殊治疗的权利就这样逐渐由圣徒担当了。此外，普遍使用的方法有祈祷、行按手礼、涂圣油等，还有的方法就是朝圣，圣祠建功立业在圣徒墓或遗物（尸骨）周围，成为人们趋之若鹜的朝圣地。

这种哲学思想指导下，人们不再害怕也不再憎恨疾病，无论肉体多么病态和腐朽，它只是灵魂的外壳，而在神的面前，灵魂是纯洁的。如果说，教堂和修道院在中世纪成为人们灵魂和心灵的依托，也是疾病和罪恶救赎的场所，是人类前生和来世的过渡场，那么，修道院医学在中世纪便成为连接古典和通向文化复兴的关键节点。

这是一个经院哲学蓬勃发展的宗教信仰时代。经院哲学和医学涉及的是学术研究和学术继承问题。经院哲学（Scholasticism—经院哲学；士林哲学；繁琐哲学）产生于十一至十四世纪，在欧洲是基督教教会学院的一种哲学思想。运用理性形式，通过抽象、烦琐的辩证方法以论证基督教信仰，为宗教神学服务的思辨哲学。

最初因信仰疗法而排斥医学治疗，欧洲是拒绝希波克拉底和盖伦思想的。至十一世纪，随着经院哲学成为欧洲哲学和思想文化的主导内容，以研究注释希腊罗马医学为主体的经院医学也在欧洲形成了医学学者更多的是满足于对古典作品的评论或注释，盖伦的门徒在中世纪为遵循他而著述的文字远远超过了盖伦的原著，但他们并没有遵循这位观察家的思想，而是将社会普遍流行的抽象、烦琐的辩证方法去解释医学经典，试图在医学和宗教经典中间寻求契合点，盖伦的"目的论"在十世纪以后与亚里斯多德的"目的论"，与教会的观点不谋而合，而被奉为医学经典，不容作批评式的评估和解释，只能是从古代作品原文中寻求启示，作抽象的解释，对其作的繁琐注释，教条化，在神学上层面开展争论，这样环境是不利于繁荣科学和医学实验。

中世纪欧洲没有完全与希腊罗马的文化隔断，古代文化保留在罗马帝国灭亡后安然无恙的东罗马帝国，以后称为拜占庭帝国。6世纪起，查士丁尼皇帝统治时期，曾想恢复罗马帝国昔日的风光，他试图通过宗教建立起社会、种族和地理上统一，"一个国家，一个宗教"，在学术上他们只遵从希腊文化，保留并继承了柏拉图、亚里斯多德、希波克拉底、加里安欧几里德的著作和思想，而成为欧洲文化的中心。与欧洲其它地区不同的是，科学是被保护在一个宗教下，教会的神父成为科学的保护者和传承者。教堂真正的学术贡献是保留并翻译了用古希腊语，古叙利亚语和阿拉伯语撰写的古代文献，这些翻译是使用混合的拉丁语，以至于他们能够成为那个时代，在以后许多世纪是唯一的知识分子而服务于社会，那是不该低估的。学者型的僧侣继续着希腊、罗马和阿拉伯传统的医学生活。

这个时期值得研究的医学家有，朱理安皇帝的御医奥利巴锡阿斯（Oribasius），出生于帕加蒙，盖伦的同乡，这是一个医学名人辈出的城市，遵照朱理安皇帝的要求，编撰有《教堂医学》（Synagoga medicae），这是一部完全遵循盖伦，同时引述亚里斯多德等人著述的巨著，试图将古代著作编集在一本书内，保留了古典的医学和科学思想。另外，他还编写过类似医学实用手册的小书。

出生于六世纪的艾修斯（Aetius），在文艺复兴时期被评为是最有价值的医学作家，意大利文艺复兴最著名的研究学者布尔哈维认为，医生对待艾修斯的著作就要象律师对待《罗马法典》一般，他的《四卷集》（Tetrabiblos，因此书稿分为四部分，每部分又分为四集），该书详细描述了甲状腺肿、狂犬病、白喉的流行和各种外科学手术，对眼、耳、鼻、喉和牙齿的疾病作了细致的记载。据说他是第一个记录肱动脉瘤上部结扎的人。

亚历山大（Alexander）一位临床经验丰富的医生，有许多忠实的学生。研究过神经系统疾病，对呼吸道疾病、胸膜炎、痨病都有丰富的治疗经验。

中世纪最出色的外科医生是爱琴海的保罗（Paul），在七世纪时他已相当出名，《论医学》是他众多著作惟一保留下来的一部，其中最有价值的是外科学内容，通过他对外科手术处理的描写，可以明显地看到，尽管当时解剖知识不足，但外科学技术还是有相当成就的。这对研究早期外科学的发展无疑是一个启示，没有解剖知识，或是解剖知识并不充分的前提下，建立在动物解剖和经验基础上古代外科技术与现代外科技术的差别究竟有多大？保罗所操作的外科手术包括：癌、截石术、骨折、睾丸截除术、静脉曲张等。

拜占庭医学的另一贡献是药物学和药房，迪奥斯科里德斯（Dioscorides）的《药典》记录了近些 900 种有价值的动物、植物和矿物质。当然，在药物学和开设药房方面的成就主要受东方阿拉伯医学的影响，那将是中世纪医学文化所要描绘的另一场图景：在保存和继承希腊罗马的医学的同时，开始了东西方医学文化的传播与交融。

第四节　阿拉伯医学的兴起

阿拉伯帝国时期，学术文化非常发达，尤其是在天文、数学、化学、农业、建筑和医药等科学技术的成果代表当时世界最高的水平。帝国各族学者，从古代东西方文明中吸取丰富的营养，通过他们的辛勤劳动，发展了帝国的科学文化事业，创造了辉煌的阿拉伯—伊斯兰文化。阿拉伯帝国是一个政教合一的政权，哈里发既是全国政治上的最高统治者，又是伊斯兰国教的最高领袖。阿拉伯语通行全国，所有著作都是用阿拉伯语写的，绝大多数作者都是伊斯兰教徒。因此，这一时期的文化，带有显著的阿拉伯和伊斯兰的特色。

一、伊斯兰文化和希腊化时代

阿拉伯—伊斯兰文化最初以巴格达为中心，以后学术西渐，又形成开罗和科尔多瓦两个中心。巴格达、开罗、科尔多瓦被认为是阿拉伯—伊斯兰文化的三大源泉。阿拉伯—伊斯兰学者的创造性成果对欧洲文化产生过深远的影响，阿拉伯—伊斯兰文化在世界思想史、文化史和科学史上占有极为重要的地位。

对于阿拉伯在医学文化方面是否有原创性，一直是学术界颇有争议的论题，但对阿拉伯伊斯兰文化在传承希腊文化方面的贡献却是有一致的评价。这一文化传播是十分缓慢的，而且相当持久的，意大利著名医史学家卡斯蒂廖尼在其公元 1927 年出版的《医学史》一书中将阿拉伯医学分为三个时期：预备期（公元 750～900 年），由阿拉伯本民族文化和《古兰经》内基本法规的古代传统，和希腊医学两方面的影响；第二个时期（八世纪到十一世纪），是阿拉伯医学的黄金时代，也是阿拉伯医学最光荣的时代；第三时期为十二至十七世纪，是阿拉伯医学衰退期，它完成自己的历史使命，将溶入东方文化和精神的希腊古典医学文化西传回欧洲，从此欧洲在找回希腊罗马文化基础上开始了文艺复兴，再次成为文化的中心。

保存与传播希腊文化也是阿拉伯世界希腊化的过程，将希腊文和古叙利亚文著作译为阿拉伯文的活动是在巴格达建立了"智慧所"（the House of Wisdom）后达到顶峰。820 年在巴格达创办的集图书馆、科学院和翻译局为一体的学术机构——智慧馆。哈里发亲自修书给拜占廷皇帝，要求同意派人去拜占廷帝国搜集科学书籍。遂把大量的有关哲学、医学和数学的珍宝放在智慧馆里。智慧所中最出色的翻译家为胡恩那·伊本·伊萨克（Hunayn ibn Ishaq，公元 808～873 年），他是阿拉伯人，又是景教徒，曾跟随著名医生伊本·马萨沃（Ibn Masawaih）学医，曾任哈里发的宫廷医师，他精通希腊文。他翻译了大量的医学著作，尤其集中在希波克拉底和盖伦的著作，他将约 90 部的盖伦著作从希腊文译为古叙利亚语，40 本作品由希腊文译为阿拉伯文；译出了 15 部希波克拉底的著作，另外还有三篇包括《蒂迈欧篇》在内的柏拉图的著作；翻译了亚里斯多德的《形而上学》、《论灵魂》、《论生与朽》及《物理学》的一部分。不仅如此胡恩那用校对、比较及研究方法可以说是完全现代化了。到公元 1000 年，几乎全部的希腊医学、自然哲学及数学科学著作都被译成阿拉伯文。

希腊化后的阿拉伯世界出现一批崇拜希腊文化的学徒，使穆斯林有机会和可能进入西方科学的传统，并成为自然哲学家，这意味着阿拉伯人将希腊科学的内容和方法兼收并蓄，并对西方科学的传统框架进行修正、拓展、阐释和应用；另一方面，阿拉伯科学文化中的实用性趋向，使他们在选择吸取西方文化精髓时，偏重实用科学，医学是一门实用价值极强的学科，因而成为阿拉伯世界最受重视的学科，而在希腊化思想的影响下，医学需要哲学的指导，至少盖伦是这样的认为的，所以亚里斯多德、盖伦和希波克拉的思想和著作就较多地保存下来并由阿拉伯的学者重新修订和编撰。

二、阿拉伯医学的黄金时代

七世纪伴随伊斯兰教的产生和征服运动的完成，建立起横跨西亚、北非的阿拉伯大帝国，迅速实现了思想统一、政治统一和语言统一，成为世界上最强盛的国家。成为世界文化交流的中心。阿拉伯科学文化的黄金时代其实就是东西方文化融会贯通的时代。

阿拉伯医学的黄金时代约在公元 850 年～公元 1050 年间。此时涌现出的阿拉伯学者中盛行游学之风。他们不仅赴各地办学校从事教育，传播知识，而且遂客游历，博取各地所长，做学术文化的交流工作，凭着敏锐的观察力和强烈的求知欲。学习新知识，接受新事物，充分地利用了被征服地区的固有文化基础。阿拉伯人所征服的印度北部、波斯和曾长期受希腊罗马统治的叙利亚、埃及和北非，都曾是世界文化的先驱，有着丰富的科学文化遗。他们从印度文化中吸收了文学、哲学、数学和天文学方面的营养，从波斯文化中吸收了文学和艺术方面的营养。从具有悠久历史的古希腊文化中吸收了自然科学、艺术、建筑学、特别是哲学方面的营养。在中阿文化交流的过程中，中国的医药学、绘画艺术也对阿拉伯文化产生过影响。尤其是中国造纸术的传入，对阿拉伯文化的发展产生了不可估量的促进作用。

当时文化中心有巴格达、开罗、科尔多瓦，在这些阿拉伯城市，大型医院、医学院纷纷成立。科尔多瓦城中有成千的浴池、街道上铺上石砖，路旁有路灯；有亚历山大以来的最大图书馆。这是个名医辈出的时代。

波斯人雷泽斯（Abu Bakr Muhammad ibn Zakaria 公元 865～925 年，传统译为拉齐）是这个时期最知名的学者。他是希波克拉底学派的忠实信徒，在巴格达学校学医，以后在巴格达成为一位名医和名教师。一生共计在医学、哲学、宗教、数学及天文方面著有 200 百余部著作。其中有三部著作最为重要，以实用医学和治疗为主的百科全书式的《医学集成》（al Hawi），论述医学重要问题的《献与阿尔曼苏的医书》及《说疫》。

《医学集成》是一部庞大的编纂品，包括10世纪初伊斯兰文化中的所有知识，这部著作总结了希腊、波斯和印度的医学知识，并增添了许多新的医学成就，内容十分丰富，可以说是一部医学百科全书。13世纪，西西里岛的犹太教医生法赖吉·本·萨林把这部著作译成了拉丁语，以后曾多次出版。《说疫》又译为《天花与麻疹》，这是一本根据医生个人经验和临床观察写成的，从中我们获得了最早关于传染病的情况研究，雷泽斯辨别出了两种传染病：真正的天花与麻疹。《献与阿尔曼苏的医书》是一部关于医学重要问题的论文集，共十篇内容涉及解剖学、生理学、皮肤病、热病、毒物、诊断、治疗、摄生等各个方面其中第七篇论一般外科学和第九篇论各种疾病治疗最有价值，此书在中世纪大学经常被引用和评论。

雷泽斯是巴格达大医院院长，他的著作在几世纪中一直被认为是权威性的医学著作。他因辨别出天花与麻疹的区别而留名青史，他是雷泽斯足外科牵线法的发明者。他同时也出色的临床医生、化学家和哲学家。他最出名的一句话是："盖伦与亚里斯多德意见相同的问题，医生们容易做决定；但他们意见不同的问题，那就很难使医生一致"。

阿拉伯医学文化黄金时代的代表是阿维森纳（Avicenna 公元980～1037年）。他集毕生的经验和知识完成的著作《医典》，成为当时东方以及后来西方的权威性、经典的医学著作。《医典》的基本思想建立在希波克拉底的体液学说上，全书分为五卷，生理、病理、卫生（一、二卷）、诊断方法（三、四卷）、药物学（五卷）。该书详尽论述了疾病的起因、症状、诊断及环境对于疾病的影响等问题。《医典》在很大程度上传承了希腊、罗马的医学成就，并吸收了中国、印度的医学知识，结合作者本人的临床经验而写出。

书中记述了外伤的治疗、气管切开术、膀胱截石术等，提出用酒精处理伤口；说明了结核病的传染性；在热病一章对于鼠疫、麻疹和天花，提出了这类疾病的不可见病原体问题，对血吸虫、肋膜炎等病也有不同程度的认识；叙述了排泄物检查的的意义和一些实验过程，书中还有脉学的记载，把诊脉区分到四十八种之多，其中三十五种与中国脉学相同。英国学者李约瑟在《中国科学校术史》一书中谈到，中国的脉学的"一部分可能由伊本·西纳传入西方。"

书中有许多有关营养学的有价值的观点，他谈到机体的整体性及机体与外界的密切统一。他谈到人们要预防疾病就应锻炼身体、有足够的睡眠和合理的营养。他还提出了空气和水往往可带给人们以致病的细菌的假说，认为被污染的水必须经过滤、煮沸和蒸馏才能饮用，新鲜的空气对于人是绝对必要的。他特别强调含有大量铁的水有益于健康、预防胃病。

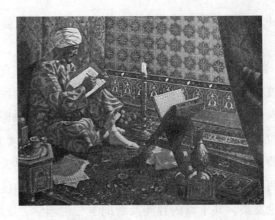

图 3 - 2 　阿维森纳

在治疗学方面，阿维森纳重视药物的作用。阿维森纳阐述了 760 种不同的药物。增加了许多动物、植物和矿物药，使用金属化合物外用和内服。他第一个提出用汞蒸汽治疗病人；提倡各种物理疗法，如水、阳光、吸气；书还记载了炼丹家的蒸馏法、洒精制造法，这对药物化学的进步起到了一定作用。

《医典》多次被译为拉丁文，作为大学医学教育的教科书，多次再版，直至十七世纪末，在各国医生的心目中，这部书依然是不容争辩的权威。

对阿拉伯医学做出贡献的其他医学家还有：艾布·卡西姆·宰赫拉维（公元 936 ~ 1013 年），阿拉伯外科之星，其著作《医学宝鉴》总结了当时的外科知识，附有 200 多种外科器械的插图，在欧洲影响极大，成为欧洲外科的基础之一；阿里·麦久西（公元 994 年卒），以《医学全书》而著名，该书有许多新的贡献，如关于毛细血管系统的基本概念，及论证分娩时婴儿不是自动出来，而是子宫肌肉收宿推出等；伊本·贝塔尔（生卒年月不详），以《药物学集成》和《医方汇编》著称，提出了药物学许多新知识，仅新介绍的药物植物就达 200 多种；伊本·纳非斯（公元 1216 ~ ? 年），发现血液循环早于欧洲人 300 年。

三、阿拉伯医学成就

阿拉伯医学，从古希腊、波斯、印度的医学著作里汲取丰富的营养。至阿拔斯王朝（750 年），医学成为一门最普及的学问，上自王公大臣，下至平民百姓无不重视医学。阿拔斯王朝在各地广建医院。据史书记载，至十世纪中叶帝国境内便建有 34 所医院。医院分科很细，除外科、内科、骨伤科、眼科外，还有专门的神经科和妇科，有些大医院还设有急救中心，各医院均附设药房。

中世纪阿拉伯医院重视综合保健和心理治疗。医院一般均建立在环境优美、空气新鲜的地方，院内整齐清治，除医疗设施外，还没有娱乐室、浴室、图书室、讲演厅等，在饮食方面十分注意营养。当时的临床医学和医学教育是结合在一起的。学生们一边在课堂学习医学理论，一边在病房里进行临床实习。医院院长每天领着学生巡视病房，一边治病，一边讲解。

至公元十世纪，阿拉伯临床医疗技术已经达到很高水平。诊断方法有：问、验、切。"问"是问病史、病状、病因，以及遗传或传染的因素，然后记录在病历上；"验"主要是验尿，观察其颜色、浓谈、污浊以及是否有异味；"切"是切脉。然后，根据情况，对病人作全部或局部的身体检查。

在外科治疗方面，阿拉伯医师首创消毒技术。古希腊人长期认为伤口化脓是正常现象，阿维森纳反对此说，并采用酒精消毒伤口，使以往经年累月不愈的伤口几天即可愈合。阿拉伯医师首先使用手术麻醉，他们将海绵放人鸦片、颠茄液中浸泡，然后放在阳光下晒干，用时再浸湿，让病人去闻，待病人沉睡后再动手术。此法后来传人欧洲，一直使用到 18 世纪。阿拉伯医师的外科手术在十世纪已达到较高水平。能够开刀、剖痔、拔牙、切开气管．用猫肠线缝合伤口。绑扎大动脉止血更是一大突破，比欧洲人早 600 年。阿拉伯医师作大手术时．由几位医师合作，一人负责麻醉，一人观察脉搏，一人消毒并用器械夹住伤口，一人主刀。外科治疗上的烧灼法是阿拉伯人的一大贡献，艾布·卡西姆·宰赫拉维教学生 50 余种治疗疾病的烧灼法，用烙铁灼烧伤口，去除癌细胞，打开脓肿，并发明必十种外科器械。在产科接生方面，阿拉伯人创造了许多新器械和新方法。

对于伤寒、霍乱等传染病，阿拉伯医师已有较好的方法进行治疗并制止其蔓延。当欧洲人以为瘟疫是由天体相遇或上帝的愤怒造成时，阿拉伯人已经认识到瘟疫可以通过人体接触或血液来传染。公元 1372 年，在阿拉伯医师参与下，威尼斯城曾采取措施制止瘟疫的蔓延。早于欧洲医师 700 年，阿拉伯人就能对关节炎和脊椎结核作出正确诊断。阿拉伯人已知心理因素在医疗中的作用。阿拉伯人对光学颇有研究，因而在眼科疾病的治疗上的成就很大。《眼科十论》成为十八世纪以前欧洲眼科医生的必读书。

如果说阿拉伯医学成果是建立在西方和其被征服的东方文明国家的基础上，而且是继承和交融的产物的话，那么药房却是地地道道的阿拉伯产品。阿拉伯在药学方面成就突出。阿拉伯人是最早开设药厂、创办药剂学校的人，至今欧美在留存的兼营苏打水、饮料的小药店就源自于阿拉伯，阿拉伯人创办了世界上最早的药房。雷泽斯和阿维森纳都坚信，地球上的各种植物可以治疗不同的疾病。阿拉伯药房提供各种奇妙的药给病人，如酒精、桂皮、砷、龙涎香脂，香膏与硼砂等。

随着医药学的发展，对医师和药剂师的要求愈加严格。阿拔斯王朝自第七位哈里发麦蒙起，便实行医师、药剂师考核办法，考试不合格者一律不许营业。

炼金术是阿拉伯医学文化中的重大成就之一，西方学者认为，炼金术的源头可能来自两个地方，埃及与中国。炼金术的主要目的之一是将贱金属炼成贵金属；另一目的是炼制长生不老之药。关键在寻找"炼金万能丹"或"哲人石"（点石成金）的配方。在实践过程中，炼金术士们认识了许多化学过程，溶解、锻烧、熔化、蒸馏、腐化、发酵和升华，他们还制作所需的仪器，包括用于加热的和熔化的各式坩埚，用于蒸馏的净化瓶，各式长颈以及用于溶化、融合、研磨和收集炼金物料的容器。

高度发达的阿拉伯炼金术为近代化学起源的积累实践的经验，并创制了宝贵的试验仪器。出生于 8 世纪的阿拉伯医生该伯（Geber）是阿拉伯时期的炼金术权威，被誉为化学的始祖，他将升汞、硝酸和硝酸银用于医疗。

中世纪是阿拉伯文明建立并昌盛的时期，聪明的阿拉伯人积极汲取东西方文化中优秀的成份，使伊斯兰科学文化的发展从一开始就行走在古典西方的框架内，继承西方传统，因而阿拉伯文化自身发展过程也是保存和传播西方传统科学文化的过程。

第五节 中西医学交流与比较

盛唐时期的中国文化对亚洲周边各国影响很大，形成了所谓"儒文化圈"，包括朝鲜、日本、东南亚等各国，这些国家的医学都曾深受中医学的影响。伴随中国与世界各国的文化交流，中医药也流传到阿拉伯和欧洲。

一、中国与阿拉伯医学的交流

七世纪时，阿拉伯帝国在西方兴起，其疆域东达帕米尔高原，直接与唐代中国的边疆相邻，阿拉伯文化与中国文化相互产生影响。从阿拉伯地区向中国输入大量药材，尤其以香药之类为多。香药之传入部分经由西域陆路，更多则经海运从广州等港口进入，故被称为"海药"。

当时，中国的脉学等医学理论书籍也同时传入阿拉伯地区，在阿维森纳的《医典》里有关脉学的记载，将诊脉区分为48种之多，其中的35种与中国脉学内容相同。英国学者李约瑟在《中国科学校术史》一书中谈到，中国的脉学的"一部分可能由伊本·西纳传入西方。"

中世纪是阿拉伯文明建立并昌盛的时期，聪明的阿拉伯人积极汲取东西方文化中优秀的成份，使伊斯兰科学文化的发展从一开始就行走在古典西方的框架内，继承西方传统，因而阿拉伯文化自身发展过程也是保存和传播西方传统科学文化的过程。

二、中国与欧洲的医学交流

在中国唐代，欧洲的东罗马帝国被称为"大秦"。当时基督教的一个派别聂斯托里派（在中国被称为"景教"）因受到迫害而向东发展，将古希腊医学传入中国。唐代文献中记载大秦国医生可以进行头部手术治疗眼病，本草文献中也记载有一些出产自大秦的药物。《新修本草》记载有一种成药叫"底也迦"（含有鸦片成分），就来自欧洲。12 世纪前后，中国的炼丹术经阿拉伯传到欧洲，对世界制药化学起有积极的影响。

三、中西医学发展的比较

史称为黑暗时代的欧洲中世纪（欧洲史上约为公元476～1000年）早期，持续不断的战争、疾病、饥饿、灾荒对社会和生命所造成的灾害，导致了人们心理上的空前恐慌，加之此时的医术和国力均不甚强大，势必纵容了迷信风气的滋长，种种的社会、政治事件，一次又一次的瘟疫流行，为人们在心理上接受神秘主义造成了外在条件，神秘主义和魔术医学在欧洲再次抬头，这一时期，信心和信仰疗法对于无助的人和无能为力的人而言是最后一贴良方。这种哲学思想指导下，人们不再害怕也不再憎恨疾病，无论肉体多么病态和腐朽，它只是灵魂的外壳，而在神的面前，灵魂是纯洁的。

基督教的这一观念对医学的进展产生了决定性的影响，使日益占统治地位的僧侣医学或称修道院医学取代了传统的希腊罗马医学。随着欧洲古典医学的衰落，修道院医学在中世纪便成为连接古典和通向文化复兴的关键节点。

与此同时，在世界的东方出现了空前强大的大唐帝国，昌明的政治、繁荣的经济促进了本时期医学的发展。晋唐医学在秦汉经典医学基础上得到了长足的进步和大规模的发展，进入了中国医学史上第二次大总结时期。围绕对四大经典的原文注释、经义研究和内容发挥，不仅全面继承总结和保留了经典医药文献的优秀成果，而且使本时期的医药学理论得到了很大的发展。例如，在对《黄帝内经》的研究方面，涌现出了杨上善的《黄帝内经太素》和王冰的《黄帝内经素问注》两部千古传世之作，堪称中国古代研究中医基础理论的杰作。王叔和的《脉经》系统总结了《内经》至《伤寒杂病论》等经典文献的脉学内容，使脉学理论远播海内外，成为脉学之祖。巢元方的《诸病源候论》，在系统总结《内经》的基础上，结合当时的具体情况，完备和补充了《内经》病因学和疾病学理论内容，创立了独树一帜的病源证候学，成为继《内经》之后阐述中医病因证候的权威之作。

官方医学教育的建立与完善，各科医学的兴起及各科医学专著的问世，作为最早的国家药典《新修本草》（《唐本草》）的出现，密切贴近临床医学的晋唐三大方书——《肘后》、《千金》、《外台》的集结，医学泰斗孙思邈所倡导和确立的大医道德风尚及中医传统伦理道德学，都是晋唐医学影响后世医学发展的突出之处。

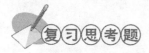

复习思考题

1. 魏晋隋唐时期医学理论有哪些重要成就？
2. 试述《本草经集注》和《新修本草》的学术特点和成就。
3. 如何认识炼丹术与药物学的关系。

4. 晋唐方书有哪些重要特点和成就。

5. 谈谈你对晋唐临证医学专科化倾向的认识。

6. 晋唐中国医学哪些方面对西方国家和地区影响较大？

7. 欧洲中世纪的医学有什么特点？

8. 阿拉伯医学的主要贡献是什么？

第四章 宋元医学的繁荣与欧洲中世纪的医学

宋金元时期（公元 960~1368 年），中原和江南地区汉族与北方辽、金、西夏等少数民族政权势力相对峙，时战时和，最终由元朝统一。这一时期既有北宋的文化科技高度发展，又有南宋偏安江南，中国文化重心南移，也有南北文化交融的局面，但汉文化始终是这一时期的主流。尤其在两宋时期，我国古代的科技发展达到巅峰，在世界上占有重要地位，其中最著名的例子就是印刷术、指南针、火药的发明与传入欧洲。辽、金、西夏以及元朝的汉化也充分表明文化交融中汉文化的主导地位。

北宋建立后，赵匡胤汲取了五代十国的教训，采取了一系列加强中央集权的措施。中央集权措施也影响到医学，兼之北宋多位皇帝对医学喜好，表现为宋代政府重视医学，介入多种医药活动，如以政府的力量编纂印行大型方书，校修本草著作，成立校正医书局，编辑整理出版多种重要医学著作，成立官药局，官修成药处方集和推广成药，官办医学教育，以及国家对医学人才考试选拔等。由此使前代医药经验和主要的医学著作得以保存和流传，"局方医学"成为南宋医学的主流。

宋代皇帝加强中央集权，无意重用武将，因而文官受到器重，士子的社会地位和作用不断提高，教育受到重视。宋代教育打破魏晋南北朝严格的门阀贵族限制，科举制向平民开放，取士人数较唐代大幅增加。大量培养儒士的结果，促进了文化科技的发展，其中一部分文人进入医学队伍成为儒医。自此之后，士子将业医看作是入仕不成的重要选择，"不为良相，则为良医"，把悬壶与济世并行不悖，医为仁术，成为儒士奉亲事孝的重要手段，为大批儒士知医业医从儒学理论中找到了根据。儒士介入医学，提高了医学队伍的文化水平，改善了医学队伍的人员结构，成为推动宋金元医学发展的重要原因。

金元学术争鸣与创新，不但是这一时期的学术特色，而且由此开创了中医学术不同学派争鸣局面。自此之后，一些有创见的医家不再墨守旧说一味崇古。理学的格物穷理，北宋儒臣对医理的探讨，医学考试注重理论阐述，成为金元医家争鸣的学术基础。理学的代表人物如邵雍、张载、程颢、程颐、朱熹等皆知医通医，援医入儒。宋金元医家多受其影响，如刘完素援"易"入医，张子和将所著医书名《儒门事亲》，理学有"阳常盈、阴常亏"（程颢《濂洛关闽书》卷八）之说，朱丹溪有"阳有余，阴不足"之论。著名的"儒之门户分于宋，医之门户分于金元"之说（《四库全书总目提要》），就提示金元医学不同学派的形成，与理学哲学学派之间的联系。

医学发展至宋金元，临床经验积累日渐丰富，专科理论日趋成熟，具有标志性的成果有针灸学的《铜人腧穴针灸图经》《针灸资生经》、妇科陈自明的《妇人大全良方》、儿科钱乙的《小儿药证直诀》、骨科的《仙授理伤续断方》、脉学的西原脉派、法医学的《洗冤录》等。南宋海路交通的拓展，指南针的使用等，促进了中外医药的交流。

在中国医学进入繁荣创新之时，西方医学也逐渐挣脱宗教的束缚，世俗医学再次兴盛起来。公元9世纪后期，在意大利南部的萨勒诺医学校成为当时欧洲医学的中心，至11世纪达到顶峰。12世纪以后，欧洲大学迅速发展，医学院成为大学的主要学院之一。医学院的建立培养了大批医学人才、促进了医学的发展，并为近代生物医学的兴起奠定了基础。

11世纪至13世纪，由于十字军东征导致欧洲社会发生了重大变化，一方面战争造成的人口大量迁移，使欧洲城市受到流行病的严重威胁，另一方面，十字军东征不仅扩大了欧洲人的眼界，也使他们从阿拉伯人那里重新认识了古希腊文化，刺激了人们对自然和社会知识的新探索。十字军东征期间，由于有大量的伤病员需要医治，医院有了较大的发展。而面对麻风、黑死病等流行病的肆虐，欧洲人建立了隔离病院、海港检疫制度，颁布了城市卫生法规。近代欧洲医学和卫生保健的体系逐渐形成。

第一节　医政制度与医籍研究

国家对医政制度、医籍整理与研究的高度重视，是宋代医学发展中标志性举措，也是它有别于其他历史时期的重要特点，成为推动宋代医学发展的重要基础和动力，以致形成全社会对医学的重视。国家参与医书的收集、校勘、出版，开设国家药局，有文化有社会地位的人士乐于参与医学，医生社会地位得以提高，使它与唐代的社会风气发生了迥然不同的变化。

一、医政制度的进步

由于北宋数位皇帝对医学的重视，宋代医政制度在沿袭唐制的基础上有所进步，其功能除卫生行政、医学教育、宫廷医药外，更涉及医书出版、药材交易、社会抚恤等其他历史时期较少干预的领域，对医学发展起到较大的推动作用。

（一）改进医事管理

宋代开国之初，承唐制，设有太医及翰林医官。宋代初年设立的翰林医官院（公元1082年改称医官局）属于卫生行政管理机构，其职责主要是掌供奉医药及承诏视疗众疾。初期，医人授官并无专门的医阶系列，翰林医官是授予武官官阶。只有掌管翰林医官院的官员称翰林医官使与副使，是专门的医官名。到宋徽宗时，出于对医学的重视，以及配合当时医学教育的改革的需要，遂于政和年间正式将医阶从武阶中分出，设立十四阶医官。政和三年（公元1113年）又增添了八阶，这样医官共有二十二阶。设冠以许多名目的"大夫"、"郎中"及"翰林"的不同品秩，成为后世医生的尊称。太医局局生学习三年后，可以参加医官选试，依阙补入翰林医官院。成绩最优秀者留翰林医官院，其他则分配为医学博士或外州医学教授。公元1188年后，又把医官的考试对象扩大到外州各地的民间医生。为保证医官的质量，政府曾制定按实际水平升迁罢黜的措施。对"外面私习"而"医道精通"者，须经推荐考试合格后才能录用。相反，不称职的医官将被撤职。除京师外，地方各州郡也设有医官，并有相应的考试规则。医官职责有，供奉皇家医药，诊视大臣及三学诸生，奉诏诊视兵民，从事医学教育，出使外国等。

宋代除设有医官院外，还有其他类型的医疗、慈善机构。如安济坊，设于公元1102年，主要收留"不幸而有病，家贫不能拯疗"者；保寿粹和馆，设于公元1114年，主要治疗宫廷人员疾病；养济院，约创建于公元1182年，供四方宾旅患者疗养之用；福田院，设于公元1057年前，用以收养老疾孤寡者；慈幼局，设于公元1249年，主要收养被遗弃幼婴；漏泽园，设于公元1104年，是官府用以安葬无名尸体和家贫无葬地者的公共墓地。尽管这些机构设置的时间或长或短，但从一个侧面反映了宋代医政设置。

宋代还曾以法律形式规定医生的职业道德、医疗事故的处理条例，以及有关保护婴童、饮食卫生和婚姻等方面的措施。如诸医诈疗疾病而取财物者，以匪盗论处；庸医误伤致人死命者，绳之以法；若弃秽恶之物在食饮中，予以处罚。这些在中国医学发展史上都是颇具进步意义的。

（二）开设国家药局

为了加强对药物的统一管理，北宋设立了官药局，这是世界医政史上的一个创举。官药局是官方经营的药业机构，以收购民间药材、制作并出售经炮制的药材或成药为职责，也参与政府组织的赈济医药的活动。这种官商性质，对它承担政府安排医药任务提供了便利，但也为它后来的衰败埋下了伏笔。公元1076年，在京都汴梁开设了以制作和出售成药为主的官办药局——"太医局熟药所"，亦名"卖药所"。到公元1103年，"熟药所"增至5所，另设"修合药所"2所，专门管理制作药物制剂。公元1114年后，熟药所更名为"医药惠民局"，修合药所改称为"医药和剂局"，并将其所收制剂处方加以校订，编成《和剂局方》作为药局制剂规范。以后，药局除在京都有发展外，还被逐渐推广到全国各地乃至边疆镇寨，并延续至元代。由于药局制作和销售的成药具有服用方便、便于携带、宜于保存和较为有效等特点，深受医生和病家的欢迎。

宋代官药局在当时不仅具有一定规模，而且其组织结构和规章制度也较完善。局内置有各级官员，对成药的制作和出售进行监督。药材的收购和检验有专人管理，规定所购药材必须保证质量，库存药材中霉烂变质的，必须立即处理。药局还制订了若干制度，如保证昼夜售药，因失职影响病家购药者，予"杖一百"的处罚，遇有贫困或水旱疫灾，施给药剂等。当然，由于历史的局限，药局不可避免地存在许多弊端。尤自南宋始，药局的官吏营私舞弊，逐渐把官药局变成贪官污吏争逐的场所。但宋代官药局在医学史上的作用和地位，则应予以充分肯定。

元代设"广惠司"为药政机构，并在其属下设"回回药物院"。

（三）发展医学教育

其时太医管理机构亦仿唐制称太医署，专掌医学教育的太医局，官办医学教育的举办，是在仁宗庆历年间。庆历三年（公元1043年），范仲淹主政推行庆历新政，实施教育改革，设立太医局，并作为中央医学教育机构延续了下来。宋神宗熙宁年间，在王安石主政之下，再次进行教育改革，史称"熙宁兴学"。这一次兴学中，太医局最大的改变，是正式设官建制，并作为专门的医学教育机构，脱离太常寺独立出来。熙宁九年（公元1076年）三月，神宗下诏正式将太医局单列，《宋史·职官志》称太医局创于熙宁九年，就是由于这一年太医局作为"局"级机构正式列入宋朝行政序列。是年五月，礼部修定太医局式，太医局设提举一人，判局二人。

"医学"设立于崇宁二年（公元1103年）。设"医学"，与太学等同级并列，共同从属于国家最高学政机构国子监，这大大提升了医学教育的地位。"医学"学生应试得中后，其资格与其他三学学生是一样的，可以出任各级官职。此后的一段时间内，"医学"取代太医局成为宋代主要的医科教育机构。但是医学的设置时有反复，一直延续到宣和二年（公元1120年）"诏罢在京医算学"而终。此后医学教育仍恢复由太医局职掌。从中可以看到，在兴办"医学"的过程中，太医局是一直存在的，并未撤销，因为招养医学生的职能虽然划归"医学"，但医学教授的管理并未归入国子监，在专业教育方面应该仍是由太医局负责。宋徽宗设立的医学校，既有与太学并置的中央"医学"，后来又在全国州县设立地方"医学"，为了区别，文献中常将中央"医学"称为太医学，地方则称州县医学。

金代医学教育机构为太医院，设有10科，但学生较少，仅50人，三年考试一次，成绩优秀者可充当医官。元代对医学教育也相当重视，从1262年起在各地设立专门管理医学教育的医学提举司。凡各地医生的考核、选拔，医书的编审，药材的辨验，都属其职责范围。

二、医籍整理与研究

宋元时期，医学著作大量增加，一方面基于印刷技术的革新，另一方面是政府重视，同时民间医家的著述也日见增多。其中校正医书局的古医籍整理工作，宋代研究伤寒之风兴起与方书的编著，对医学的推广与提高起到了重要的作用。

（一）古医籍的整理与刊行

宋初，政府就曾颁布"访求医书诏"，于各地求购医书，986年命贾黄中等人编纂成《雍熙神医普救方》。公元1026年又下令在全国征集医书、医方，并命医官晁宗悫、王举正等人进行整理修正医书中的错误和脱简，次年由国子监摹印颁行。1057年，宋政府又专设"校正医书局"，集中了一批当时著名的学者和医家，如掌禹锡、林亿、高保衡、孙兆、秦宗古等，有计划地对历代重要医籍，进行了搜集、考证、校勘和整理，历时10余年，约在公元1061～1077年间陆续刊行了《嘉祐补注神农本草》《本草图经》《素问》、《伤寒论》、《金匮要略》、《金匮玉函经》、《脉经》、《针灸甲乙经》、《备急千金要方》、《千金翼方》和《外台秘要》等共计11种。校勘整理工作，十分严谨，如对《素问》的整理补注，就"正谬误者六千余字，增注义者两千余条"。林亿等所校勘整理《素问》原文上在当时起到了规范定型的作用。医学典籍与古医籍的审定，对当时医学的发展和后世医籍的传播都有十分重要的贡献。

此外，北宋政府除多次纂修颁布医方之外，于开宝、天圣、景佑、嘉佑至熙宁、到政和百余年间大规模校修医书五次。宋政府编校、刊行的本草书籍和方书还有《开宝本草》、《嘉祐本草》、《难经》《巢氏病源候论》《太平圣惠方》、《太平惠民和剂局方》、《圣济总录》《政和新修经史证类备用本草》等。

宋元医家对经典医籍也进行了大量的研究工作。如滑寿著《读素问钞》和《难经本义》二书，综合了历代医家对《内经》、《难经》的注释，辨论比较精确，考证也较详细，有相当的影响。

（二）《伤寒论》的研究与补充

宋元医家对著名医籍进行了大量的研究工作，特别是对《伤寒论》的研究，可以说是胜极一时，形成该书研究的第一次高溯。这与北宋政府对《伤寒论》的校定与刊行，引起医家对《伤寒论》的研究与重视有关，当时研究《伤寒论》的著述多达数十种，取得多方面开拓性的成就，其中重要的有韩祗和《伤寒微旨论》2卷（公元1086年），庞安时《伤寒总病论》6卷（公元1100年），朱肱的《伤寒类证活人书》22卷（公元1107年），许叔微的《伤寒百证歌》5卷、《伤寒发微论》2卷、《伤寒九十论》1卷（公元1132年），成无己的《注解伤寒论》10卷（公元1144年）、《伤寒明理论》4卷（公元1142年）、钱闻礼的《类证增注伤寒百问歌》（4卷）、郭雍的《伤寒补亡论》20卷（公元1181年）、杨士瀛的《伤寒类书活人总括》7卷、王好古的《阴证略例》1卷（公元1236年）等。他们对《伤寒论》的研究，可以归纳为以下三个方面。

对《伤寒论》原文的注释 成无己的《注解伤寒论》（公元1144年）首次对《伤寒论》全书作注解。对条文中各种证候的病机、病变及处方用药，根据《内经》、《难经》的原文和相关著作中重要内容，逐条全文注解，加以理论性的阐述。使《伤寒论》与之一脉相成，互为呼应，相互印证，成为成氏治学的成功之处，也成为该书的重要特点并注意引用《伤寒论》前后条文互证。但也有随文顺释之处，互相矛盾之处，是其不足。不但如此，对《伤寒论》的处方用药，也从理论上加以解释，并和所治疾病联系起来。这种"以经释论"，"以论释经"的注释方法，不仅大大提高了《伤寒论》的理论水平，对后世研究《伤寒论》原有宗旨也具有重要意义。

对《伤寒论》理论的研究 即对《伤寒论》六经病变的证候、传变规律，以及脉法、治则，汗、吐、下法的具体应用等分类归纳，使其系统化，以便于掌握和记忆。如朱肱的《伤寒类证活人书》，设问100条，把《伤寒论》中的各个要点列为专题，加以阐述，使医家便于领会。许叔微的《伤寒百证歌》还把伤寒重要证候的病机病变以及治疗方法编成七言歌诀，概括为"百证"，这样就更便于学者掌握《伤寒论》的辨证论治原则和记忆其要点。成无己的《伤寒明理论》，则对伤寒病的许多重要证候、证型和常见的并发证，如发热、恶寒、表证、里证、结胸、痞证、蓄水、蓄血等作了系统、具体的理论阐述。总之，经过这些整理研究工作，使《伤寒论》的理论和方法更普遍地得到推广。

对《伤寒论》内容的补充　增补发挥此类著作不着眼于《伤寒论》文字内容的注释考定，而是进一步阐发治学心得，对《伤寒论》的某些证候，一是补充治疗方剂；二是关于温病的补充。如朱肱以为"伤寒证多而药少"，"至于阴毒伤寒，时行瘟疫、温毒发斑之类，全无方书"，所以从《千金方》、《外台秘要》等唐代方书中选录了有关方剂百余首补入。关于温病，则补充更多，如《伤寒类证活人书》，列举伤寒、伤风、热病、温病、温疫等几种类型，并加以鉴别；庞安常的《伤寒总病论》提出四时有不同温病的主张，认为"春有青筋牵，夏有赤脉拂，秋有白气狸，冬有黑骨温，四季有黄肉随"。郭雍的《伤寒补亡论》更详细描述了斑疹伤寒、天花、水痘、麻疹、荨麻疹等五种不同疾病的斑疹特点。至于妇人和小儿伤寒的内容，许多著作都另立专章加以论述。

以上这些研究，对《伤寒论》进一步系统化、理论化和更加完整等方面都作了很大的贡献。使《伤寒论》辨证论治的精神，得到了广泛的推广和普及。对整个中医理论的发展，也无疑地起了很大的促进作用。由此，《伤寒论》愈来愈为医家熟悉和重视，人们对《伤寒论》日渐尊崇，进而把仲景比作亚圣、医圣。

第二节　方书与药学成就

一、方书编著与方论研究

宋金元时期方剂学的突出成就主要反映在两个方面：一是大量方书的编著，二是方论的产生。尤其是前者，成为医家总结记录临证经验的重要手段。

（一）方书编著

宋元方书的编著在沿袭《千金要方》、《外台秘要》传统体例同时，非常注重临床实用性和医疗经验的总结，形成了蔚为大观的"官修方书"和具有个人特色的方书。

《太平圣惠方》（公元992年）是由宋廷诏令翰林医官王怀隐等编著的大型方书，共100卷，分脉法、处方用药、五脏病证、内、外、骨伤等共1670门，载方16834首。每证均以巢元方《诸病源候论》之论冠于首，其后详列处方和各种疗法，既是宋代三大方书之一，又是理、法、方、药具备的宋代三大医书之一。这部书不但保存了两汉迄于隋唐间的许多名方和许多已佚医书的内容，而且很有临证应用价值。如《金匮要略》的部分内容就较现行本原始和古朴，《伤寒论》亦同样，被后人称为"淳化本《伤寒论》"。特别是公元1046年何希彭选其精要，辑为《圣惠选方》，作为教本应用了数百年，使其影响更大。

大观（公元 1107～1110 年）年间，宋廷诏令医官陈承、裴宗元、陈师文等将官药局所收制剂处方加以校订，编成《和剂局方》5 卷，分 21 门，收 297 方，为该局制剂规范。宋南渡后，药局改名为"太平惠民局"（公元 1148 年），《和剂局方》经多次增补，于公元 1151 年经许洪校订后定名为《太平惠民和剂局方》，并颁布全国。成为世界最早的国家药局法典。此时全书已达 10 卷，载方 788 首，每方之后除详列主治证和药物外，对药物炮炙法和药剂修制法也有详细说明。该书既有法定配方手册之用，又有推广成药之效，以至"官府守之以为法、医者传之以为业、病者持之以立命、世人习之以成俗"，可见影响巨大。该书所载至宝丹、紫雪丹、牛黄清心丸、苏合香丸、三拗汤、华盖散、凉膈散、霍香正气散以及妇科常用的四物汤、逍遥散，儿科常用的五福化毒丹、肥儿丸等，至今仍为临床所常用、药房所常售。

《圣济总录》（公元 1111～1117 年），北宋政府组织曹宗孝等八位医家广泛搜集历代方书及民间方药而编成的一部最大规模方书，该书将前代方书几乎全部囊括。全书共 200 卷，录医方近 2 万首，包括内、外、妇、儿、五官、针灸、正骨、养生、杂治等 13 科，60 余门。每门又分若干病证，每证先论病因、病理，次列方药等治疗，并有炮炙、服法、禁忌等记述。该书中前数卷还大量论述了当时盛行的"五运六气"学说。

以上三部"官修方书"被称为宋代三大方书。此外，本时期的个人方书也很有较多价值颇高而影响很大的。例如：许叔微的《普济本事方》（公元 1132 年），全书 10 卷，分 23 门，载 300 余方，既有古代经验方，又有个人临床验证。陈言的《三因极一病证方论》（公元 1174 年），全书 15 卷，分 180 门，载方 1500 余首，洞晓病因，论因求治，论后附方。严用和的《济生方》（公元 1253 年），全书 10 卷，分 80 门，载方 400 首，为严氏 50 余年临证经验总结。原书已佚，现从《永乐大典》中辑出共 8 卷，著名的归脾汤、济生肾气九、济生橘核丸、清脾散等方剂即源出此书。其他如苏轼、沈括的《苏沈良方》（公元 1075 年），张锐的《鸡峰普济方》（公元 1133 年），董汲的《旅舍备要方》，王衮的《博济方》，还有《史载之方》、《简易方论》、《仁斋直指方论》以及各科著名方书等，不胜枚举。

（二）方论研究

方论，即方剂理论的简称。宋元方论的产生使方书的发展进入到一个新阶段。其大致为两个阶段，一是北宋庞安时《伤寒总病论》、朱肱《伤寒类证活人书》、寇宗奭《本草衍义》等书中方论的肇始，主要引《内经》组方理论、阐发各药功效主治及其相互关系；二是宋金许叔微《普济本事方》、成无己《伤寒明理论》等书中方论的丰富，已经应用君臣佐使原则剖析方剂配伍、更细致的阐明各药功效主治及其相互关系，并引据本草诸书，探讨方义、方制、药理、炮制等内容，较为深入的探索了方剂理论。

首先，庞安时《伤寒总病论》（公元 1100 年）在半夏泻心汤方论中分析了半夏、甘草的功效主治和干姜、黄连的关系；在生姜泻心汤方论中说明了应用生姜、干姜的原理和性味。朱肱《伤寒类证活人书》(公元 1111 年)阐发了方剂内容组成之间的关系和作用。如桂枝加桂汤和桂枝去芍药汤分析了桂枝的功效和芍药的性味主治。寇宗奭《本草衍义》(公元 1116 年)则将《内经》的基础理论融入本草,并结合临证实践对方剂中药物的功效主治的进行理论分析。如比较补心汤和泻心汤中应用大黄的不同,论述桂枝在桂枝汤中的功效主治,论述枳实在承气汤中的功效主治等。

其后,许叔微《普济本事方》(公元 1132 年)中的方论更趋深入,如论述"真珠圆":"此方大抵以真珠母为君,龙齿佐之。真珠母入肝经为第一,龙齿与肝相类故也。龙齿、虎睛,今人例作镇心药,殊不知龙齿安魂,虎睛定魂,各言其类也。"剖析了"真珠圆"中的君臣佐使及其药物的功效主治。而成无己在《伤寒明理论》中,分析了 20 首仲景医方。如麻黄汤方:论述麻黄味甘苦,专主发散以为君;桂枝解其肌,以为臣;伤寒荣胜卫固,血脉不利,专以味甘之甘草、杏仁为佐使。桂枝汤方:论述桂枝味辛热,专主发散风邪以为君;芍药味苦酸微寒,甘草味甘平为臣佐;生姜味辛温,大枣味甘温以为使。小青龙汤:阐发寒邪在表,以麻黄、桂枝、甘草之辛甘发散表邪,以干姜、细辛、半夏之辛行水气而润肾,以芍药、五味子收逆气而安肺。四逆汤:以甘草、姜附甘辛大热发散阴阳之气,用《内经》四气五味理论分析君臣佐使结构、阐明各个药物功效主治及其相互关系。

二、药典编修与药学理论创新

宋代对本草著作的修订非常重视,从开宝六年(公元 973 年)起,在不到 150 年间,就由政府组织人力、物力进行了五次修订本草,对本草文献和民间药物经验进行了大规模的整理与总结。这一时期的本草著作种类甚多,有官刊,也有个人著作;有大型巨著,也有小册子。无论在药物的综合编纂方面,还是在药学理论的提高方面,以及药物的鉴别、炮炙和食疗方面,都取得了卓越的成就。

(一) 本草药典的编修

北宋是"官修本草"最发达、最兴盛的时期,药典性本草发展到鼎盛阶段。

公元 973 年(开宝六年)宋廷即诏令翰林医官刘翰、马志等 9 人重修本草,他们在《新修本草》和《蜀本草》的基础上,以《本草拾遗》为参考,编撰了《开宝新详定本草》。次年(公元 974 年)又经李昉等重新校勘并雕版颁行,定名为《开宝重定本草》,共 20 卷,简称《开宝本草》,记载药物 983 种,新增 139 种。这是第一次对国家药典的修订并首次将朱字刻为白文、墨字刻为黑文,原来朱墨之分变为黑白之分。经过 80 年后,到公元 1057 年(嘉祐二年)宋廷又命掌禹锡、林亿、苏颂等校正补注《开宝本草》,于公元 1060 年编成《嘉祐补注神农本草》21 卷,并于次年 12 月刊行。是书简称《嘉祐本草》,记载药物 1083 种。与此同时宋廷还诏令各郡县将所产药材照实绘图并注明形态、采集季节和功用等进上。对进口药材,则要求查询收税机关和商人,辨清来源,选出样品,一并送交京师。这是继唐代第一次全国药物大普查之后,宋代的又一次世界药学史上的壮举，全国呈报的州郡达 150 多个。这些资料由苏颂整理加工，于公元 1061 年编撰成《本草图经》。全书 20 卷，载药 780 种，在 635 种药名下绘图 933 幅，其中增加民间草药 103 种。该书重在图谱订伪求实，首次使药图、图经合一，并在全国印刷颁行，成为世界上第一部雕版药物图谱。而与之相辅而行的《嘉佑本草》则重在拾遗补缺、考证群书，不但在全国刊行而且又用小字本在全国推广。以上诸书虽已亡佚，但其内容尚散见于《证类本草》和以后的本草书中。

北宋个人本草著作也很多，其中唐慎微所撰的《经史证类备急本草》，简称《证类本草》，是最能代表宋代药物学发展水平的个人本草著作，反映了宋代药物学的最高成就。

唐氏名慎微，字审元，蜀州晋原（今四川崇州）人，出生世医之家，后在成都行医。唐氏治病不分贵贱贫富、不避寒暑风雪，有请必往，平生致力于医药，曾被荐官而不就，还虚心请教"田父里姬"到各地采集药物标本、绘图鉴定。他将《嘉祐本草》、《本草图经》合而为一，又广集宋以前本草文献、医书验方和经史百家、佛典道藏所载之药物等，约于 1082 年编撰成《证类本草》32 卷，约 60 万字，载药 1558 种，比《嘉祐本草》增药 476 种。其中灵砂、桑牛等药物皆为首次载入。其主要成就和特点有三个方面：

首先，"原文照录"，集宋以前中国本草之大成。唐氏编著《证类本草》资料翔实，谨守师法，引用古文献 247 种之多，皆原文照录，从不妄加改动，成为后世本草学发展的可靠基础。其文献搜罗之广博、编写方法之得当、药物考核之精细，超越了历代各家之本草，囊括了上自《神农本草经》下到《嘉祐本草》近千年的历代本草文献精华，是我国现存年代最早、完整流传至今的一部划时代本草学名著。

其次，"方药对照"，增加注文，体现了中药学特色。唐氏在《证类本草》中附方近 3000 首，方论 1000 余条，上自仲景方，下迄唐氏本人及同时代经验方，无所不收，大大方便了临床使用，也体现了中药学整理、研究特色。该书还增加了大量药物注文，从《开宝本草》的 200 味药的注文，到《证类本草》几乎所有药物都有注文，而且每药附以药图、制法，进一步丰富了本草学内容。其内容之丰富、特色之鲜明，一直到《本草纲目》刊行的 500 多年间，尚无任何一种本草书与之媲美。

最后，"体例亦最为严谨"，具有很高的文献学价值。唐氏《证类本草》继承了《嘉祐本草》编写体例，还创用墨盖子作为新增内容的标记，引文均以大字标明出处，小字接书其文，体例严谨、层次分明，反映了中国本草学层层包裹、逐步扩充的内容和势态。不但使该书成为中国传统医药宝库中一颗光辉灿烂的明珠，而且成为后世学者考察本草学发展史，辑佚古本草、古医方书籍的重要文献源泉。

该书付印后，政府又数次在此书的基础上校正、修订，作为国家药典颁行。如《大观本草》（公元 1108 年），《政和本草》（公元 1116 年），《绍兴本草》（公元 1159 年）等。公元 1249 年，张存惠增入寇宗奭之《本草衍义》，以《重修政和经史证类备用本草》刊行，共40卷，载药1748种。此书流传近500年，一直为本草学的范本，修订更名的版本有三四十种之多。至李时珍撰《本草纲目》仍以它为蓝本，并评价说："使诸家本草及各药单方，垂己千古，不致沦没者，皆其功也。"英国科技史专家李约瑟在《中国科学技术史》中称此书"要比15世纪和16世纪早期欧洲的植物学著作高明的多"。

（二）药学理论的创新

宋金元时期也是中药学理论创新时期，重调查、重实验、精练药效、归纳药理，根据临床需要进行药物归经、引经学说创新，成为宋金元药物学重大成就的另一标志。

北宋寇宗奭认为医家临证处方全凭了解药理，遂潜心药性阐发和药物鉴别研究，撰《本草衍义》（公元1116年）。对于药物鉴别常用调查和实验的方法来证实旧说是非，辨析药物的来源，生态和真伪优劣。如亲自检视鹳巢，观察鸬鹚，饲养斑鸠等。又如其对常山的观察研究，指出"常山，鸡骨者佳"。研究证明，小枝黄常山，即鸡骨常山的药效确为最佳。再如："葶苈用子，子之味有甜、苦两种，其形则一也。《经》既言味辛苦，即甜者不复更入药也"。在药理研究方面，提出了气味新说。他认为，"寒热温凉"是药性，"酸苦甘辛咸"是药味，"香臭腥臊"是药气。如说某药性寒，不能说气寒。清人杨守敬说："寇氏……翻性味之说，而立气味之论……本草之学，自此一变。"其后金元医家张元素、张从正、李杲、王好古、朱震亨等均多有阐发。

张元素的《珍珠囊》，虽只讨论113种药物，但内容丰富，辨药性之气味阴阳厚薄、升降浮沉、补泻、六气、十二经及随证用药之法，特别是对药物归经、引经学说和脏腑标本用药式的讨论，为后世所遵循。张元素之后李杲撰《用药法象》进一步阐发张元素学说，在《珍珠囊》基础上，增以用药凡例，诸经纲要治法。王好古撰《汤液本草》2卷，又在《珍珠囊》与《用药法象》两书基础上充实了张机、成无己有关药理论述等内容，对法象药理、各病主治药、用法、修制以及238味常用药作了系统的论述。而张从正则对用药的"七方十剂"多有发挥。朱震亨撰《本草衍义补遗》，遵循寇氏《衍义》之义而推广之，对近百种药物多有发明。

（三）药物炮制及食疗食养

宋金元时期在药物炮炙加工方面，《证类本草》既收录了雷公《炮炙论》中300种药物的炮炙方法，又收载了《本草经集注》中的"合药分剂料理法则"，在保存药物炮炙资料上有重要贡献。《太平惠民和剂局方》不但研制了许多成药的制备方法，记叙了185种中药饮片的炮炙标准，还详细地描述了多种炮炙方法。《局方》发展了用酒、醋炮炙药物的方法，以助活血、收敛之功效。宋代在丸药加工技术上也有新发展，增加了糊丸、水泛丸和化学丸剂等，发展了朱砂衣、青黛衣、矾红衣、麝香衣等多种丸衣。另外寇氏《本草衍义》尚有升华法精制砒霜，结晶法精制芒硝的记载。

在食养食疗方面，元代忽思慧的《饮膳正要》（公元1330年）是中国现存第一部完整的饮食卫生与和食治疗法的专书，也是一部古代有价值的食谱。他总结了任饮膳太医十余年的宫廷御膳经验，又参考了诸家本草和方书中营养卫生知识，以正常人膳食标准立论，制定一般饮食卫生法则，还论述了各种点心，菜肴的配制成分及烹调方法，食物中毒的防治法，妊娠妇女与乳母的饮食宜忌等。宋代《太平圣惠方》、《圣济总录》等方书中也有食疗食养内容，如用鲤鱼粥或黑豆粥治疗水肿，杏仁粥治疗咳嗽等。元代尚有《日用本草》、《饮食须知》等食养著作。

第三节　中医各科的全面发展

宋金元时期中医学各科取得较唐代更为全面的发展，除五官等个别学科外，中医学从基础到临床各学科都涌现出一批具有专科特色的著名医家和著作，从而确立了本学科的学术体系和学术地位。特别值得一提的是，本草、针灸、妇科、儿科、法医学等产生继往开来里程碑式的成就，如唐慎微《证类本草》、王惟一《针灸铜人腧穴图经》、王执中《针灸资生经》、陈自明《妇人大全良方》、钱乙《小儿药证直诀》、宋慈《洗冤集录》等。它们的学术水平多成为古代本学科的学术高峰，其后明清乃至近代都难以从总体上超越，足见其在医学史上的重要地位。

一、病因病机学

自隋代巢元方《诸病源候论》问世，其后数百年间的医书凡论述病因者无不宗之。南宋陈无择在此基础上对历代所积累起来的丰富的病因学内容进行了高度概括，提出"三因说"。他根据致病因素的发病途径、形成过程和特点等将所有病因归纳为内因、外因、不内外因三大类，使病因学理论由博返约，更加条理，成为后世医学进行病因分类的重要依据。

陈无择所著《三因极一病证方论》（公元 1174 年）标志着中医学病因学理论的成熟。该书以"分别三因，归于一治"而命名，认为"医事之要，无出三因"，强调"凡治病，先须识因；不知其因，病源无目"。在张仲景《金匮要略》把病因按传变概括为三种途径和陶弘景《肘后方·三因论》等基础上进一步阐发，将病因分为三类：一为外因，"六淫，天之常气，冒之则自经络流入，内合于脏腑，为外所因"；二为内因，"七情，人之常性，动之则先自脏腑郁发，外形于肢体，为内所因"；三为不内外因，诸如生活不节、虫兽所伤，金疮折跌，畏压缢溺等。其病证也以此分列，分 180门，录方 1500 首，每病之下用脉、证分析病因，再用病因确定治疗方法。该书以病因为核心形成了脉因证治诊疗体系，使中医病因学更加系统化、理论化，为后世医家所遵循。

在病机学说方面，自《内经》以来，历代都有所进展。唐代王冰补入《内经》的七篇大论，其中《至真要大论》中有专论病机的十九条，论述了证候与六气、五脏病变的关系，丰富了中医的病机学说，成为后世各时期论述中医病机学说的主要依据。宋金元时期病机理论的发展新趋势是强调阴阳、脏腑、火热偏颇，重视邪气致病、阴虚火旺，气火失调、升降失常等。北宋钱乙《小儿药证直诀》，阐发小儿"脏腑柔弱，易虚易实，易寒易热"的病机特点。特别是金元医家以临床经验为基础，突破前人旧说，提出新的病机观点，使中医病机理论得到新的发展。如刘完素《素问玄机原病式》创造性提出"六气皆从火化"、"五志过极皆为热甚"，阐发和充实了火热病机、情志病机，还总结了燥证病机等。张从正《儒门事亲》强调病由邪生，阐发邪犯人体上、中、下三部病机。李杲《脾胃论》强调内伤脾胃、百病由生，提出"阴火"概念，认为"火与元气不两立"，论述内伤与阴火病机，阐发气火失调、升降失常。朱震亨《格致余论》强调"阳常有余，阴常不足"，阐发阴虚、相火病机，对"六郁"病机也有创见性的阐释。总之，宋金元时期医家们在病因、病机方面的独到见解对后世产生了深远影响。

二、诊断学

宋金元时期诊断学方面的成就，主要是脉诊的四脉为纲的学术体系系统化和脉图、舌图创新及指纹诊法不断丰富。

南宋崔嘉彦著《脉诀秘旨》。认为，"但以浮沉迟数为宗，风气冷热主病"，崔氏的脉学思想是"四脉为纲"，并以浮、沉、迟、数以统芤洪实、微伏弱、缓涩濡、紧弦滑十二脉。将《脉经》的24脉加以论述，精炼了脉学，体现了"由博返约"的发展特点，而且将脉象与病气作了有机的联系，如论浮脉，"浮而有力者为风，浮而无力者为虚"；论沉脉，"沉而有力者为积，沉而无力者为气（郁）"等等。在脉位与内脏关系上，则以寸、关、尺与上焦、中焦、下焦相对应。因该书为四言歌诀，易于习诵，流传较广，为历代医家所重视。

崔氏弟子刘开撰《刘三点脉诀》（公元1241年），叙述了四脉互见（浮数、浮迟、沉数、沉迟）时所主的疾病。将浮、沉、迟、数四类，分别隶于寸、关、尺三部主病，予以概述，亦别具一格。其再传弟子张道中撰《西原脉诀》，明初被改名为《崔真人脉诀》收入《东垣十书》后广为流传。

元代滑寿撰《诊家枢要》（公元1359年）1卷，首论脉象大旨及辨脉法，颇多创见。继则简析30种脉象，比《脉经》所列脉象有所增加，亦遵《难经》之旨，以浮、沉、迟、数、滑、涩六脉为纲，并辨析了浮沉、迟数、虚实、洪微、弦紧、滑涩、长短、大小8八对阴阳对立脉象，很便于学者掌握。

南宋施发撰《察病指南》（公元1241年），以脉诊为主，兼及听声、察色、考味等法，为现存较早的诊断学专著。特别是根据自己手指觉察出来的脉搏跳动情况，绘制了33种脉象图，以图示脉，是人体脉搏描述上的一个创举，欧洲在公元1860年才有法国人马瑞的脉搏描记器问世，这比施发的发明要晚600多年。

在舌诊方面，元代敖氏著《金镜录》，内容主要讨论伤寒的舌诊，列舌象图12幅。后来杜本认为12幅图不能概括伤寒的所有舌象，又增补了24图，合为36种彩色图谱，取名《敖氏伤寒金镜录》(公元1341年),其中24图专论舌苔,4图论舌质,8图兼论舌苔和舌质。图中所载舌色有淡、红、青三种;论舌面变化有红刺、红星、裂纹等;苔色有白、黄、灰、黑四种;苔质有干、滑、涩、刺、偏、全、隔瓣等描述。对主要病理舌象,基本都已涉及。每图还有文字说明,结合脉象阐述所主证候的病因病机、治法和预后判断等。为我国现存最早图文并茂的舌诊专书。

此外,宋代许多儿科著作都有记载了指纹观察法。以观察小儿食指掌面靠拇指一侧的浅表静脉颜色为主,分为风、气、命三关,以判断疾病的性质与轻重。如刘昉于公元1150年撰写的《幼幼新书》中载有虎口三关指纹检查法;《小儿卫生总微论方》中记载有10种不同指纹的形状及其所主证候等,至今仍被儿科临证所沿用。

三、解剖学

中国古代医家很早就进行过人体解剖,《黄帝内经》和《难经》已明确提出了"解剖"二字,并有关于解剖的一些记载。据《汉书·王莽传》记载,汉代王莽曾组织太医尚方解剖人体进行研究。唐代的《千金方》也有大略相同的记载。至宋代,有关人体解剖的记叙有很大发展,不但积累了更多的尸体解剖经验,而且开始据实物描绘成图。

宋代官府曾进行了两次较大规模的尸体解剖。一是宋仁宗庆历间(公元1041～1048年),由官府推官吴简主持编绘了《欧希范五脏图》,简称为《五脏图》,是已知最早的人体解剖学图谱专书。它是根据欧诠(希范)、蒙干等56人被处决时现场解剖所见绘制,主要记述了人体内脏心、肺、肝、脾、胃、小肠、大肠、膀胱等的形状和位置。并注意到右肾比左肾的位置略低,指出脾在心之左,至于欧诠少得目疾,肝有白点;蒙干生前患咳嗽,肺且胆黑等记述,则是试图证明疾病与内脏关系病理解剖的萌芽。

另一次是宋徽宗崇宁年间(公元1102～1106年),泗州处死犯人时,郡守李成"遣医并画工往,亲抉膜、摘膏肓,曲折图之,尽得纤悉",绘成图画,(但不知此册名何?)后来世医出身的太医杨介(字吉老),泗州人,对李成主持所绘之图加以校对,把《欧希范五脏图》及李成两图,合并起来,并配上中医的十二经,以《存真环中图》名之,简称为《存真图》,此图至清代初期尚存。图中记载了人体内脏和十二经脉图,原图著虽佚,但从宋代朱肱的《内外二景图》、明代高武的《针灸聚英》和杨继洲的《针灸大成》中,能见到其部分图谱,有《肺侧图》(胸部内脏右侧图)、《心气图》(右侧胸腹腔主要血管关系图)、《气海横膜图》(横隔膜及其上的血管、食道图)、《脾胃包系图》(消化系统图)、《分水阑门图》(泌尿系统图)、《命门、大小肠膀胱之系图》(生殖系统图)等。这些图谱和文字说明大体正确,并有探索人体生理系统之意向,如在《心气图》中还绘出了心脏与肺、脾、肝、肾等脏器的血管联系。宋以后医籍中所描述的人体脏腑图形及其文字说明,基本上都取之于《存真图》,说明了它对医疗实践也起到了一定的指导作用。

英国科技史专家李约瑟说："中国古代解剖学出现较早，从扁鹊就开始了，……宋朝的解剖学者，大约比蒙迪诺·德卢齐（公元 1316 年著《解剖学》）早一个世纪。"

四、内科学

宋元时期的大量医学专集，其中很多是内科或以内科为主的著作。对内科杂病方面的理论和医疗实践较之前代均有新的发展。宋金元时期内科专科文献虽已出现，但比重极小，大量的内科内容见于方书或医家综合性著作之中，尤其金元四大家著作理论性强，个人的学术特色鲜明，从病因病机治则到选方用药多有系统论述，对推动这一时期内科学的发展举足轻重。

如《圣济总录》就以 18 卷分 81 子目专论诸风辨证论治，表明当时对风病诊治的重视。自《内经》以来，对风证的认识，虽历代都有发展，但这一时期的显著成就，却在于金元医家在临证实践的基础上，比较明确地区分了"真风"和"类风"。认识到"类风"非外风侵袭，乃脏气自病。如刘完素认为是"将息失宜，心火暴甚"，李杲认为是"年逾四旬，忧恚伤气，或体肥者，形盛气衰"，朱震亨则认为是"湿生痰，痰生热，热生风"。这些认识对临床治疗均有重要指导作用。

其他方面的有关著述也很多，现择其要者介绍如下：

《鸡峰普济方》30 卷，撰者张锐，字子刚，蜀（今四川）人，曾任太医局教授。是书选录了多种病证的治则方药，反映了宋代医学的临床成就。特别是把水肿病区分为多种不同类型，施以不同治法，为水肿病的理论研究和临床治疗，提供了丰富的参考资料。

《黄帝素问宣明论方》（公元 1172 年），简称《宣明论方》，金代刘完素撰著。全书 15 卷，对《素问》中煎厥、薄厥、飧泄、月真胀、风消、心掣、风厥、结阳、厥疝、诸痹、心疝等 61 种病证的病因、病机、诊断、治则、方药等，详细地进行了补充论述。每门病证中，均先引《素问》中的有关理论，再述证、明治、制方、设药。这对阐发经旨，提高内科杂病的诊治水平，以及促进理论和实践的紧密结合，均有重要作用。此外，书中所载寒凉剂较之当时盛行的《和剂局方》大为增多加，这是中医临证医学发展史中，治疗热病由辛温之剂为主逐渐演变为以辛凉为主的转折点，为后来温病学派的形成奠定了基础。

《脾胃论》3 卷，金代李杲著。李氏根据《内经》"人以水谷为本"的观点，强调了补益脾胃的重要性，成为易水学派的中坚。书中创立的补中益气汤、升阳益胃汤、沉香温胃丸等方剂，不仅治疗因饮食劳倦引起的脾胃病有较好的疗效，而且对其它内伤杂病也有较高的实用价值。

《阴证略例》（公元 1236 年），撰者王好古，字进之，号海藏，元代赵州（河北赵县）人。是书一卷，专论三阴虚寒证。王氏认为，阳证易辨而易治，阴证难辨而难治；

其难辨，是因为阴证的变证复杂，如阴证似阳，阴盛格阳、内阴外阳等。关于阴证的鉴别，他强调口渴、咳逆、发热、大便秘结、小便不通、脉沉细或虽然浮弦但按之无力等，为重要标志。对于阴证的治疗，王氏着重于保护肾气，增强体质，强调温养脾肾的原则，并特别指出了温肾法的重要性。

《十药神书》1卷（公元1348年），撰者葛乾孙（公元1305～1353年），字可久，平江路（江苏吴县）人，以治虚损证著名。该书是治疗肺痨的专书，共立10首方剂，分为止血剂、止嗽剂、祛痰剂、补养剂四类。对于肺痨的具体治疗，葛氏主张呕血、咳血者先服十灰散止血，如不止须加花蕊石散止之，血止后用独参汤补之；咳嗽用保和汤止咳宁肺，肺燥阴虚者用太平丸、润肺膏润肺扶痨，痰涎壅盛者用消化丸祛痰；对体虚骨蒸之证用保真汤、补髓丹治之。为治疗肺痨病提供了可以遵循的法则。

五、外科学

唐以前称战伤为金创折疡，并无明确的外科、伤科之称，宋、元时期才有疡肿科专门设置（唐代称"疮肿"，附在"医科"中），于是以外科为专业的医家逐渐增多，陈自明著《外科精要》，标志着外科与伤科的分立。

这一时期外科学发展的特点：一是在对痈疽疮疡的治疗方面，重视了局部与整体的联系，使辨证论治进一步运用于外科治疗；二是外科医家多崇尚和习惯于外科病治以内科方法，而外科手术除小手术外已接近停止。三是对肿瘤的病因、症状和防治有了较为明确的认识。

《太平圣惠方》最早载述了"内消"与"托里"的治法，并总结出外科痈疽辨别有"五善七恶"之说。《圣济总录》指出"痈疽内热，甚于焚溺之患，治之不可缓"，并主张内外兼治。又提出痈疽初起时，要区分疽、痈、疖的差别，按病变过程采用不同治法。其手术器械已有刀、针、钩、镊等。

《卫济宝书》约撰于12世纪初年，原撰人佚名，东轩居士增注。原书一卷，二十二篇。现存本为清代《四库全书》的辑佚本，析为二卷。书中最早记载了癌字（此指深部脓肿，并非恶性肿物）。其后杨士瀛于公元1264年撰写《仁斋直指方论》一书，描述癌症状为："上高下深，岩穴之状，颗颗累垂……毒根深藏，穿孔透里……"。实际上，这种论述已认识到了某些癌肿的特征。

《集验背疽方》一卷（公元1196年），撰者李迅，字嗣立，福建泉州人。该书特别指出发疽有内外之别：外发者体热、肿大、多痛，易治；内发者不热、不肿、不痛，为脏腑深部疾患，则较难治。这个重要的发现，已经触及到不同性质肿物的规律。

《外科精要》（公元1263年），撰者陈自明（约公元1190～1270年），南宋医家，字良夫（或作良父），临川（今江西抚州）人。本书3卷，共54篇。主要以宋代李迅、伍起予、曾孚先等人的《集验背疽方》、《外科新书》等书为基础整理而成。本书重点叙述痈疽发背的诊断、鉴别及灸法用药等，强调外科用药，应根据脏腑经络虚实，因证施治，不可泥于热毒内攻之说，遍用寒凉克伐之剂。这种重视整体和内外结合进行治疗的思想，是陈氏治疗外科疾病的显著特点。

《外科精义》2 卷（公元 1335 年），撰者齐德之，元代医家。是书对外科疾病的病因、病机和诊断方面都有一些新的观点，强调从整体出发认识疮疡的病因，主张疮疡乃阴阳不和、气血凝滞所致。诊断疾病，强调四诊合参，尤其要留意其外观形色与脉候之虚实。在治疗上，主张按证遣方，内外兼治，灵活应用温罨、排脓、提脓拔毒和止痛等多种方法。较为全面地总结了宋元时期外科学领域中的新成就，是一部较为实用的外科临床参考书籍。

六、伤科学

宋代骨伤科仍属外科（疡肿），金元以来，由于女真与蒙古族多骑兵，在战争和狩猎时，经常发生骨折与创伤，于是促进了骨伤科的发展。公元 1271 年元代把医学分为13 科，增设"正骨兼金镞"，骨伤科才成为独立学科。

这一时期虽无伤科专著产生，但宋代的《太平圣惠方》和《圣济总录》不仅记载了不少治伤方剂，对骨折的治疗提出"补筋骨，益精髓，通血脉"的原则，还强调了骨折脱位复位及复位后外固定的重要性。特别是元代《永类钤方》和《世医得效方》两部综合性著作中的有关内容，标志着骨伤科无论从理论上还是在医疗实践上都取得了很高的成就。

《永类钤方》22 卷（公元 1331 年），李仲南撰著，孙允贤补订。是书最后一卷"风损伤折"，在载录唐代《仙授理伤续断秘方》的基础上，对骨折和骨关节脱位，在整复和固定技术方面，均有新的发展。对前臂骨折采用四夹板固定；对因髌骨骨折后，膝关节内形成血肿，治疗时"用针刀去血"，为防止破碎的骨块在密闭的充满血肿液体的关节囊内浮动，贴药后再用"竹箍箍住"（后世"抱膝器"的前身）等，均属创造性的发明。特别是创制了缝合针——"曲针"，用丝线或桑白皮线，由内向外逐层缝合，堪称为伤科史上的重要发明，是我国伤科文献中的首次记载。

《世医得效方》19 卷（公元 1337 年），撰著者危亦林（公元 1277～1347 年），字达斋，元代南丰（今江西南丰县）人。该书卷 18 "正骨兼金镞"对骨伤科列专篇论述，水平较高。其主要贡献有二：一是详细地记述了四肢骨折、脱位、跌打损伤的整复手法和功能活动锻炼。其整复手法原则多数与现代骨科手法原则一致，如长骨骨折用 4块小夹板固定；对较为棘手的颈椎与脊柱骨折，他创造性地使用"悬吊复位法"，前者"用手巾一条，绳一茎，系在房上，垂下来。以毛巾兜缚颏下，系于后脑，杀缚，接绳头"，令患者端坐于酒坛上，然后踢去坛子，进行牵引复位。后者"用软绢从脚吊起，坠下身直，其骨便自归窠……"。比英国达维斯（Davis）公元 1927 年使用该法要早600 年。二是关于麻醉法的记载。危氏主张在骨折或脱位整复手法前，必须先行麻醉，待病人不知痛处，方可下手。麻醉药的主要成份是曼陀罗花、草乌、没药、乳香、川椒等。麻醉的剂量应根据患者年龄、体质、出血情况而定。反映了当时麻醉术的进步，既要严格掌握，安全用药，达到麻醉效果，又要不危及生命。中药麻醉法在后汉时华佗已应用，可惜具体方药已失传，日本外科医生华冈青州曾于公元 1805 年使用曼陀罗花作为手术麻醉药，已较危氏晚了 450 年。因此，该书关于麻醉法的记载，是世界麻醉史上已知的最早全身麻醉文献。

七、妇产科

宋元时期，妇产科有突出的进步。宋代太医局设九科，产科是其中之一。元代医学分 13 科，其中产科兼妇人杂病成为独立专科。于是著名的妇产科学家和妇产科著作相继出现，使妇产科学在基础理论、诊疗方法等方面日趋系统、完备。

宋代以论胎产为主的著作主要有：李师圣、郭稽中的《产育宝庆集方》一卷，约成书于 12 世纪初，专载产育之论，并有验方附于诸论之末。朱端章的《卫生家宝产科备要》8 卷，成书于 1184 年，论述了妊娠、胎产、新生儿护理和妇产科疾病的治疗，保存了不少宋以前宝贵的妇产科资料。虞流的《备急济用方》，成书于公元 1140 年，集妊娠及产后诸证方药而成，书中载有"催生丹"，主要以全兔脑制成，现已实验证明脑下垂体后叶含有催产素，具有促进子宫节律性收缩的作用。薛轩的《坤元是保》2 卷，成书于公元 1164 年，详列妇人胎产诸证，附列百方。杨子建的《十产论》，成书于公元 1098 年，是此时期贡献较大的产科著作，该书详述了因胎位异常引起的各种难产，如横产（肩先露）、倒产（足先露）、偏产（额先露）、坐产（臀先露）、碍产（脐带攀肩）、盘肠产（产时子宫脱垂），其异常胎位的转胎手法是医学史上的最早记载。

宋代最著名的妇产科学家是陈自明，其著作《妇人大全良方》是我国第一部比较系统完善的综合性妇产科专著。陈自明（公元 1190～1270 年），字良甫（一作良父），江西临川（今江西抚州）人。陈氏三世业医，精通内、外、妇、儿各科，曾担任健康府明道书院医谕（医学教授）。他认为当时传世的妇产科著作"纲领散漫而无统，节目详略而未备"于是采摭诸家之善，提纲挈领，附以传家验方及个人临证心得，于嘉熙元年（公元 1237 年），撰成《妇人大全良方》。该书 24 卷，分 8 门，260 余论，1400 余方。其中，妇科有调经、众疾、求嗣 3 门，分别论述了月经生理和月经病的证治、瘀瘕引起闭经等常见妇科杂病的证治及不育；产科有胎教、候胎、妊娠疾病、难产、产后 5 门，分别论述了妊娠诊断及妊娠期禁用的药物、妊娠期卫生及特有疾病、妊娠各阶段胎儿发育状况、各种难产及助产方法、产褥期护理与产后病证治。其编排体例是：先分门类，次列病证；每一病证，先立论，后列方。陈氏不仅使原来"散漫而无统"的妇产科知识系统化，而且联系脏腑经络等中医基本理论来论述妇产科疾病的证治而非偏于就证列方；还揭示了妇产科用药的特有规律，如"妊娠用药宜清凉，不可轻用桂枝、半夏、桃仁、朴硝等类。凡用药，病稍退则止，不可尽剂，此为大法。"这部内容丰富的综合性妇产科专著问世后，深受历代妇产科学者的重视，风行四百余年。

明·薛己的《校注妇人大全套良方》、王肯堂的《女科证治准绳》、清·武之望的《济阴纲目》，都是以此书为蓝本而成。

八、儿科学

宋元时期，儿科学已经发展成为独立的专科，11世纪北宋政府设立的太医局中有"小方脉"即儿科。在宋元时期还出现了一些著名的儿科学家和儿科学专著，在儿科学基础理论、疾病的诊断技术和治疗方法等方面，都取得了突出的成就。

两宋时期儿科学著作颇多，如董汲的《小儿斑疹备急方论》一卷（1093），该书是较早的论痘疹专著，已认识到斑疹"最比他病为尤重"。陈文中的《小儿痘疹方论》一卷（公元1254年）和《小儿病源方论》（约公元1208～1224年）4卷。前者先论痘疹病源，次论治法、方剂，治痘多采温药托里，疏通和营卫之法；后者论述小儿病证诊治及护理，皆先论后方，并附望诊图。不著撰人姓氏的《小儿卫生总微论方》20卷，该书论述了自出生以至成童，内外五官诸病的证治，特别是最早提出新生儿脐风撮口由断脐不慎所致，与大人因破伤而得的破伤风是同一种疾病，书中还记载了10种不同指纹的形状及所主证候，有一定的价值。刘昉的《幼幼新书》40卷（公元1150年），汇集了宋以前儿科学成就，是一部规模巨大而内容丰富的儿科专书，特别是书中记载的虎口三关指纹观察法至今仍被临床沿用。然在两宋诸多儿科医家和专著中，尤以的《小儿药证直诀》学术影响为最大。

钱乙（公元1037～1119？年），字仲阳，其先浙人，祖父时北迁，遂为东平郓州（今山东东平县）人。曾随姑父、父亲习医，因视长公主女疾，授翰林学士，又擢升为太医丞。钱氏专业儿科四十余年，积有丰富的临证经验，但因生前医务繁忙，随著随传，比较散乱，后经弟子阎孝忠收集整理，削其重复，正其谬误，名为《小儿药证直诀》，于1119年刊行。全书共3卷。卷上为脉证治法，载小儿诊候及方论；卷中收载钱氏小儿医案23例；卷下载诸方，论述儿科方剂的配伍与用法。钱乙对小儿生理、病理特点和疾病的诊治等方面的论述，有其独到之处：他认为小儿在生理上"五脏六腑，成而未全，全而未壮"；病理上"易虚易实"、"易寒易热"；辨证方法上，强调五脏辨证；治疗上，主张以"柔润"为原则，反对"痛击"、"大下"和蛮补，创制了一些至今仍广泛应用于儿科临床的常用有效方剂。如治痘疹初起的升麻葛根汤，治脾胃虚弱、消化不良的异功散，治肾阴不足的六味地黄丸，治小儿伤食腹泻发热的豆蔻香连丸等。对于痘疹（天花）、水痘、麻疹等发疹性儿科传染病，已能进一步鉴别，并详载其证候及治法。对后世儿科的理论与实践具有重要指导作用。《四库全书总目提要》云："小儿经方，千古罕见，自乙始别为专门，而其书亦为幼科之鼻祖。"曾世荣说："其意径且直，其说劲且锐，其方截而良，其用功而速。"

金元时期，主要儿科学家有曾世荣，著有《活幼心书》3卷、《活幼口议》20卷。滑寿则发现小儿麻疹发病前，"舌生白珠，累累如粟，甚则上颚牙龈满口遍生。"成为我国描述麻疹颊粘膜斑的第一人。许多金元医家，在其著作中对儿科疾病的证治都有所阐述。

九、针灸学

宋元时期，针灸学取得了长足的进步。仅北宋就有 30 部左右的针灸学著作问世，综合性医书之论针灸者更多。至金元时期，著名医家在形成各自学术特色时，在针灸方面更多有建树，特别是在针灸治疗学方面取得了突出的成就。

宋金元针灸学注重腧穴的整理和针法补泻的总结，讲究针法，循经取原穴，出现子午流注等按时取穴法，《铜人图经》腧穴归经逐渐成为腧穴的归经标准。《新铸铜人腧穴针灸图经》著者王惟一，又名王惟德，宋代著名针灸学家，曾任太医局翰林医官、朝散大夫、殿中省尚药奉御。天圣初年（公元 1023 年）奉命编修针灸书，王惟一"竭心奉诏，精意参神；定偃侧于人形，正分寸于腧募；增古今之救验，刊日相之破漏。"参考诸家之说，于天圣四年（公元 1026 年）撰成《新铸铜人腧穴针灸图经》，并由政府颁行各州，且刻于石碑之上，立于相国寺仁济殿内。该书由正文、注文（包括按语）、附文、附图四部分所组成。其中正文前代内容组成，注文是交代出处、注释说明，附文是王氏总结的腧穴主治及针灸法，附图是三幅经络图。全书 3 卷，载腧穴 657 个，除去双穴则有腧穴 354 个，与皇甫谧《针灸甲乙经》相比，增加青灵、厥阴俞、膏肓俞三个双穴和督脉的灵台、阳关两单穴。腧穴的排列，兼采《甲乙经》与《外台秘要》之长，卷1、卷2 按十二经和督、任脉的经络循行排列，卷三讨论腧穴主治，则分为偃、伏、侧、正四面和头部、面部、肩部、侧颈项、膺腧、侧腋、腹部、侧胁等各种部位排列，但对四肢仍依十二经次序排列。

这种腧穴排列方式，使人既能了解古代的经络系统，又能便于临证应用。成为宋代针灸学教育和临床取穴的规范，虽然《新铸铜人腧穴针灸图经》有图有经，但"传心岂如会目，著辞不若案形"王惟一又奉诏设计铸造针灸铜人，于天圣五年（公元 1027 年），制成针灸铜人两具。根据文献记载，铜人体同成年男性，全身刻有经络腧穴，并标有穴位名称，躯壳可拆卸，内有五脏六腑，使"观者烂然而有第，疑者涣然而冰释。"既可以作教具，又可用于对针灸学生学习成绩的考核。考试学生时，铜人体表用蜡封，体内灌水（一说汞），针刺时如中穴则水出，未中则否。可见，它既是古代精密的医学模型，也是教育史上形象实物教学法的重要发明。总之，王惟一的《图经》、石碑、铜人，三者形式虽不同，内容却完全一致，对腧穴归经、统一取穴法、修订骨度法、增补新穴、增加腧穴主治等都有重要学术贡献。

《针灸资生经》著者王执中，字叔权，浙江瑞安县人，南宋著名针灸学家，官从政郎澧洲教授。王氏"凡百氏之说切于理，自己之见得于心者，悉疏于下"，于（公元 1180～1195 年）撰成《针灸资生经》。该书主要是一部针灸腧穴专书，书中将《铜人图经》《太平圣惠方》《千金要方》腧穴主治按病症排列，对腧穴定位进行考订，对不宜或禁止刺灸的腧穴提出新的见解，有很高的学术价值，元明清针灸书多受其影响。全书7卷。卷1总列诸穴，附经穴图46幅；卷2论述针灸法，如定穴、针忌、穴名同异等，特别对灸法记述颇多。卷3至卷7，论述各种病证的取穴与施治，共收载临床各科病证193种。该书详于灸法，可谓集宋以前灸法之大成；提倡"同身寸"法，指出"今取男左女右手中指第二节内庭两横纹相去为一寸"，这种取穴标准一直沿用至今，是公认的针灸取穴标准；他还补入了督俞、气海俞、风市等穴，增加了民间验证有效的别穴21个；他重视临床对证配穴治疗，此书被称为宋以前所未见的因证配穴针灸专著；书中所收方药之方书，如《玉道单方》、《耆域方》等原书早佚，幸赖此书保存其部分内容。

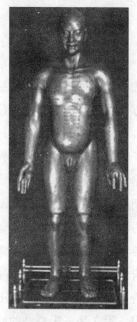

图4-1　针灸铜人

《标幽赋》著者窦默（公元1196～1280年），字号声，又字汉卿，河北广平肥水乡人，官至翰林侍讲学士、昭文馆大学士、太师，追封魏国公，谥文正，擅长针灸，元代学者多称窦默为"北窦"。该书《标幽赋》以歌赋体裁，阐述了针灸与经络、脏腑、气血等的关系、取穴宜忌、补泻手法等等。窦氏认为，人体十二经循行顺序流注关系，是从太阴肺经开始，然后按大肠经、胃、脾、心、小肠、膀胱、肾、心包络、三焦、胆、肝，然后又回归手太阴肺经。周而复始，循环不息。因此，配穴上十分注意时间性。在疾病的针灸治疗上，常选取膝以下的井、荥、俞、经、合穴及有特殊疗效的腧穴，并以《素问》病机十九条为依据，阐述疾病关键所在，以为临证施治之法则。此书通俗易懂，便于习诵。

《十四经发挥》系滑寿在太医院针灸科教授忽泰《金兰循经取穴图解》一书基础上补注重编，滑寿，字伯仁，晚号撄宁生。原住河南襄城，后迁居仪真、余姚。滑氏鉴于当时"方药之说肆行，针道遂寝不讲"，故采《内经》之经穴专论，将督、任二经与十二经并论，考证阴阳之往复，气穴之会合，训其学义，释其名物，疏其本旨，正其句读，厘为三卷，于元·至正元年（公元1341年）撰成此书。书中提出奇经八脉的督、任二脉，包括了腹背皆有专穴，和其他奇经不同，应与十二经脉相提并论而成为十四经；通考腧穴657个，辨其阴阳之往来，推其骨孔之所驻会，图章训释。滑氏发展了经络学说，十四经说至今仍为针灸学者重视与研究。

《备急灸法》著者闻人耆年，南宋医家，积四十余年临证经验于宝庆二年（公元1226年）撰成。全书1卷，记述了内、外、妇科22种急性病的灸治方法，如霍乱、卒忤死、附骨疽、溺水、卒暴心痛等，附插图49幅。书中还收载了《竹阁经验备急药方》等书中经验方剂40余首，涉及剂型包括丸、散、汤、膏、熏洗、酒剂等。本书是一部图文并茂、易于临证掌握应用的灸法专著。

宋元时期，还出现了子午流注针法，主张根据时间选择穴位，提高治疗效果。金代何若愚，著有《流注指微论》和《流注指微针赋》，后经阎广明注为《子午流注针经》，该书创立一种按时选穴的方法——子午流注纳甲法，对后世影响很大。窦默的《针经指南》提出"流注八穴"法，扩大了子午流注的临床应用范围。其传人王开之子王国瑞又创"飞腾八法"，进一步补充了子午流注法，此谓金元针灸学中的重要内容。时至今日仍在探索与应用。

十、法医学

我国很早就有关于法医检验的记载，如《礼记·月令》载："孟秋之月……命理瞻伤、察创、视折、审断，决狱讼。"1957 年在湖北云梦县睡虎地秦墓挖掘出秦律问答、治狱文书程式。五代时和凝父子撰成《疑狱集》4 卷（公元 951 年），是我国现存较早的法医著作。

两宋时期，法医学成就尤为显著，司法检验制度得到了发展并日趋完善，宋真宗三年（公元 1000 年）政府颁布了与检验有关的法令，对检验官吏、初检、复检等做了明文规定，其后又不断增补，使其越来越完善，并出现了我国最早的尸图《检验正背人形图》和验尸官吏报告赴验情况的《检验格目》。法医学家和法医学著作也相继出现，如不知撰者的《内恕录》，郑克的《折狱龟鉴》20 卷（公元 1131～1162 年）；桂万荣的《棠阴比事》（公元 1213 年），特别是宋慈《洗冤集录》（公元 1247 年），是我国宋代以前刑官检验知识和理刑经验的一次总结；标志着我国法医学日益规范化，对我国乃至世界法医学的发展具有十分重要的影响。

宋慈（公元 1186～1249 年）字惠父，福建建阳人。嘉定十年（公元 1217 年）进士，曾四任提点刑狱公事，办案详审，雪冤禁暴，平其曲直。他博采诸书，自《内恕录》以下凡数家，荟萃厘正，增以个人审案检验经验，撰成《洗冤集录》。全书 5 卷，主要记述了人体解剖、尸体检查、现场勘察、死伤原因鉴定及急救解毒等内容。书中所论内容有些具有相当的科学价值和实用意义，如对于各种尸伤的鉴别，达到了相当精细的程度，最先以出血和组织收缩作为标志鉴别刃伤发生于生前或死后，正确指出了勒死与缢死的区别等；记载的一些验尸方法，如验骨伤处痕迹未见，用糟醋泼罨尸体，以防止细菌感染而减缓伤口腐败并固定创口，直至现在还是用酸来沉淀和保护伤口的，又如书中所载的秦汉时即见于史载的"检滴骨亲法"可以视为血清检验法的原始萌芽；记载的当事者有可能用于自杀或谋杀的动物、植物、矿物等各种毒品，各种急救与解毒方法，在当时都是先进的。宋慈的《洗冤集录》问世后，作为我国现存第一部系统的司法检验专书，以其材料充实，内容丰富，论说简明，分析透彻，语言形象而生动，切合实际而风行全国，"听讼诀狱"奉为圭臬。从 13 世纪到 19 世纪末，在国内一直沿用 600 多年，后世的法医学著作，大多以该书为蓝本写成。它比国外最早系统的法医学著作，即 1602 年意大利出版的菲德里（Fortunto Fedeli）所著《新编法医学》一书，早350年。该书先后被译为朝、日、英、德、俄等多种文字，流传于国际间。

元代法医学又有所进步，检验法令见于元世祖忽必列至元五年（公元1268年），法令的颁布与实施，科学地简化了烦琐的检验文件，并成为后世检验文件的样板。1279年又颁布"儒吏考试程式"（又称"结案式"），在世界上第一个提出了法医学的三大组成部分——尸体、活体、物证，这是对世界法医学的重要贡献。1308年王与编著《无冤录》，它是撮拾《洗冤集录》加之自己检尸经验而成。该书考证了滴骨验亲史，纠正了《洗冤集录》对食气颡位置关系的错误，记载了《元典章》未载的一些检尸规定等，具有重要价值。

第四节　金元医家学术争鸣与创新

宋元时期，由于医学理论认识日益深化，实践经验日益丰富，人民连年遭受战争的破坏，饥荒劳役，疾病丛生，原有的医疗水平已不能满足客观发展的需要，不少医家均认识到"古方今病，不相能也"。与此同时，思想意识形态中"新儒学"的崛起极大的影响着医家的思想，于是刘完素等金元医家纷纷创立新的医学理论，创用新的治疗方法以解决临证难题，医学界出现了学术上的百家争鸣。谢观《中国医学源流论》对两者之间的关系有更明确的阐述，"北宋以后，新说渐兴，至金元而大盛，张、刘、朱、李之各创一派，竞排古方，犹儒家之有程、朱、陆、王"。

金元医家的学术争鸣和创新，不仅在理论上独树一帜，治疗上百花齐放，极大地提高了临床疗效，更重要的是改变了过去"泥古不化"的状况，打破了因循守旧，一味崇古的局面，开创了中医学术的讨论、交流与争鸣的局面和风气，对中医理论的充实提高、体系完善和深入研究起了极大作用，至今仍有重要的现实意义。此为宋元医学的最大特点。本时期著名的医家有：河间学派的创始人刘完素，易水学派的始创人张元素，攻邪学派的创始人张从正，脾胃学派的始创人李杲，丹溪学派的始创人朱震亨。

一、刘完素与火热论

刘完素（约公元1120～1200年），字守真，号通玄处士，宋金时代河间（今河北省河间县）人，后人尊称为刘河间。刘完素曾三次拒绝金章宗皇帝招聘，不愿做官，被赐号高尚先生。他一生救人治病，行医于民众之中，深受欢迎，至今河间一带尚有纪念他的遗址。刘完素治学严谨，为探讨疾病发生的机理，他25岁开始研究《内经》，直到花甲从未中断，但他不流于习俗，尊古而不泥于古，是著名的金元四大家之一。

刘完素的主要著作有：《素问玄机原病式》、《宣明论方》、《三消论》、《伤寒标本心法类萃》、《伤寒直格》、《素问病机气宜保命集》等，其中以《素问玄机原病式》、《宣明论方》为其代表著作。

刘完素主要的学术思想是"火热论",强调火热在致病中的重要性;在治疗上善用寒凉之剂,故后世称为"寒凉派"。

宋金时期,我国北方热病流行,然而魏晋以后墨守仲景成规之风甚浓,医界偏重于方药的收集和运用,却忽视对病机理论的研究,且用药偏于温燥,故弊端日益明显,如刘完素在《素问玄机原病式》中说:"但依近世方论,用辛热之药,病之微者,虽或误中,能令郁结开通,气液宣行,流湿润燥,热散气和而愈,其或势甚,而郁结不能开通者,旧病转加,热证渐起,以至于死,终无所悟。"在对《内经》中的运气学说和病机19条等医学理论深入研究后,他认识到外感热病的病因不仅仅是火热邪气本身,而其他诸如寒湿的郁滞、风阳的亢盛、燥邪的枯涸,皆能化生火热,产生火热病证;而火热邪气也往往是产生风、湿、燥、寒病证的重要原因,火热与其他四气之间在一定条件下可以导致病理性的相互转化。因此,他提出"六气皆从火化"说,认为火热病机是六气病机的中心。在对内伤七情致病的研究中,他认为五志过极可以引起内伤火热病变,火热亦往往是导致情志病变的主要原因,因此,提出"五志过极,皆为热甚"说,从而指明了火热为病的多发性、普遍性、复杂性和重要性。他又根据北方人的体质和热病流行的特点,总结其治疗经验,论治外感热病主要分表里两纲。治疗火热表证首倡辛凉解表,寒温并用,表里双解,创制防风通圣散、双解散等方,或表里双清,或清里和表,或清利发散,或洗涤余热,皆应变于临床,突破了仲景辛温发散,先表后里的成规,为后世医家发明辛凉方治铺平了道路。治疗火热里证着重清泄解毒,创制三一承气汤,扩大了下法范围,对后世攻下逐邪多有启迪。

刘完素阐发"火热论",但并不是唯寒凉是用者,在临证施治中仍然强调辨证论治。在诊断疾病方面,他还十分注重辨识疾病的本质和假象,指出不可"认似作是",不要被假症所迷惑而"反误治其兼化(假象)"。

刘完素是一位具有独立创新思想的医家,他为祖国医学的发展提供了新的思维方式,为金元时期的学术争鸣作出了良好的开端,尤其是他对火热病证的论述,不仅提高了临床疗效,丰富和发展了祖国医学的病机学、治疗学内容,而且为明清温热学说的独立发展奠定了基础,故后人高度评说,"热病宗河间"。

二、张元素与脏腑辨证论

张元素(约公元1151~1234年),字洁古,金代易水(今河北省易县)人,后人尊称为张易水,与刘完素同时代而年辈较晚。张元素8岁试童子举,27岁殿试,因犯庙讳下第,乃开始深究医学,经过几十年刻苦钻研,临证多验。其间,刘完素病伤寒8日,头痛脉紧,呕逆不食,不知所为,张元素往候,其对病因、用药的分析,使刘完素大服,遂如其言而病愈,自是声名大噪。张元素对当时医界过分泥守古方的风气提出了批评,倡导"运气不齐,古今异轨,古方今病不相能也"的见解,主张根据当时的气候变化和患者体质等情况灵活用药,成为易水学派的开山。

著作主要著作有：《医学启源》、《脏腑标本寒热虚实用药式》、《洁古家珍》、《珍珠囊》、《药注难经》、《洁古本草》等。其中以《医学启源》、《脏腑标本寒热虚实用药式》为其代表著作。

张元素主要的学术成就是对脏腑辨证的总结和对药物性能的深入研究。

中医学的脏腑辨证理论，滥觞于《灵枢》，张仲景、华佗、孙思邈、钱乙均有论及，但诸家所论或失之略，或流于泛，或专论小儿病证，各有偏颇。张元素全面领会《内经》的脏腑辨证思想，撷取前人精华，结合自己数十年的临床经验，对脏腑辨证进行了又一次总结。其说自成体系，不简不繁，既有理论，又有经验。在较为详细的论述了脏腑的生理功能后，他制定出"脏腑标本寒热虚实用药式"，将每一脏腑的临床病证归纳为寒、热、虚、实四类，并针对不同的病症定出相应的治疗法则和常用药物，以求形成一种脏腑辨证的用药规律，这为辨证处方带来很大的方便，对广大的临床医家掌握脏腑辨证理论，提高脏腑辨证水平起到了促进作用，成为脏腑辨证用药的一种通用程式，这不仅在当时具有指导意义，即使在今天，仍然不失其临床价值。

《素问》中有关气味厚薄、寒热升降以及五味、五脏苦欲补泻理论，是中药学的重要理论。张元素在此基础上，对药物的气味厚薄与升降浮沉、药物的归经和苦欲补泻、制方大法等，都进行了重要的发挥和探讨。在《医学启源》中他提出"气味中又分厚薄，阴阳中又分阴阳"的观点，并用此理论阐明药物的不同效用；又根据五脏各自的苦欲（好恶）特点，分别选出有针对性的药物；还指出同一种药物因五脏苦欲的不同，其补泻的作用也不相同，如同一酸味的芍药，不但能敛肺，而且能泻肝。这些高于前人水平的药性、药理专论，对祖国医药学的发展起到承前启后的作用。倡导"药物归经"说和"引经报使"说是张元素对中药药性、药理研究的另一突出成就。药物的"归经"是指某药入某经，对治疗该经之病力专而效宏；"引经"是指某药入某经，但主要作用是引他药入该经，在方剂中起"向导"作用。临床上恰当的运用"归经"和"引经"药物，作到药性有专司，制方有专主，就会提高疗效，因而这种理论和方法一直沿用至今，成为临床用药的基本原则之一。

三、张从正与攻邪论

张从正（约公元 1167 ~ 1229 年），字子和，号戴人，金代睢州考城（今河南省兰考县）人。张从正曾"从军于江淮之上"，做过一段时间军医，又于 1217 ~ 1221 年被召为太医院太医，后辞职回乡，行医于民间，并常与朋友和门人麻知几、常仲明等医家讨论医学。是著名的金元四大家之一。

张从正现存仅有的代表著作《儒门事亲》，共 15 卷，相传前三卷为其手稿，其余各卷多系张氏口述，由其门人麻知几等人共同整理编撰而成。

张从正主要的学术思想是"攻邪论"，临床治疗善用汗、下、吐三法攻邪治病，故后世称为"攻邪派"。其攻邪理论的确立，虽渊源于《内经》，受刘完素影响，更来自于实践。隋唐之后，方士多以长生、房中之术惑人，因而炼丹服石、温补之风颇为盛行。迨至宋金，虽兵火连年，热病较多，然医界嗜补之习未曾改易，凡遇疾病，常常不问寒热虚实，滥用补剂，庸医以此为悦，病者昧而不觉，致邪气稽留，为害甚大。在精究经旨和长期实践之中，张从正深切感到治病必以攻病除邪为首务，祛邪必用汗、下、吐三法为主要，提出"病由邪生，攻邪已病"的观点。他论病首重邪气，认为人体疾病的发生主要是邪气侵犯的结果，邪气有在天之邪（风、寒、暑、湿、燥、火）、在地之邪（雾、露、雨、冰、雹、泥）、在人之邪（酸、甘、苦、辛、咸、淡）之分；病变部位有表里、上下之别，即：病邪有三，"处之者三，出之者亦三也"，主张因势利导，就近驱邪。故病在表者宜用汗法散之；病在上者宜用吐法驱之；病在下者宜用下法攻之。在治法上，"凡解表者，皆汗法，"包括灸、蒸、熏、渫、洗、熨、烙、针刺、砭射、导引、按摩等；"凡上行者，皆吐法，"包括引涎、漉涎、嚏气、追泪等；"凡下行者，皆下法，"包括催生、下乳、磨积、逐水、破经、泄气等。扩大了三法的应用范围。在临证治疗中，不仅使用药物内服法，还提倡采用各种物理疗法、外治疗法综合治疗。张从正倡导攻邪，但并非无补，而是先攻后补，寓补于攻。他根据《内经》关于五味入五脏的理论，认为善用药者，要使病人进五谷，保养胃气，才是真正懂得了补法的道理，那种唯人参、黄芪是补的观点是错误的。张从正的攻邪学说充实和发展了中医辨证论治体系，其攻邪治法具有很高的临床实用价值，对后世医界产生了深远影响。

张从正还十分注重结合社会环境、精神情志等因素来诊治疾病，提出要"达时变"，强调要因时（一年不同的四季气候变化）、因地（南北不同的地理环境）、因人（不同的贫富贵贱、禀性体质）、因势（不同的社会政治、经济情况，"天下少事"或"多事"）制宜，这些理论和方法发展了《内经》中的整体现，特别是人与社会环境的整体观和机体与情志的整体观，从而丰富和发展了祖国医学中有关心身医学、医学社会学的内容。

四、李杲与脾胃论

李杲（约公元 1180～1251 年），字明之，晚号东垣老人，金代真定（今河北省正定县）人。李杲出身富豪之家，早年其母患病，遍延诸医，杂药乱投，竟不知为何证而毙。李杲痛悔自己不知医术，于是捐千金拜易州名医张元素为师，尽得其传，而更有创新，成为著名的金元四大家之一。

李杲的主要著作有：《脾胃论》、《内外伤辨惑论》、《兰室秘藏》等。其中以《脾胃论》为其代表著作。

李杲主要的学术思想是脾胃内伤学说，强调脾胃对人体生命活动的重要作用以及脾胃受损对其他脏腑的影响；在治疗上善用甘温之剂调理脾胃，升提中气，故后世称之为"补土派"。

在兵祸连年，疾病流行，人民生活极不安定的时代，李杲观察到人民大众所患疾病，多为饮食失节、劳役过度、精神刺激等因素导致的内伤病，但时医却因循守旧，常用治伤寒的方法治疗内伤各证，因而重损元气，误治致死的情况屡屡发生。李杲本人亦患脾胃久衰之证，深受其害，于是对内伤脾胃病进行了深入地研究和阐发。首先，他将内科疾病区分为外感与内伤两大类，在对内伤病的研究中，李杲认为内伤病的形成，主要是元气不足所致，而元气之所以不足，实由脾胃损伤所引起，他说："真气又名元气，乃先身生之精气也，非胃气不能滋。"又说："脾胃之气既伤，而元气亦不能充，而诸病之所由生也。"说明脾胃是元气之根本，元气是健康之根本，脾胃伤则元气衰，元气衰则疾病生；并且，脾胃居于中焦，在脏腑精气的升降运动中起着枢纽的作用，故脾胃损伤则脏腑精气的升降失常。由此，他确立了"内伤脾胃，百病由生"的学术中心思想。在临证治疗上，李杲发挥《内经》"有胃气则生，无胃气则死"，强调人体胃气作用的观点，重视补脾益胃，强调升发脾阳，善用甘温除热法，创立了一套以补中益气汤为代表的升发脾阳的方剂，以适应各种不同的病证，故后人誉之"内伤用东垣"。在制方遣药时，他精究配伍，君臣佐使，相制相用，条理井然，既能药多量轻以轻取胜，又善药少量重精专获愈，他一生创制的很多方剂至今仍广泛的应用于内、外、妇、儿、五官等临床各科。

李杲还十分注重外感与内伤病的鉴别，详细论述了两者的鉴别要领，认为只有辨识清楚，才能取得好的疗效。这些理论和方法至今对临床诊断和治疗都有很大和指导意义。

李杲的脾胃内伤论，正确的阐述了中土清阳之气在人体生理与病理变化中的重要地位，强调了调理脾胃在治疗上的积极作用，为治疗脏腑虚损病证开拓了新的门径，提出了新的治法，从脾胃方面丰富和发展了脏腑辨证学说，对后世脏腑病机理论的不断深化有很大的启发。

五、朱震亨与相火论

朱震亨（约公元 1281～1358 年），字彦修，元代婺州义乌（今浙江省义乌县）人，世居丹溪之边，后人尊称为丹溪翁。朱震亨自幼好学，日记千言，文章词赋，一挥即成。30 岁时，因母病脾，诸医不效，始攻《素问》而粗通医学。36 岁时，师从理学家朱熹的四传弟子许谦，习道德性命之学，故理学思想对他以后的医学思想有很大的影响。40 岁时，因许谦久病，勉其学医，遂弃儒理而深究医学。在治学方法上，他善于广取诸家，对医学理论研究的深度与广度都达到较高水平。成为著名的金元四大家之一。其医学理论对国外医学亦有很大影响，日本在 15 世纪便成立了"丹溪学社"，对丹溪之学极为尊崇。

朱震亨的主要著作有：《格致余论》、《局方发挥》、《金匮钩玄》、《本草衍义补遗》等。其中以《格致余论》、《局方发挥》为其代表著作。流传的《丹溪心法》、《丹溪心法附余》等书，系门人将其临床经验整理而成。

丹溪学说远取《内经》，近受刘完素、张从正、李杲等诸家学术思想的影响。他以研究内伤火热病证为中心课题，深入探讨了阴虚火旺诸证的病机，充实和发展了祖国医学对内伤火热病证的证治内容。

朱震亨长期生活、行医于南方地区，当时《局方》依然盛行，医者滥用辛热燥烈药物而造成伤阴劫液之弊十分普遍。他目睹其状，结合时代、社会因素，仔细分析了导致疾病的主要病因是：饮食上恣食厚味，生活上放纵情欲，精神上五志过极以及江南地域湿热之邪为病甚多。因此，在理论上力倡"相火论"、"阳有余阴不足论"。他认为相火有"常"有"变"，相火常动，人体生机不息；相火妄动，则伤残元气，煎熬真阴，阴虚则病，阴绝则死。他还认为，人之动静阴阳，动多静少；人之生长衰老，阴精难成易亏；人之情欲无涯，相火易夺阴精。因此，相火妄动是阳有余阴不足的根本原因，阳有余阴不足又是疾病和早衰的重要原因，所以，避免相火妄动、避免阳有余阴不足就是预防疾病和早衰的关健。故在临证治疗上，他提出"实火可泻"，"虚火可补"的原则，提倡滋阴降火法，创制大补阴丸等方剂，滋养人体不足之阴精，清降人体亢动的相火。其说不仅为内伤阴亏病证的治疗提供了理论依据，提高了临床疗效，而且对后世产生了深远的影响，明清医家治疗温病的养阴、救津、填精等治法均是在其思想影响下发展而来，故人称朱震亨为"滋阴派"。其次，在养生摄生方面，他倡导养阴抑阳，主张饮食宜清淡，反对过分滋腻厚味以耗损阴精；生活不要恣情纵欲、房劳过度，主张怡养少欲以聚存阴精；尤其强调"收心养心"、"主之以静"，主张通过调节心神使全身功能活动正常，通过高尚的道德修养来克服各种私欲妄念，使阴精内奉而健康长寿。因此，丹溪学说对疾病的防治以及养生抗衰老都有较大的理论价值和临床意义。

朱震亨还对气、血、痰、郁等杂病证治有着丰富的理论和经验。清代医家程钟龄曾归纳其经验："杂病主治四字者，气、血、痰、郁也，丹溪治法，气用四君子汤，血用四物汤，痰用二陈汤，郁用越鞠丸，参差互用，各尽其妙。"（《医学心悟》）故后世有"杂病宗丹溪"之誉。

第五节　西方医学的建制化

长期以来，西方"中世纪"被冠以"黑暗"的头衔. 这个词的出现是在公元 14～16 世纪意大利文艺复兴时期的人文学者的笔下。然而，目前人们认为这一看法并不准确。古典文化并没有因为战争和野蛮民族的入侵而完全丧失，教会修道院和阿拉伯学者以各自的形式保存了一部分古代璀璨的文化，这些构成中世纪欧洲文化和科学文明迈向启蒙时代的基础。实际上，医学知识的积累和医学世俗化就是在始终禁锢着医学思想的修道院内由修道士逐步形成的，尤其是在公元 10 世纪以后，医院的发展和大学医学教育的兴起，医学逐渐走出了宗教的阴影。

一、从教会医院到世俗医院

最早的医院是建在寺院周围如希腊的阿斯克雷庇亚神庙在战争期间，中世纪始，唯有宗教团体会伸出援助之手接待和救助病人，这也使修道院修士获得社会和世俗的尊重，修道院成为完全的避难所。另外对于被社会抛弃的传染病患者，如麻风病和鼠疫病人，也是教会主动热诚地相助。在修道院和大教堂的医中对病人进行护理工作。

拉丁文 Hosptialia，原意是指旅馆、客栈，最初收留老人、孤儿、残废人，被社会和家庭抛弃的病人，后来演化为专供病人居住的地方，即为英文中 Hospital 的由来。基督教的医院最早能确证的是公元 6 世纪位君士坦丁堡的桑普松医院（Sampson Hospital）。

到 12、13 世纪，医院模式作一种医疗建制在欧洲迅速蔓延开来，在整个欧洲的小镇上都能发现医院，这些医院或大或小，有的有几百个床位，有的只能收容几个病人，有教会办的，也有普通人办的。医院的专职医生。伦敦，教会支助的 St. Bartholomew 医院（公元 1123 年）和 St. Thomas 医院（公元 1215 年）就是在这一时期创建的。中世纪修建的医院极奇华丽，法国路易九世的姐姐马格利特（Marguerite）建造的医院，配有圆形的天花板，四周有明亮的大窗户，砖石辅地，长廊围绕，病房有 165 平方米左右大小，每个病床间都高有活动的隔板，这种布局与现代医院相差无几。1 世纪的罗马有 4 所医院，12 世纪增到 6 所，到 13 世纪就有 13 所医院了。

二、萨勒诺医学校

11 世纪以前的医生还是修道院和寺院中培养的，从修道院图书馆收藏的医学著作判断，医学知识的传授均采用问答方式。在理论上，完全就是遵循经院哲学，对于经典解释和论证其真实性。在医学培训中，受训者必须死记希波克拉底、盖伦和阿维森纳的教条。而医疗实践也是仅从书本上获得，显然中世纪的医学教育是交互式的，课文简短，插图复杂，以此显示出教师的权威的至高无上，学生主要的学习方法是记住教师的话，只要全神贯注，强调记忆，不推崇广泛阅读。

那时代一个值得注意的现象是位于意大利西海岸，那不勒斯南部的萨勒诺（Salerno）医学校。萨勒诺最早在 9 世纪就有人提及，据说中它由四位医生，一位希腊人、一位拉丁人、一位犹太人和一位萨拉逊人创办，从一开始就表明为是一所与教会少有关系的学校。尽管它靠近 Monte Cassino 的 benedicitne 修道院，显然它没有受到教会任何的恩惠和影响，完全是一个世俗机构。

研究者将萨勒诺称为"希波克拉底之国（Civitas Hippocratica）"，认为萨勒诺不只一所学校，而是当时兴盛于该地区的由医学校、医院和医学学者构成的医学中心，因为在萨勒诺聚集了世界各地的学者，构成一个良好的学习和研究环境，学者在这里以冷静的批判精神和热情态度发现古代成就，成为文艺复兴的摇篮之一大约从 1100 年到 1300 年是学校的鼎盛期。医学的学制九年，专习外科者为十年，包括三年预科，五年医学理论。学校的一大特征是承担了阿拉伯医学文化西传的责任，其代表人物为康斯坦丁纳斯，他曾远行于印度、叙利亚、埃塞俄比亚和埃及。他热爱学术，精通东方语言，他从阿拉伯文翻译希波克拉底《格言》和盖伦的《小技》。还有两位享有成名的萨勒诺医生，他们是著名的眼科学家维纽塔斯·格拉萨斯和诊断学专家以撒·犹大。维纽塔斯用拉丁文撰写了《实用眼科》（practica oculoru），一部关于眼科疾病和眼科构造的解剖学著作。以撒·犹大是萨勒诺的验尿专家，他的著作成为该领域的标准，他对尿的颜色、密度和成分都作了仔细研究，对各种云状物和沉淀物作了观察，并作出推测。

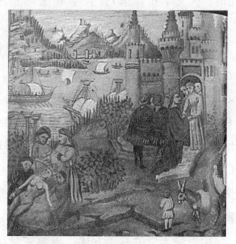

图 4 - 2 萨勒诺医学校

萨勒诺还接纳女性，甚至担当教职。据说，萨勒诺人特罗特拉在那里开设产科学，约在 1050 年撰写了有关产科学的的书。在萨勒诺之前，人体解剖是不允许的，在萨勒诺开创利用动物做解剖学研究，主要是在猪身上进行系统的进行，由科弗里（Kopho）撰写第一部解剖学教科书。当时的大学不教授外科学，名符其实的外科学著作还是最早见于萨勒诺，是该校重要外科学专家罗格尔（Roger）的教学讲义，这部书在三个世纪中一直被认为是经典之作，出版多次。

该校最出名的著作是《萨勒诺卫生管理》（Regimen Sanitatis Salenitanum），前后约出了 300 版，一直延用到 19 世纪中叶. 这本由百余句小诗构成的书，建议通过食物，休息，睡觉和锻炼维护身体健康，介绍草药疗法的应用，规劝人们要适度行事，它读起来就象《家庭医生手册》。

1221 年，腓特烈二世专门将颁医师行业疗执照特权授予该校，并明确尸体解剖应列为重要课目，任何人不得从事医学治疗，除非他通过了萨勒诺的学位。

三、大学医学教育的兴起

第一批大学的建立是僧侣和教会教育的进一步延伸。真正的大学建立是与城市的发展密切相关的，约在 12 世纪初的某一时期，学生们开始大量地从不同地方成群地涌进某些城市，这些城市的学校，在某些像医学、法学或神学等特别的科目的教学上已享有声望。

按"大学"一词的原意，只不过是为了互助和保护目的而仿照手艺人行会（gilds）的方式组成的教师或学生的团体（或协会）。在巴黎和波伦亚第一批这种团体，都是教师的团体。第一批大学是巴黎（1110 年），波伦亚（1158 年），牛津（1167 年），蒙特利尔（1181 年），剑桥（1209 年），帕多瓦（1222 年），那布热斯（1124 年），还有其它一些在欧洲南半部的意大利、瑞士、法国和西班牙。大学分为三类，第一类是由社会支持的，如波伦来亚大学，由自治和民主的组织管理，校长由学生选任；第二类由国王建立，是真正的国立大学；第三类就是教会大学，其中有以巴黎和伦敦为代表，由教会直接控制，早期的教师由牧师担当。

大多数中世纪大学开始只设神学系和法律系，加上医学，这样三个系的建制延续了许多个世纪。通常许多学校是以一种纯理论的方式教授医学，而且永远是在前辈的基础上工作。大学由七艺构成，包括三学科（文法、修辞及伦理学）和四学科（算术、几何、天文学和音乐），哲学和法律是单独教授，而医学通常是在哲学的一部分来讲解。

法国的蒙特利尔医学教育在 13 世纪相当出色，这所学校在欧洲医学占有重要的地位，它的医学教育是独立进行的。当时，许多来自世界各地有名望的医生或者访问该校，或到那里求学。中世纪另一个有代表意义的医学校是南意大利的波伦亚（公元 1158 年）。解剖学研究真正开始在波伦亚大学，蒙迪诺（Mundinus 公元 1275～1326 年）是欧洲的解剖权威，他曾于公元 1315 年公开解剖过一具女尸，于公元 1316 年写了一部解剖学的教科书《解剖学》，其中许多内容是基于人体解剖，当时人体解剖已逐步被允许。该书流行甚广，发行过 23 版。蒙迪诺成为文艺复兴前最早公开解剖的学者。

中世纪大学的教学方法，除要求学生死记硬背外，教学过程主要采取教师和学生之间的讨论的方式进行。12 世纪，辩证法成为时髦的教学方法。医学教学模式是一种称为阿的西拉（Articella）的课程设制体系，由四门课组成，约翰尼狄斯（Johannitius）的《医学概论》、菲拉兰特斯（Philaretus）《医学全书》、齐奥菲拉斯（Theophilus）的《医论》、希波克拉底的三部著作（急性病的格言、预后和治疗），以及盖伦的著作。阿的西拉成为大学的标准课程。至十四世纪，阿拉伯医学著作被引入，使医学教育和课程内容得以丰富，以波伦亚大学为例，通常一天有四次讲课，上午是医学理论，下午是医学实践课，主要是以阿维森纳、盖伦和希波克拉底的著作为授课的内容，学习是周而复始，反复地讲授。

教学中还有一项内容是与医学相关的占星术，这也是当时大学的课程之一。在中世纪那些有名的医学家中，他们的成功治疗都与占星术有关。当时观点认为，瘟疫和疾病是由于天象和行星的变化所导致的。占星术一直繁荣到十七世纪。

中世纪的大学毕业生，可授予学士（barchelor）、硕士（licentiate）和博士（Doctor）三种称号。波伦亚和巴黎大学最多时人数达 5000 人，牛津和剑桥总数达 3000 人左右。就是这样一大批受过大学教育的人士成为中世纪向文艺复兴时期过渡的最好的知识储备，使欧洲得以进入启蒙时代。

四、瘟疫与卫生检疫

传染病对人类生活和文明进程的影响常被史学家所忽视，但中世纪肆虐欧洲大陆的流行病以及随之而来的灾难引发了宗教信仰、政治、经济、社会结构和医药卫生的危机。

（一）传染病的流行

首先是6至7世纪流行于西欧诸国的麻风病，随着十字军东征，其势变得凶猛，13世纪达到顶峰。当时人们对付麻风病的方法就是建立隔离院，将患者收容起来，禁止随意外出，仅在法国就有二千余所麻风病院，到公元1225年，整个欧洲大约有1.9万所这样的机构。

公元1493年梅毒肆虐欧洲大陆，首先在巴塞罗传播，随即引起恐慌。鉴于梅毒传播方式的特殊性，各国便以假想名来称呼它，以保全自己国家的名誉，意大利人说这是法国病，法国人认为是那不勒斯病，荷兰说是西班牙疮，西班牙抱怨是波兰疮，于是由一国传到一国，很快就在欧洲蔓延开来。连亨利八世和查利五世都染上梅毒。

除传染病，还有"圣安托尼之火"，坏血病、舞蹈病和英格兰出汗病的大流行。有些疾病有明显的区域特征，公元1486年至公元1551年间在英格兰流行的英格兰"出汗病"如今早已绝迹，患者浑身发抖，大汗淋漓，同时伴有心脏病、肺病和风湿病等症状，往往在几个小时内死去。公元1486年、1507年、1518年、1529年和公元1551年共发生五次疫情，死亡者不计其数。令人疑惑的是，此病只在伦敦发生，并不波及英伦其它屿岛，惟一的一次是公元1529年，那场凶猛疾病竟登上欧洲大陆。

就疾病而言，在法国流行的疾病有白喉、腹泻、伤寒、痘症、天花、斑疹伤寒、小儿麻痹、"登杜"、疥癣、百日咳、猩红热、流行型感冒；英国有间歇热、出汗病、萎黄病、黄疸病、肺痨、癫痫、头晕病等。

14世纪初，欧洲进入各种灾难骚扰时期。频繁发生的饥荒使居民疲弱不堪，更容易受各种流行病的侵袭；接连不断的战争后果一方面造成成政治混乱，另一方面加速传染病的流行. 这些现象不仅限于一个地区，而是以这种或那种形式遍及整个欧洲大陆。

公元1348年，一场致命的瘟疫几乎毁灭人类三分之一的人口，使11世纪开始繁荣起来的欧洲城市化为荒凉之地，这就是被称为动摇中世纪的黑死病。

公元1346～1347年，中亚、埃及和欧洲南部几乎都被黑死病的恐惧所笼罩，然后势不可挡地冲击到西西里、意大利南部和法国南部，然后传播到英国、德国和波兰，又传到俄罗斯，公元1359年佛罗伦萨再度受损。公元1439年到公元1640年间，中世纪欧洲贸易的重要集市——法国的贝桑松曾发生过40次鼠疫。就这样，鼠疫一直延续到18世纪才消失。

据史书记载，佛罗伦萨在公元1348年的灾难中死去10万人以上，威尼斯和伦敦也达到各十万人，巴黎五万人，科隆在公元 1451 年有 2.1 万人死于鼠疫。公元 1350 ~ 1400 年间欧洲人均寿命从 30 岁缩短到 20 岁。牛津大学校长理查费次腊尔弗称，当时学生人数由 3 万人降到不足 6000 人。

被人们喻为"死神"的鼠疫，不仅使社会经济生活陷入动荡不安的局面，而且在人们的生理和心理上留下了严重的后遗症，随之出现精神性流行病。此起彼伏的瘟疫在欧洲还引发了鞭刑者运动、灭巫运动和迫害犹太人运动。"黑死病"让欧洲人坚信，《旧约》中所预言的末日审判即将到来，赎罪情结推动了鞭刑运动，成百万的欧洲人卷入自我鞭挞和自我戕害的浩大行列，成群结队半裸男女互相鞭答着，在乡镇附近走来走去。

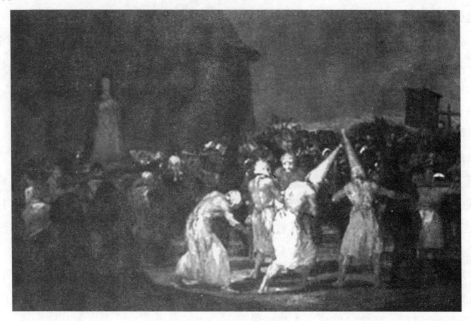

图 4 - 3　欧洲的鞭刑者运动

公元 1312 年有 3 万多儿童远途参谒圣墓，开始了集体精神错乱的所谓儿童十字军，没有一个能够最终到达目的地。人们同时认为，女巫们勾结魔鬼对牲畜施法是瘟疫产生的原因，这种谣言引发了漫长的虐杀"女巫"运动，大批"问题女人"在经历酷刑之后被烧死。当时还有种说法，疾病是由于水源中毒，并认为是麻风病人和犹太人所为，于是愤怒的群众常常会失去控制，审判烧死犹太人。成为自虐和他虐、被杀和他杀的集体歇斯底里。

当鼠疫无法遏制地在欧洲大陆横行时，中世纪的帷幕就此落下。医学领域，人们开始放弃信仰疗法，试用世俗的方法解决威胁人类生命的问题，急需研究抵制瘟疫的措施；政府颁布卫生法令和法规，严格规定城市生活的卫生准则，有效遏止疾病的传播。人类在被疾病和灾难肆虐的废墟上开始重建文明。

(二) 卫生检疫制度的建立

19 世纪以前，关于疫病传染的概念，几乎与疾病毫无直接关系。"疫病"或被认为是上帝迁怒于人间的罪人所致，或被认为是星象学上的变化所致，如黑死病是 1345 年 3 月 24 日土星、木星和火星会合的产物。

以四体液学说为基础的医学没有找到有效的措施来对付传染病。当时，博学的医生为了使弥漫鼠疫的空气清洁，劝民众使用强烈的臭味来"以毒攻毒"，让病人空着肚子在厕所间中，吸几个小时的臭气。主要的治疗术以芦荟丸畅通大便，用放血来减少血液，以焚火来消毒空气，以番泻叶和一些馥香之物舒通心胸，以杏仁丸剂不定期安神和气，以酸物来抵御腐败。对付脓肿用吸血器吸、刺割或烧灼，或者将脓肿破开，以治溃疡方式治疗，用无花果与洋葱混入酵母菌涂抹伤口。但最后证明这一切都无济于事。

1546 年一位内科医生在观察了 16 世纪侵袭意大利的梅毒、鼠疫和斑疹伤寒后，曾为"传染病"下了个科学的定义："由感觉不到的颗粒的感染所引起的某种极其精确地相似的腐坏"。但是，尽管 17 世纪，显微镜的发明已经能观察到肉眼看不见的物质，但用微生物理论解释传染病传染和流行是通过微小疾病"种子"进行传染的思想，到了 19 世纪才为医学界所重视。

1374 年威尼斯首先颁布对所有来往客商，无论是已受传染的或有感染嫌疑的一律不准进城。1377 年，在亚得里亚海东岸的拉古萨共和国颁布对海员的管理规则，在距离城市和海港相当远的地方，指定为登陆之所，所有被疑为鼠疫传染者，须要空气新鲜阳光充足的环境里停留 30 天才准入境，这种办法被称为 Trentina，后来担心 30 天不够，根据圣经和炼金术家的记载，40 天为一个哲学月，会出现奇迹，于是又延长至 40 天，称为四旬斋（Quarantenaria），这也就我们现代通用有的名词：海港检疫。1383 年，马赛特设海港检疫站。1863 年在中国成立海关医务所，由传教医生担当海关医务官，负责对港口进出的船只作传染病和流行的检查，1890 年代，广州香港爆发鼠疫，《海关医报》刊载了各地对鼠疫流行、传播和疫情的报告。

从 11 世纪开始，欧洲教会专设的隔离院收容麻风病人和黑死病人，病患者被安顿在城外指定的地方，实行隔离。这一收容隔离机构逐步演化为疗养和治疗场所，此为"医院"的雏形。

疾病可能是由于不健康的生活方式和社会行为方式所导致的。这种思想大约是到了 18 世纪末 19 世纪初，才通过人们反复的实践经验而共同觉悟和普遍传播开来的。这一时期，由政府立法和管理的公共卫生开始大规模有组织地实施，向民众普及预防医学和公共卫生知识，改善城市规划，倡导良好的生活方式，对流行病加以预防的思想开始深入人心。由国家管理医学知识和技术，医生的社会地位和待遇得到提高，医生成为倍受尊敬的职业，担负起国家的公共卫生责任。

【小结】

中国宋金元医学上承晋唐医学的衣钵，出现了医学史上空前繁荣的局面，国家重视医药卫生事业，在整理"官修药典"、"官修方书"、创立国家药局等方面所取得的成就成为当时医学领域中尤为突出之处。医学各科的长足进步和金元医家的学术创新具有划时代意义。

14世纪初，整个欧洲大陆进入饥荒、战争和瘟疫流行等各种灾难频仍时期。当时，被人们喻为"死神"的鼠疫，不仅给人们的生理和心理上留下了严重的后遗症，还使欧洲随之引发了鞭刑者运动、灭巫运动和迫害犹太人运动等精神性流行病。"黑死病"让欧洲人坚信，《旧约》中所预言的末日审判即将到来，赎罪情结推动了鞭刑者运动。以四体液为基础的医学在肆虐的疫病面前束手无策。当鼠疫无法遏制地在欧洲大陆横行时，中世纪的帷幕就此落下了。医学领域，人们开始放弃信仰疗法，试图使用世俗的方法解决威胁人类生命的问题，急需研究和制定抵制瘟疫的措施。当时的政府颁布卫生法令和法规，严格规定城市生活的卫生准则，有效地遏止了疾病的传播，使人类在被疾病和灾难肆虐的黑暗中看到了重建医药卫生文明的曙光。

相比而言，在中国唐宋时代的许多医学古籍，如《诸病源候论》、《千金方》、《外台秘要》、《素问遗篇·刺法论》等著作中就记载有不少针对当时的"疫病"、"天行"等流行病的养生保健和治疗方法。足见，中医学能够依据其经典理论体系因时制宜地制定相应的方案，并且不失时机地解决当时出现的现实问题。

 思考题

1. 中国宋金元时期在《伤寒论》的研究方面有哪些成就？

2. 中国宋金元时期方药学有哪些成就和创新？

3. 举例说明中国宋元时期病因学、诊断学和解剖学方面的发展。

4. 宋金元时期在针灸科、妇科、儿科、外科、伤科方面有哪些著名的著作？

5. "金元四大家"是哪四位医家，他们各有什么医学观点及治疗特色？

6. 欧洲中世纪流行病引起了哪些卫生制度上的变革？

第五章　明清医学的总结与西方医学的革命

明初至清鸦片战争前，是中国封建社会后期阶段。国家较长时期统一稳定，封建经济高度发展，文化科学取得多方面成就，推动中医学发展。

明代初期，朝廷采取了一系列发展生产力的措施，如奖励恳荒，永为己业等，促进了农业经济的发展。随着的农产品和手工业的商品化，商品经济高度发展，明代中期以后，出现资本主义的萌芽。长江三角洲地区及南方形成了一批行业集中的工商业城镇，如棉业的朱泾镇、丝业的南浔镇、瓷业的景德镇等。明代造纸业和印刷术的进步，为医书的大量刊刻，尤其是大型医书的印刷创造了条件。

清朝取代明朝政权以后，经过清代前期的休养生息，出现"康乾盛世"，社会稳定繁荣。江南地区的经济发展更为迅速，更兼人文荟萃，成为医学交流和成就最为突出的地区，丹溪之学、新安医学成为全国有重要影响的学术流派。乾隆以后全国人口迅猛增加，促进了人口的流动和城镇人口的集中，这既为医学的发展和需求提供了基础，也为疾病的流行提供了条件。

明清时期，儒学一统天下。朱元璋多次诏示"一宗朱子之学，令学者非五经孔孟之书不读，非濂洛关闽之学不讲"（陈鼎《东林列传》卷二）。儒学以尊经崇古为传统，著书立说不越四书五经范畴。影响到中医学，即如徐大椿所说"儒者不能舍至圣书求道，医者岂能外仲师之书以治疗？"造成明清时期中医理论著作，多以对《内经》、《伤寒论》的注释发挥作为主要形式。清统治者为加强思想控制，屡兴文字狱，迫使文人皓首穷经，终日"沉潜诸经"，史称"乾嘉学派"，给中医经典著作的注释发挥提供了学术条件。明末清初西方科学技术随传教士进入中国，一些有识之士开始接受和介绍西方科学文化知识。其后，清政府闭关锁国，阻碍了外来文化的传播。

明清中医学承袭宋金元发展的基础，兼之社会发展对医学的推动，名医辈出，医学著作如雨后春笋，迅猛增加。基础理论和临床各科进一步丰富和成熟，进入全面系统的总结阶段。不少学科产生了一批高质量的综合性巨著和集古代中医学大成的著作，成为我国古代中医学术发展的高峰。如《本草纲目》、《普济方》、《景岳全书》、《证治准绳》、《外科正宗》、《针灸大成》等。

明清疫病的数次大流行，促进医家在宋金元医家对热性病认识的基础上取得突破性进展，继明末吴有性对温病病因和发病特点治疗原则的开拓，清代叶、薛、吴、王建立了系统的温病学体系，使温病脱离伤寒而独立，成为明清乃至中医学发展史上最重大的成就。对天花流行的认识和人痘接种术的发明，是明清中医学又一突出成就，也是中国对世界医学的重要贡献，它开创了人类预防天花的新纪元。

明清医学上承金元余绪，学派之间论争激烈，或主寒凉或倡温补，代有兴衰。明早期丹溪之学盛行，医家喜用寒凉。丹溪学派名家辈出，使苦寒凉润盛极一时，直到明代中期，前后持续约三百年。明代中晚期，为补偏救弊，温补学派兴起。汪机酷好参芪，薛己补气温阳，至张景岳强调阳气，赵献可、孙一奎力主命门，温补肾命终成气候。清代徐大椿著《医贯砭》，陈修园撰《景岳新方砭》，抨击温补学说，虽有意气、偏激之嫌，但对扭转滥用温补的世风，提高中医辨证水平，也产生了积极影响。

在明代医家热衷于全面总结，医书内容越来越多的同时，医学著作简约化倾向也日益显现，这是日益增长的社会需求带来的医学普及热潮，于是由博返约的分类节要性经典读物，简明实用、明白晓畅的综合性医书，启蒙入门的药性汤头歌括大行其市，成为明清医学发展的又一特点。

与中国社会缓慢发展相比，15世纪以后，西方世界进入一个巨大变化的历史阶段，在封建社会内部孕育了资本主义的萌芽。当时中国的火药、指南针和造纸术已传至欧洲，对欧洲文艺复兴起到推动作用。1453年土耳其人占领君士坦丁堡，东罗马帝国覆灭，大批学者携带希腊文化遗产向西方迁移。这些希腊文化被广泛地用作反抗教会的思想武器。15世纪末和16世纪初，哥伦布发现美洲，麦哲伦实现环球航行，地理知识扩大为资产阶级开拓了市场，促进了资本主义的发展。

文艺复兴的时代特征主要有两点：一是古代文化的复兴，人们希望从希腊、罗马留存下的宝藏中吸取养料；另一是个性的复活，尤其表现在对人体和艺术的重新重视，并渴望思想自由和言论自由。

近代资产阶级文化首先是从意大利发展起来的，其后荷兰、英国、法国、德国也相继发生文艺复兴运动。文艺复兴时代的代表人物与中世纪的封建教会统治作了积极斗争，他们肯定人生快乐，推崇个性，主张以个人为中心，反对封建的文化和宗教的统治。历史上把这种文化上的新派别称为"人文主义"。文艺复兴时代人文主义的思想对各种文化都起到重要作用，对医学的影响更大。

在随后的两百多年里，由于实验观察与数量分析方法的引入，促进了基础医学的发展。哈维发现的血液循环说是17世纪生命科学最突出的成就。显微镜的发明和应用、医学理论上三个学派的争鸣，以及其他方面的进步都为近代医学发展奠定了重要基础。17、18世纪，在机械唯物主义思想的影响下，西医学抛弃了四体液病理学说，建立了器官病理学的新理论体系。此外，随着工业化和都市化进程，公共卫生和社会医学问题也开始引起了人们的重视，牛痘接种法的发明成为现代预防医学兴起的重要标志之一。

第一节　医药文献的整理研究

中医学发展至明清时期，由于其学术本身特殊的传承特点，加之儒学"述而不作"的影响，医学理论及临床经验积累的日益丰富，先儒后医的医家大量增加，一些数代世医临症经验总结成书，印刷造纸术的进步，商品经济的发展，明代乐于刻书的社会风气等因素，医学著作数量较前代大幅度增加，医书的内容日趋丰富，大型综合性著作、类书、全书、丛书等数十万乃至上百万字的著述屡见不鲜。其中最显著的特点表现为中医学术的总结集成。

此期多数大型医书以民间私家刻本（或有官宦资助）为主，仅少量为官刻官修御纂，与宋代重要医书以官刻官修为主迥然不同。以个人之力，穷数十年之功，成一家之言，正反映了医学发展的社会需要和医家孜孜不懈地追求，以及中医学术的总结发展等新倾向。医书每证往往先集《内》《难》、仲景之说以立论，撷唐宋金元诸家之说，最后参以己见。内容全面系统，带有明显的总结集成特色，成为明清中医学术繁荣和成熟的重要标志。

一、大型方书与综合性医著

明清医家综合性医书与唐宋的大型方书偏重方药积累有所不同，也与金元医家主要阐述个人学术见解及经验的著作有别，书中大多囊括中医学从基础理论到临床各科的主要内容，其中内科杂病和临床各科的治疗占有重要地位。

《普济方》（公元1390年）为我国古代现存最大的一部方书。朱元璋第五子周定王朱橚组织编辑，由教授滕硕、长史刘醇等参与编辑考订而成。刊于永乐四年（公元1406年），原作168卷，《四库全书》改为426卷。共分为2175类，718法，收方61739首，239图。保存了大量古代医学文献。总论有方脉、药性、五运六气、脏腑等。各论脏腑中按人体各部位分述症候，伤寒之后是临床各科。集明初以前方书之大成，《四库总目提要》谓其"采摭繁富，编次详析，自古经方，无更骸备于斯书矣"。全书有论有方，治法多样，汤药之外，兼及针灸、按摩诸法。但因过于浩繁，不易检阅，传世刻本极少，使其历史作用受到影响。

《六科证治准绳》（公元1602～1608年）是以临床治疗为主的医学丛书。作者王肯堂（公元1549～1613年），字宇泰，号损庵，自号念西居士。金坛（今属江苏）人。17岁因母病锐意学医，后遵父意攻举子业，万历七年中举，万历十七年中进士，从此步入仕途。万历二十年称病辞官，潜心医学，《六科证治准绳》即主要完成于这一时期，共分为杂病、类方、伤寒、女科、幼科、疡医共六科。全书以脉、因、证、治为纲，且"言证独详"，乃治疗之准绳，故名。书中每门前列总论，然后分证列述。每一病证先综述历代医家治验，然后再阐明作者见解。具有论述精辟，治法详备，切于实用，"博而不杂，详而有要，于寒温攻补无所偏主"的特点。书中每先引《内经》以下历代医学名著内容，再参以作者心得发挥，其内容主要是对各家观点的总结述评，多折衷平允之论。缺少个人的辨证治疗特点是其不足。全书收罗繁富，条理分明，在明清医学发展史上有较重要的学术地位。

《景岳全书》（公元1636年）是明代学术特色鲜明的医学全书。作者张介宾（约公元 1563～1640 年），字景岳，又字会卿，号通一子，浙江山阴（今属绍兴）人。少年时随父入京，曾学医于金英。青年时从戎幕府，中年后再度"肆力于轩岐"。《景岳全书》是其晚年力作。内容涉及中医基础理论、诊断治法、临床各科、本草方剂等多方面内容。作者博采前人精义，时有卓识独见，自成一家之言。每门之下，首列《内经》《难经》《伤寒论》等经典著作论述；次为论证，多引前贤诸说阐述病因病机；再次为论治，据辨证介绍不同的治疗方法，辨证中张氏重视八纲辨证，特别是对属虚属实及虚寒证的辨治；最后附方或针灸穴位，不少病证附有医案。张氏学术上反对刘完素、朱丹溪寒凉攻伐，针对丹溪"阳常有余，阴常不足"之说，提出"阳非有余"、"真阴不足"、"虚多实少"等论点，以温补为宗，所创制方药也多以温补肾阳为特色，故后世推其为温补派的代表医家。他通晓易理，对《内经》的研究尤深，为文雄健善辩，在内科杂病的辨治上颇多新见，如中风"本皆内伤……原非外感风寒所致"，强调辨证要点在病之浅深虚实及中经中脏之别。书中《新方八阵》载方 186 首，为极有心得的经验方，如著名的左归、右归丸，大补元煎，金水六君煎，玉女煎等。张氏最善用人参、附子、熟地、大黄，方中多以此四味药为主，其中以甘温濡润熟地为多，故后人称之为"张熟地"。

《医宗金鉴》是由清政府组织编修的大型医学丛书。清太医院判吴谦奉旨"御纂"，吴谦任总修官，选精通医学兼通文理者多人共纂于乾隆四年至七年（公元 1739～1742 年）。有伤寒、金匮、临床各科心法等 15 种，伤寒和临床各科"心法要诀"为全书精华所在。由于吴氏崇尚仲景学说，故伤寒、金匮所占比例较大，并列于全书卷端，共据 20 余家著述加以订正，且原文逐条校注。编者立论平正，较少偏执。全书较系统地反映了中医学术体系，又注重临床，便于初学，是具有教材性质的普及性医学丛书。也是清代民间习读者较多、影响较大、长盛不衰的一部医学书籍。

《古今图书集成》（公元 1726 年）是清政府诏修的现存规模最大、体例较为完善的类书，其中《医部全录》隶于此书"博物汇编·艺术典"下之"医部汇考"，共 520卷。约 950 万字，分类辑录自《内经》至清初 120 余种医学文献，内容包括医学理论、各科病证、方剂药物、医史传记等，是迄今类书中收录医书最多者。所引文献均标明书目、篇目和作者，便于查对原书，是其一大特点。

此外，徐春甫《古今医统大全》、吴勉学《古今医统正脉全书》等均属此类，于此可见，明清总结性的综合性著作不仅数量众多、篇幅巨大，更有体裁各异、论述精辟、集中反映多门学科的学术内容、在中医学史上有着重要学术地位等特点。

朝鲜李朝重视中国医书的整理研究和中医学"乡药化"的事业，这一时期金礼蒙等编撰的《医方类聚》（公元 1445 年）和许浚等编撰《东医宝鉴》（公元 1610 年）等均以朝鲜化为目的，但中医文献是编写的重要基础，因此保存了不少中国国内已失传但有重要价值的中医学著作。《医方类聚》和《东医宝鉴》均属内容丰富的综合性医学巨著，很快在中国和日本流传，产生重要影响。

越南也广泛应用中医药，在 15 世纪以前，常采用中国的原版医书，之后也开始出现自编的中医著作。如越南黎朝宰相之子黎有卓，编成了《海上医宗心领全帙》66 卷（公元 1770 年），有较高的学术价值。明清以后不少中国人到东南亚贸易或定居，也向当地传播了中医药知识。

二、经典的注释与研究

《内经》《伤寒论》是中医学术渊源，历代医家莫不由此出发立论。对其内容的注释阐发研究，就《内经》而论，唐代之后，明清形成高潮，就《伤寒论》而言，两宋以降，明清最为兴盛。这和当时尊经复古思潮的影响有很大关系。它客观上推动了对中医经典著作的研究。形成了明清《内经》《伤寒论》《神农本草经》研究的高潮。其中《伤寒论》的研究十分活跃，不同流派医家各有主张。或持"错简"说，或主"悉依旧本"，或以方类证。从不同角度去认识理解该书，并将伤寒的治则引入杂病的治疗，使《伤寒论》的理论研究和临床应用得到进一步深入。

（一）《内经》的注释研究

注释发挥历来是医家整理经典著作的基本方法。金元医家注重临床，故唐代王冰注《内经》之后，只有宋代三次校勘《素问》，而至明清，伴随尊经医家的增多，注释《内经》的著作成批产生，与此同时分类研究成为新的特色。不少医家注释发挥《内经》时注意结合临床进行阐述，使这一时期基础理论研究增加了临床实用的色彩。

张景岳《类经》（公元 1624 年）是现存全部类分《素问》《灵枢》最完整的一部大型著作。景岳将《内经》原文全部拆散，重新归纳分为摄生、阴阳、藏象、脉色、经络、标本、气味、论治、疾病、针刺、运气、会通共十二大类，三百九十篇，共三十二卷。原文下详加注释，并注明原篇名。《内经》的学术体系未因分类支离，反而使内容更加集中，成为现存分类注释研究《内经》内容最为完整，对后世影响最大的著作。张氏学识渊博，注疏时综合运用音韵、训诂、易理、天文、地理、史学、道家、儒学等多学科知识，并结合其学术见解和临床心得加以阐发。故该书注释义理周详，晓畅深入。此外，书中还附有"病有真假辨"等专论 16 篇，更充分体现了景岳的学术思想和诊治特色。《类经图翼》《类经附翼》（公元 1624 年）为《类经》续编，景岳编撰《类经》时，对其中意义深刻，不能尽意者，另详以图，再加翼说，成此两书。

明马莳《黄帝内经灵枢注证发微》（公元 1586 年）是现存《灵枢》最早的全注本。学者普遍认为，所注《素问》少有建树，而对《灵枢》多有创见，即汪昂所评"其疏通经络穴道颇为详明，可谓有功后学"（《素问灵枢类纂约注·凡例》）

清张志聪《黄帝内经素问集注》、《黄帝内经灵枢集注》（公元 1672 年）是他会同同学、门人数十人，历时五年，在集体讨论的基础上而成。论理较详，切近临床。本书之论多抒己见，即作者标榜的"前人咳唾，概所无袭"之意。张氏为复古派干将，故两书注释特点是以经释经。但不善考校，随文串解处不少。

(二)《伤寒论》的注释研究

明清有关《伤寒论》研究空前活跃。不仅著述增加，学派纷呈，争鸣激烈，而且研究的内容也扩展到原文编次，以方类证，分经审证、按法类证等如何更好地认识六经、治法、脉证、用方等《伤寒论》的一些关键问题上，对临床医家更好地学习和运用《伤寒论》有了新的创新和拓展。其影响甚至远及国外，仅日本医家有关《伤寒论》的著述即达40余种。

错简重订说 明代以前，学者较注意《伤寒论》在临床的实际应用，以阐发心得或随文诠释为主，无意原文篇章编次等细节。明方有执研究《伤寒论》别开生面，首倡重编整理之风。方有执（公元1523～1593年）沉潜《伤寒论》20余年，编成《伤寒论条辨》（公元1589年）。方氏怀疑原书编次被王叔和"颠倒错乱"，于是将书中某些篇章删削、调整、重订整理。其主张别出心裁，后世褒贬不一，争论激烈。宗方氏"错简"说的有明末清初名医喻昌（公元1585～约1664年）。他在方氏纲目学的基础上，著《尚论篇》（公元1648年）。提出"三纲鼎立"说及桂枝、麻黄、大青龙三法统领伤寒诸病治法大纲的见解。其后清代医家张璐、黄元御、吴仪洛、周扬俊等续加发挥。虽然《伤寒论》"今非古是"说有很大的主观因素，"错简"说实质上是明清尊经复古之风的产物，但它以尊仲景为名，行宣扬自己的学术主张之实，对推动《伤寒论》研究的实际社会效果是应该肯定的。

反对"错简"说 "错简"之说难以服众，反对者很快接踵而至，明末清初杭州张遂辰师徒呼声甚高。张遂辰（约公元1589～1668年），字卿子，号相期，又号西农老人，原籍安徽歙县，后迁居杭州，因病习医，后以医自给。张氏主张《伤寒论》应"悉依旧本"，"不敢去取"。《张卿子伤寒论》（公元1644年）以成无己原本为基础，再参诸家注释，增以己见而成。张氏弟子张志聪，张锡驹遵从师说，主张维护原有编次。张志聪著《伤寒论宗印》、《伤寒论纲目》，其弟子续纂《伤寒论集注》（公元1683年），主张对原本应"至当不移"，并反对喻昌三纲鼎立之说。张锡驹《伤寒论直解》（公元1712年），认为原本是"医中诸书之《语》《孟》也"尊经之态跃然纸上。钱塘诸张"悉依旧本"的主张得到清代陈修园的响应，陈氏承张志聪对原文所划分的章节，主张分经审证。

以方类证 除上述两派外，一些医家不屑于在原文编次问题上纠缠争论，他们另辟新径，提出从方证角度研究运用《伤寒论》，使之更加切合医家临床使用需要。

清初医家柯琴，字韵伯。撰有《伤寒论注》《伤寒论翼》《伤寒附翼》三书，合而为《伤寒来苏集》（约公元1674年）。他在评说前代伤寒注家的基础上，以方为纲，归纳脉证。徐大椿"不类经而类方"，撰《伤寒类方》，将113方分作13类，以麻桂等主方命名，方下述证治条文。

除以上三类外，其他诸家或偏于注，或偏于临床治疗阐述发挥，或偏于普及启蒙，掀起了明清《伤寒论》研究诸家蜂起，各有主张的高潮。诸家论说的实质是希望找到一种提纲挈领地学习和应用《伤寒论》的方法，对《伤寒论》的普及和多途径的研究产生了积极的推动作用。

(三)《神农本草经》的辑佚及研究

与明末清初中医文献研究中尊经复古风气相呼应，本草学著作中集中产生了一批辑复注疏研究阐发《神农本草经》的著作。以辑本而论，卢复所辑《神农本经》是现存《神农本草经》的最早辑本。康熙年间过孟起辑有《本草经》。嘉庆年间经学家孙星衍辑录的《神农本草经》是现存最好的辑复本。其他研究阐发《本经》类的著作更多，成就也大。他们以阐发《本经》药物疗效为着眼点，企图为药学发展找到最根本的学术基础。

三、《本草纲目》与明清药物学

本草学与明代其他学科一样，前中期发展缓慢，有影响的著作不多，总体数量也不过 40 余种，以临床实用本草和药性歌诀为主，万历时期，李时珍的《本草纲目》问世，一扫明代前中期平淡局面，成为北宋《证类本草》500 年来最有影响的综合性本草著作，这是明清本草史最为浓重的一笔，也是我国古代本草学颠峰之作。

(一)《本草纲目》及《本草纲目拾遗》

李时珍《本草纲目》是我国古代最伟大的药学著作，该书集前代本草学之大成，分类科学、内容丰富，在世界科技史上占有重要地位。李时珍（公元 1518～1593 年），字东壁，号濒湖，湖北蕲春人。出身于世医之家，自幼习儒，14 岁中秀才，后科考不第，致力于医药。从嘉靖三十一年（公元 1552 年）到万历六年（公元 1578 年），历时 27 年，三易其稿，撰成《本草纲目》52 卷。《本草纲目》成就的取得，是李时珍数十年孜孜以求的结果，如果没有他在自己学识与经验最为成熟的后半生的不懈追求，就不可能有这部举世瞩目之作的诞生。远大的志向和决心，是他事业成功最重要的基础，也是他留给我们最宝贵的启示。李时珍是一位是伟大的药学家，同时也是著名的医生，除《本草纲目》外，他还著有《濒湖脉学》（公元 1564 年）、《奇经八脉考》（公元 1572 年）等著作。

《本草纲目》的主要成就包括以下几方面。

（1）集明以前药物学之大成《本草纲目》以《证类本草》为蓝本，全书共收载药物 1892 种，其中 1479 种是将《证类本草》药物剪繁去复而成。另有 374 种系李时珍新增。他搜罗药物"不厌详悉"，"书考八百余家"，通过亲自采访和考察，补充了许多新的药物资料。因此，该书内容极为丰富，是古代本草学集大成之作。清代的很多本草著作资料皆源于本书。

（2）先进的药物分类 众多的药物如无科学的分类方法统领，将漫无头绪。李时珍按"物以类聚、目随纲举"的原则将药物用自然属性归纳，即"水、火、土、金石、草、谷、菜、果、木、服器、虫、鳞、介、禽、兽、人"共 16 部为纲，各部之下又再分为若干类，其排列原则是"从微至巨"，"从贱至贵"，建立了古代先进的药物分类体系。书中对药物设立体系也进行了革新，以物种作为药物条目总纲，如标桑为纲，桑根白皮、皮中白汁、桑椹、桑叶、桑枝、桑柴灰等俱为目。纲目体系贯穿全书。

（3）科学论述药物知识 李时珍不仅从文献中收集资料，更重要的是深入实际考察验证。其足迹曾远达湖南、广东、河北、河南、江西、江苏、安徽等地。并向药农、野老、樵夫、猎人、渔民求教，多方面获取知识，以"绳缪补遗"。这是《本草纲目》和《证类本草》最大的区别，作者自己的新发现新经验和新见解是《本草纲目》成功的一个重要原因。

《本草纲目》中对药物的记述，包括药物的名称、产地、品种、形态、炮制、性味、功效、主治等。尤其是"发明"一项着重探讨药性疗效及用药要点，主要是李时珍本人对药物观察、研究以及实际应用的理论阐述和经验总结。书中对药物品种考订，议论精详。如实为两药而混为一物的葳蕤与女萎，本为一物误为两药的南星与虎掌等。

（4）丰富的自然科学资料《本草纲目》不仅对药物学有巨大贡献，还反映了不少医学、以及与药物的形态、生态环境相关的自然科学知识。其中包括环境对生物的影响，遗传与相关变异现象等。李时珍是一位医生，他通过论药和用药，阐发自己的医学见解和临床用药经验，并进而推导药物疗效的机理，如"脑为元神之府"等新观点。

《本草纲目》的问世，将明代本草学推到了前所未有的高峰。明末以后，随着其多次刊行，影响越来越大。17世纪，波兰人卜弥格（P. MichaelBoym，公元1612～1659年）曾来中国，他用拉丁文写出《中国植物志》（公元1656年）在维也纳出版，此书实际是《本草纲目》的节本，是目前所知向西方介绍中国本草学的最早文献。但卷帙浩繁，不便临床医家普及使用，其后本草著作便围绕此书进行补遗、节要、改编。该书不足之处是引文资料有改易等不严谨之处。

清代赵学敏《本草纲目拾遗》是继《本草纲目》之后的一本重要本草著作。赵学敏（约公元1719～1805年），字恕轩，号依吉，乳名利济，钱塘（今杭州）人。家中收藏有多种医书，种植多种药材。他自幼"性好博览"，"间亦涉医"，逐渐对医学产生兴趣，遂放弃科考矢志医学。积近40年之力，查阅了600余种文献，采访200余人，并亲自栽种药物，于1765年编成此书初稿。全书正品716种，属《本草纲目》未载或叙述不清者，附品205种。从增加新药种类数量而言，可居历代本草之冠。该书以浙江地区药物为主，也旁及边远地

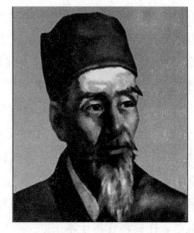

图5-1 李时珍

区，沿海、国外药物。但由于该书所载多为草药，内容简单，少有论述，对临床医家影响有限。

（二）药学理论的阐发

明末缪希雍《本草经疏》（约公元 1622 年）是明清影响很大的药学著作。载药达 490 种，书中缪氏个人见解主要通过"疏"、"主治参互"、"简误"表达。该书重点在阐发药学理论，多本《内经》《本经》理论引出新见，注重《本经》等早期药学经典著作的理论阐释，总结了不少用药理论经验，开一时之风气。至清代则愈演愈烈，形成了一个以《本经》为药学研究基础的学派。此类书籍大多载药仅 100 余种，常结合仲景用药遣方讨论，如黄元御、陈修园、邹澍等，对《本经》以外的药物和宋代以后的药学"多置而弗论"，仅张璐等个别"并采诸家治法"。

第二节　临证医学的发展

明清临证医学的发展，首先表现为对丹溪之学的承袭和发扬。丹溪学派入室弟子有赵道震、赵良本、赵良仁、戴思恭父子叔侄、楼英、王履、徐彦纯、刘叔渊等十余人，私淑弟子有虞抟、王纶、汪机等。一时名家荟萃，丹溪之学很快风靡全国，前后延续三百余年，以致不少医家滥用苦寒。明代中晚期孙一奎、赵献可、张景岳等力倡温补，清代徐灵胎、陈修园等又对滥用温补予以批判，于此可见明清学术的争鸣和活跃。

其次，明清临证医学对一些疑难病症的认识和治疗有了新的突破。如对"胃痛"与"心痛"等的鉴别，特别是对一些新出现和当时流行的传染病，如梅毒、麻风、"痨瘵"等疾病的认识和诊疗上积累了丰富的经验，并撰有多种虚损性疾病的专著，综合性医书中也有对虚损疾病较有心得者，如吴澄《不居集》。并对出血及瘀血类病证的治疗方法和专方进行了较为系统地总结。

第三，病案在明清临证医著中得到越来越多的应用，医案格式的规范对于医家总结经验的作用得到更大的发挥，并进而形成了一种专门的文献类别。

第四，望、闻、问、切四诊更为全面均衡地发展。过去只重望色与诊脉的现象得到扭转，有关问诊、闻诊的专论和望诊专著有了较大的增加，舌诊随着温病学的发展，在临床上更加受到重视。医家普遍强调四诊合参的重要性。

第五，不少医家重视八纲辨证的作用，尽管早期提法有所不同，但所指内容都不出"阴阳、表里、寒热、虚实"，如明初楼英在《医学纲目》中明确提出诊病必先分气血、表里、上下、脏腑之分野，再查虚实寒热的辨证二步。张三锡《伤寒六要》提出阴阳、表里、寒热、虚实辨证八法。随后王执中《东垣先生伤寒正脉》，方隅《医林绳墨·伤寒》、龚廷贤《万病回春》、张介宾《景岳全书》、孙一奎《赤水玄珠全集》、程钟龄《医学心悟》、以及外科王惟德《外科证治全生集》都对八纲辨证有重要贡献。其中尤以《景岳全书》中运用较多，《医学心悟》使之更加普及。

一、内科

明清时期内科学得到空前的发展，有成就的医家和重要医学著作的数量大大超过前代。医家论及内科病症时，较少门户之见，对前代医家成就能兼收并蓄，再参以个人经验。这一时期总结性著作较多，单纯阐发个人见解的内容反而不突出。另一引人注目的现象是以普及为特色的著作较多，如明·李梃《医学入门》、清·程钟龄《医学心悟》等。

（一）综合性医书

明清内科除部分专著及专病医书外不少与综合性医书兼容。这一时期内科学的内容很多见于综合性医书之中，与内科作为临床各科的主体，医书内容广泛，及这一时期临证医家多兼擅各科有关，如薛己初为疡医，后以内科名世，兼通外、妇、儿各科。

楼英《医学纲目》（公元 1396 年）是明初与临床有关的综合性医书。楼英（公元 1332～1400 年），字全善，浙江萧山人。《医学纲目》全书 40 卷，分为 11 部。内容包括阴阳脏腑、各科病证诊治、针灸、调摄以及运气占候等。其中 19 卷近全书半数主要论述内科杂病，楼英首创以阴阳脏腑为纲，不同脏腑所属疾病为目，形成不同层次的分类编排，这一纲举目张的编排方法改变了此前医家著作主要以病证为纲，脏腑与病证混杂于同一层次之中的状况。书中辨证强调脏腑病机。同时保存了不少明初以前的珍贵医学文献资料，且引用前代文献较为严谨，凡有衍文、错简等，详加考辨，故具有很高的文献价值。《中国医学大成》评价此书说"实为医学类书中之最有法度者"。

孙一奎《赤水玄珠全集》（公元 1573 年）包括《赤水玄珠》30 卷、《医旨绪余》2 卷、《孙氏医案》5 卷。孙一奎（公元 1522～1619 年），字文垣，别号生生子。安徽休宁人。生活于嘉靖万历年间。自幼聪颖好学。曾远历湘赣江浙等地，访师求贤，广询博采。治病屡起沉疴。学术上崇儒道而参易理，倡命门动气三焦相火说，偏重温补。《赤水玄珠》系孙氏历经 30 余年勤求博采，参阅经史 93 种，医书 182 种编辑而成。此书将中医各科疾病分为 72 门，其中内科杂病共 67 门。其论首以"明证"为主，每病先列古今各家之说，再附己意，评论短长，指摘得失。孙氏对内科病名中前代较为混淆的癫、狂、痫、噎膈、反胃等进行了区别。有"出独见而著医绪，辑试方而成玄珠"之誉。《孙氏医案》"大都巧发而奇中"。孙氏治杂病多师法丹溪，但对丹溪学说的偏颇之处也有批评，对东垣的脾胃学说甚为心折，如对虚损的治疗强调"最吃紧功夫，只在保护脾胃为上"，实为各家学术兼收并蓄。《医旨绪论》中谓"仲景不徒以伤寒擅长，守真不独以治火要誉，戴人不当以攻击蒙讥，东垣不专以内伤树绩，阳有余，阴不足之潭，不可以疵丹溪，而撄宁生之长技，亦将与诸公并称不朽。"《四库全书总目提要》称此说为"千古持平之论"。

（二）内科著述

明代承袭丹溪之学诸书有刘纯《玉机微义》（公元 1396 年），王纶《明医杂著》（公元 1502 年），虞抟《医学正传》（公元 1515 年），方广辑编《丹溪心法附余》（公元 1536 年）等多种。

《明医杂著》（公元 1502 年）主要集王纶医学杂论及各科证治心得而成。王氏学宗丹溪，但主张"宜专主《内经》而博观乎四子（仲景、河间、东垣、丹溪）"，提出著名的"外感法仲景，内伤法东垣，热病用河间，杂病用丹溪"之说。对丹溪气、血、痰、郁说尤为推崇，总结提出气病四君、血病四物、痰病二陈、郁证越鞠为治病用药之大要。

薛己《内科摘要》（公元 1529 年）是我国第一部以内科命名的医书。薛己（公元 1487~1559 年）字新甫，号立斋，江苏吴县人，为名医薛铠之子。幼承庭训习医，初为疡医，后以内科驰名，兼通内、外、妇、儿诸科。正德初年补为太医院院士，九年擢太医院御医，十四年授南京太医院院判。嘉靖九年（公元 1530 年）以奉政大夫南京太医院院使致仕归里，一生著述甚多，如《外科枢要》《疬疡机要》《正体类要》《保婴粹要》《口齿类要》等。《内科摘要》系以医话体例写成的诊治内科杂病的病案经验实录。治疗内伤杂病多从病机着手，病案以病机分类，不似通常医书以病名分类。薛氏推崇李东垣，临证喜用补中益气汤加减化裁，温补脾胃，同时遥承王冰、钱乙之学，重视肾脏的作用，脾肾合治，水火并补，故常以六味丸壮水，以八味丸益火，力主温补脾肾为养生及治疗所必需，医案中许多病例或朝服补脾剂，夕服补肾剂，或反之或脾肾补剂同服。确立了温补学派的学术思想基础。诸书中病案地位特殊，是反映作者临证理、法、方、药的重要记录。

（三）虚劳血证

在明清内科专病治疗上，于虚劳、瘵瘵论治者最多，两者慢性迁延，多年不愈，属内科难治之证，故引起医家重视，出现一批反映不同医家经验的文献。有关论治最早可上溯元葛可久的《十药神书》，然其方论简而不备，故明清医家在此基础上补充发明。

明绮石《理虚元鉴》（约成书于明末）是虚劳诸书中影响较大者。对虚劳病因治疗有独到认识，即"六因"、"三本"（肺、脾、肾）、"二统"（阳虚统于脾、阴虚统于肺）之说，治法以清润见长。前人治疗虚劳，多从补脾肾着手，而对于肺之病机论述未详，本书独于肺之病机详加讨论，并提出"清金保肺"的治疗大法。

其他有《痰火点雪》，又名《红炉点雪》（约公元 1630 年）。系龚居中考校并汇辑《内经》以降诸家虚损论治精要，结合其临证心得撰写的瘵瘵专著。胡慎柔《慎柔五书》（约成书于公元 1636 年）。将虚损和瘵瘵区别，各立专篇论述。治则以益水、清金、降火为主，培补脾胃以甘淡为法。

清吴澄《不居集》提出虚瘵病因的外损学说，创立"解托"和"补托"二法，可谓别开生面。书中总结了治疗虚损证十法，对虚劳中常见的嗽、热、痰、血四大证论述尤详，成为现存内容最为丰富的有关虚损治疗的专书。

清代王清任《医林改错》（公元 1830 年）是其一生研究脏腑结构和血证治疗经验的总结，篇幅不大，却影响深远。王清任（公元 1768~1831 年），又名全任，字勋臣，直隶省玉田（今河北省玉田县）人。曾于北京行医，开设"知一堂"药铺，颇有医名。王氏在行医实践中，强调医学理论与临床实践的关系。认为医家"业医诊病，当先明脏腑"，对"古人脏腑论及所绘之图中，立言处处自相矛盾"的现象深有感触，"自恨著书不明脏腑，岂不是痴人说梦；治病不明脏腑，何异于盲子夜行"，为此，冲破因循守旧陋习，历尽艰辛，亲自到义冢、刑场中观察剖视尸体，了解人体脏腑结构，根据实际观察绘成与古书不同的脏腑图形，纠正过去有关人体结构的错误，弄清了肺、胃、肝、胆、胰管、大网膜、视神经等的位置和功能。对一些脏腑器官的功能结构，提出了新的认识，如创灵机记性在脑说。并在认识各器官功能的基础上，阐述气血贮藏和水谷运化输布体系。限于当时的历史条件，他对人体结构的认识不可能非常准确，难免存在不少错误，但他追求真理的求实精神，从方法论上突破了长期墨守成规的保守思路，给晚清中医沉闷呆滞的学术空气注入了新的活力。

王清任非常重视人体气血的作用，书中对血瘀所致的多种病症进行了详细论述，认为发烧、腹痛、失眠等多种症状都与瘀血有关，总结出60余种气虚证和50种血瘀证，并对中风先兆有详尽的记叙。治疗强调活血逐瘀，将活血化瘀药与理气药配伍，创立分部治疗血瘀证的方法，如通窍活血汤、血腑逐瘀汤、少腹逐瘀汤等名方。提出气虚血瘀致病病机，重用黄芪以补气，以大补元气兼以通络的补阳还五汤为主治疗半身不遂和痿证。此外，把活血化瘀与清热解毒、助阳、祛风、通经、散寒、养阴等类药物配伍，创立解毒活血、助阳活血、祛风活血诸方。由此活血化瘀治法得到医家的充分重视，为多种疑难病症的治疗开拓了新的思路，把该治法提高到前所未有的学术高度，使《医林改错》成为明清最具个人特色的医学著作之一。

（四）医案

我国西汉时期即有医案，如仓公诊籍。但此后医家尚未重视医案交流，所记诊疗病案较为简略。宋代许叔微《伤寒九十论》为最早的医家医案著作，载有许氏临床治疗案例90则。

明代医案著作渐多，成为人们总结经验教训、启迪辨证思路、提示治疗要点以及学习交流治疗心得体会的一种新的著作形式。著名者如汪机《石山医案》、孙一奎的《孙文垣医案》等。其中江瓘编辑的《名医类案》（公元1591年）开选编古人医案于一书的先河，影响较大。书中广辑明以前医药著作及其他文选中名医治验案例，按病证分为205门，以内科病案为主，兼及各科、主要选辑辨证精详、治法奇验者，每案载病人姓名、年龄、症状、诊断治疗等基本情况之外，于证、因、治为重点，案后间加按语，阐发分析，总结经验教训。

清代医案著作更多。医家的原始医案中叶天士的《临证指南医案》最为知名，每寥寥数语即画龙点睛，给人启迪。医家自撰医案如尤在泾《静香楼医案》、徐大椿的《洄溪医案》、薛雪《扫叶山庄医案》、程文圃《程杏轩医案》等，不下百余种，蔚然可观。有些则兼集前人医案而成，如魏之琇的《续名医类案》，俞震的《古今医案按》等。

二、外伤科

明清是我国外伤科的重要发展时期，出现多种外科专著和不同学术流派，在疾病的认识水平、辨证治疗方法及手术等方面，都有重要成就。现存古代外伤科文献主要集中于这一阶段，尤以清代为多，内容也更为丰富。这与明清外科医家增多，积累了更多的临床经验有关，也与外科疾病增加，备受医家重视，以及印刷术更易施行等有关。

此期外科学出现了多种不同学术流派，医家围绕疮疡脓肿是否切开引流、或仅用药物内治，或手术治疗等有激烈争论。不少医家反对刀针手术，主张保守治疗，强调疮疡外发，皆本于内，"知乎内，以求乎外"（汪机《外科理例》前序）。对外科治疗而言，实质上有回避矛盾，学术上的保守之嫌。但将内科辨证治法方药更多地用于外科，使外科的内治方法尤其是内消之法在这一时期得到前所未有的发展，客观上对外科内治水平也有促进和提高。如汪机、陈士铎、王洪绪、高秉钧等，他们对痈疽的病理、辨治的认识进一步提高，尤其是用温药内托以治寒疽等法较此前有所补充。医家中开明者如陈实功、王肯堂、申拱辰、祁坤、顾世澄等主张内治及手术并重，他们对多种外科手术及外用丹药的经验和成就，为外科学的发展作出了重要贡献，也使丹药的炼制和外用更进一步推广。由于麻风、梅毒等外科传染病的流行，医家对其认识进一步提高，产生了研究这两种疾病最早的专书。

（一）内外兼治

陈实功是明代晚期力主内外兼治的代表医家。成就最为卓著。陈实功（公元1555～1636年），字毓仁，号若虚，崇川（今江苏南通）人。陈氏积40年外科经验著《外科正宗》（公元1617年）。强调内外兼治，认为"痈疽虽属外科，用药即同内伤"，"内之证或不及于其外，外之证必根于其内"，"治疮全赖脾土"。外治主张"使毒出为第一"，强调内服药与外治法兼施，外治常用腐蚀药，或刀针去腐、放脓、扩创引流，使毒外出。并设计一些简单有效的器械，以提高外科手术水平，记述多种外科手术疗法，如痈疽的切开引流、鼻息肉摘除术、脓胸的穿刺排脓、死骨剔除术、咽部异物剔除术、气管及食管吻合术、截趾术，以及下颌关节脱臼手术复位等。对痔漏采用枯痔、洗痔、熏痔、脱管、挂线等一整套行之有效的外治方法。最早对颈部恶性肿瘤（失荣）原发和转移有详细记载，对良性和恶性肿瘤的鉴别及是否手术有较正确的认识。在外科发展史上有着重要地位。全书载有大量歌诀，方便记忆，图文并茂，后人有"列症最详，论治最精"的评价。清代《外科大成》《医宗金鉴》等多宗此书。

祁坤《外科大成》（公元1665年）主张内外治并重。全书不仅对痈疽之原委、证治、脉法、经络作了全面的论述，尤其对内、外治法理论的阐述有了进一步的提高。书中所论"痈，以寒内消；疽，以热为内托"，以及循经取穴的方法原则等，均较其他外科书有所发展。内治偏于平补、托补，用药平和，外治中对脓肿的切开及引流较有经验。其孙祁宏源参与编纂《医宗金鉴·外科心法要诀》时，将本书作为蓝本。王肯堂《外科证治准绳》，是集前代外科名医方论的重要著作，对手术持慎重而积极的态度，是外科史上记述外科手术最多最详的医家之一。

顾世澄《疡医大全》（公元 1760 年）为清初以来外科理论和证治的全面汇总。顾世澄，安微芜湖人，在扬州行医 40 年，以外科名闻于时。《疡医大全》全书 150 万字，上自《内经》，下及当时医著，凡与疡科相关内容莫不旁征博引，兼收并蓄，所引医书除外科专书外，还有不少方书，附以顾氏按语及经验方药分类编纂而成。书中分部列证，论及疾病达 400 余种。顾氏临床经验丰富，学识渊博，对外科学术之种种争论多取平和兼容态度，善于吸取各家所长，在学术思想上较少偏颇，列证全面系统，理论与技术并重。治疗内外结合，方法由痈疽初起之内消到脓已成切开引流，非药石所能治愈的外科手术方法及步骤等，均有详细具体地论述。对内服、熏、熨、烙、灸、刺、割等法，以及唇裂修补、断指断耳断鼻再植、肛门闭锁、阴道闭锁等手术，麻醉、止血、缝合、术后护理均有较高水平。全书更有"每一证即绘一图"的特点。

（二）强调内治

王维德是主张内治最力的医家，所著《外科证治全生集》（公元 1740 年）影响很大。王惟德，字洪绪，号林屋山人，定定子，吴县（今属江苏）人。他把外科病症分为阴阳两类，认为"痈发六腑"、"疽发五脏"，两者发病机制不同，"红痈乃阳实之症，气血热而毒滞；白疽乃阴虚之症，气血寒而毒凝"，均以开腠理为要。于阴疽治疗首倡阳和汤解凝散寒，创制阳和汤、西黄丸、醒消丸等。该书以温通为治疗大法。主张"以消为贵，以托为畏"，反对轻用刀针，认为陈实功一派"尽属剑徒"，禁用升降二丹等蚀药。此前主张内治的还有汪机的《外科理例》（公元 1531 年），汪氏认为外科病若"治外遗内，本末倒置，殆必误人"，"知乎内，以求乎外"。主张治疗以调理元气为先，固其根柢，不轻用寒凉攻剂和刀针之术，提出托里、疏通、和营三大法则。该书系参考薛己《外科心法》、《外科理例》，多集前人之说而成。

高秉钧的《疡科心得集》（公元 1805 年）。亦为主张内治的著名医家。高秉钧（公元 1755～1829 年），字锦庭，锡山（江苏无锡）人。高氏强调"虽曰外科，实从内治"，疡证须求本论治，求本之法有二，第一是求其病因，第二是辨证。总结痈疡之证"在上部者俱属风温风热……在下部者俱属湿火湿热，……在中部者多属气郁、火郁"。治疗疮走黄，仿温病热入心包，用紫雪丹、至宝丹、犀角地黄汤等。

（三）外科专病

薛己《疠疡机要》（公元 1528 年）是首部麻风病专书。书中论述麻风的本症、变症、兼征、类症的证治与方药，并有验案介绍。沈之问撰著的《解围元薮》（公元 1550 年）。经其祖、父、孙三代相继努力而成。书中着重论及麻风的传染性与预防法，记述了较丰富的防治方药。如介绍大枫子对麻风病的治疗经验，纠正了以往认识多服将失明的误解。

陈司成的《霉疮秘录》（公元1632年）是较早的梅毒病专书。梅毒大约是15世纪或稍前从国外经广东传入我国，最初称为"广疮"，后因其外观似杨梅，所以称为"杨梅疮"。陈司成继承祖辈医业，明确此病主要由性传染外，还发现可间接传染及遗传。他在书中记叙了不同病情阶段的症状，提出了用丹砂、雄黄等含砷的药品治疗，这是世界医学史上最早应用砷剂治疗梅毒的记载。此外，书中还叙及预防梅毒的方法。

（四）伤科及其他

薛己《正体类要》（公元1529年）介绍了伤科正体主治大法、扑伤治验、坠伤金伤治验、及诸伤方药等内容，用药以补气血肝肾、行气和血为主。

《医宗金鉴·正骨心法要诀》（公元1742年）较系统地总结了清代以前的伤科经验，该书据《内经》等书的有关骨度、经络理论、结合骨伤科临床，先论正骨手法及经义，总结归纳出骨折整复摸按、端提、按摩、推拿八字手法，介绍内治杂证法，并附竹帘、夹板等器械图解，改进多种固定器具，全书图文并茂。

明清外伤科中较有特色的还有高文晋《外科图说》，该书绘有外科手术图谱，极其形象地描绘了多种外科疾病的生长部位及形态特点，并载有数十种外科手术器械图，为了解清代手术器具提供了重要资料。

三、妇产科

明清时期妇科承袭宋代陈自明《妇人大全良方》的学术基础，形成以薛己《校注妇人良方》，王肯堂《女科证治准绳》、武之望《济阴纲目》等一脉相承的学术著作。

此期更多的医家关注妇产科，共撰有100多种专著，在妇女生理、病理方面记载较前代更为丰富，不少医家对妇科理论及疾病名称等进行学术溯源及考定。其中《女科证治准绳》将病症分为调经、杂疾、胎前、产后四门，已大体形成经（带）、胎、产、杂病的主体分类方法，张景岳在此基础上增加带浊、乳病、子嗣、癥瘕、前阴等类，更为全面。以往妇科专书中一些与内科有关的疾病此期不复赘述，对病症的描述更为准确明了，如《万氏女科》恶阻、漏胎等。使妇产科临床经验的积累更加丰富。

一些富于个人特色的著作如《傅青主女科》等影响很大。明清专讲胎产的书也增多，助产手法有了进一步发展。明代社会纵欲风气盛行，房劳伤肾促进医家对聚精寡欲，优生以及肾与命门学说的研究。

（一）与《妇人大全良方》有关的文献

薛己重订陈自明的《妇人大全良方》，以《校注妇人良方》（公元1547年）刊行。虽属重订但对原书论述有较多增删，并将陈无择、熊鳌峰二家的评论治法择要并入；在按语中发挥自已的学术主张，阐释病因病机，并增入大量个人的临床验案；治方部分删去原书600余方，增入260余方；并增加候苔、疮疡两门。薛氏在学术上注重脾肾，擅长温补，这一特色在他的《校注》中也有充分体现。随后，薛已又将他的论述重加整理，编成《女科撮要》二卷，于《校注妇人良方》刊行次年问世。《女科撮要》

30 论，收验案 183 则（多为《校注》未录者），更集中反映了薛己的学术观点和临床经验。

王肯堂《女科证治准绳》（公元 1607 年）广采前代 50 多位医家有关妇产科的论述，分门别类地综合有关妇产科的理论和治疗，结合自已的临床体会编成。其中主要辑录薛已校注的陈自明《妇人大全良方》内容，收录了薛氏附方。所引用资料均注明出处。该书首列治法通论，提出妇科病的治疗法则，次列调经、杂证、胎前、产后四门，门下在分若干病，每病先叙病机，后列方药，条理分明，切合临床实用。

武之望素仰王肯堂《女科准绳》，故以之为蓝本，删其杂证，增辑各家妇科精华，重加编次而成《济阴纲目》（公元 1620 年）。《四库提要》评其"所分门类与《证治准绳》之女科相同，文亦全相因袭，非别有所发明，盖即王肯堂书，加以评释圈点，以便检阅耳。"实际上内容较《女科准绳》更为丰富，近年有研究者考察，书中武氏自撰医论、附案及按语，及新增的 1000 余首方剂等，应为武氏增补内容，可视为《女科准绳》的增修重编本。此书康熙四年（公元 1665 年）经汪淇重订笺释，将原书五卷改编为 14 卷，对部分正文目次进行调整，并增删了一些方药和医论后，流传渐广。

（二）其他著述

万全《万氏妇人科》是明代较有特色的妇科专书。万全（公元 1499～1582 年）字密斋，湖北罗田人。万氏三世业医，本人医术精湛，生平著述颇多。《万氏妇人科》（1549?）分为调经、崩漏、种子、胎前、产后章和保产良方等六大部分。论述了 90 余种妇产科常见病证，其中不少内容来自家传和个人实践经验，所列方药多为万氏家传秘方和作者多年临证经验方，简明实用，并多附有验案。书前"立科大概"等 2 篇，概括了妇科各证的治疗原则，也表达了万氏的学术主张，例如"调经专以理气补心脾为主，胎前专以清热补脾为主，产后专以大补气血行滞为主，此妇人科调治之大略"等。万氏妇科对后世有较大影响，明代著名医家王肯堂、张景岳、武之望以及清代沈金鳌等，均多处摘引万氏的学术论点。该书也是明代妇科诸书刊行版本仅次于《济阴纲目》者。万氏另有《广嗣纪要》16 卷，讨论了嗣育胎产诸问题，主要论述不孕证治。认为除药物调补元气，去疾治疗外，还应重视起居、身心调摄、选择"的候"（排卵期）以利受孕。关于女子先天生理缺陷导致不孕的"五不女"，即首见于该书的记载。对胎前病有较多论述，可作为《万氏妇人科》的补充。

傅山《傅青主女科》。傅山（公元 1607～1684 年），初字青竹，后改青主，号公之它、朱衣道人等。阳曲（山西太原）人。他博涉经史百家，工于诗文书画，擅医。《傅青主女科》成于康熙初年，傅氏好友著名学者顾炎武曾于康熙十二年（公元 1673 年）为之作序，但直至道光七年（公元 1827 年）才首刊于世。全书分女科上、下卷，产后编上、下卷，详细论述了带下、血崩、种子、妊娠、正产、小产、难产等病症。全书 162 方（种子、鬼胎方除外）处方药味精练、理法谨严，创制妇科临床常用名方完带汤、易黄汤、清经散、两地汤等，用药简易平和，诚如祁序所说"谈证不落古人窠臼，制方不失古人准绳，用药纯和，无一峻品，辨证详明，一目了然"。书中论述多出傅氏见解，如提出"带下俱是湿症"，尤其对妇科"肝郁"辨证立论别有新意，认为肝郁与肝血的亏损有关，解郁慎用辛燥而重在"养阴血，健脾气"等，为女科郁证的治疗另辟蹊径。傅氏不轻用攻药，主张攻补兼施，合理照顾妇科气血易于亏损的特点，喜用平肝和胃理脾的治疗方法。尤擅"生化汤"治疗产后诸疾，加减变化多达 30 余处。该书自刊行后，在妇科独树一帜，先后刊行 60 余次，居妇科专书之首。

《达生篇》（公元 1715 年）专论产科（"达生"即顺产之义），内容包括临产、保胎、小产、产后等。强调胎产是天地自然之理，不应过份人为干预，力戒强行催生导产，以免带来不良后果。所论间或采用问答，使其针对性更强，全书通俗易懂，短小实用。西医传入之前，本书是流传最广的一部简要通俗产科书，先后刊行版本达 130 余种，为历代妇产科之最。近代产科临床虽逐渐被西医取代，但书中有关保胎、产后调养及对一些产后病的处理等内容，特别是临产时"睡、忍痛、慢临盆"六字诀，很有可取之处。此期其他中医产科著作大多类此。

四、儿科

明清儿科名家，不少具有数世家传的特点，如薛铠、薛己父子，万全数世家传、夏鼎两代济人"七十余年"。这些数代专长儿科的医家，对于积累专科经验有重要意义。

明清天花痘疹流行，引起医家重视，医家进一步观察到天花的严重危害，认为是由"天气疫疠之气"引发，扭转了历代医家认为主要是"胎毒"的看法，并对"痘"和"疹"从诊断上加以鉴别，一些医家甚至专攻痘麻，使其成为儿科的的分技学科。除采取人痘接种预防天花传播的突破性措施外，有关痘疹专书达 120 余种，320 余卷，占儿科专著半数以上。其中《博集稀痘方》（公元 1577 年）载有稀痘方，《王冈识略》（公元 1653 年）·载有痘衣法，《痘疹金镜赋集解》（公元 1727 年）记载明隆庆年宁国府太平县人痘接种法"蔓延天下"。清代又一度专设"痘疹科"，《医宗金鉴》分列《幼科杂病心法》、《痘疹心法》、《幼科种痘心法》，足见对痘疹的重视及对种痘法的总结和推广。

明清儿科对小儿望诊内容有较大补充，如指纹诊法、颅囟望诊法、望面色、审苗窍等。这一时期是古代中医儿科文献最多的时期，目前存世者除宋元数种外，主要出于这一阶段，共约 300 种。

对于儿科理论，这一时期有了新的认识，如对小儿"纯阳"学说，自《颅囟经》首创之后，后世医家多视为纯阳无阴，故主小儿多热，治疗多用寒凉方药。至明代薛己、张景岳、吴鞠通提出异议，如吴氏提出"稚阳未充，稚阴未长"的观点。

对于麻痘惊疳等儿科疾病的防治较前代有较大进步，如惊风，自早期名"惊痫"之后，逐渐析为惊风、癫痫、惊悸三证，以后惊风又分作急惊、慢惊。方有执作《伤寒论条辨·痉书或问》，认为惊风即是《伤寒论》之痉病，以后喻昌、夏鼎、吴瑭皆从其说，陈复正更在《幼幼集成》中作了详尽的分辨。鉴于小儿服药困难，明清儿科治疗更加重视推拿、外治法的应用。

（一）儿科专著

万全总结祖辈及自己医疗经验，编撰成《万密斋医书十种》。其中儿科著作五种。对小儿喂养、调护、疾病的预防、养胎、新生儿断脐、拭口、预防脐风等方面都有精辟论述。《幼科发挥》（公元1549年），首论小儿生长发育诊断证候，重点按五脏论病，最后附"汤方"，载有75个儿科常用方剂。万氏受钱乙影响，提倡五脏辨证，按五脏分别论述多种儿科疾病的诊治，治疗上对钱乙所创诸方运用颇有心得。万氏《片玉心书》概括小儿养护、诊治及用药禁忌。《育婴秘诀》重点论述保胎、胎养、养育之法。提出小儿肝常有余，脾常不足，肾常虚，心多热、肺娇易受邪等见解，两书的内容与《幼科发挥》互有出入，可作参考。诸书中记载万氏家传三世治疗儿科疾病的经验，以祖传十三方最具代表性。万氏喜用丸散之剂，或用汤剂煎煮丸散以助药力，强调"调理脾胃"，五脏以胃气为本，高度概括了小儿生理、病理特点。每论病后，多附亲验之案，其后《幼幼集成》引录万氏痘疹专论，竟占全书篇幅的三分之一。

陈复正《幼幼集成》（公元1750年）是一部集大成的儿科名著，汇集、整理了清代以前的儿科理论与临床经验。陈复正，字飞霞，清乾隆时广东罗浮山道人。此书重视"胎禀"，对护胎叙述较为详尽。论治首列正方，未尽者再列经验简方及外治法。治疗主张"保元扶正、慎施攻伐"，以"顾护元气，扶补脾胃"为要务，认为惊风乃小儿伤寒所致之痉病。他从"小儿脏腑未充，则药物不能多受"的观点出发，创立了不少适合小儿的外治法，如按摩、热敷、贴药、针挑、刮痧、磁锋砭法、吹药、蜜导等，尤其是力倡小儿灸法，对儿科急症治疗有积极意义。对于虎口三关脉纹，在原有基础上归纳为"浮沉分表里，红紫辨寒热，淡滞定虚实。"该书理法方药平正严谨，行文流畅，说理透彻。并记载了不少民间验方。

（二）小儿推拿

明代儿科治疗除内服药物外，更采用多种外治方法，小儿推拿于此期流行，出现了多种专门的小儿推拿专著，如陈氏《小儿按摩经》（收入《针灸大成》）、龚云林《小儿推拿秘旨》、周于蕃《小儿推拿秘诀》（公元1605年）等，形成了较系统的小儿推拿体系。其中《小儿推拿秘诀》影响较大。书中将推拿多种手法归纳为按、摩、掐、揉、推、运、搓、摇八法，颇得后世推崇。清代钱汝明、张振鋆等的小儿推拿著作都是在周氏著作的基础上修订、增补而成。清代儿科按摩著作继续增加，其中以《小儿推拿广意》流传较广，书中对前人有关推拿的论述和经验进行了一次比较全面的总结，介绍了各种推拿手法，以及16门小儿常见病的推拿疗法。

五、五官科

（一）眼科

明清是中医眼科学理论成熟时期，现存的中医眼科专著主要成书于这一时期，早期著名眼科专著如《眼科龙木论》、《银海精微》、《原机启微》也刊行于明代。其中较有代表性的是《证治准绳·七窍门》和《审视瑶函》，它们使眼科专书的内容结构，特别是有关医论、病名、症状、治疗趋于定型。清代除《目经大成》、《银海指南》等少数较有特色者外，不少沿习明代眼科，未能取得更大的突破创新。

王肯堂《杂病证治准绳·七窍门》（公元1602年）在总结前代理论的基础上，对内眼结构如神膏（玻璃体）、神水（房水）、神光（视功能）的形质和功能均有论述，弥补了前代在内眼认识上的不足。列眼病178证，较《眼科龙木论》的72证和《银海精微》的80证增加一倍以上，且多为后世所沿用，其中尤以对黑睛、内眼和眼外伤等病症的认识有较高水平，如"凝脂翳"、"蟹睛"（虹膜脱出）、"云雾移睛"、"视瞻昏渺"、"黄油证"（睑裂斑）等，首载"视赤如白"证等。其后《审视瑶函》及《张氏医通》主要以此书为基础。

《审视瑶函》（公元1644年）又名《眼科大全》，傅仁宇、傅维藩父子撰。傅仁宇，字允科，明代秣陵（江苏南京）人。《审视瑶函》作为一本总结性的眼科专著，承袭《证治准绳》眼科的基础，博采精辑，承先启后，总结创新，成为最有影响的眼科著作之一。后世一些眼科专著多与其有关，在眼科史上有着重要的学术地位。书中医论切中时弊，对眼科理论及辨证方法和用药心得等均有阐发。全书296方，部分为傅氏自订，如驱风散热饮子、坠血明目饮、正容汤等，迄今仍为眼科名方。书中对眼科针灸、针拨内障、割胬肉攀睛手术，眼药的制备等都较前代有更详细的介绍。

黄庭镜《目经大成》（公元1741年）全书23万余字，居历代眼科专书之冠。书共三卷。卷一列论，卷二考症、卷三类方。卷首载论20余篇。论症按病因分12类，按病症分89症，每证之下，或诗、或词、或赋，详列证候，阐述病机，指明治法，或附案例，症因脉治，纲目井然。书末收载眼科方剂229首，阐明方义，细论加减变化。更收外治方19首，俱实用有效者。该书对金针拨障术的进针部位、操作步骤、金针制作、手术适应症的选择等有重要贡献。对眼科病症"黄液上冲"、"胬肉攀睛"、"流金凌木"等证的修正补充较多。

清代嘉庆年间，名医顾锡以生平所学，参以前贤之论，著《银海指南》四卷，该书一反前人多从眼部病证着手的常法，着重从病因病机和脏腑认识眼病，将眼部病证纳入整体的变化之中，详细叙述了六淫、七情的眼部表现，气血痰食郁和脏腑在眼病中的重要地位。书中列兼证总论，载有伤寒、瘟疫、中风等16症兼患目疾的病因病机、临床表现及治疗大法。遣方用药注重补益肝肾，选方多为内科通治方，少眼科专方和新订处方，但治有章法，用药灵活是其特点，在所附验案中有充分反映。

（二）耳鼻咽喉科

明清以前，耳鼻咽喉疾病内容主要记载于方书、外科及综合类著作之中。薛己编撰《口齿类要》，论述喉舌口齿诸病，并附有多则验案，是留传至今有关咽喉口齿科专书中最早者。其后有《咽喉脉证通论》，但大量喉科专著产生于清代。由于喉科学的勃兴，也带动了口腔科的发展。明清口腔疾患医家通常多以火热立论，外治器具使用增多。

明代薛己的《口齿类要》涉及口齿咽喉、舌、唇、耳及皮肤病共 12 类。每证均先叙生理、经络联属，次及病机，后附治验医案，卷末附方。薛氏继承前人经验，并述个人见解，重脾胃不足对口齿疾患的影响，治疗多用补中益气汤，归脾汤、六味丸、八味丸等温补方。

乾隆年间，著名喉科专著《喉科指掌》、《重楼玉钥》成书，其后因喉痧、白喉流行，尤其是白喉成为清代为害最为惨烈的喉病，专论疫喉的《白喉呓证论》、《喉白阐微》、《疫痧草》、《白喉全生集》、《白喉治法忌表抉微》、《痧喉正义》、《白喉条辨》等先后数十种问世。不少耳鼻咽喉疾病，在此期被首次记载，其中影响和成就最大的是郑宏纲《重楼玉钥》。记载压舌扳检查咽喉，用养阴清肺汤治疗白喉等，都是这一时期的重要成就。

郑宏纲（公元 1727～1784 年），字纪元，号梅涧，安徽歙县人。其父郑于丰得福建黄明生喉科秘本，由此其家以喉科闻名。撰《重楼玉钥》，后经同里方成培及其子郑枢扶增订，刊于 1838 年。书中简要地介绍了咽喉部解剖生理，着重论述了白喉、烂喉痧等急性疫喉的证治预后。如"喉间起元白如腐一症，其害甚速。乾隆四十年前无是症，即有亦少。自二十年来，患此症者甚多，惟小儿尤甚，且多传染，一经误治，遂至不救，虽属疫气为患，究医者之过也……经治之法，不外肺肾，总要养阴清肺，兼辛凉而散为主。"书中详细分辨了喉症表里虚实的诊断鉴别，附方养阴清肺汤为治疗喉症的著名方剂。此外，本书对针灸在咽喉疾病治疗中的运用作了专门论述，是一部切于实用的喉科医籍。其子承瀚，确立喉科"金从水养"治法。郑氏家族有多种喉科著作，治法一脉相承。

六、针灸学

明清针灸学对前代的针灸文献进行广泛的收集整理，出现了不少总结汇编性的著作。也有一些专论经络腧穴的著作，如徐春甫《经穴发明》、李时珍《奇经八脉考》等。综合性医书中也有一些重要针灸学内容，如楼英《医学纲目》、朱橚《普济方》、张景岳《类经图翼》等，其学术价值值得重视，有些方面的成就甚至超过针灸专书。明代医家重视对针刺手法的研究，形成了多种复式补泻手法，并围绕手法开展学术争鸣；按时取穴的歌赋达数十种。清代灸疗有较大发展，出现多种"太乙神针"（实为灸疗）著作。特别是应用各种药物制成大艾柱灸，灸法从艾柱的烧灼灸法向用艾的温热灸法发展，其后又在艾卷中加入药物，辨证施灸。对于历代不属于经穴的针刺部位进行整理，形成经外"奇穴"。明清大量针灸歌赋和简便易行的灸法，清代针灸文献趋于篇幅短小简明通俗等，均表现为针灸学的普及倾向。

明徐凤《针灸大全》内容主要集录他书，如《医经小学》《针灸资生经》等，仅有"标幽赋注"、"同身折量法"、"子午流注法"三篇由其编撰或注解。杨绚供职太医院，能接触较多珍贵医书，故《针灸集书》汇集了大量明以前的珍贵文献，其中一些已佚针灸专书赖此书而传世，如《内外二景图》、王履《小易赋》等，具有很高的文献价值。

高武（16 世纪初），字梅孤，鄞县（今浙江宁波）人。通天文、乐律、兵法，嘉靖年间考中武举。晚年潜心医学，尤精于针灸。曾设计铸造男、女、儿童铜人各一座，以作为定穴之标准。所著《针灸节要聚英》系《针灸节要》（公元 1529 年）和《针灸聚英》合刊本，初刻于明嘉靖十六年（公元 1537 年）。前者节录《内经》和《难经本义》中有关针灸论述类编而成，高氏先辑此以溯源，后者是一部汇编的针灸著作，引录文献十分丰富，以穷学术之流。此书有关腧穴主治症内容有较高学术价值，是汉代《明堂经》之后对腧穴主治症的又一次全面总结。

明杨继洲原著，靳贤重编《针灸大成》（公元 1601 年）是明清内容最为丰富，影响最大的针灸著作。杨济时（公元 1522～1620 年）字继洲。三衢（今浙江衢县）人。祖父曾任职太医院。继洲由儒入医。嘉靖、隆庆、万历三朝任医官达 46 年。医迹遍及闽、苏、冀、鲁、豫、晋等地。本书是靳贤在杨继洲祖传《玄机秘要》一书的基础上补辑重编而成。全面总结了明以前的针灸学经验，选穴简要，重视补泻手法，有关针刺手法的内容十分丰富。且兼及导引、按摩和药物治疗。此书全部或部分内容被译成法、德、英、日等文字在国外流传。

清代中期以后，统治者以"针刺、火灸，究非奉君之所宜"，于 1822 年下令"太医院针灸一科，着永远停止"，使针灸疗法的发展受到较大的冲击，但民间仍广泛流传应用。

六、人痘术的发明、外传与牛痘术的传入

（一）人痘接种术的发明

"天花"是儿科最为猖獗的疾病之一，最早载于晋代葛洪《肘后方》，当时呼为"虏疮"，学者考为马援征交趾时从越南传入中国。明清时，始于我国的人痘接种法一举成为治疗最有效的措施。中国何时开始有种痘法，其说不一。朱纯嘏《痘疹定论》（刊于 1713 年）提出宋仁（真）宗时峨嵋山人为丞相王旦之子种痘成功，但较为可信的资料是公元 1727 年俞茂鲲的《痘科金镜赋集解》中明代隆庆年间宁国府太平县"种花者"，此说在张琰 1741 年所撰《种痘新书》中有时间相近的旁证支持。因此，人痘接种法最迟于 16 世纪就已在我国开展。

种痘法清初在康熙的支持下得到更大范围逐步推广。据《痘疹定论》记载，康熙年间，朱纯瑕陈滢祥不但为"皇子孙"种痘皆愈，而且到蒙古科尔沁、鄂尔多斯等地治痘及为诸藩子女种痘。康熙在《庭训格言》中对自己推广此术的决心和效果得意之情溢于言表，"凡所种皆得善愈"，"遂全此千万人之生者，岂偶然耶"，可见此术当时已成为控制天花最有效的办法。乾隆年间，《御纂医宗金鉴》有《幼科种痘心法要旨》一卷，种痘术从此在全国更加普及推广。

从《张氏医通》及《医宗金鉴》记载得知当时人痘接种法共有四种形式

痘衣法：将天花患儿内衣让未病者穿上，以冀传染接种，但成功率低。

痘浆法：用棉花蘸染天花患者所出痘疮的浆液，然后将棉花塞入未出天花者的鼻腔内，使其获得免疫力，但传染后症状较重，后被淘汰。

旱苗法：取处于痊愈期天花患者的痘痂研细，用银管吹入未患者鼻腔内，其法难于掌握，故可靠性不高。

水苗法：把上述研细痘痂用水调匀，棉花蘸后塞入未患者鼻腔内，另以红线系之，免被吸入或咽下，六个时辰（12小时）后取出。此法最为安全可靠，"为种痘之最优者"。

痘浆法、旱苗法和水苗法从应用途径来讲均为鼻苗法，而从对痘浆或痘痂的处理方法来讲又都为"生苗法"，亦被称为"时苗法"。这种用"生苗"或"时苗"接种所出之痘，因症状较重，颇多危险。鉴于此，后来医者把患儿痘痂研粉为"种苗"，递相传种，精加选炼，以此减低毒性，更加安全，谓之"熟苗"。即通过对菌种的选择、保存、培养，产生最可靠最安全的苗种"丹苗"，以保证人痘接种安全有效，据载，当时成功率可达95%以上。人痘接种术最先在中国发明，为预防"天花"作出了重要贡献，成为世界免疫学的先驱。

（二）人痘术外传与牛痘术的传入

中国的人痘接种术在清代引起世界的重视。人痘接种术的预防效果，不仅使中国人受益，而且引起其他国家的注意与仿效。1688年，俄罗斯首先派人到中国学痘医，这是文献记载的最先派学生到中国学习种痘的国家。1721年英国驻土耳其公使夫人蒙塔古在君士坦丁堡学到种人痘，并将这种方法带回英国，以后人痘接种法又从英国传到欧洲大陆，甚至越过大西洋传到美洲。18世纪后半期，人痘接种法在上述地区已普遍施行，并且出现了专门以种人痘为职业的医生（当时种人痘者不一定都是医生）。法国哲学家伏尔泰曾给予高度评价。他在《哲学通信》中写道："我听说一百年来，中国人一直就有这种习惯（指种人痘）。这是被认为全世界最聪明、最讲礼貌的一个民族的伟大先例和榜样。"

公元1744年，中国医生李仁山到达日本长崎，将中国的人痘接种术首次带到日本。公元1763年，在朝鲜人李慕庵的信札中记载了中国的人痘接种术。1790年，朝鲜派使者朴斋家、朴凌洋到中国京城，回国时带走大型医学丛书《医宗金鉴》，后来，朴斋家指派一乡吏按照其中《幼科种痘心法要旨》的方法试种人痘，获得成功。

18世纪末，在中国人痘术的基础上，英国人琴纳发明了人痘术。1796年5月14日，琴纳首次从一名患牛痘的挤奶女孩手上，将痘浆接种到一个8岁的正常男孩手臂上，使这个男孩获得了天花免疫力。牛痘接种术发明成功了，并在欧洲开始推广。

1805年，东印度公司外科医生皮尔逊（Alexander Pearson）来到澳门行医，将牛痘带到了中国，并著有《英吉利国新出种痘奇书》。他培养了几名中国助手帮他种痘，其中一个叫邱熺。当时牛痘的接种法与人痘其实是一样的，首先要有西方带来牛痘的浆液，然后再将第一个接种者的浆液种给下一个，依次延续。结果因当地人对牛痘抱有怀疑，接种者不多，结果浆种失传了。

1810年，另一个洋商刺佛从小吕宋（今菲律宾）再次将牛痘种带来中国，这一次他得到广东十三行洋商的支持。洋行商人伍秉鉴、潘有度、卢观恒，合捐数千金于洋行会馆，委托邱熺种痘。在洋行的资助下，邱熺实行"果金"制度，凡是种后出痘回来复诊的均发给"果金"，以从中选择身体健康、疱浆饱满的小孩，抽取浆液作痘种，这样保证了痘苗源源不绝。1817年，邱熺著成《引痘略》一书刊行，他在书中运用中医医理来解释牛痘术，以便牛痘术为更多人接受。两广总督阮元为邱熺赠诗曰："阿芙蓉毒流中国，力禁犹愁禁未全；若把此丹传各省，稍将儿寿补人年。""阿芙蓉"（鸦片）与"丹"（即牛痘苗）并论，感慨同为西洋传来之物，功罪相差如此之远。

由于牛痘稳定有效，于是从广东传遍了全国。如邱熺的儿子曾受邀入京传种痘术，广东人曾望颜也在北京南海会馆设京师牛痘局免费为人种痘。最终牛痘为人类消灭天花发挥了决定性作用。

第三节 温病学说的崛起

外感热病、尤其是各种传染性疾病一直是威胁人类健康和生命安全的大敌，也是传统中医学一向予以高度重视的研究对象。根据感受邪气性质的不同，古代医家将外感四时温热邪气而引起的、以发热为主要临床特征的多种急性热病统称为温病。温病的概念事实上涵盖了现代传染性与非传染性疾病两大类，而以前者居多。其中传染性强、引起大流行者，古代常称之为温疫。有关温病的论述，虽可追溯到战国秦汉时期《内经》及《伤寒论》中有关内容，但直至晋唐，在理论上温病都隶属于伤寒范畴，经宋金元医家的变革发展，温病逐渐从伤寒中分化，明清是温病学形成发展的重要时期，明清之际传染病的肆虐成为医学理论和技术创新的直接推动力。数百年来对温病的理论思考和临床实践，经过明清医学家的创造性工作，凝结成新的理论成果。明朝末年，中国第一部疫病学专著——《温疫论》问世，成为温病学说以及温病学派创立的标志。此后，该学派名家辈出，著述日丰，成为17世纪以后中国医学界最具活力和影响力的流派。明清医家在中医发展史上写下了最富创新色彩的一页。

一、吴有性与《温疫论》

吴有性，字又可，江苏吴县人，生卒年不详，主要活动于明朝末年。《清史稿》有传。关于《温疫论》的成书，吴有性在该书自序中记道："崇祯辛巳疫气流行，山东、浙省、南北两直，感者尤多。至五六月益甚，或至阖门传染。始发之际，时师误以伤寒法治之，未尝见其不殆也。……嗟夫，守古法不合今病，以今病简，古书原无明论，是以投剂不效。"可知吴有性是在兵荒马乱的大疫之年、生活工作在疫区的一位民间医生。他有感于瘟疫肆虐，既有的医学理论和方法难以奏效，出于医生的责任感发愤著书。《温疫论》完成于 1642 年秋，此时距明朝灭亡仅不足两年时间。

《温疫论》文风质朴，不甚诠次，似随笔记录而成，但其见解之独到精辟，实非同凡响。该书对温病学的主要贡献可以归纳为：

（一）病因学

《温疫论》在病因学方面，倡戾气之说，对疫病病因提出伟大创见。戾气病因说的要点包括：

首先，作者提出戾气是自然存在的无形病原。在《温疫论》中，戾气有杂气、疫气、异气、疠气等别称。不同名称含义略有差异，然均是指自然界客观存在、无具象可测的一类特殊致病因素。书中讲道："戾气者，非寒非暑，非暖非凉，亦非四时交错之气，乃天地别有一种戾气，多见于兵荒之岁，间岁亦有之，但不甚耳。"此气"无形可求，无象可见"，"其来无时，其着无方"，"来而不知，感而不觉"，与前人所谓六气、时气、伏气、瘴气等均有质的区别。

其次，作者指出戾气具有多样性，致病具有特异性。"寒热温凉，四时之气往来可觉。至于山岚瘴气，岭南毒雾，咸得地之浊气，犹或可察。而唯天地之杂气，种种不一。"杂气"为病种种，是知气之不一也。""六气有限，现在可测。杂气无穷，茫然不可测。"这些议论均为阐明戾气本身的多样性。与此相关联，不同种类的戾气会选择性地侵犯某些生物种群或人的特定器官，造成特异性的疾病。吴有性观察到不同物种均有疫病。除人间疫病外，尚有牛瘟、羊瘟、鸡瘟、鸭瘟等，"然牛病而羊不病，鸡病而鸭不病，人病而禽兽不病。究其所伤不同，因其气各异也。"这种特异性，即使单就人间传播的疫病而言，也是存在的。"盖当其时，适有某气专入某脏腑经络，专发为某病，故众人之病相同，非关脏腑经络或为之证也，不可以年岁四时为拘。"戾气的多样性与其致病的特异性本是一体之两面。强调前者旨在破除局限于六气的病因学旧说，分析后者则是为阐明纷繁复杂的疫病现象。综合两者，即可发现不同戾气与不同疫病之间的某种对应关系，《温疫论》将其精辟地概括为"有是气则有是病"（《论气所伤不同》）。

再次，作者认为戾气是疫病及多种杂证的真实病因。《温疫论》序开宗明义地指出："夫温疫之为病，非风、非寒，非暑，非湿，乃天地间别有一种异气所感。其传有九，此治疫紧要关节。奈何自古迄今，从未有发明者。"又说："夫阴晴旱潦之不测，寒暑损益安可以为拘？此天地四时之常事，未必为疫。夫疫者，感天地之戾气也。"书中围绕疫病病因展开多方面的论证，指出既有的六气说、伏气说、时行之气说等等，均不能在解释临床现象时自圆其说，因而都未能揭示疫病的真实病因。书中还进一步指出，戾气不仅是疫病的病原，而且许多被人们误认为六气导致的杂证，如误认为"风"的大麻风、鹤膝风、历节风、肠风、疠风，误认为"暑"的霍乱吐泻、疟痢暴注、绞肠痧，误认为"火"的疔疮、发背、痈疽、流注、流火、丹毒以及发斑、痘疹之类，实际上是由戾气引起。"杂气为病最多，然举世皆误认为六气。……盖因诸气来而不知，感而不觉，惟向风寒暑湿所见之气求之。既已错认病原，未免误投他药。"这些见解，特别是破除千百年来"火"邪旧说、将痘疹疔疮等外科感染性疾病归因于戾气，堪称振聋发聩，前无古人。

（二）发病学

《温疫论》在发病学方面，创造性地阐述了疫病的发病特点、感染途径和传播规律。作者指出了疫病有传染性。书中明确使用了传染的概念，指出："伤寒不传染于人，时疫能传染于人。"（《辨明伤寒时疫》）"大约病遍于一方，延门合户，众人相同，皆时行之气，即杂气为病也。"（《杂气论》）"此气之来，无论老少强弱，触之者即病。"（《原病》）

《温疫论》认为邪气从口鼻而入，伏于膜原。书中指出："伤寒之邪，自毫窍而入；时疫之邪，自口鼻而入。"（《辨明伤寒时疫》）"邪从口鼻而入，则其所客，内不在脏腑，外不在经络，舍于夹脊之内，去表不远，附近于胃，乃表里之分解，是为半表半里，即《针经》所谓横连膜原是也。"与伤寒的六经传变相对，书中提出了温疫的九种传变方式。邪伏膜原的假说后世存有争议，但邪从口鼻而入的观点几乎为后世所有温病学家所采纳。且该书迳指《伤寒论》体系中由表入里、循经传变的规律不适用于温疫，并敏锐地洞察到消化道和呼吸道是疫病传染的最常见途径，实为难能可贵。

吴有性注意到，感邪至发病之间可有潜伏期，是否发病与正气盛衰、邪气强弱有关。他认为感受戾气的患者有"感而即发"和"久而后发"两种情况，并分析道："凡人口鼻之气，通乎天气。本气充满，邪不易入。本气适逢亏欠，呼吸之间，外邪因而乘之。……若其年气来之厉，不论强弱，正气稍衰者，触之即病，则又不拘于此矣。其感之深者，中而即发；感之浅者，邪不胜正，未能顿发。"（《原病》）

吴有性还指出疫病传播有散发与大流行之别，且与病邪毒力有关。书中指出，戾气致病具有时间性和地域性，即"在岁运有多寡，在方隅有厚薄，在四时有盛衰。"（《原病》）"其年疫气盛行，所患者众，最能传染，即童辈皆知其为疫。至于微疫，似觉无有。盖毒气所钟有厚薄也。其年疫气衰少，里间所患者不过几人，且不能传染。"（《论气盛衰》）尽管书中没有明确提出与"潜伏期"、"散发"或"大流行"相似的名词，但就内涵而言，这些概念已经隐含其中。

（三）治疗学

《温疫论》在治疗学方面，创立了一些区别于伤寒、适用于温疫的治疗原则。

由于温病学说原本是从《伤寒论》建立的热病学体系中脱化出来，而且当时的临床医生最为困惑的莫过于伤寒与温病的区分，因此，《温疫论》对于温疫与伤寒在治疗原则方面的差异进行了多方面的探讨，针对温病的特点创立了一些《伤寒论》所无的治疗原则。其中比较重要的有："客邪贵乎早逐"，主张对温疫患者早期应用下法，必要时可反复应用，"数日之法，一日行之"；温疫初起，不用辛温发汗，亦不用双解法，而是"开达膜原"，且自创名方达原饮，为后世医家所重。此外，更有"伤寒解以发汗，时疫解以战汗；伤寒发斑则病笃，时疫发斑则病衰；……伤寒初起，以发表为主；时疫初起，以疏利为主"等论，均卓有见地。吴有性甚至设想，倘若能彻底了解戾气的实质，从而发现反制此气的特殊物质，就有可能找到"一病一药"的特效疗法。在《温疫论·论气所伤不同》一篇中，他不无感慨地谈到："气即是物，物即是气。知气可以制物，则知物之可以制气矣。夫物之可以制气者药物也。……至于受无形杂气为病，莫知何物之能制矣。……能知以物制气，一病只有一药之到病已，不烦君臣佐使、品味加减之劳矣。"以今人看来，吴有性的这一认识几乎提出了类似后世抗生素类药物治疗的想法，其聪明睿智，令人叹服。

《温疫论》是中国医学史上第一部疫病学和温病学专著。在细菌及其他致病微生物被人类发现之前约200年，戾气学说对传染病的主要特点作了相当全面的描述，其完备程度几乎涵盖了除免疫思想之外的微生物病因说的全部要点。此书通过对传统病因学说的批判、对伤寒与温病的对比和鉴别以及对温病病因、发病规律及诊疗原则的全面阐述，初步建立起温病学说的独立体系，对明代以后温病学说的全面发展产生了深远影响。吴有性因其过人的才智，丰富的实践经验，实事求是、敢于创新的科学精神以及卓越的学术成就而赢得后世医家乃至现代研究者的高度评价。清代医家王清任认为，自古以来，医家能不引古经一语，自建所信而著书立说者，只有张仲景和吴又可二人。清代温病学派名家吴瑭读《温疫论》后，深为叹服，"遂专心学步焉。"《四库全书总目提要》称此书著成后，"瘟疫一证，始有绳墨之可守，亦可谓有功于世矣。"《温疫论》的问世，标志着温病学说的形成，在世界传染病学发展史上写下了重要的篇章。

二、清代温病学说的全面发展

清代是温病学说发展、成熟的重要时期。继吴有性撰《温疫论》之后，众多医学家从基础理论、诊断和治疗方法等各个方面，对温病学展开了广泛深入的研究，取得了一系列有价值的成果。最重要的是建立了温病学的辨证体系和治疗方法。其中成就最为突出者当数叶桂、薛雪、吴瑭、王士雄等人。

(一) 叶桂与《温热论》

叶桂 (1667 ~ 1746),字天士,号香岩,生当清康熙至乾隆年间,江苏吴县人。《清史稿》有传。其祖父叶时、父亲叶朝采均精通医术。叶桂幼年即随家人学医。十四岁丧父后,师从其父的弟子,"闻言即解,见出师上,遂有闻于时。"史称叶桂"神悟绝人,贯彻古今医术","当时名满天下",在民间被当作传奇人物。叶桂门人有顾景文、华岫云等,吴瑭、王士雄、章楠等医学名家亦私淑叶氏,足见其影响之大。

关于叶桂的著作,《四库全书总目提要》说他"以医术鸣于近时,然生平无所著述。"(《四库全书总目·子部医家类存目·临证指南医案》) 传世者多为其后代或门人弟子汇编整理而成,未必出自叶桂手笔。此类著作中流传较广者有《临证指南医案》、《叶氏医案》等,而以《温热论》一书最能体现叶桂的学术思想。该书内容据传是叶桂门人顾景文根据老师口授记录整理而成,共二十则,先由唐大烈收入《吴医汇讲》,改动某些字句,题为《温证论治》,人称"唐本"。章楠 (字虚谷) 引唐本编入《医门棒喝》,并加注释,名为《叶氏温病论》。后叶桂门人华岫云续《临证指南》,将其列于卷首,更名为《温热论》,此即"华本"。至王士雄据华本将此论编入《温热经纬》时,改题篇名为《叶香岩外感温热篇》。

《温热论》的主要成就有以下几方面。

阐明温病与伤寒的区别《温热论》开宗明义:"温邪上受,首先犯肺,逆传心包。肺主气属卫,心主血属营,辨营卫气血虽与伤寒同,若论治法则与伤寒大异也。"对温病的病因、感邪途径、发病部位和传变趋势作出了简明扼要的概括。所谓"温邪上受",与吴有性"邪从口鼻而入"的观点一脉相承。

创立"卫气营血"辨证《温热论》第二则曰:"大凡看法,卫之后方言气,营之后方言血。在卫汗之可也,到气才可清气,入营犹可透热转气,……入血就恐耗血动血,直须凉血散血……"此说阐明了温病传变的一般规律,根据病变的深浅轻重可以划分为"卫—气—营—血"四个阶段。书中针对不同阶段提出了相应的诊断要点、治疗用药法则,从而构建起一种适用于温热病的新的辨证论治体系,后人称之为"卫气营血辨证"。

发展了温病的诊断方法 在察舌、验齿、辨斑疹白痦 (pei) 等方面成就突出。根据临床经验,叶桂高度重视察舌、验齿、辨斑疹白痦 (pei) 对于温病诊断的特殊价值,对此作了大量阐发,提出了独到的见解。有人统计,《温热论》用将近四成的篇幅论舌苔,讨论验齿和辨斑疹白痦 (pei) 的篇幅又各占一成。以察舌为例,无论对舌质还是对舌苔,辨别均十分精细,全书提到白苔七种、黄苔八种、黑苔四种及红舌四种、绛舌十二种、紫舌三种,共计三十八种之多。通过察舌,辨别病变的深浅、津液的存亡,推测病情的转归和预后,为治疗立法提供依据。验齿、辨斑疹白痦 (pei) 与此类似。此类诊法中多有前人从未论及者,大大丰富了中医诊断学的内容。

确立了温病的治疗大法 对于温病初起、邪在卫分的证候,提出"在表初用辛凉轻剂"；对于血分证，强调凉血与散血并举；对于湿热证，主张清热与祛湿兼顾，使两邪不能相博，各自孤立开来，分消其势，则病邪易解。他如"通阳不在温，而在利小便"，"救阴不在血，而在津与汗"等论，多被后来的临床家奉为圭臬。

叶桂以丰富的临证经验，对温病学说理论体系的形成做出了重要贡献。

（二）薛雪与《湿热条辨》

薛雪（公元 1681～1770 年），字生白，号一瓢，江苏吴县人。事迹载于《清史稿》及《苏州府志》。薛雪出身于书香世家，性情孤傲，才华横溢，少年学诗词，工画兰，善拳勇，博学多通，精通医道，《苏州府志》称其"与叶桂齐名"。薛雪有多部诗文笔记传世，医学方面的代表性著作是《医经原旨》和《湿热条辨》，后者影响尤大，是中国医学史上第一部专论湿热病的著作。《湿热条辨》版本较多，原载《医师秘籍》、《医门棒喝》等书中，条文多少略有出入。王士雄根据他得到的《湿热条辨》抄本，编入《温热经纬》，改名为《湿热病篇》。

《湿热条辨》的主要内容有：

阐发湿热病的病因病机。书中将湿热病的病因概括为"太阴内伤，湿饮停聚，客邪再至，内外相引，故病湿热。"清楚地阐明了湿热病的发生是内外因相互作用的结果。感邪途径与伤寒迥异，"风寒必自表入"，而"湿热之邪，从表伤者，十之一二；由口鼻入者，十之八九。""邪由上受，直趋中道，故病多归于膜原。"湿热病的病变重心在于脾胃，"属阳明太阴经者居多，中气实则病在阳明，中气虚则病在太阴。"书中着力阐述了湿热合邪的特殊性，"热得湿而愈炽，湿得热而愈横"，病情较单纯的湿邪或热邪为患更为复杂、严重，往往病情缠绵，胶着难解。"湿热两分，其病轻而缓；湿热两合，其病重而速。"

提出湿热病的辨证论治要领。篇中第一条云："湿热证，始恶寒，后但热不寒，汗出，胸痞，舌白，口渴不引饮。"作者称此为"湿热证之提纲"，首先抓住了此类疾病的主要特征。进而，根据湿热伤表、邪阻膜原、邪滞三焦、邪犯脏腑、邪入营血、邪入少阴厥阴等不同阶段，权衡湿热之轻重、正邪之盛衰，提出了有针对性的治疗法则。薛雪治疗湿热病，善用利气化湿之法，用药以轻灵见长，注重余邪的清理和胃阴的养护。其基本的理论观点与吴有性、叶桂的思想无大出入，然专攻湿热病，其细致周全较前二人尤有过之。

《湿热条辨》对于湿温病变的诊断和治疗条分缕析，极尽变化，说理透彻，言简意赅，令人有法可循，对湿温病的辨证治疗有很大的指导意义，故后人评价很高，以为医家必读之书。

（三）吴瑭与《温病条辨》

吴瑭（约公元 1758～1836 年），字鞠通，江苏淮阴人。少习儒学，自述 19 岁时因父亲病故，哀痛欲绝，自恨不通医道，"因慨然弃举子业，专事方术"（《温病条辨·自序》）。26 岁时，游学北京，翻检《四库全书》时读到吴有性《温疫论》，深感"其议论宏阔，实有发前人所未发，遂专心学步焉。"吴瑭对叶桂的学术成就亦十分推崇，且深受其影响。《清史稿》称吴瑭"学本于（叶）桂，以桂立论甚简，但有医案散见于杂证之中，人多忽之，著《温病条辨》以畅其义。其书盛行。"《温病条辨》（公元1813年）一书，构思于1792年，历多年增订而后成。

《温病条辨》的突出贡献在于：创立三焦辨证体系 书中以三焦为轴心，对温病传变规律进行了新的概括，指出："温病由口鼻而入，鼻气通于肺，口气通于胃，肺病逆传则为心包。上焦病不治，则传中焦，胃与脾也；中焦病不治，即传下焦，肝与肾也。始上焦，终下焦。"这里，上、中、下三焦的划分，实际上归纳了温病发展过程中三个不同的阶段及对应的证候类型，以此作为临床辨证的大纲。进而，作者提出了三焦证候的治疗大法，即"治上焦如羽，非轻不举"；"治中焦如衡，非平不安"；"治下焦如权，非重不沉"，并在大法之下，对于具体病证的治法、方药及加减变化进行了详尽的阐述。三焦辨证体系的创立，弥补了叶桂卫气营血辨证之不足，丰富了辨证论治的方法，是吴瑭的一大贡献。

使温病理法方药系统化《温病条辨》共分七卷，仿《伤寒论》体例，以三焦为纲，病名为目，分篇分条历述风温、温热、温疫等九种温病的证治。卷首历引经文，原温病之始；卷一至三分别为上焦、中焦、下焦篇；卷四杂说救逆及病后调治；卷五解产难，专论产后调治与产后惊风；卷六解儿难，专论小儿急慢惊风及痘证。其书以宏阔的视野，将三焦辨证体系与《伤寒论》六经辨证、叶桂卫气营血辨证冶于一炉，纵横捭阖，融会贯通。在治疗方药上，吴瑭对前人经验进行了全面系统的整理，并有所创新，提出了在卫用银翘散、桑菊饮；入气用白虎汤、承气汤；在营用清营汤、清宫汤；入血用犀角地黄汤等一系列常规方剂。为防温热邪气伤阴耗液，他创制清络饮等方以养阴液，补充了一甲、二甲、三甲复脉汤及大、小定风珠等方以滋阴熄风。此外，深入分析了温热病五大死症，对传统急救药品中的"三宝"——安宫牛黄丸、紫雪丹、至宝丹的用法进行了更为深刻的阐述，丰富了中医急症医学的内容。

吴瑭及其《温病条辨》使温病学说得到更全面地总结，理法方药更趋系统化。

（四）王士雄与《温热经纬》

王士雄（公元1808～1868年），字孟英，晚字梦隐，号半痴山人，浙江钱塘人。《清史稿》有传。他出身医学世家，14岁丧父，潜心钻研医术，对温疫的研究尤其深入。艺成之后，行走四方，治病救人，口碑载道。生平著述有《潜斋医话》、《随息居饮食谱》、《归砚录》、《回春录》、《霍乱论》、《温热经纬》等医书。其中《霍乱论》一书精心阐发前人有关理论，汇集作者个人的医疗经验，察病原，论治法，附医案，创新方，对霍乱的病因、病机、辨证、防治等问题进行了系统论述，被近代曹炳章誉为"治霍乱最完备之书"。完成于公元1852年的《温热经纬》更是王士雄倾心力作。

《温热经纬》一书的成就，可谓集温病学说之大成。该书"以轩岐仲景之文为经，叶薛诸家之辨为纬"，博采《内经》、《伤寒论》及叶桂、薛雪、余霖、陈平伯等人有关温病的论述，以按语的方式表达作者个人的见解，广征博引，汇编成书。该书将温病分为新感伏气两大类，强调两者的不同，并就其证候、病机、传变和辨治进行阐述。由于此书包罗广远，资料丰富，不仅是总结温病学说的学术杰作，而且是临床医生的重要参考书，因之流传甚广。书中围绕一个个具体的温病学理论和临床问题，将古代经典和各家之说相互对照，详加辨析，对于后学者感到困惑的问题，如"顺传"、"逆传"的概念等给予认真解说，对于与临床实际不符或难以自圆其说的旧论则径予批驳，对温病学理论的全面总结和体系建构贡献良多。

叶桂、薛雪、吴瑭及王士雄被称为清代温病学派四大家，是温病学说形成、发展、成熟时期的代表人物。此外，尚有戴天章作《广温疫论》，发挥吴有性的学术思想；陈平伯作《外感温病篇》（又名《风温论》），专论风温一病；余霖（字师愚）作《疫疹一得》，专论具有强烈传染性的"热毒斑疹"一类疾病，订立以清瘟败毒饮为主方、大剂量石膏为主药的治法，别开生面，补前人之不足，被王士雄称赞为"仲景之功臣"。众多医学家都根据自己的研究和临床实践，从不同角度、不同侧面为温病学说的发展和完善做出了贡献。温病学家用药轻灵、善于自拟新方、重视清热养阴的风气，打破了宋代以来，经方独霸天下，用药辛温厚重的局面，但用药过于清淡，也受到一些医家批评。

温病学说的建立及其广泛运用于临床实践，与传统的伤寒学说互为补充，使得中医学对于外感热病的理论认识、诊断方法和防治手段，向着更为完善的方向发展。以吴有性为代表的温病学家坚持从临床实际出发、不盲从经典、大胆创立新说的科学精神，推动了中医学基础理论的进步，使医学界在尊经崇古风气影响下趋于萎靡的学风为之一振，形成了中国古代医学史上又一个理论及辨证治疗高峰。

第四节　中医学的普及

明代后期尤其是清乾隆以后，人口大幅度增加，又兼多次瘟疾流行，社会对医学的需求增大，在医学队伍逐渐扩大之际，一些新从医者，尤其是一些文化程度偏低，欲自学中医以便能尽快入门从业解决衣食者，迫切需要一批具有简明易学、易诵、易记、切合临床实用等特点的启蒙医书。

从明代开始，一些医家先后对《内经》分类节要，将中药方剂针灸穴位等改编成歌括，在各科医学著作中增入歌赋，以通俗易懂的语言撰写简明实用的医书。兴旺的市场需求促使大批通俗入门医书很快应运而生，以清代本草为例，简明普及著述的数量超过其他各类成为大宗。尽管其中不少系书商为迎合市场的托名之作，但也产生了一些对中医学术发展有很大影响的传世名篇，其中贡献最杰出者为明代汪昂和清代陈修园。陈氏所撰诸书是为避免初学医者被庸俗启蒙医书误入歧途而编写，故立意颇高，涉及此类的著作数量最多。汪昂从普及着手撰写的《本草备要》、《医方集解》、《汤头歌诀》、《素问灵枢类纂约注》等影响很大，极为普及流行。然实际成就并非仅限于此，在方剂学理论上贡献更大。

此外，《医宗金鉴》属太医院奉旨"御纂"，系统全面，主要用歌诀写成，适宜初学，在清代有重要影响，读者遍及全国，成为最为流行的医学丛书。还有一些兼涉各科，内容丰富，颇多真知灼见的综合性医书，因内容深入浅出，明白晓畅，也颇受初学者欢迎，如《医学入门》、《医宗必读》、《寿世保元》、《万病回春》、《冯氏锦囊秘录》、《医学心悟》等，也可列入此类。但不可将其全然作入门书对待，其成就和学术影响往往与内科及综合医著有关，应予以充分注意。

由此可见，普及医书在编写目的、阅读对象、语言风格、内容形式、风格体裁等方面都自成特色，它不受学科的限制，以简明易学为宗旨，成为明清医家尤其是清代中后期医家乐于参与的主要著述形式。

一、综合性医书及针灸

（一）综合性医书

普及类综合性医书大多出自学术造诣较高的著名医家，涉及内容较为广博，是普及性医书中学术价值较高，体裁和内容风格多样的一类著作，它从明初《医经小学》开始，不断有医家先后参与，直至清代形成高潮。

刘纯《医经小学》（公元1388年）是主要用歌诀写成的入门医书。书中辑《内经》《难经》以及金元医家著作二十余种，撮其要旨，间附按语及注释而成。涉及本草、脉诀、经络、病机、治法、运气六类。其学术思想主要师承丹溪之学。李梴《医学入门》（公元1575年）以《医经小学》为蓝本写成。是一部简明实用通俗易懂的综合性医书。正文采用歌赋，以旁注为补充。全书涉及医史医论，本草方剂、针灸脉法、内外妇儿各科证治，内容全面丰富。

李中梓《医宗必读》（公元1637年）主要论述内科疾病证治，兼及医理、脉法、方药等。较详细地论述了医学源流及业医者应有的知识，脏腑经络的生理病理及30余种内科杂病的辨证治疗。李氏论医以《内经》为宗，多取李杲、薛己、张介宾诸名家的理论。且时有创见，所提出的一些医学主张，如"肾为先天之本，脾为后天之本"，"乙癸同源，肝肾同治"以及"泻木所以降气，补水所以制火"等，已成为后世绘炙人口的中医名言。书中首次把中风分为闭、脱二证等，提出闭证宜开，脱证宜补的原则大法。全书文字明白流畅，深入浅出，对初学医和有多年临证经验者均为适宜。

太医院判吴谦兼总修官奉旨"御纂"的《医宗金鉴》，该书从既往官修医书大而全，重经典及文献理论，改变以面向普通业医者为主的实用医书。全书较系统地反映了中医学术体系，注重临床，便于初学，是具有教材性质的普及性医学丛书。

程国彭《医学心悟》（公元1732年）。本为医学入门而作。书中文字简练流畅，内容明白易晓。对各家医论兼收博采，重点突出，在归纳四诊、八纲、八法及各科临床证治方面，颇多新意。如"论证之原，以内伤、外感四字括之；论病之情，则以寒热、虚实、表里、阴阳八字统之；而论治之方，则又以汗、和、下、吐、清、温、消、补八法尽之。"寥寥数语，将病证分类，辨证八纲，治疗八法的要害予以总结概括，非有真才实学无以臻此。书中方剂多为程氏"苦心揣摩所得，效者极多"，如止嗽散、消瘰丸、加味香苏散等成为后世常用名方。全书条理清晰。更兼语言通俗生动，在医学入门书中影响很大，深受初习医者喜爱。

（二）针灸

明清针灸普及著作的专书不多，且主要见于清代中后期，如李守先《针灸易学》（公元1798年），主要由《针灸大成》改编，具有"浅而易学，显而易见"的特点。其后有王锡鑫的《针灸便览》等。但明清一些重要针灸专书中，歌赋体裁内容所占比例很大。如徐凤《针灸大全》六卷之中，就有五卷内容主要为歌赋，仅卷六列论。高武《针灸聚英》卷四用占全书近三分之一的篇幅汇集了当时流行的各类针灸歌赋。其他如《针灸大成》中也载有大量歌赋及曲。吴昆《针方六集》卷六为针灸歌赋选集。以上针灸歌赋，主要围绕经脉穴位及其主治、针法等内容展开，着重解决上述内容的易诵易记问题。针灸穴位数量多，主治病症又各不相同，如果要在短期内快速掌握，这些琅琅上口的歌赋无疑很有帮助。

其他各科临床著作中，歌赋也是较为常见的内容形式，如陈实功的《外科正宗》，陈复正《幼幼集成》，傅仁宇傅维藩的《审视瑶函》等大都如此。一些简明实用者如《达生篇》《福幼编》等也极为普及流行

二、《内经》《伤寒》《金匮》与脉学

（一）《内经》

《内经》文辞古奥，一些内容各篇互见，不便初学，故分类编纂，尤其是简要节选的分类文献，逐渐成为明清时期医家研究《内经》的重要形式。它似乎更符合日益增多的初学医者学习《内经》的需要。分类节要结合注释发挥的《内经》著作成为医家编写《内经》入门读物的重要方法。

由滑寿原注，汪机续注的《读素问钞》又作《续素问钞》（公元1519年）是《素问》较早的节注本，作者"删其繁芜，撮其枢要"，共分12类。汪氏认为滑寿原注虽深得岐黄之旨，不过注文太简，采用王冰之注又过少，故在滑氏原注基础上取诸家之说参补其间，亦多引丹溪之语释义，进一步补充发挥，成为学习《内经》的较早入门书。

李中梓《内经知要》，节选《内经》原文81条，分成道生、阴阳、色诊、脉诊、藏象、经络、治则、病能八类，加以注释，内容既全面系统又简明扼要，是《内经》节要诸书中，最为上乘之作，该书分类方法对后世影响很大，直至现代中医基础理论著作的章节分类仍以该书之为蓝本。

汪昂《素问灵枢类纂约注》是以《素问》为主，《灵枢》为辅的选择性分类本，

通过"以类相从，用便观览"，共分为九类，保持原文段落，未曾割裂，注明出处是其特色。注释多选王冰、马莳、吴昆、张志聪四家，再一一陈述己见，或节繁辨误，或置疑畅文，注文简明扼要，故曰《约注》。

其他如薛雪《医经原旨》等亦属此类。总以经文在类分后更易得其要旨为目的，对文化程度偏低的初学者提供了莫大的便利。由此文艰义深的《内经》变得明白易晓，对中医学理论普及的发挥了重要的作用。

（二）《伤寒》、《金匮》

明清时期《伤寒论》的学术地位和临床价值进一步提高，医家普遍重视经典著作的学习，但其阅读难度常让人望而生畏，故有医家为《伤寒》《金匮》的普及撰写简明提要之作，但限于医家学术水平和《伤寒论》本身通俗化的困难，除陈修园等个别医家外，多数影响不大。

李中梓《伤寒括要》（公元1649年）由所著《伤寒授珠》删繁节要而成，全书取各家之长，重在发仲景之旨而补其未备，义深词简，切于实用。清舒诏《舒氏伤寒集注》（公元1739年）原为初学者学习《伤寒论》而撰，深入浅出，通俗易懂，尤其在注释的关键之处，详加说明，有助于学习者抓住要领，对《伤寒论》诸方也有发挥。但全书悉宗喻嘉言《尚论篇》，是其不足。吴仪洛《伤寒分经》（公元1766年）在条文中加入串解文字，使条文涵义便于阐发，有利于初学者理解掌握原文。此法后为陈修园《伤寒论浅注》借用。

有关《金匮要略》研究诸书晚于《伤寒论》，主要集中于清代，数量也明显于少于后者，普及类著作除陈修园《金匮要略浅注》及《医宗金鉴·订正金匮要略注》（公元1742年）外，还有徐彬《金匮要略论注》（公元1671年），此书以《金匮要略方论》徐镕本为底本，书中有注有论，从原文字句到脉因症治，均能博采众长予以阐释剖析，尤重其师喻昌意，并酌参己见及临床治验。

陈元犀《金匮方歌括》（公元1811年），仿《长沙方歌括》之例，将《金匮》诸方内容编成诗歌，歌诀简明扼要，注释通晓明了，成为后学"传诵之章"，学者多视为《金匮要略浅注》之续篇，堪与《长沙方歌括》媲美。

（三）脉学

六朝时高阳生托名王叔和《脉诀》，以通俗的七言歌诀叙述脉学，问世后大受欢迎，有"《脉诀》出而《脉经》亡"之说。说明艰深的脉学也可以用通俗易懂的歌括作为载体。宋明时《脉诀》被崔嘉彦《脉诀秘旨》及其弟子的数种脉诀取代，主要采用的是四言歌诀。明代李言闻补充修订此书，改名《四言举要》，仍题崔嘉彦撰。与此相近的多种《四言脉诀》在明清两代流传。其中最突出的是李时珍在其父李言闻《四诊发明》的基础上，采诸家脉学精华编成的《濒湖脉学》（公元1564年），该书在驳正《脉诀》内容的基础上，沿用《脉诀》的歌诀形式，将27种脉象编成七言歌诀，并述同类脉鉴别及各脉主病。书后附由其父改编的《四言举要》。该书问世以后，"《脉诀》遂废"，成为对《脉诀》长达数百年来批判的压轴之作，也是明末以后的脉学入门读物中，流传最广，影响最大的脉学著作。

其他如李中梓《诊家正眼》（公元 1642 年）系其晚年学验俱丰之作，书中阐述脉学的基本理论，批驳《脉诀》之误，介绍浮沉迟数等 28 种脉象的形态主病，强调"四诊合参"，言简意明，辨精析详，且文字通俗，切于实用，流传亦广。

综论四诊者有清林之翰《四诊抉微》（公元 1723 年）。作者为纠正时俗重脉诊而轻望、闻、问三诊的倾向，特地将望诊列于篇首，注重鉴别诊断，对四诊的各种症状、主病和吉凶记载甚强。并将书中重要内容编成四言歌诀以便记诵，成为当时业医课徒的重要入门书。

三、本草与方剂学

（一）本草

歌括便读类著作是入门学习中药方剂的大宗，它主要从易诵易记出发撰写。其端绪可上溯至宋，现存最早药性歌括为元《本草歌括》。明代药性歌括开始风行，品种极多，又彼此抄袭，其中托名张洁古或李东垣的《药性赋》影响极大，分为寒、热、温、平四赋，采用歌赋体裁，共述药 248 种。每药仅用一两句话介绍主要功用。该书源流极为复杂，明初、明代中期、清代均与其他本草著作合刊，药物品种也不断增加。其他如龚廷贤的《药性歌》《药性歌括》（见《寿世保元》），清代被退省氏单独刊行。清代药性歌括仍很盛行，但大部分附于其他医药著作中，单行本不多。

陈嘉谟《本草蒙筌》（公元 1565 年）是明代前中期的一部较有特色本草著作。主要用韵语写成。作者认为《本草集要》《本草会编》《证类本草》等各有短长，从以上诸书取材，分类论述，五易其稿，历 7 年成书。分类仿《本草集要》，总论取《证类本草》及金元诸家药性理论，各论共 724 种药物，对其中 448 种重点讨论，分述药性、有毒无毒、产地、炮炙、藏留、功效等。作者强调药物产地、注意辨别药物真伪及药物贮藏的重要性，介绍了一些特殊的贮藏法，对炮炙多有发明。李时珍对本书评价很高，认为"……颇有发明，便于初学，名曰蒙筌，诚称其实。"该书既着眼于普及，又是一部对药材鉴别、贮藏、采收、治疗颇有见解的著作。

汪昂《本草备要》曾于康熙初年刊行，康熙二十三年重加增订。初刊时载药 400余味，重订时增加临床常用药物 60 余种，分为草、木、果、谷、菜、金石水土、禽兽、鳞介鱼虫、人八部，资料主要取自《本草纲目》和《本草经疏》。每药系统叙述性味归经、功能主治及品种形态、加工炮制，而以介绍药性功效为重点。引文大多注明出处，作者个人见解则注"昂按"。该书详略得当，文字流畅，适合初学者作入门读物，正如作者自述"篇章虽约，词旨详明，携带不难，简阅甚便"，成书后风行一时，对中药知识的普及发挥了重要作用。1757 年吴仪洛在《本草备要》基础上撰成《本草从新》，吴氏既虑及汪昂"本非岐黄家，不临证"的先天不足，又吸收《本草备要》

"卷帙不繁而采辑甚广"的优点，收药720味，其中一半内容取自该书，另增补不少新的资料，新增药物中，有多种为本书首载，如燕窝、冬虫夏草、太子参、党参、西洋参等清初常用药。吴氏有比较丰富的临床经验，对药性辨析更加详细，更切实用。对产地、鉴别、炮制等多有介绍。成为清代流传较广的实用本草。

清代对《本草纲目》节纂改编的著作达数十种之多，其中多能取其精华，较为简明，便于应用。

（二）方剂学

明清方书是中医方剂学理论成熟和规范的重要时期，也是简明实用方书和汤头歌括的产生和普及流行时期，其影响波及近现代。它使自魏晋以来，方书从属于临床各科医书的性质得到根本的扭转。

方论 方书是历代中医文献的大宗。唐宋以降，方书在积累验方的同时，也记录与病证相关的病因、症状和临床各科治疗方法，一些方书实际上成为包容临床各科治疗经验的著作。然而在方剂本身的组成与变化，方义等理论研究方面却注意不够。这主要与魏晋以来，战乱频繁，医家将主要注意力集中于临床经验的记载和总结，唐代医家对理论重视不够等有关。

宋代以后，医界开始重视对医学理论的探究，导致方论的产生。通常认为，方论肇始于金成无己《注解伤寒论》。实际上北宋庞安时、朱肱、寇宗奭、南宋许叔微等著作中已见散在方论，当为明清方论的前奏，这与理学的影响和北宋医学教育有关。

另一方面，明清方论的出现也需要方书从收载单验方向实用名方倾向的变革，特别是方书载方数量减少的配合。方书收载方剂动辄成千上万不利于方论的阐发和医家掌握用方加减变化，方书载方是否精炼直接关系到方书立论的效果。宋代已有一批选方精炼的实用方书问世，最具代表性的是《和剂局方》，私家方书也多具有此类特点，如《本事方》《济生方》《史载之方》等，诸书多为医家士子多年经验所得，或从他书择精选要而来，已与唐《千金方》《外台秘要》、宋《太平圣惠方》《圣济总录》兼收并蓄，篇幅巨大不同。尤其是南宋王硕《易简方》，载方仅三十首，作为常用通治方，短小精悍，风靡一时。

明清方书沿着两宋简明实用方书编撰轨迹，自《普济方》后由博返约，注意选择名方效方和讨论方剂的源流传变（如《祖剂》），更加重视方剂的分类、功效、方解等方剂学理论。使方书的内涵有了新的变化，开始从临床各科著作中剥离出来，成为以讨论方剂本身的组成变化和理论探讨的方剂学专著，使方剂学理论进入成熟和较为规范的阶段，同时选方的实用化和简约化趋向日益显著。此外，明清研究《伤寒论》诸家，对伤寒方组方法则进行了更深入的研究，如柯琴、徐大椿等。

明·吴崑《医方考》（公元1584年）为方剂专著中具有开拓意义的著作，它上承成无己方论传统，下启明清方剂学专著广涉各科实用名方，以讨论方解为核心内容的编写形式。全书收方700余首，按病证分为72门，每证前有短叙，略叙选方范畴，后列方名，药物组成，适应证，再以主要篇幅讨论方解，详考古方之制，精研治病之理，实现了方书从以病证为核心向以方论为核心的转化，成为明代影响很大的方剂学专著。由此以方论为主的方书中临床辨证的比重下降，逐渐成为帮助医家更好地掌握方剂组成变化原理的著作。该书不足之处是分类仍按病证划分，未脱宋元方书巢臼。

《景岳全书》中"八略"和"八阵"实为有关方剂学的专篇。张氏把治病立法比作战略战术，将八种治法概括为"八略"，把选方用药比作排阵用兵，将有关方药的论述按"八阵"分列。"八阵"有古方八阵与新方八阵之分，其中新方八阵系景岳自创的 186 首方剂。张氏这种以法类方，注重方剂功效的分类方法，打破了千百年来方书按病分类，从属于临床各科的地位，开创了以法统方，方随法出的方剂学理论思路。惜未能在方剂理论上作出更多的努力，但在创制新方，尤其在补肾方剂的组方遣药上颇多贡献。

清·罗美《古今名医方论》（公元 1675 年），精选实用名方 150 余首，选辑名医方论 200 余则，详论药性、方剂配伍和命名、病症适应症的选择等，使医家论一病不为一病所拘，明一方而得众病之用，进一步突出了方论在方剂专著中的地位。作者对既往方书贪大求全的倾向十分不满，一针见血地指出"……后此继起者，莫不贵叙证之繁，治法之备，集方之盛，求胜前人，不知病名愈多，后学愈昏，方治愈繁，用者愈无把柄"，可见方书由博返约，以方论为核心的问题得到医家的进一步重视。后吴谦《医宗金鉴》以此书为基础增减成《删补名医方论》，进一步扩大了影响。

汪昂《医方集解》（公元 1682 年）为中医方剂学专著定型规范的重要著作。汪昂（1615－约1695），字讱庵。休宁（今属安徽）人。三十余岁后潜心医学及医药书籍整理。以殚究经史百家尤纂集歧黄医著自逸，虽不以医为业，然着意整理医经、医方、本草、经络等有关论著近四五十年。《医方集解》载正方 377，附方 488，按方剂功效分 22 门，虽功效分类晚于张景岳八阵，但方解和主方附方等方剂中药物变化的主要内容继承《医方考》的长处，而为景岳所未备，成书后广为流传，先行刊行 60 余次，迄今方剂学专著仍沿其例。作者特别强调方解在方剂著作中的意义，"读方不得其解，治疗安所取裁"，认为只有掌握了方解，才能抓住方剂的要害，灵活加强变化。否则"执方医病，而病不能瘳，甚或反以杀人（者）"，使方解在方剂学专著中的地位进一步确立，书中所选各方为"诸书所共取，取世人常用之方"，药味简炼，组方谨严，并通过附方对主方药味加减变化达到对正方的举一反三，变通化裁的目的，使选方的实用化进一步加强。但本书与明清很多文献一样，引用资料不严谨，作者擅自改动或误植方名、出处、药物组成等处不少，引用时需注意核对原书。1761 年吴仪洛以《医方考》和此书为蓝本撰成《成方切用》，1865 年费伯雄选《医方集解》355 方撰成《医方论》，1904 年张秉成仿《医方集解》体裁，撰《成方便读》。

与此同时，明清方书中仍有一部分沿袭唐宋方书的体例，如明《太医院经验奇效良方》载方 7000 余首，兼涉针灸等疗法。明《卫生易简方》载方 3800 余首，以民间单验方为主，按病症分为 143 类。但它们都无法与《医方考》《医方集解》的影响相抗衡。由此一些明清医家开始重视方剂学理论的讨论，方书提供给医家的已不全是成千上万无从选择的验方单方，而是组方规律清楚，加减变化易于掌握的常用名方，从而加强了医家临床选方、用方的理性思考，推动了方剂学的普及和深化。

方歌　就学术发展而论，明清方书奠定了方剂学理论的规范，就使用而言，明清不少方书编纂的目的是为了医生在临床上更好地掌握医方的加减变化。方歌的产生，更主要着眼于医方的普及入门。汪昂把《本草备要》《医方集解》作为姊妹篇，申明编写动机"是以特著此编（指《本草备要》），兼辑《医方集解》一书相附而行。"其后，汪昂为了更便于医家入门初学，从《医方集解》中选录经验成方 306 首，按类编成七言歌诀 200 首，集成《汤头歌诀》一卷，成为古代流传最广的方歌。中医素有编撰歌诀的传统，因其易于初学者诵读记忆的缘故。方歌的编写晚于《脉诀》，也晚于药性赋，较早者见于明嘉靖二十六年的（程氏）《释方》，其他如不著撰者《医方》也见方歌。此后明万历四十七年成书的（增补）《医方捷径》有伤寒、药性、集类方歌等多种歌诀，属早期方歌的医书刻本。

清汪昂《汤头歌括》出现后，以此为基础编撰的方歌很多，粗略统计不下二十种，如钱荣国改增的（新编）《医方汤头歌诀》等、其中近代尤多。

张景岳《新方八阵》颇受医家青睐，将其改编成方歌者也多，其次有关仲景方的歌诀也不少。就方歌类文献涉及的版本而言，汪昂《汤头歌诀》当首屈一指，达六十余种，足见其流行程度，其次如陈修园的《时方歌括》也有三十余种版本。就文献涉及的种类而论，《孙真人海上方》《临证指南医案》《温病条辨》《医学心悟》等书均有后代医家为之专门编撰的方歌。

四、陈修园对普及医学的贡献

陈修园（公元 1753～1823 年），原名念祖，号慎修。福建长乐人。幼年从祖父读经史，兼习医学。二十四岁便行医自给。后"半治举子业，半治刀圭家"，三十五岁肄业福州鳌山书院，三十九岁中举，次年赴京落第后悬壶应诊，很快名重一时。嘉庆六年涉足仕途，历任知县、知州、知府，亦官亦医。66 岁后归闽讲学著书。陈氏著作内容深入浅出，从经典著作到本草方歌、从医学理论到前代医家著述评介，涉猎很广。各书文字朴实精炼，深入浅出，又配以歌括，非常适合初学者入门阅读，对于医学普及作出了不可磨灭的重要贡献。所著医书共十六部九十一卷，计 150 万字。

陈氏学术上尊经崇古，重视经典著作，尤其推崇张仲景，认为是学习者入门之本，有"理不本于《内经》，法未熟于仲景，纵有偶中，亦非不易矩获"之说。故著作中半数与经典著作有关。他以极大精力投入《金匮要略浅注》（公元 1803 年）《伤寒论浅注》（公元 1803 年）两书的撰写，数易其稿，寝馈数十年弗倦。凡来请求学医者，必先授此两书，以求学者首先对经典著作有所了解，打好学习经典著作的基础。《伤寒医诀串解》（公元 1856 年）系陈氏晚年所作，集其一生研究《伤寒论》心得体会。全书六卷按六经排列，以综贯衍绎的方法，对原文进行综合分析，指出辨证要点，发挥义意。该书以标本中气，经络学说为基础，创分经分类审证之法。

出于对临床用方的全面考虑及提高医家辨证论治水平，陈氏不废时方，又有《时方妙用》、《时方歌诀》。为帮助医家更全面地认识中医理论。又撰写《医学三字经》、《医学实在易》、《医学从众录》等著作，较为系统深入浅出地讨论了医学源流、基础理论、脏腑经络、四诊、临床各科、方药等内容。

歌括是陈氏著作的重要特色。有三言韵语，更多的是七言歌括，成为各书主体和特色，书中又不仅限于歌，实际上往往是原文、歌、注、论（按）并行，每先列原文，次出歌括，方解殿后，间附己见或治验。通过易诵易记的歌括，由浅入深，由博返约地为初学医者提供多种简明实用入门读物有。故有"或连篇累牍而不繁，或寥寥数语而不漏"的评语。所涉及内容之广，影响之大，数百年来，几无人能及。此后在此基础上又产生不少续韶之作，或仿其例，或改编陈著，或附刻陈著之内，仅四川一地，就有十余种之多。

但陈氏从尊经崇古的立场出发，对唐宋以后医学发展的认识明显不足，对金元明清医学和温病学说多持异议，对不同学术见解医家的批评，常失之偏激，暴露了他思想认识上的局限性。

普及类医书作为一种提供初学医者入门的启蒙性中医读物，或作为一般文化程度的业医者提高中医理论水平，学习前人经验的简明提要之作，在推动中医教育，尤其是解决民间中医课徒的学习用书，提高和改善中医队伍的总体学术水平，普及中医药知识等方面，都为中医学作出了重要贡献，故至今沿用不衰，有着广泛影响。

第五节　生物医学的奠基

一、文艺复兴与自然科学的进步

文艺复兴是欧洲文化与思想发展中的重要时期，大约从 14 世纪初这个新时代的特点显露出来，但同时旧的教条主义和经院哲学的影响仍然顽固地存在。文艺复兴是欧洲封建制度开始崩溃、新兴资产阶级崛起的时期，他们对封建制度及其意识形态展开了全面的进攻。从中世纪文化过度的这个伟大时期已经被普遍地定义为"欧洲国家进入一个富于活力的崭新时代。"

16 世纪尼德兰发生革命，产生了独立的资本主义国家荷兰，17 世纪英国推翻了专制王权，建立了资产阶级的议会制度。新兴资产阶级为了发展工商业，支持科学技术的进步。哲学上，培根提出经验唯物主义，提倡观察实验，主张一切知识来自经验，并提倡归纳法，他的名言"知识就是力量"激励了数代人的探索精神。唯物论的代表笛卡尔，重视人的思维能力，同时又把机械论的观念用于生理学的研究上，对后世生命科学的发展影响很大。

（一）天文学

1543 年哥白尼的《天体运行论》出版，证明地球与其他行星是围绕着太阳而运转的。哥白尼的太阳中心说打击了教会的关于地球是宇宙的中心、人和神相似的思想。"他用这本书来向自然事物方面的教会权威挑战。从此自然科学便开始从神学中解放出来"（恩格斯语）。哲学家布鲁诺（G. Bruno，公元 1548 ~ 1600 年）发展了太阳中心说。他一方面支持哥白尼的主张，认为太阳是宇宙的中心，地球及其它行星以太阳为中心在不停地旋转，同时又反对哥白尼的恒星不动的观点。布鲁诺的学说遭到教会反对，公元 1600 年他在罗马一个广场上被活活烧死。也正是在这一年，另一位科学家笛尔德（V. Dilderp，公元 1544 ~ 1603 年）发表了《论磁石》。文章不但对磁石的本质做了研究，而且还指出地球本身就是一块大磁石。后来，科学史上又出现了伽利略。他善用怀疑的眼光看问题，并喜欢用实验来论证，1591 年在比萨斜塔上完成了著名的自由落体试验，从而证实一个物体从空中自由下落到地面的时间与物体的重量无关，纠正了自亚里士多德以来的错误。此外，他还于 1604 年起从事天文学方面的研究，1609 年研制成世界上第一台天文望远镜，1611 年借助望远镜发现了金星。他阐明"若行星也如地球旋转于太阳周围，则行星受太阳照射的部位也会发出光芒"。另一位天文学家刻卜勒（Kepler，公元 1571 ~ 1630 年）非常重视物理知识，他曾以精密的数理方法探讨天体运动的法则。这些天文学方面的发明和发现，对于医学虽然没有直接的影响，但注重观察和实践，及量度观念的应用对医学影响很大。

（二）化学

16 世纪末到 17 世纪初，伽利略等人奠定了机械学和天文学的基础。而当时化学还没有显著进步。古希腊时代，虽然出现原子论学说，但那属于哲学范围，不可能用实验来证明。中世纪的阿拉伯化学曾以炼丹术的形式出现，但还不能称之为化学。

化学家波义耳在 17 世纪中叶成为英国皇家科学会会员，波义耳在化学上的成绩颇多，由于他的贡献使化学从炼丹术中分离出来，成为一门独立的学科。波义耳认为空气是一种物质，且有重量，根据空气汲筒试验，阐明空气是维持呼吸的必要物质。从波义耳开始至 17 世纪后半期，化学有了显著进步。另一位代表人物梅犹（J. Mayow，公元 1643 ~ 1679 年）提出燃烧、呼吸的概念，并指出静脉血在变成动脉血的过程中必定有一种物质起作用，而且这种物质存在于空气中。因此从某种意义上说是梅犹发现了氧气，并指明了氧气在血液变化中的作用。18 世纪后半叶（公元 1779 年），对植物的呼吸作用的研究发现，植物可以吸收二氧化碳，释放氧气。1785 年从碳酸气中分离出氧气。18 世纪中叶，布莱克（J. Black，公元 1725 ~ 1799 年）为化学的进步做出了贡献，经研究发现燃烧后物质的重量非但不减少，反而增加，这一发现给予过去的燃素说很大打击。英国牧师普瑞斯里（J. Priesly，公元 1732 ~ 1804 年）于 1774 年完成了加热氧化物以提取氧元素的实验。虽然未能对氧元素的性质得出正确地解释，但已知道静脉血变成动脉血必须有氧元素参与。法国人拉瓦锡（A. Lavoisier，公元 1743 ~ 1794 年）明确了呼吸气体的组成，确定二氧化碳和水是呼吸过程的正常产物，他还把氧化物燃烧产生的气体命名为氧。1784 年，英国人卡文迪许（H Cavendish，公元 1731 ~ 1810 年）发现氧和氢可以组成水。化学的进步为生理学，特别是呼吸生理学的发展奠定了基础。

（三）物理学

牛顿的物理学成果为 17 世纪和 18 世纪的科学奠定了坚实的理论基础。17 世纪 60 年代，牛顿在为躲避瘟疫而移居他乡的情况下，发现了二项式定理，发明了流数法，进行了有关颜色的实验，并开始万有引力的研究。17 世纪 80 年代，牛顿完成了他的伟大著作《自然哲学的数学原理》。这部著作共分三篇，第一篇概述质点和物体受关于力的各条特定定律的支配的无阻力运动，第二篇论述阻尼介质中的运动和一般的流体力学，第三篇则应用所获得的结果来阐明太阳系中的各个主要现象。牛顿的《自然哲学的数学原理》是科学史上公认的最伟大的著作，对当代和后代思想的影响上，没有其他杰作可以与之相媲美。二百多年来，它一直是全部天文学和宇宙学思想的基础。直到爱因斯坦和相对论的崛起，牛顿的万有引力原理和运动定律才遭遇严峻的考验，但是在科学中没有绝对的真理，牛顿和他发明的原理在 17 和 18 世纪的科学史上留下了不可磨灭的贡献，这一点是不容怀疑的。

二、医学改革家巴拉塞尔萨斯

巴拉塞尔萨斯（P. Paracelsus，公元 1493 ~ 1541 年）是文艺复兴时期最有代表性的人物之一。巴拉塞尔萨斯生于瑞士，曾到弗拉拉大学学习，受到菲锡钠斯（M. Ficinas,）新柏拉图主义的影响，最早攻击盖仑的学说。后来他到巴塞尔（Basel）大学任教，据说他曾当众烧毁阿维森纳的著作，表示他与中世纪传统医学的决裂。他首先用通用的德文讲演和写作，违反了当时用拉丁文讲课的习惯。巴拉塞尔萨斯反对脱离实际的理论，他曾经说过"没有科学和经验，谁也不能作医生"。他嘲笑经院哲学的医生，说他们"终生在炉边坐拥书城，乘坐在一只愚蠢的船上。"他说"我的著作不像别的医生那样，抄袭希波克拉底和盖仑的作品，我是以经验为基础，用劳动写成的。"他在教学时把学生聚集在病人床边，而不是在课堂上，他利用在各地旅行的机会观察工人、农民和商人的疾病，这使他成为一名优秀的临床医学家。

巴拉塞尔萨斯对癫痫作了重要的观察，认为麻痹和语言障碍与头部损害有关。他对矿工所患肺病的观察可以说是对职业病的最早研究。他还注意到用矿泉水可以治疗疾病，这与他重视化学有关。他提倡应用化学药品，如铅、硫磺、铁、砷、硫酸铜，甚至把汞剂作为药物使用，他的主张对应用汞剂治疗梅毒起到推广作用。他提倡鸦片酊剂和酒制浸膏，反对中世纪以来盛行的复杂处方。

巴拉塞尔萨斯在医学理论上相信神创造世界，生命来自"活素"（Archaeus），物质来自三种原素，即硫磺、水银和盐，他相信占星术，认为"木星影响肝脏、火星影响胆囊、月球影响大脑、太阳影响心脏、土星影响脾脏、水星影响肺脏、金星影响肾脏"。对于药物的治疗原理，巴拉塞尔萨斯主张象征学说，他认为各种药用植物的外形决定它们的治疗作用。近代医史学家苏特霍夫（K. Sudhoff，公元 1853～1938 年）评价巴拉塞尔萨斯是位化学病理学家和活力论者。巴拉塞尔萨斯的思想反映出文艺复兴时期医学家们世界观的二元性和矛盾性。

三、人体解剖学

（一）早期的人体解剖活动

欧洲中世纪是反对进行人体解剖的，直到 13 世纪以后，阿拉伯的一些盖仑注释家出现才有了解剖学。1315 年意大利著名的波伦亚（Bologna）大学医学校教师蒙迪诺（L. Mondino，公元 1270～1327 年）公开解剖一具女尸，1316 年他写了一本《解剖学》（Anatomia）。此书出版后再版 20 多次，一直沿用到 16 世纪。在这 200 年间，学者们效法蒙迪诺的图示，从不亲身实践。

认为解剖尸体是对身体不敬的思想在文艺复兴时期被抛弃，一种新的但又是古老的思想重新出现，这就是只有通过对人体本身进行解剖研究才能认识到人体的美。在人类思想复兴的时期，医学伴随着艺术一起前行。

文艺复兴时期的杰出画家米开朗基罗（Michelangelo，公元 1475～1564 年）、拉斐尔（Rophael，公元 1483～1521 年）、图勒（A. Durer，公元 1471～1528 年）等人都对人体外形作了精细的研究。在这些艺术家中，有人甚至对人体结构及其功能的研究感到比纯艺术更有兴趣，最具代表性的人物就是意大利著名人文主义者达·芬奇（Leonardo da Vinci，公元 1452～1519 年）。达·芬奇不仅是伟大的艺术家、画家和雕塑家，而且还是一位优秀的建筑学家、地质学家、物理学家和机械工程师，同时在生物学、解剖学和哲学领域都留下不可磨灭的贡献。达·芬奇对解剖学的研究完全摆脱了经院哲学的传统，他以极敏锐的眼光研究解剖学，据说他曾解剖过 30 个人体，其中有 10 个是专门为了研究静脉。

（二）人体解剖学的奠基

维萨里（A. Vesalius，公元 1514～1564 年）在西方医学史上占有极重要的地位。他不但是真正人体解剖学的奠基人，也可以说是现代医学科学的创始人。他勇敢地反对盖仑的解剖学观点，指出盖仑的解剖学大部分是以动物解剖做基础，这种解剖学只适用于动物，而对于人体的描述则大多是不完善甚至是错误的。

1543 年维萨里出版了划时代的著作《人体的构造》（De corporishumam fabrica）。由威尼斯出版，而是移至巴塞尔出版的，因为维萨里得到巴塞尔的出版商奥波林（Oporin）的大力支持，此书的出版在当时学术界引起了极大的震动。先进的医学家和科学家表示欢迎，但许多盖仑主义者则联合起来攻击维萨里。

维萨里第一次与盖仑相反地描述了静脉和人类心脏的解剖。他仔细描述了纵隔及系膜的解剖学结构，改正了盖仑关于肝脏、胆管、子宫和颌骨的解剖学错误，说明了胸骨的结构和构成骶骨的骨数，正确地描述了杓状软骨及手和膝的关节面，还描述了黄体，书的最后一章讨论活体解剖，证明将动物的喉头切开后仍可用人工呼吸维持其生命。总之，《人体的构造》一书，驳正盖仑的错误约 200 余处，给予人们一个全新的人体解剖知识。

维萨里虽然被反动势力迫害而死，但是他的革新精神赢得了各国科学家的响应，从此解剖学得到更加深入的发展，奠定了近代西方医学发展的基础。

（三）人体解剖学的发展

继维萨里之后解剖学又有许多新发展，一些人体上更微小的器官被发现。如法罗比奥（G. Falloppio，公元 1523 ~ 1562 年）是位多才的作家，兼外科医生和解剖学者，生前以外科医生闻名，死后却以解剖学者著称。他发表过回盲瓣的记载及关于法罗比奥管、卵巢圆韧带、咽喉神经正确而精细的描述。他曾自出经费筹建解剖研究室，100年以后在法罗比奥创建的解剖研究室基础上，意大利著名病理学家莫干尼（G. B. Morgagni，公元 1682 ~ 1771 年）建立起病理学研究室。另一位解剖学家法布里修（Fabricius ab Aquapendente，公元 1537 ~ 1619 年）最早正确记述了眼的构造，还进行了肌肉运动的力学研究。文艺复兴的思潮使西方人开始懂得"自然如不能被目证就不能被征服"，因此解剖学得到西方的重视。到 18 世纪，大体解剖学已没有更多的重要发现，但作为一门医学基础课来说，在多数欧洲国家已日臻完备。

四、生理学的发展

（一）新陈代谢研究

意大利帕多瓦大学的教授桑克托瑞斯（Sanctorius，公元 1561 ~ 1636 年）首次将量度观念应用到医学中，他设计了最早的体温计和一种比较脉搏快慢的脉动计，分别用于测量人体的体温和脉搏。这两种医疗仪器都是根据伽利略的发明而加以改制的。桑克托瑞斯还对不同时间、不同条件下的体重进行研究，他制造了一种像小屋大小的秤，他坐在这杆大秤中，经常测量体重，观察体重的变化规律，如此坚持了 30 年之久。他发现一旦将身体的某部分直接暴露于空气中，即使不进食、不排泄，体重也会发生变化，他将这种现象的原因解释为不易察觉的出汗现象所致。这是近代研究新陈代谢的开始。

（二）血液循环生理

17 世纪西方医学史上最重要的发现莫过于哈维发现血液循环。哈维（W. Harvey，公元 1578 ~ 1657 年）1578 年 4 月 2 日生于英国的福克斯顿（Folkstone），成年就读于剑桥大学，攻读医学专业，以后到意大利帕多瓦大学学习，做了法布里修的学生，了解到静脉瓣的构造，回国后被任命为伦敦解剖学校的教授，同时兼任圣·巴托罗缪

（St. Bartholomew）医院的工作，以后又做了英王詹姆士一世和查理一世的侍医。在英国革命时期，他与查理一世一同隐退到牛津，战争结束后回到伦敦。哈维博学而谦恭，不但做临床医生，也做基础实验研究。他常常考虑血液循环问题。哈维对心脏的构造很了解，他根据实验，首先证明心脏是血液循环的原动力。哈维细心地计算了心脏的容量，计算了出入心脏的离心血量和回心血量，也计算了血液流动的时间。他假定：左右心室分别容纳血液 2 英两，脉搏每分钟跳动 72 次，这样一小时脉搏跳动 $72 \times 60 = 4320$ 次。在一小时内，从左心室流入主动脉的血量和从右心室流入肺动脉的血量分别为 $2 \times 4320 = 8640$ 英两，约折合 540 英磅。如此大量的血液远远超出饮食所能提供的最大限度，同时也远远超出人体本身的重量。哈维反复实验，在经历了多次失败以后，终于证实了血液循环的设想。

十余年后，即 1628 年哈维终于发表了他的名作《论动物心脏与血液运动的解剖学研究》（Demotucordis et sanguinis in anima libus）。在这本仅有 67 页的著作里，哈维把前人关于心脏和血液的错误理论暴露无遗，粉碎了以前根深蒂固的旧观念，但和当时一切新发现一样，哈维不可避免地遭到讥笑和打击，但是他的学说最终还是被人类接受，自此以后生理学才彻底成为一门独立的科学。

（三）神经生理

近代生理学之父哈勒（A. von Haller，公元 1708～1777 年）生于瑞士伯尔尼（Bern）。他的八卷本著作《生理学纲要》研究了呼吸运动、骨骼运动、胎儿的生长发育等内容，重点研究了神经系统的生理功能。哈勒研究了血管和神经的生理学，尤以提出应激学说为著名。哈勒研究发现，肌纤维在受到刺激时发生收缩，刺激消失后，肌纤维又可恢复正常。他将肌纤维的这种特殊性能称作刺激感应力，他还发现心脏、肠道等器官也具备这种刺激感应力。哈勒指出肌纤维只要受到轻微的刺激，就可产生明显的收缩；只要有肌纤维存在，肌肉就可维持运动。肌肉运动除具备这种固有的刺激感应为之外，也通常接受来自神经中枢某种力量的支配。这种力与刺激感应力相似，不受意识支配，即便在动物死去之后，也可通过试验证明这两种力的存在。于是哈勒把肌肉固有的力与来自神经传导的力区别开，并进一步阐明这两种力引起的肌肉收缩与其它原因比如湿度、压力、各种组织的膨胀所致的肌肉收缩在本质上是不同的。他又发现，皮肤和某些脏器组织本身没有感觉功能，只有借助神经的帮助才会产生感觉。他认为一切神经集中于脑，大脑是神经的中枢所在，这一结论是他在大量损害动物脑神经的实验观察之后得出的。他还认为脑皮质是完成大脑功能的主要物质基础，而脑髓质是灵魂所在。可见，18 世纪的神经生理学依然弥漫着迷信色彩。

（四）消化生理

法国人瑞奥玛（A. Reaumur，公元 1683～1757 年）因为改进温度计而闻名，并对消化生理颇有研究。18 世纪以来，学者们对消化是机械过程还是化学过程一直存有争议。瑞奥玛仔细研究了鸟类胃液的消化作用，发现温度对消化很有影响。试管内与鸟体温相同的胃液同样具备消化食物的功能，而当时医学界多数人认为食物的消化主要是胃壁肌肉收缩磨擦食物的结果。1752 年瑞奥玛出版《鸟的消化作用》（The Digention of Birds），由于他设计了提取鸟胃中食物的办法，从而发现胃液可以消化食物，这种消化作用是一种化学过程。瑞奥玛的发现给予 17 世纪以来盛行的物理学派很大打击。此后从事消化生理研究的学者逐渐增多。

五、显微镜的发明和应用

最早使用显微镜的人，应该说是伽利略。伽利略利用望远镜进行天文学研究取得许多成就。他也曾自己制造显微镜，却远没有望远镜成功。在其后又有一些人从事显微镜的研制，但结果都不很理想，直到英国人胡克（R. Hooke，公元 1635～1703 年）和格鲁（N. Grew,）、意大利人马尔比基（M. Malpighi，公元 1628～1694 年）、荷兰人雷文虎克（A. Leeuwenhoek，公元 1632～1723 年）和斯迈丹（Swammerdan，公元 1637～1680 年）之后，显微镜的研究才有了突破。

胡克曾用两个透镜合成的显微镜观察微小动物，1665 年出版《显微镜学》（Micrographies）。格鲁于 1682 年写成《植物的解剖学》，这是一本用显微镜观察植物的记录，奠定了他作为植物组织学先驱者的地位。马尔比基生于 1628 年，曾在波伦亚、比萨、莫西纳几所大学任教，担任过法国国王的侍医，是首先应用显微镜观察生物的科学家之一。他又是一位名副其实的植物学家，著有《植物解剖学》（Anatomia plantarum）。马尔比基对动物也很有研究，1661 年证实了毛细血管的存在。

雷文虎克生于 1632 年，他的成绩完全靠自学取得的。他是位长寿的学者，在 90 余年的生活中，热衷于显微镜的研究，收集了 250 个显微镜和 400 多个透镜，阐明了毛细血管的功能，补充了红细胞形态学的研究，对肌肉组织和精子活动进行了细致的观察。雷文虎克还于 1683 年首次在显微镜下发现"细菌"，但当时未引起重视。

斯迈丹没能像雷文虎克那样长寿，他的发现在他逝世后于 1737 年发表在《自然文库》（Didlia Naturae）中。他关于神经——肌肉的生理学实验证明肌肉在收缩时体积并未增大，神经也未将体液输送到肌肉内，这一点是生理学上的重要发现。

总之，17 世纪由于显微镜的发明和利用，人类的视觉由宏观引入微观，动植物体内的细微结构逐渐被揭示。

第六节　生物医学的发展

17 世纪，物理学、化学和生物学都有了进步，传统医学的一些理论在这个时期，被新的物理、化学、生物学理论打破。旧医学理论不能完全解释人体各种生理、病理变化，包括权威性的盖仑学说也开始受到人们的怀疑，旧学说面临挑战。

一、医学学派

(一) 物理医学派 (Iatrophysics)

物理医学派也叫自然科学派。在伽利略以后，桑克托瑞斯、哈维将物理知识应用到医学上，并取得成功，因此这一学派主张用物理学原理解释一切生命现象和病理现象，代表人物是法国数学家、物理学家笛卡尔。在 1662 年出版的一本书中，笛卡尔说："宇宙是一个庞大的机械，人的身体也是一部精细的机械，从宏观到微观，所有物体无一不是可用机械原理来阐明的"。笛卡尔的思想表现在医学上是重视神经系统，但只用机械观点来解释生命现象是不对的。笛卡尔的学说之一是将人与动物区别开，认为人是有灵魂的，灵魂存在于松果体中，动物没有灵魂，动物的一切活动都是盲目的，有无灵魂是人与动物最重要的区别。

波累利 (G. Borelli，公元 1608～1670 年) 是一位数学家，也是伽利略的学生，因伽利略重视度量方法并在物理学研究上获得成功，所以他试图用同样的方法解释生物体。波累利认为肌肉运动是一种力学原理。根据这一理论他推断鸟会飞翔、鱼会游动都与力学相关。推而广之，他认为人体的心脏搏动、胃肠蠕动都符合力学原理，他甚至认为胃的消化功能就是摩擦力作用的结果。片面性机械论的观点当然会使物理医学派走向失败。

(二) 化学医学派 (Iatrochemestry)

化学医学派观点与医物理学派相反，此学派把生命现象完全解释为化学变化，这一学派的创始人是海尔蒙特 (B. Helmont，公元 1577～1644 年)。他认为人的每一个特定动作都是由精力 (bla) 支配的。生理机能纯粹是化学现象，即一种发酵作用。"发酵"是一种特殊精力的代名词，这种特殊精力由感觉的灵魂所掌握，它产生在人的胃内。

化学学派的另一代表人物是希尔维厄斯 (F. Sylvius，公元 1614～1672 年)，生于德国，享有"实际医家"的称号。他曾研究盐类与酸类、异烟基物质结合发生的变化，试图将医学上血液循环、肌肉运动的原理用化学思想来解释。他主张人体内存在三种要素：水银、硫黄和食盐。这种观点与 16 世纪帕拉塞尔萨斯的观点相似。他同样认为酶素在人体机能中发挥重要作用，人体发生疾病是由于体内酸碱物质失去平衡的结果，因此治疗疾病的方法侧重于恢复人体内酸碱平衡。碱性胆汁若变成酸性，人体就要发病。医化学派在解释人体生理现象方面的确做出一定贡献，特别是在消化生理的研究中用化学变化解释唾液、胃液、胰液的功能是很正确的。

(三) 活力论学派 (Vitalis)

活力论学派以德国化学家、医学家斯塔尔 (G. Stahl，公元 1660～1734 年) 为代表，他曾发表《燃素论》 (Thlogiston)。他的观点非常隐晦，实际上是拥护亚里士多德，反对笛卡尔"动物体是机器"的观点。他说生物体各种现象不受物理、化学原理所管辖，应该由一种完全不同于物理、化学的物质所支配，这种物质被他称作感觉性灵魂（Sensitive Soul），这种感觉性灵魂与亚里士多德所说的灵魂很相似，灵魂有时也称作活力（Anima），化学变化受活力的支配。

17世纪这三个西医学派各有千秋，直至今天依然可见这三个学派的痕迹。

二、疾病理论

对人体正常器官的生理解剖观察，自维萨里开始至18世纪几乎发现无遗。在大量尸体解剖的基础上，解剖学家和外科医生有机会认识到异常器官的表现，病理解剖学诞生了。

（一）器官病理学

18世纪病理解剖学的代表人物是意大利人莫干尼（G. B. Morgagni，公元1682～1771年）。莫干尼曾在意大利帕多瓦大学的解剖教研室任教56年之久，他做过无数次尸体解剖。他又是临床医生，看过许多病人，很多病人死后都是经他解剖的。莫干尼经过多年的解剖发现，生前主诉咳嗽、吐痰、咳血的病人通常他们的肺脏有变化，即病灶出现。因此莫干尼认为疾病的原因是脏器的改变。79岁高龄时，他出版了不朽的著作《论疾病的部位与原因》。他肯定一切疾病的发生都有一定的位置，只有脏器变化才是疾病的真正原因，莫干尼仔细描述了病理状态下的器官变化，并且根据他所描述的变化，发表了关于疾病原因的颇有科学根据的推测。

18世纪以前的病理学沿袭希波克拉底的四体液学说，莫干尼将四体液学说发展到新水平，把患病器官同病人的临床症状联系起来，他注意到正常器官与病变器官解剖上的区别，并指出每种器官解剖学上的改变都会引起相应器官功能的改变。

莫干尼提出找病灶的思想是进步的，他从物质的实体寻找疾病的原因，这与当时盛行的机械唯物论思想是分不开的，但割裂了人体的整体性，否定各器官之间的相互联系，这种局限性需要用时间来弥补，用实践来改进。

（二）其他病理学研究

18世纪的病理学研究，除莫干尼进行系统的、器官病理学研究之外，还有一些病理学家按照古老的方法工作着。比如盖伯（J. Gaub，公元1705～1780年）是莱顿大学的著名病理学教师，他的著作《医学病理学原理》（Institutiones Pathologiae Medicinalis，公元1758年）试图调解体液病理学与固体病理学的矛盾，盖伯认为病理学是阐述机能紊乱和结构变化二者关系的一门科学，他在书中把患病因素分为家庭素质、活动性素质、远期素质、近期素质，但这些原因都远离了有血有肉的机体。盖伯通过化学分析，发现人体是由湿性物质（最活动的物质）、易燃物质（火等热量高的食物）、盐类物质（水）、土性物质（抗火、抗水的物质）组成，疾病就是这些物质配合不当引起的。在《医学病理学原理》中，盖伯使用了动脉瘤等专业名词，但定义不够准确。这部520页的著作，在作者逝世后，即散失了。

英国病理学家贝利（M. Baillie，公元 1761～1823 年）兼备外科学和病理学两方面的知识，他的著作《人体几个重要部分的病理解剖学》（The Morbid Anatomy of Some of the Most Important Parts of the Human Body，公元 1793 年）是一部有系统和独创性的教科书，创造了病理学论述的新形式。1799～1802 年配合该书的图谱陆续出版，图谱中的卵巢畸胎瘤和葡萄胎非常著名。贝利的著作被译成德文、法文、意大利文，奠定了近代病理解剖学教科书的基础。

（三）林耐的疾病分类

分类是历史的要求，要分类就要强调种的稳定性、物种界限的确定性和物种序列的间断性，对疾病进行分类也是医学研究的一个重要内容。林耐（C. Linne，公元 1707～1778 年）是瑞典的生物学家，年轻时去过拉普兰、非洲和远东。他成功地使数以百计的动植物种类符合他的一般分类学方案。他强调分类的重要性，认为分类体系是生物学的指南。1735 年他完成《自然系统的分类》（Systema Naturae），提出了一个完整的分类系统。书中将动物、植物分别进行分类和命名，即我们现在知道的类、门、纲、目、科、属、种的分类原则。这种分类方法把人置于生物界中，明确了人类在自然界的位置。林耐接受过医学教育，并留有一个疾病分类学标准。他的《疾病种类》（Genera Morborum，公元 1763 年）将所有疾病分成 11 类，每一类具有基本确定的特征，并采用亚里士多德的依次往下的分类原则，进一步分成属和种。他最宽松的分类是在热病和非热病之间，发热本身被分成三类：发疹、危机热和炎症热。三种热的特征不同，第一类特征是皮肤丘疹，第二类是尿中有红色沉淀物，第三类是实脉和局部疼痛。总体上，发热通过快速脉搏而诊断。在八类非发热疾病中，四类是神经紊乱、两类是体液紊乱，两类是固体紊乱。实际上，林耐的疾病分类主要是依据症状或体征的。

三、临床医学的进步

（一）叩诊法

18 世纪虽然医学知识比以前进步了，但诊断器械依然没有大的改进，桑克托瑞发明的体温计、脉动计都不适合临床应用，直到 18 世纪后半叶诊断学上才出现了叩诊法。

叩诊法的发明人是奥地利医生奥恩布鲁格（L. Auenbrugger，公元 1722～1809 年）。幼年时，他在父亲的酒店里做学徒。看到父亲经常用手指敲击盛酒的木桶，根据声音推测桶内的酒还剩多少，这样做既方便，又可以防止打开桶盖使酒挥发掉。奥恩布鲁格一直对这个方法记忆犹新。从维也纳医学院毕业后，他就在维也纳医院工作。由于受到器官分类和找病灶思想的影响，奥恩布鲁格对于用叩击的方法来发现病理变化很感兴趣。他发现叩击胸部得到的不同声音说明胸部有不同的病灶。经过多年的努力，仔细比较叩诊胸部声音的变化，终于在 1761 年发表了他的成果《由叩诊胸部而发现的不明疾病的新考察》。近 19 世纪临床上才普遍接纳了他的方法，叩诊法与其后发明的听诊法几乎同时应用于临床。

叩诊法的发明与医生头脑中机械论的思想是分不开的，它突破了四体液学说，开始从人体器官寻找疾病的根源，这是西医学发展史上很重要的一个飞跃。

（二）内科学

文艺复兴时期的内科学比外科学还要落后，17 世纪以前，欧洲未曾出现过有组织的临床教学，学生到学校学习，只要读书，经过考试及格就可毕业。17 世纪中叶，荷兰的莱顿大学开始实行临床教学，并取消宗教派别的限制，吸收了不少外国留学生。到 18 世纪，临床教学开始兴盛，莱顿大学在医院中设立教学病床，布尔哈夫成为当时世界最著名的临床医学家，莱顿大学的名誉也超过了帕多瓦大学。布尔哈夫充分利用病床教学，在病理解剖之前，尽量给学生提出临床的症候与病理变化的关系，这就是以后临床病理讨论会（CPC）的先驱。

17 世纪的临床医学家西登哈姆（T. Sydenham，公元 1624～1689 年）在医学史上虽没有重大发明发现，但由于重视临床医学，被誉为"近代西方临床医学之父"。在西登哈姆之前，虽也有许多人侧重临床，但只是从西登哈姆开始，才打破中世纪以来遵从古人教条的格局。回到病人床边，亲自观察疾病变化。17 世纪虽然生理学、解剖学进步较大，但临床医学方面象西登哈姆这样的人物却不多，大部分临床医生仍是些江湖医生，迷信、符咒等一些肤浅的治法被理发匠、屠夫等没知识的人所采用。

布尔哈夫（H. Boerhaave，公元 1668～1738 年）不仅是一位临床内科学家，而且是一位化学家、解剖学家，他拥有广博的知识，他将这些知识与临床相结合成为一名出色的临床医学家。他对 17 世纪以来西医学只重基础研究、忘记医学的目的是为了病人的现象非常不满，竭力提倡医生应该回到病人身边，在他的倡导下，18 世纪西医学重新掀起了重视临床医学的风气。布尔哈夫出生在荷兰，曾在著名的莱顿大学学习医学，1701 年任医学教授。他崇尚希波克拉底的才智与学问，最初授课的题目就是"希波克拉底"，布尔哈夫是希波克拉底学派最忠实的信徒。在 18 世纪众多没有临床应用价值的医学理论畅行的时代，布尔哈夫为不知所措的习医者燃起了一盏明灯，他主张医学应以病人为中心，寻找对病人最有价值的治疗方法。他认为医学的基本目的在于治愈病人，他的行医原则是一切远离病人床旁的理论都必须停止。

他的讲课方式和写作形式完全接受希波克拉底的教诲，以简练的格言概括有价值的观察和治疗。他对于健康现象与疾病现象客观而冷静的思考是希波克拉底精神的真正体现。

（三）外科学

中世纪时医生是分等级的，内科医生的地位较高而外科医生是不能参加学术团体的。法国军医巴累（A. Pare，公元 1517～1592 年）在长期的军医实践中，总结了不少外科新经验，如过去传统外伤治疗，认为火器伤是有毒的，必须用赤热的铁器烧灼并用一种煮沸油剂冲洗，这在尚无麻醉法的情况下病员是十分痛苦的。巴累改革了这种方法，指出弹伤没有毒性，不必用热油治疗，并主张创伤后的出血也不必用烧灼法，只要用结扎法即可。他使传统的外科发生重大改变，并使外科医生的地位得到提高。此外他还提出人造假肢和人造关节的设想，由于他不会拉丁文，他的著作《创伤治疗》等书都是用他本国的文字法文写成的，这在文艺复兴时期也是一种改革。虽然他受到保守派的攻击没能进入索尔本学院，但终于在1554年成为圣·科斯马斯（St. Cosmas）学院的成员，他的学生有几位后来成为著名的外科专家。

尽管18世纪外科学没有划时代的进步，但还是出现了几位知名人物：亨特（J. Hunter，公元1728~1793年）幼年时非常喜欢小动物，21岁时开始在伦敦研究解剖和外科。他有两项重大发明。其一，创立了有关动脉瘤的手术；其二，建立了动物标本室。另外，他对梅毒也有自己的看法。16世纪以后欧洲人才知道用汞剂治疗梅毒，他们认为这种方法是阿拉伯人传去的。实际上，汞剂治疗梅毒是中国人最先采用的，以后由中国传入阿拉伯，再由阿拉伯传入欧洲。佩龙尼（F. Peyronin，公元1678~1747年）是法国著名外科医生，擅长肠疝修补术和肠外伤修复术。法国医生贝萨拉克（J. Baseilhac）是膀胱结石刀的发明人。德国外科学家里奇特（A. Richter 公元1742~1812年）是对疝气实行手术疗法的先驱者。蒂斯奥特（P. Desault，公元1744~1795年）创立法国第一个外科门诊部。托里奥（M. Troia，公元1747~1828年）是意大利那布勒斯人，以膀胱手术和骨科手术为专长。波特（P. Pott，公元1714~1788年）是18世纪后半期英国较有成绩的外科医生，波特氏骨折即以他的名字命名。

（四）传染病

文艺复兴时期，内科学的另一进步是对传染病的新见解。1546年意大利维罗那（Verona）的医师伏拉卡斯托罗（G. Fracastro，公元1483~1553年）对传染病的本质提出了合理的学说。他是帕多瓦大学的学生后来又在该校执教。1546年在他的名著《论传染和传染病》一书中，伏拉卡斯托罗把传染病的传染途径分为三类：第一类是单纯接触传染，如疥癣、麻风、肺痨；第二类为间接接触传染，即通过衣服、被褥等媒介物传染；第三类为远距离传染。他把传染源解释为是一种最小粒子，是人类感觉器官感觉不到的东西所传染的，而且人们对这种小粒子有不同的亲和力，微小粒子从患者传染给健康人，使健康人致病。他还认为这种粒子具有一定繁殖能力。伏拉卡斯托罗的想法与19世纪后期细菌学主张非常类似，只可惜当时还未发明显微镜，他的这种想法不能用实验观察来证实，因此他的观点没能被更多的人接受。另外，这一时期欧洲出现了一种特殊的传染性疾病，由于对这种疾病的本质了解不清，因此出现了各种各样的名称，多数人将它与中世纪流行的麻风病混为一谈，直到15世纪末，也未能与麻风病区别开来。这种病传播速度很快，毒性强烈，袭击了欧洲大部，夺去了很多人的生命，因而也倍受欧洲人的重视。除被称做麻风病以外，还有人误称它为"天花"，后来人们才知道这种病是通过性生活传染的，是在哥伦布发现美洲以后，由美洲土著人

传染给水手，又由水手带到了欧洲。后来有一位法国牧羊青年希费利（Syphily）得了
这种疾病，症状非常典型，以后就把这种病命名为 Syphilis，即今天所说的梅毒。Syphi-
lis 一词，就是由伏拉卡斯托罗最先提出的。自从这个名称确定以后，就有很多相关的
书籍和文献发表出来。

四、预防医学的兴起

（一）疾病流行与统计学

有人曾经总结说流行病、战争、灾荒是 17 世纪人类的三大灾难。从 16 世纪开始，
像中世纪那样大面积的麻风病流行没有了，但其它疾病仍频繁发生。法国国王路易十
四曾把麻风病院改为慈善病院，可见麻风病已被有效控制。梅毒也不如文艺复兴时期
那样猖獗，因为已开始使用汞剂治疗梅毒。17 世纪除梅毒、麻风病以外，其他传染病
如白喉、伤寒、天花、鼠疫、斑疹伤寒等还是很常见的。德国在公元 1618～1648 年年
间曾爆发了一场"战争热"，可能就是斑疹伤寒，此外痢疾、坏血病、鼠疫流行也很
广。据史料记载，当时流行病死亡人数非常多，尤其是当时欧洲人还不知道种痘的方
法，所以因天花而死的人数很多。17 世纪天花由亚洲大陆开始，蔓延到非洲北部和欧
洲的全部，公元 1660～1669 年曾在英国大规模流行。鼠疫在中世纪欧洲泛滥成灾，到
了 17 世纪虽没有类似的大流行，但小范围流行仍较频繁，死亡率也比较高，如俄国在
公元 1601～1603 年曾爆发一次鼠疫大流行，仅莫斯科一个城市就有 12.7 万人在这场瘟
疫中丧生。公元 1603～1613 年德、法、荷兰、英都有不少人因感染鼠疫而死亡。据统
计，荷兰在 1625 年因鼠疫就死亡 7000 人，类似的数字不再一一列举。

一直到 17 世纪，传染病学方面还缺少足够的资料，也没有合理的记载。由于数学
的进步，人们着眼于用数学的方法分析资料，最早采用这种方法的是英国人彼得（W.
Petty，公元 1623～1687 年）。早在 1662 年，他就与友人合作，出版了《对伦敦死亡表
的自然、政治的考察》，他企图从这些复杂材料中，分析出人口死亡率、罹病数及其与
生命统计的关系。当时他依赖几个人的力量来完成这项工作，结果却不理想，因此他
认为政府有必要成立专门机构从事统计研究工作。至 18 世纪，更多的人喜欢上统计
学，比如与牛顿同时代的玛夫尔（A. de Moivre，公元 1667～1754 年），在生命统计上
运用了大量数学原理。1761 年普鲁士人苏斯密尔茨（Sussmilch，公元 1707～1782 年）
发表了《通过生产死亡、繁殖而表现于人类的神的意志》。他写这本书的目的就是揭示
生命统计的关系是不变的，统计数字体现神的意志。他的写作动机虽不能算作科学，
但是书中运用新的统计方法却使这本书成为科学史上有价值的文献。从此以后，人口
统计的研究就进步起来。1801 年，英国首先应用统计学进行国事调查，使统计学更为
人们所接受。

（二）预防医学的萌芽

预防疾病的思想和措施可追溯到古希腊、罗马、阿拉伯的医学中，那时人们已经

注意到天气、土壤、饮食、生活习俗、居住条件等生活环境以及心理、情感和社会环境等因素与疾病的关系，但是这些思想仅仅是直观的和零散的，没有形成完整的理论。16 世纪以后，资本主义兴起和思想上的变革，引起了人们对预防医学及其社会性的关注。

意大利医学家兰德斯（G. Landsi，公元 1654～1720 年）研究了疟疾的爆发流行，认为这种疾病可以传染，蚊子是传染媒介。意大利帕多瓦医生拉马齐尼（Ramazzinl，公元 1669～1714 年）在对手工业工人的健康和生活环境进行深入调查的基础上，出版了《论手工业者的疾病》一书，描述了 52 种职业工人的健康与疾病状况，研究了空气、水质和生产环境等因素对人体健康的影响，拉马齐尼被称为"劳动医学之父"。马克思在讲到手工工厂时期的职业病时曾引用了这本书。

18 世纪末期公共卫生方面最杰出的人物是德国医生弗兰克（J. Frank，公元1745～1821 年）。他在学生时代就决心调查研究民间急性流行病的原因。后来他往德国、奥地利、俄国等地行医和讲学，并作了大量的社会调查，提出了居民的悲惨生活是疾病的温床的观点。他在 1779～1817 年间完成了六卷本巨著《全国医学监督体制》。弗兰克设想通过国家的法规等监督措施来保护公众健康。他的思想和著作在欧洲和美国影响甚广，尤其是在传染病和环境卫生方面的认识被人们广泛接受。弗兰克一直被医学界公认为是预防医学和社会医学的先驱。最先把弗兰克的主张付诸实施的是德国医学家迈（F. Mai），他向政府提交过一项卫生法规，对欧洲的健康立法产生一定的推动作用。

18 世纪预防医学开始得到重视，首先是在海军和陆军内提倡的，因为当时只有在军队范围内，才有可能对受伤和生病的士兵进行监督、观察和疾病的统计，所以 18 世纪预防医学的发展开始于各国陆海军的军医。普林格尔（J. Pringle，公元 1707～1782 年）在英国军队工作很久，地位很高，因此他的建议也比较容易在军队中实施。1750 年他发表了《腐败性和非腐败性的物质实验及其在医学上的应用》，阐明了所谓医院热与斑疹伤寒是同一种病，还呼吁改善军营供水和排水，增建军营中必要的卫生设施，适当修建兵营便所，明确一些兵营卫生的规则。他还主张军队的医院应该中立，同时受交战双方的保护。林德（G. Lind，公元 1716～1794 年）在海军方面很有卫生经验。1753 年他发表论文《论坏血病的研究》。当时在海上长期生活的人，大多患有坏血病，常常不治而死。根据他的研究，常吃蔬菜和柠檬就可预防坏血病。另外，淡水是海上生活一大必需品，林德设计出一种蒸馏海水的方法。为了预防海上传染病，他提出一些预防规则并于 1757 年发表《论保持海员健康的最适当的方法》。18 世纪著名的探险家库克（J. Cook，公元 1728～1779 年）由于实行林德的主张完成了他自己伟大的探险事业，他历经三年半的时间到南洋探海，途中经历了无数的艰难险阻，依照林德的办法，在 110 名海员中，只有一人死亡没能顺利返航，这个成绩在远洋航海史上是非常惊人的。

（三）公共卫生改革

18 世纪兴建大规模公共卫生设施的时机还没有成熟，把卫生学引入社会是 19 世纪的事。但是出于人道，有人提出改善监狱卫生设施。英国人霍尔德（J. Howard，公元1726～1790 年）终生致力于这方面的工作。他调查研究了德国、意大利、法国、荷兰、希腊、土耳其等国家的监狱设施、医院卫生、海港检疫，写出以改善监狱、病院的卫生状况为目的的著作，建议成立专门治疗热病的特殊病院。英国产业革命以后，城市人口逐渐增多，出现了一系列新问题，都市扩大，食物供给增多，土地要开发，灌溉排水要改进，新问题促进了农作技术的革新。都市卫生在 18 世纪中叶以后开始改善，例如 1765 年在伯明翰实行卫生法规，1766 年伦敦实行，曼彻斯特于 1776 年实行，以后其他小城市效仿大城市卫生法规的实行，掩盖污水，修建街道，安设路灯，改良下水设施，尽管还有很多地方需要改进，但 18 世纪末英国所有的大都市在外观上都已具备了现代化都市的雏形。

18 世纪中叶以后，医院和药房建筑也有改进。如伦敦病院于 1752 年改建，圣·巴托罗缪医院于 1753 年改建。自公元 1700～1825 年的一百多年的时间里，仅英国加以改建的医院和诊所就有 154 家，空气流通、医院设备都有改进，不足的地方是护理力量太差。19 世纪以后，医院内的护理工作才有改进。产业革命后，小儿健康得到重视，1740 年统计英国不足 5 岁的幼儿死亡率占小儿死亡总数的 75%；1800 年以后死亡率下降到 41%；20 世纪（公元 1915～1925 年）死亡率又下降到 14%。可以看出，18 世纪英国的少儿卫生水平是逐步提高的。英国很多儿童患有佝偻病，18 世纪初死亡率还很高，产业革命后，死亡率下降很多。其原因是农业的进步，肉类产量增加改变了饮食结构，减少了患病率。

18 世纪时，曾有一部分卫生工作是由政府行政部门管理监督的，这就是海港检疫。海港检疫自中世纪实行以来。对防止传染病的流行起到一定作用，特别是有效地控制了鼠疫的发生。18 世纪末到 19 世纪初，在东欧和西亚地区，仍有鼠疫发生，而且常常蔓延到欧洲各地，据记载 1709 年俄国因鼠疫而死亡达 15 万人，1719 年鼠疫泛滥到欧洲，1720 年马塞和土伦两地鼠疫死亡 9 万人。实行海港检疫限制了鼠疫流行，因而促使海港城市成立了更多的检疫所。

（四）预防天花

18 世纪欧洲天花流行严重。死亡人数非常多，即便是没有死亡的人也陷入极度恐慌之中。在中国至迟 16 世纪时就发明了种人痘的办法预防天花，这种方法后来传到阿拉伯，又传到土耳其，后来英国驻土耳其大使的夫人蒙古塔（M. Montague，公元 1689～1762 年）把在君士坦丁堡学到的种人痘的方法应用到自己的孩子身上，于是这种方法传到英国和欧洲大陆，进而越过大西洋传入美洲。18 世纪后半期，这种方法应用普遍，当时还出现了专门以种人痘为职业的人，这些人不一定都是医生。这种情况下预防医学史上出现了一位不可忘记的人物贞纳（E. Jenner，公元 1749～1823 年）。

贞纳出生在英国的格罗斯特州（Gloucestershire）。贞纳发明种牛痘的方法，一来受到中国种人痘的启发，二来他听说挤牛奶的女工，一旦出过牛痘，再遇到天花流行也不会被传染上。他急忙写信给老师，提出是否可从中得到预防天花的办法，很快地收到老师的回信，鼓励他去实践。这样自公元 1778～1796 年贞纳致力于种牛痘的观察和实验。

公元 1778 年，贞纳在挤奶女工不患天花这一现象的启发下，开始研究牛痘接种法。他首先将天花痂皮给患过牛痘的工人接种，以观察患过牛痘者对天花是否有免疫力。1796 年 5 月 14 日，贞纳进行了在人体上接种牛痘的试验，他从一个名叫萨拉·尼母斯（Sarah Nelmes）的挤奶妇手上的牛痘脓疱中取出痘浆，接种到一位叫詹姆斯·菲浦斯（James Phipps）的 8 岁健康男孩的手臂上，接种第 7 周又行人痘接种，结果小男孩安然无恙。1798 年，英国医生贞纳出版了《牛痘之原因及结果之研究》（An inquiry into the causes and effects of the vaccinations）一书，介绍了牛痘接种法预防天花的成功经验。这一研究成果的取得历经了 20 年之久，期间做了许多次试验和观察。

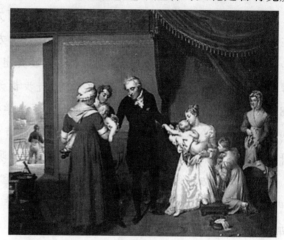

图 5-2　贞纳接种牛痘

在贞纳以前，也有人试图采用种牛痘的方法预防天花，但都没能做出科学的试验。虽然牛痘接种法在推广的过程中历经了许多曲折和保守势力的抵制，英国人甚至刊出了污蔑种牛痘的漫画，但实践是检验真理的惟一标准，后来牛痘接种法终于被世界各国所接受。作为一名乡村医生，贞纳将大部分心血耗费在种牛痘的研究中，晚年贞纳生活在伦敦。英国议会为奖励他的成绩，拿出两万英镑支持他的研究。在他死后，英国伦敦为他树立了塑像，以使人们永远记住这位普通而又不平凡的乡村医生。自贞纳发明牛痘接种法起，全世界的医学工作者经过 180 多年的努力，终于在全球范围内根除了天花。1980 年第 33 届世界卫生大会宣告，天花已被完全消灭，人类终于彻底征服了这种传染病。

【小结】

明清中医学上承宋金元发展的基础，兼之社会发展对医学的推动，名医辈出，医学著作如雨后春笋，迅猛增加。基础理论和临床各科进一步丰富和成熟，进入全面系统的总结阶段。不少学科产生了一批高质量的综合性巨著和集古代中医学大成的著作，成为我国古代中医学术发展的高峰。如《本草纲目》、《普济方》、《景岳全书》、《证治准绳》、《外科正宗》、《针灸大成》等。

明清疫病的数次大流行，促进医家在宋金元医家对温病认识的基础上取得突破性进展，继明末吴有性对温病病因、发病特点和治疗原则的开拓，清代叶、薛、吴、王建立了系统的温病学体系，使温病脱离伤寒而独立，成为明清乃至中医学发展史上最重大的成就。对天花流行的认识和人痘接种术的发明，是明清中医学又一突出成就，也是中国对世界医学的重要贡献，它开创了人类预防天花的新纪元。

与中国社会缓慢发展相比，15 世纪以后，西方世界进入一个巨大变化的历史阶段，在随后的两百多年里，由于实验观察与数量分析方法的引入，促进了基础医学的发展。哈维发现的血液循环说是 17 世纪生命科学最突出的成就。显微镜的发明和应用、医学理论上三个学派的争鸣，以及其它方面的进步都为近代医学发展奠定了重要基础。17、18 世纪，在机械唯物主义思想的影响下，西医学抛弃了四体液病理学说，建立了器官病理学的新理论体系。此外，随着工业化和都市化进程，公共卫生和社会医学问题也开始引起了人们的重视，牛痘接种法的发明成为现代预防医学兴起的重要标志之一。

要之，西方医学在文艺复兴以后出现了史无前例的一次大革命，用以物理、化学和生物学基础建立起来的生物医学取代了"四体液学说"的传统医学，进入了一个崭新的阶段。

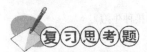

复习思考题

1. 明清时期中医学有哪些新的发展趋势和特点，谈谈你对明清中医综合性著作的认识，它和前代同类中医著作内容上有何不同？

2. 明清中医内、外、妇、儿各科有哪些著名医家和代表性著作，其学术成就主要表现在哪些方面，你觉得其中最具现实意义的有那些？

3. 明清时期本草方剂学的发展较金元时期有哪些重大进展？试举例说明。

5. 为什么说人痘接种术是中国对世界医学的重要贡献，它给你哪些启示？

6. 明清温病学是怎样产生的？谈谈你伤寒和温病学两者之间关系的认识。

7. 明清中医学的普及主要表现在哪些方面，有何作用？

8. 近代解剖学的创立人是谁，代表作是什么？

9. 试述血液循环发现的重大意义。

10. 近代公共卫生事业的发展主要表现在哪些方面？

第六章 近代西医学的传入及中西医学的冲突

至 19 世纪，欧洲大部分国家已完成工业革命，经济上呈现空前繁荣，国家日益重视科学技术的作用，由政府创办或支持的科学教育和机构增多。与此同时，欧洲社会也发生了一系列重大变革，从 18 世纪后期的法国革命与美国独立到 19 世纪初的空想社会主义运动、19 世纪中叶的马克思主义，使自由、平等、民主和科学的思想深入人心。

19 世纪也被称为"科学世纪"。康德－拉普勒斯关于太阳系起源的"星云假说"，突破了宇宙永恒不变的自然观；道尔顿的原子论与门捷列夫的元素周期律，揭示了化学元素的基本构成及其内在联系；麦克斯韦统一了电、磁、光的理论；以及被誉为 19 世纪自然科学的三大发现的能量守恒与转化定律、生物进化论和细胞学说等，突破了机械唯物论静止地、片面地分析和认识事物的局限性，充分地揭示了自然界的辩证关系，开始探索事物的运动、变化的规律。西方医学经过近三百年的知识积累，从依赖经验的推理和形而上学的思辨转变为凭借物理、化学实验研究和对疾病实体的客观、细致观察，抛弃了二千多年来占统治地位的体液病理理论，建构起生物医学体系的框架。

在西方国家社会、文化和科学技术迅速发展的同期，中国社会的发展则从缓慢发展进入到急剧变化动荡的时期。究其原因，既有中国封建社会没落衰败的内因，更有西方资本主义列强侵略扩张、企图变中国为殖民地的外因。1840 年鸦片战争后，中国大门被迫打开，帝国主义列强纷至沓来，西方的政治、文化、经济逐渐渗透影响中国。严峻的社会危机促使了民族的觉醒。1911 年的辛亥革命，推翻清朝帝制，建立中华民国。然而，不久国家陷入军阀混战，接着是日本入侵和抗日战争全面爆发。直至 1949 年建立中华人民共和国，中国社会才步入和平稳定的发展时期。

西方文化和科学技术在中国的传播，促使人们对传统文化进行反思和批判，不少有识之士致力于从西方文化中寻求振兴民族的富国之术。经过近 100 年的认识和体验，国人对西医学逐渐从排斥到趋于接受，外国医生通过在建立医院，举办教会医学校，翻译出版西医著作，使其影响越来越大。在近代中国形成了新旧并存、中西混杂的复杂局面。形成了"旧学"与"新学"、"中学"与"西学"的矛盾与冲突，以及互相融合的过程。在医学领域，表现为西方医学开始占据主导地位，并产生了激烈的中西医论争和中医存废斗争。中医学在社会变革带来的前所未有的巨大冲击下，艰难地探索着自身发展方向。

第一节　现代临床医学的诞生

现代临床医学是伴随着 19 世纪早期"医院医学"的出现而诞生的。法国大革命以后，医院从既照料病人，又收容乞丐、孤儿、老弱者等社会不幸者的慈善机构，逐渐转变为医学教育和研究的中心。法国通过立法建立起新型的以医院为核心的医学教育体系和医院服务体系。在医院，外科与内科获得了同等重要的地位，尸体解剖得到法律的允许，从而逐步形成了以病理解剖为基础、以物理诊断为特征的医院医学。19 世纪 30 ~ 40 年代，巴黎成为世界医学的中心，一批批学生从欧洲和北美涌向巴黎。伦敦、费城和维也纳引进巴黎的医院医学模式，很快也成为本国的医学中心。医院医学摆脱了单凭经验诊治病人的束缚，以更加客观的物理诊断为工具，采用数学分析的方法，极大地促进了临床医学的发展。

一、诊断学的进步

视诊、触诊、叩诊和听诊是西医的四种基本物理诊断方法。在 19 世纪之前，医生也运用五官来进行诊断，如倾听病人诉说病症、观察舌头和尿样、把脉等，但医生很少直接进行躯体检查。18 世纪，奥恩布鲁格发明叩诊法，但在很长一段时间并没有引起人们的重视。19 世纪初，法国巴黎慈善医院医生、医学院临床医学教授科尔维沙（J. Corvisart，公元 1755 ~ 1821 年）认识到叩诊法的诊断价值，于 1808 年将奥恩布鲁格的著作《新发明》译成法文，并附以长于原文 4 倍的详细评析。此外，科尔维沙还出版了《论器质性疾病及心脏和大血管损伤》的专著，介绍和推广叩诊法在疾病诊断中的价值。他还设计制造了叩诊板与叩诊锤，发明了间接叩诊法。科尔维沙曾是拿破仑的私人医生，在法国医学界享有很高的声誉，在他的推动下，叩诊法才得到医学界的广泛重视和应用。

法兰西学派的另一重要贡献是听诊器的发明。听诊器是由法国巴黎医学院医生雷内克（R. Laennec，公元 1781 ~ 1826 年）发明的。在听诊器发明之前，医生是靠用耳朵直接贴着患者胸部听诊来诊断胸腔疾病的。直接听诊甚为不便，且效果不好。

一次，雷内克路经卢浮宫广场时看到孩子们在玩一种游戏，他们用一根针轻划木棒一端，用耳朵紧贴另一端可以很清楚的听到声音。受此启发，他将一张厚纸卷成圆筒状，一端贴着耳朵，一端放在病人的胸部，结果，他听到了比直接听诊更清楚的心音。此后，他将纸筒改制成木制空心圆筒，并命名为听诊器（stethoscope）。1818 年，雷内克出版了《间接听诊或论肺部和心脏疾病的诊断》一书，描述了听诊法的改进及其意义，成为现代听诊法的基础。

听诊器和叩诊法的发明，奠定了现代物理诊断学的基础。此后又有一系列的物理诊断技术问世。如：1868 年，翁德利希（K. Wunderlich，公元 1815 ~ 1877 年）创用测量体温并绘制体温曲线。1854 年，奥地利医生耶格（E. Jaeger，公元 1818 ~ 1884 年）

首先提出近视力表。1865 年，德索梅克斯（A. Desomeaux，公元？～1894 年）发明并应用膀胱镜。1898 年至 1900 年，基利安（G. Killian，1860～1921）先后发明直达式气管镜和胃镜。随着有机化学和分析化学的发展，临床医生开始利用化学分析的检验方法来协助临床诊断，如建立了血、尿、便三大常规检验方法等。此外，1827 年，德国学者格梅林（L. Gmelin，公元 1788～1853 年）发明的尿的胆色素试验。1837 年，马格奴斯（H. Magnus）发明的血气定量分析方法。1841 年，特罗默尔（K. Trommer）发明的尿糖检查法。1846 年，英国外科医生休奇逊（J. Hutchinson，公元 1828～1913 年）发明肺活量计。

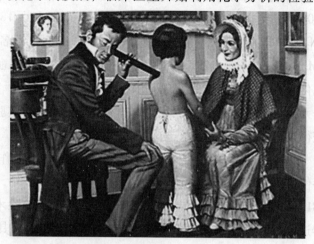

图 6－1 雷内克应用听诊器

1847 年，德国学者路德维希（C. Ludwing，公元 1816～1895 年）制成水银血压计。1874 年，艾斯巴赫（G. Esbach）发明的尿蛋白定量法。1878 年，维罗特（K. Vierordt）应用光谱分析法分析血红蛋白、胆汁和尿液。同年，海耶姆（G. Hayem）发明的血小板计数法。1894 年，托波佛尔（G. Toepfer）发明胃液酸度测定法。由于这些成果，19 世纪医生的诊断方法进一步增多，诊断疾病也更加客观、准确。

19 世纪诊断学上的另一项重要进展是 X 线的发现。1895 年，德国物理学家伦琴（W. Rontgen，公元 1845～1923 年）在研究真空放电时发现在试验真空管里产生了新的光线，这种光线能在黑暗处使照像底片感光。他将这种性质不明的光线称为 X 线。几天之后，他应用 X 射线拍下了世界上第一张人体掌骨的 X 光照片，照片清楚地显示出伦琴夫人的手掌骨和金戒指的轮廓，实验和照片发表后，在科学界引起轰动。一个月以后，维也纳的医院就开始应用 X 线准确地显示出人体骨折的位置。不久，X 线就成为临床上最重要的诊断手段之一。1901 年，为了表彰伦琴的发现，瑞典科学院将首次颁发的诺贝尔物理学奖授予他。

二、外科学的突破

18 世纪以前，外科治疗还是一种手艺。外科手术者也不准被称为医生。18 世纪，外科医生的地位有所提高，也出现专门的外科医院，但外科的发展仍然缓慢，其主要原因是外科手术中的疼痛、失血和感染三大难关都没有很好的解决，手术病人死亡率很高，手术治疗往往是病人最后不得已的选择。直到 19 世纪，外科技术中的三大难关被相继突破，外科学才有了突飞猛进的发展。

（一）麻醉剂的发现及应用

麻醉药和麻醉法在古代的许多国家，如中国、印度、巴比伦、希腊等都有过应用的记载，但麻醉效果都不够理想。19 世纪，化学的发展促进了麻醉药物的研究和应用。1800 年，英国化学家戴维（H. Davy，公元 1778 ~ 1829 年）首先发现了氧化亚氮（N_2O），即笑气的麻醉作用。1818 年，英国著名物理学家和化学家法拉第（M. Faraday，公元 1791 ~ 1867 年）曾在著作中提到乙醚有致人昏迷的作用，其效应与氧化亚氮相似。但这些发现并未引起医学界的重视。1824 年，希克曼（H. Hickman，公元 1800 ~ 1830 年）用二氧化碳、氧化亚氮和氧对实验动物进行麻醉，并行截肢手术获得成功。此后，他要求进行人体试验，但未被允许。

19 世纪中叶，人们开始对氧化亚氮和乙醚的麻醉作用进行了一系列的探索性实验，终使这两种麻醉剂的麻醉效果为世人所公认。1842 年，美国医生朗格（C. Long，公元 1815 ~ 1878 年）在乡村应用乙醚麻醉作颈部肿瘤摘除术获成功，此后他继续用乙醚麻醉进行了其他小手术。但是，由于朗格居处僻地，其开创性功绩并不为世人所知。1846 年 9 月 30 日美国医生莫顿（W. Morton，公元 1819 ~ 1868 年）在英国化学家杰克逊（C. Jackson，公元 1805 ~ 1880 年）的协助下，应用乙醚麻醉拔牙获成功。莫顿因此倍受鼓舞，于是在同年 10 月赴波士顿麻省总医院，在著名外科医生沃伦（J. Warren，公元 1778 ~ 1856 年）进行的一次割除颈部肿瘤的手术中，进行乙醚麻醉表演，这次公开表演的成功轰动了世界，从此揭开了现代麻醉史的序幕。

除乙醚和氧化亚氮外，其他麻醉剂和麻醉方法也在 19 世纪先后应用于临床。1847 年，英国妇科医生辛普森（J. Simpson，公元 1811 ~ 1870 年）首次应用氯仿作麻醉剂获得成功。1872 年，欧莱（P. Ore，1828 ~ 1869）应用静脉注射水合氯醛进行麻醉，创静脉全身麻醉的先例。1892 年，德国医师施莱希（K. Schleich，公元 1859 ~ 1922 年）创用可卡因皮下注射局部麻醉，由于毒性强，未能推广。1905 年，布劳恩（Braun，公元 1862 ~ 1934 年）将肾上腺素和可卡因合成普鲁卡因之后，这种局部浸润麻醉法才展现其实用价值。1898 年，德国外科学家比尔（A. Bier，公元 1861 ~ 1949 年）试验用可卡因进行蛛网膜下腔阻滞性麻醉获得成功，并将此法推广应用于临床。各种麻醉剂和麻醉方法的应用，消除了手术中的疼痛，提高了手术安全系数，扩大了手术范围，促进了外科学的发展。

（二）消毒防腐方法的发现

19 世纪以前，外科医生习惯于用烧灼法或沸油冲淋法处理伤口，患者极为痛苦。19 世纪以后，绷带包扎法逐渐代替上述方法，但却出现感染率和死亡率的升高。直到巴斯德和科赫建立起微生物学之后，人们才真正认识到化脓性感染是细菌入侵的结果，外科学也才真正建立起消毒防腐的观念。

19 世纪初，在病原微生物学建立之前，奥地利医生塞麦尔维斯（I. Semmelweis，公元 1818 ~ 1865 年）对感染途径和感染原因有所了解。1846 年，他从一位学生对一具患产褥热死亡的尸体解剖时，不慎割破手指而出现类似产褥热症状而死亡的事例中得到启发，明确了产褥热是通过接产医生的手传染给母亲们的。于是，他开始采用以下预防措施：接生前医生必须先用肥皂刷手，然后用漂白粉液体洗手。对接生使用的一切器材，以及只要可能与患者接触的一切用品均用此法消毒。经过这样处理之后，产科死亡率由 18% 降到 1% 。1861 年，他出版了《产褥热的原因、概念及其预防》一书，书中详细地记录了他在产科学方面的改革。然而，由于他冒犯了保守的上司而被迫离开了医院。塞麦尔维斯的贡献后来获得了人们的肯定，并将他誉为"母亲的救星"。

英国外科医生李斯特（J. Lister，公元 1827 ~ 1912 年）在巴斯德工作的启示下，认为创伤感染是侵入微生物所致。1865 年，李斯特施行了他的第一例抗菌手术：手术前他用石碳酸溶液清洗了所有的手术器材和手术用品，甚至连手术室的空气都用石碳酸液进行了喷雾消毒，手术获得完全成功。1865 年他发表了《治疗复杂骨折的新方法》，1867 年又发表了《论外科临床中的防腐原则》，从而奠定了外科消毒、防腐的基础。

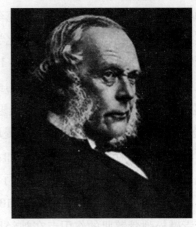

图 6 - 2　英国外科医生李斯特

1877 年，德国医生伯格曼（E. Bergmann，公元 1836 ~ 1907 年）创用蒸汽灭菌法，奠定了无菌外科的观念。1883 年，法国医生泰利隆（O. Terrillon）倡导用煮沸、干热、火焰等方法消毒外科器械。随后，手术时穿隔离衣（公元 1885 年）、戴橡皮手套（公元 1889 年）、戴口罩（公元 1897 年）等措施的实行，极大地减少了外科手术中的感染。

（三）输血技术的突破

手术患者因术中失血过多而死亡是阻碍外科发展的一个重要因素。为了解决这一难题，人们曾做过许多尝试。早在 17 世纪，英国医生洛厄（R. Lower，公元 1631 ~ 1691 年）就曾把羊羔的血抽出，输给一个精神病患者，十分侥幸，这个病人没有死亡。1677 年，法国医生丹尼斯（J. Denis，公元 1625 ~ 1704 年）把羊血输入健康人，结果受血者因强烈的输血反应而死亡，可是丹尼斯认为死亡与输血无关。两个月后，他又给一男人输血，致使病人立即死亡。17 世纪，由于不断有病人因输血而死亡，于是法国政府明令禁止输血治疗。19 世纪以后，有人又开始尝试人与人之间输血。1818 年，英国妇产科医生布伦德尔（J，Blundell，公元 1790 ~ 1877 年）在做了一系列狗之间的输血实验之后，做了人与人之间的输血，结果是既有成功也有失败，从而限制了输血在临床的进一步应用。

1875 年，兰多伊斯（L. Landois，公元 1837 ~ 1902 年）发现人与人之间输血出现输血反应，是因为两种血液混合后出现红细胞凝集现象，当时并不清楚凝集现象的机制。1896 年，奥地利医生兰德斯坦纳（K. Landsteiner，公元 1868 ~ 1943 年）开始研究免疫机理和抗体的本质，在这一研究过程中，他于 1900 年发现了红细胞凝集反应的本质，并在 1901 年宣布人类血液可以分三型，即 A、B、O 三型，以后又归纳为四型。他还推断血型可以遗传，并被后来一些学者的研究所证实。ABO 血型的发现导致输血时血型配合原则的提出，使输血成为实际可行的重要治疗措施，从而解决了因手术失血过多而死亡的问题，外科学也因此搬掉了一块阻碍其发展的拦路石。

三、临床治疗学科的进步

药物治疗的发展是在药理学的独立和发展中实现的。从 19 世纪初起，人们开始用动物实验和化学分析的方法，研究药物的化学成分、性质、药理作用及其毒性反应等。其发展可分为三个方面：一是用化学方法对一些植物药的有效成分进行提取。1806 年，斯特纳（F. Sertuner，公元 1784～1851 年）首先从鸦片中提取出吗啡，1817 年又从吐根中提取了吐根素。随后一系列的药物被提取、纯化，如，从马钱子中提取出士的宁（公元 1818 年）、从金鸡纳皮中提取出奎宁（公元 1819 年）、从咖啡中提取出咖啡因（公元 1821 年）等。有效成分的提取为阐明药理作用提供了前提。二是用实验生理学方法研究药物对各器官的作用。如：1819 年，法国生理学家马然济（F. Magendie，公元 1783～1855 年）通过实验确定了盐酸士的宁引起肌肉僵直的作用部位在脊髓。1856 年，伯尔纳（C. Bernard，公元 1813～1878 年）利用蛙坐骨神经腓肠肌标本，确定了筒箭毒碱松弛骨骼肌的作用点在神经肌接头。这一阶段对药物的作用及作用部位的研究取得了许多成果，但对药物的作用原理的研究还很不深入。三是用生物化学方法对药物在体内的代谢过程进行研究。此外，化学工业和有机化学的进展，使药物的精制和合成也迅速发展起来。

以上这些进步不断地丰富了临床药物治疗的内容。特别是公元 1853 年法国学者普拉瓦兹（C. Pravaz，公元 1793～1853 年）发明注射器之后，药物注射法广泛应用于临床，使化学药物治疗在临床各科得到普及和发展。

除药物疗法外，由于物理学的发展，许多物理疗法也相继推广应用。如：x 射线疗法、光能疗法，特别是电疗获得很大的发展。总之，到 19 世纪末，临床治疗的手段比之从前更加丰富更加有效了，临床医学各学科都有了显著的进步。如 1838 年，法国医生里科尔（P. Ricord，公元 1799～1889 年）正确地区分了淋病、梅毒，使梅毒学成为皮肤病学的一个重要分支。公元 1850 年，赫尔姆霍茨（H. Helmholtz，公元 1821～1894 年）发明检眼镜，开创了眼科学史上的新纪元。公元 1854 年，西班牙人加西亚（M. Garcla，公元 1805～1906 年）在巴黎发明喉镜，为喉科学奠定了基石。公元 1856～1876 年间，奥地利医生黑布拉（F. Hebra，公元 1816～1880 年）出版的《皮肤病图谱》是现代皮肤病的开山之作。1856 年，德国医生卡斯帕（J. Casper，公元 1796～1864 年）出版的《实用法医学手册》在相当长时期内是该专业的经典著作。在 19 世纪下半叶，儿科学成为医学院的一门独立课程，泌尿学和矫形学成为外科学下独立的分支学科。随着麻醉术的发明，口腔学和牙科学建立起来。1872 年，哈佛大学设立了神经学和精神病学教席。

第二节　生物医学理论体系的建构

19 世纪自然科学的发展为生物医学理论的建立与完善奠定了基础。细胞学说使人体形态的研究深入到微观的细胞水平，同时也促进了胚胎学的研究。物理学、化学的进步以及实验仪器改进，推动了人体生理功能和生物化学的研究。生物进化论使人类对自身的起源与演化有了更深刻的认识。进化论还将生物变异是如何产生又是如何遗传的问题提了出来，从而为遗传学的发展提供了动力。

一、人体结构与功能理论的完善

（一）组织与细胞理论的建立

19 世纪初，对人体构造的认识在两方面取得了重要的进步：一是法国医生比沙（M. Bichat，公元 1771~1802 年）提出生命的机能单位不是器官而是组织（tissue）。他将人体分成 21 种基本组织，如：神经组织、脉管组织、粘液组织、浆液组织、结缔组织、纤维组织等，他对组织的许多命名至今还在应用。比沙的工作使人们对人体结构的认识有了层次，即由组织集合成器官，器官的组合又形成更复杂的系统（如：呼吸系统、消化系统、神经系统等）。比沙对机体组织的研究，使他成为组织学的创始人。二是由于光学显微镜技术的改善，使人们能观察到生命体的更细微结构。公元 1838 年，德国植物学家施莱登（M. Sehlieden，公元 1804~1881 年）发表《论植物发生》一书，提出细胞是组成一切植物的基本单位。他明确指出："在每个单独的细胞中都存在着生命的本质，建立起这样的概念是必要的，并应以此作为研究生物整体的基本原则。"公元 1839 年德国动物学家施旺（T. Schwann，公元 1810~1882 年）发表《关于动植物结构和生长相似性的显微镜研究》，把施莱登的观点扩大到动物界。施莱登和施旺认为，植物和动物的所有组织、器官都是由细胞组成。动植物的外部形态千差万别，但其内部构造却是统一的。细胞是独立的、自己能生成、生长的单位。细胞学说揭示了动植物之间、高等生物与低等生物之间的联系，指出了生物体的发育过程是通过细胞的形成、生长来实现的，为生命科学的进一步深入奠定了基础。

（二）生理学研究的深入

在物理学、化学等学科的发展和科学实验手段不断改进的推动下，医学家对人体功能进行了深入研究，特别是在神经、呼吸、消化、内分泌等系统的生理学和生物化学机理方面的研究，深化了对生命现象的认识。

生物电的发现是 18 世纪末 19 世纪初生理学的重大成就之一。1791 年，意大利医学家伽伐尼设计了青蛙的神经肌肉实验，分别将一根铜棒与一根锌棒接触到蛙腿与脊索神经，当这两根金属棒接触时，立即引起蛙腿的收缩。伽伐尼又将蛙腿与脊索神经分别放置在铜箔上或浸在溶液内，当实验者用一根弯曲的金属棒的两端接触到铜箔或溶液时，也可引起蛙腿收缩。他认为蛙腿的收缩是由于神经肌肉组织呈现瞬时电流的缘故，并称之为"流电"（galvanism）。但是，意大利巴维亚大学的物理学家伏打却认为"流电"与动物没有任何关系，肌肉的收缩乃电流刺激的结果。直到 1845 年，柏林大学的雷蒙（Du Bois - Reymond，公元 1818～1896 年）设计了一种灵敏的电流计，证明神经在受刺激时，沿着神经冲动的方向，确实发生了电位变化，伽伐尼的学说才得到令人信服的证实。

在神经生理学领域，德国学者穆勒（J. Muller，公元 1801～1858 年）阐明了神经肌肉系统的反射活动。穆勒的《生理学手册》是 19 世纪一部最重要的生理学著作。1811 年，英国科学家柏尔（S. Bell，公元 1744～1842 年）出版了《脑的解剖新论》，首先提出了脊髓神经根法则，即脊髓前根是运动神经纤维，后根是感觉神经纤维，这两种纤维可以混合在一根神经内，它们只在和脊髓连接时才互相分离。后来，柏尔又指明某些神经为纯感觉的，某些为纯运动的，某些则为二种的混合体。这一分类同样被用在对脑神经的阐述上。柏尔指出：第五对脑神经（即三叉神经）具有运动与感觉两种功能。面神经是运动性的，所以当面神经受损伤时，可导致颜面瘫痪，称之为柏尔瘫痪（Bell Palsy）。柏尔提出的运动神经和感觉神经的差异法则是现代反射及反射弧概念的基础。由于柏尔提出了许多神经生理学的基本概念，人们尊他为近代神经生理学的先驱。

德国科学家 E. 韦伯（E. Weber，公元 1795～1878 年）、W. 韦伯（W. Weber，公元 1804～1891 年）和 F. 韦伯（F. Weber，公元 1806～1871 年）三兄弟将物理学方法引进生理学研究。E. 韦伯和 W. 韦伯应用物理学的波动论于血液循环力学的研究，解释了脉波的形成及其传导原理。F. 韦伯对肌肉的弹力和收缩力进行了精细的物理学研究，并且测量了痛觉、热觉、压力觉和嗅觉。韦伯兄弟最重要的研究成果是，首次应用电磁装置刺激迷走神经，使心跳变缓以至停止，刺激交感神经时则可促进心脏搏动加速，这个实验对研究血液循环有重要意义，这不仅有助于理解心脏的活动，而且开辟了神经生理学的新领域。19 世纪下半叶，俄国生理学家巴甫洛夫（I. Pavlov 公元 1849～1936 年）开创了在实验对象保持机体的完整性与外界环境统一的条件下研究其生理功能的方法。他在消化生理和高级神经活动的研究中采用于这种方法，创立了高级神经活动学说，对后来生理学的发展产生了重要影响。

（三）生物化学研究的兴起

19 世纪中叶后，用化学方法研究机体的代谢过程取得了进展。著名代表人物是法国生理学家伯尔纳（C. Bernard，公元 1813～1878 年）。伯尔纳 1839 年毕业于巴黎医学院，其研究兴趣广泛。他证明了交感神经的缩血管机能和鼓索神经（副交感神经的一个分支）的舒血管机能；提出了"内环境"及"内环境恒定"的概念，这一概念对现代生理学的发展具有重要意义。伯尔纳最辉煌的成就是有关消化生理的研究。他通过实验阐明了唾液、胃液、肠液、胰液等一系列消化液在食物消化过程中的作用。他研究了糖原生成、输送、储存及代谢的全过程。1853年他用实验证明了血液输送糖到肝脏，以糖原的形式储存于肝细胞内，并发现实验动物在连续数日不进食含糖食物的情况下，肝静脉中仍有高浓度的糖原存在，说明其他物质在肝脏也可转化成糖，从而发现了糖的异生作用。他还对神经系统对肝糖原形成的作用以及糖原与碳水化合物代谢的关系进行了研究，完成了著名的"伯尔纳糖刺试验"，证明了延髓存在血糖调节中枢。伯尔纳的研究开辟了消化生理学的新纪元。1860年，伯尔纳出版《实验医学研究导论》，提出了生理学是研究各门生命现象科学的基础，也是临床医学的基础。

尽管直到1903年才确立"生物化学"这一名词，但在19世纪，在生物化学方面已取得的许多成果。1824年，德国化学家李比希（J. Liebig，1803~1873）建立化学研究所，主张以定量分析的方法研究生命体的化学组成。他通过检测摄入的食物、水、氧气与排出的尿素、水、二氧化碳等物质，推测出动物（或人）体内化学过程的大致情况。在他的倡导下，研究人员对肌肉、肝脏等器官组织和血液、汗、尿液以及胆汁等体液进行了化学分析，测量有机体内食物、氧气消耗与能量产生之间的关系。李比希的工作奠定了生物化学的基础。

德国化学家维勒（F. Wohler，公元1800~1882年）突破了认为有机化合物只能在有生命的动植物体内合成的定论，于1828年人工合成尿素。1835年，瑞典化学家贝齐里乌斯（J. Berzelius，公元1779~1848年）提出了催化学说，并建立了催化作用与催化剂的概念。1878年，伯特兰注意到酶促反应中还需要低分子物质（辅酶）的存在，为后来研究酶的化学本质提供了线索。19世纪已开展了对核酸的初步研究。1868年，瑞士生化学家米歇尔（F. Miescher，公元1844~1895年）在从脓细胞中分离细胞核时，从核中提取出一种含磷量高，不同于蛋白质的酸性物质，次年米歇尔将它命名为"核素"。1889年，德国学者阿特曼（R. Altmann，公元1852~1900年）从核素中将蛋白质部分分离出去，保留了一种不含蛋白质的酸性物质，称为"核酸"。1894年，科塞尔（A. Kossel，1853~1927）证明，核酸普遍存在于细胞中，而且在不同的细胞中含量不同，其后又搞清了核酸的主要成分是四种不同的碱基、磷酸和糖。科塞尔因上述工作获1910年诺贝尔生理学或医学奖。19世纪对组成人体最重要的物质成份蛋白质的研究也取得了不少成果。1836年瑞典化学家贝齐里乌斯首次提出"蛋白质"一词。1842年，德国化学家李比希在《动物化学》一书中将蛋白质列为生命系统中最重要的物质。此后，科学家们对蛋白质的组成进行了一系列的研究，到19世纪末，组成蛋白质的20种氨基酸就发现13种。以上这些成就都被认为是奠定生物化学的基础性工作。它导致了20世纪生物化学的确立和飞速发展。

二、疾病理论的建构

长期以来，人类对疾病原因的探讨是依据对病人征候的观察及猜测。18世纪，病理解剖学将疾病原因与人体器官的病变部位联系在一起。然而，为什么这些器官会发生病变？这一问题却有待医学家们的进一步研究。

（一）细胞病理学的建立

18 世纪以前，医学主要关注的是病症而不是躯体和器官的损伤。18 世纪，莫干尼的《论疾病的部位和原因》奠定了病理解剖学的基础。但是，该书巨大的篇幅和冗长的文字妨碍了它的传播。19 世纪初，在皮尼尔（P. Pinel，公元 1745～1826 年）《哲学的疾病分类学》（1789）中提出类似组织具有类似损伤观点的启发下，比沙提出疾病并不是器官的反应，而是在组织中形成的，病理分析可以突破器官的限制，使功能障碍与组织联系起来。由于比沙的影响，医生们注意到疾病的位置是在组织，将病理学推向一个新阶段。人们也开始了使用"组织"这一概念进行病理结构的描述，如以"心包炎"、"心肌炎"或"心内膜炎"替代了"心脏的发炎"，从而推动了组织病理学的发展。

随着人们对有机体细胞认识的不断加深，以及光学显微镜技术的发展和完善，特别是细胞学说的建立，使形态学研究进入了微观世界。代表着这一进展的重要成果是细胞病理学的建立。1858 年，德国著名的病理学家微尔啸（R. Virchow，公元 1821～1902 年）出版了《细胞病理学》一书。书中对细胞病理学的基本观点做了简明的阐述，即：所有的细胞均来自细胞；所有的疾病是由生命细胞发生自动或被动的紊乱引起的；细胞之所以能发挥其机能，是因为其内部发生的物理和化学过程，显微镜能展现其中的某些变化；细胞结构的反常情况包括正常结构的退化、转化和重复。微尔啸在创立细胞病理学的过程中，创造性地将显微技术和细胞学的成果应用于病理形态学研究，使人类对机体结构和疾病形态改变的认识由组织水平深入到细胞层次，从而确认了疾病的微细物质基础，充实和发展了形态病理学，开辟了病理学的新领域。

微尔啸的《细胞病理学》对多种细胞病理变化有详细的描述，他提出的浊肿、脂肪变性、淀粉样变、发育不全、异位症、褐黄病及其他许多病理概念至今仍在沿用。当然，微尔啸的理论也存在一定的局限性。他在强调局部病变的同时，忽视了全身性反应；忽视了病理现象的发展过程；忽视局部与全身的关系，这都是机械唯物主义在理论概括中的反映。他把细胞视为基本自主的生命单位，但否认神经系统在机体中的主导作用，是对细胞作用的过高估计。尽管如此，他在形态病理学方面的贡献仍然是杰出的，做为一个著名学者微尔啸在近代医学史上的重要地位应当得到充分的肯定。

（二）病原生物理论的诞生

病原生物学包括微生物学、寄生虫学及其传染病基础理论的确立等内容。19 世纪以前，人们对于有机物的腐败，以及传染病的发病原因了解不多。17 世纪荷兰学者雷文虎克在显微镜下观察到一些微小生物，如细菌、螺旋体、滴虫等，但也只限于对观察结果进行客观描述的阶段，并没有进一步研究这些小生物和人之间的关系。直到 19 世纪，由于自然科学一些基本学科的不断进步和显微镜技术逐步改进，研究工作才日益深人。

19 世纪，对微生物学作出奠基性贡献的学者之一是法国的微生物学家和化学家巴斯德（L. Pasteur，公元 1822～1895 年）。他科学地阐明了发酵和有机物腐败的原理。通过调查和实验研究，巴斯德认为所有的发酵过程都是由微生物引起的，并明确地指出酒类变质发酵是酵母菌作用的结果。他发明了加温灭菌方法——巴氏灭菌法，解决了当时法国制酒业的最大难题。1862 年，在进一步研究有机溶液腐败变质的原因时，他巧妙地设计了 S 型曲颈瓶，当外界空气进入 S 型瓶时，空气中的尘埃和微生物黏附在 S 形管上而不能到达内部液体中，因此瓶内的液体不发生腐败。

这项实验证明有机溶液不能自己产生细菌，一切细菌都是由已有细菌产生的，从而彻底打破了当时盛行的"自然发生说"。巴斯德的这些成果对医学科学意义重大，它为近代消毒、防腐法提供了科学根据。

巴斯德的另一项贡献是将细菌与传染病联系起来。早期关于疾病传染的概念，实际上同微生物并无直接关系，"传染"（contagion）一词是指通过接触而传病这个一般概念。虽然巴斯德并不是第一个提出流行病是由"微生物"（germs）引起和传播的学者，但他通过实验证明了这个理论。他首先研究了炭疽病，对该病的致病因子进行了一百多次的纯培养实验，确认炭疽杆菌是牛羊炭疽病的致病菌。巴斯德还研究了鸡霍乱病，证明鸡霍乱和人类的霍乱病没有关联。巴斯德关于细菌与传染病之间联系的研究为现代传染病理论的建立做出了巨大贡献。

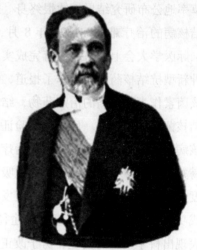

图 6-3　巴斯德

与此同时，巴斯德在传染病的防治方面也做出取得了令人瞩目的成果，他发明了人工减毒疫苗技术，研制成功鸡霍乱疫苗、抗炭疽疫苗和狂犬病疫苗。

在 19 世纪，对微生物学的发展做出奠基性贡献的另一位学者是德国细菌学家科赫（R. Koch，公元 1843～1910 年）。1880 年，科赫受聘到柏林帝国卫生局专门从事细菌学研究，后又任柏林大学卫生学、细菌学教授和卫生研究所所长；1891 年任传染病研究所所长。1905 年科赫因在细菌学研究方面的贡献而获诺贝尔生理学或医学奖。

科赫的主要功绩首先是在细菌学研究的手段和方法上做出了突破性的贡献：开创了显微摄影法；首创在玻片上制备干细菌膜和染色，有利于标本的永久保存；发明了固体培养基。科学家们应用这些技术，在 19 世纪末和 20 世纪初短短的几十年时间，发明和分离出许多致病微生物。其次，他本人发现、分离和鉴定了许多的细菌。他在细菌的分离鉴定方面是当时成就最大的科学家。他先后分离出炭疽杆菌、伤寒杆菌、结核杆菌、霍乱弧菌、麻风杆菌、白喉和破伤风杆菌、痢疾杆菌、鼠疫杆菌等许多病原微生物，并对传染病的发病原理进行了全面的研究。结核病是 19 世纪严重威胁人类生命的疾病之一，据统计当时全世界有 1/7 的人患有结核病，死亡率极高。1882 年，科赫成功地分离出结核杆菌，并证明了人类的结核病是由结核杆菌感染所致，为现代传染病学的发展作出了贡献。第三，在研究结核病的过程中，科赫提出了鉴定某种特有微生物是引起某种特定疾病的三条原则，即"科赫原则"。这三条原则包括：首先，这种微生物必须恒定地同某种疾病的病理症状有关；其次，必须在病原体中将致病因子完全分离、纯化；最后，必须将在实验室获得的纯培养物在健康的动物身上进行接种实验。如果在实验动物身上出现的疾病症状和病理特点完全和自然患病体相同，才能确定该病的致病因子为何种微生物。

科赫在细菌学领域的开创性业绩为他赢得了许多荣誉，然而，他也因求胜心切而草率地公布研究结果而饮恨终身。或许因为太急于攻克结核病的治疗难题，1890 年 8 月，科赫在柏林第十届国际医学大会上，将还没有完成实验的结核菌素作为一种新型抗结核药向大会作了报道，许多医学立即采用结核菌素作为结核病的治疗药物，结果是导致不少人成为结核菌素的牺牲品。后来的实验证明结核菌素只能在结核病的诊断方面起作用，并无治疗价值。面对挫折，科赫并没有一蹶不振，而是认真地吸取教训，到埃及和印度进行新的微生物学研究，不仅发现了霍乱弧菌，而且成功地找到了霍乱交叉感染的途径和有效的控制方法，表现出科学家坚持真理、勇于改正错误的优秀品质。

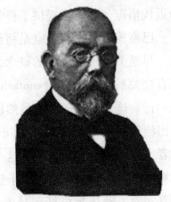

图 6-4 科赫

(三) 寄生虫学的建立

人体寄生虫，如蛔虫、绦虫等在中国、希腊和罗马的古代医书中均有记载。古代印度和阿拉伯的医生也对黑热病等寄生虫引起的疾病有过描述。但是，真正对寄生虫进行专门的观察和描述则始于 17 世纪。首先在显微镜下对寄生虫进行观察和客观描述的人是雷文虎克。1681 年，他患腹泻时对自己的粪便进行了检查，发现了大量的肠梨形虫。1684 年，意大利医生雷迪 (F. Redi, 公元 1626~1697 年) 发表关于家畜和野生动物体内若干蠕虫的调查报告。1773 年，丹麦生物学家米勒尔 (O. Muller, 公元 1730~1784 年) 第一次描述了在人类唾液和齿垢中观察到毛滴虫。当然，这些观察和研究都是初步的。

寄生虫病研究的长足进步是在 19 世纪。由于显微镜的改进和细菌学的发展，传染病的各种病原体相继被发现。这些发现中的许多内容都与寄生虫病有关。1835 年，法国医生欧文 (R. Owen, 公元 1804~1892 年) 发现人体肌肉中有旋毛虫幼虫寄生。1836 年，法国医生多恩 (A. Donne, 公元 1801~1878 年) 首次报道寄生于妇女阴道的阴道毛滴虫。1846 年，美国医生利迪 (J. Leidy, 公元 1823~1891 年) 发现猪肉中寄生旋毛虫幼虫。1851 年，德国学者比尔哈茨（T. Bilharz，公元 1825～1862 年）于埃及进行尸体解剖时发现埃及血吸虫，澄清了长期以来人体不明血尿的病因。1852 年，德国学者库奇梅斯特（F. Kuchenmeister，公元 1821～1890 年）用兔体内的豆状囊尾蚴喂狗，获得了豆状带绦虫成虫，再用其卵喂兔获得了囊尾蚴。1855 年，他用同样的方法在人猪之间进行了猪带绦虫的实验获得成功。这种应用动物模型进行实验的方法极大地推动了寄生虫病的研究。公元 1857～1859 年，德国学者洛克卡特（Leuckart，公元 1822～1893 年）和微耳啸同时各自完成了旋毛虫生活史的研究。1870 年，英国学者刘易斯（T. Lewis，公元 1841～1886 年）在人的粪便中发现了结肠阿米巴。

19 世纪寄生虫病研究中最精彩的一幕是对疟疾的研究。可能是这项研究难度很大，所以历经近 20 年的时间，在地理上涉及了欧、亚、非三大洲，参加研究的学者有法国、意大利、英国等国的众多专家，最终在 19 世纪末才完全阐明该病的机制。第一次从疟疾患者的血液里观察到寄生物的是法国军医拉弗兰（A. Lavaran，公元 1845～1922 年），当时他在非洲的阿尔及利亚工作。1880 年，他发现当时被称为"黑血病"病人的血液中存在一种黑色颗粒，而且看见了过去不为人知的一种小体。他推测这些小体可能是"黑血病"的病原体。到 1884 年，拉弗兰积累了 480 例标本，将疟原虫在人体内的各个发育阶段的主要形态都描绘下来。1894 年，他推测蚊子可能是疟疾的传播媒介。在此后的 9 年中，意大利组织学兼病理学家戈尔基（C. Golgi，公元 1843～1926 年）完成了人类血液系统中疟原虫发育周期各细节的研究工作，并阐明了病人发烧高峰期与原虫裂殖生殖的相关性，认识到危害人类健康的至少有三种疟原虫，同时他还证实了奎宁对疟原虫的治疗作用。1890 年，他拍摄了第一张疟原虫照片，为疟疾的进一步研究创造了条件。1891 年，俄国学者罗曼诺夫斯基（D. Romanovsky，公元 1861～1921 年）在研究技术上获得重要进展，他找到了一种新的染色法来证实血涂片上的疟原虫，这一技术解决了疟原虫观察困难的问题。罗氏染色法使任何一位拥有一台显微镜的医生，都可以诊断疟疾。由于当时已有奎宁类药物能有效治疗疟疾，这种诊断方法为患者带来了迅速准确诊断和及时有效治疗的福音。对疟原虫的流行病学调查是由在印度工作的英国医生罗斯（R. Ross，公元 1857～1932 年）完成的。1892 年，罗斯在印度开始致力于疟疾研究。经过几年的努力调查，1897 年他首先证明了鸟类疟疾是由蚊子传播的。不久他又深入到非洲西部，在按蚊的胃肠道找到了人类疟原虫的卵囊，证实人类的疟疾是由按蚊传播的。此后他将自己的研究成果写成专著《疟疾研究》，书中提出了灭蚊是预防疟疾的有效措施。罗斯因此而荣获 1902 年诺贝尔生理学或医学奖。

19 世纪，经过众多学者的努力，寄生虫病学成为一门独立学科。1894 年，英国利物浦热带医学学校开设寄生虫学课程，并由著名学者罗斯任教，同时还创办了《热带医学及寄生虫学》年刊，此后欧洲各国也先后创办了研究热带医学与寄生虫病学的院所，为 20 世纪寄生虫病学的发展奠定了基础。

(四) 免疫学的建立

免疫学则是伴随病原微生物学发展起来的一门学科。人类对自身免疫能力的探讨甚至比病原学更早，这是因为人类在没有认识瘟疫原因之前，首先面临的是一个大量死亡的现实，治疗和预防是更优先的问题，也反映了人类对复杂事物认识过程的曲折性。公元 4 世纪中国人就用狂犬脑敷治狂犬咬过的伤口。16 世纪中国人又发明了人痘接种术，这无疑是免疫学史上的一项创举。18 世纪末，英国医生贞纳介绍了牛痘接种法预防天花的成功经验。贞纳对免疫学的贡献是找到了一种有效预防天花的手段。然而，他对其中包含的科学机制却所知不多。关于人体免疫机理的研究开始于 19 世纪。伴随着微生物学的进步，医学家们才真正开始了免疫学这一全新领域的研究，其中三大领域的研究是 19 世纪免疫学发展的核心，这些领域的研究成果为 20 世纪免疫学成为医学发展的前沿学科打下了坚实的基础。

首先是关于人工减毒疫苗的研究。人工减毒疫苗的研究开始于巴斯德。1880 年，巴斯德为了获得人工自动免疫，做了第一次推理性尝试。他在这方面的工作开始于一系列显然是失败了的实验，当时巴斯德正在研究鸡霍乱的病理学。那年夏季，他经培养得到纯鸡霍乱的病原菌，他将这种纯培养物注射入健康鸡的体内，成功地诱发了鸡霍乱病。工作进行到这里暑假来临，巴斯德将没有来得及继续使用的这种菌的肉汤培养物锁入实验室，就去度假了。当他度假后回到实验室时，又将保藏了一个暑假的肉汤培养物继续注入鸡体进行实验，然而结果却与前面的实验相反，所有被注射的鸡都安然无恙，面临这明显的失败，巴斯德重新设计了两组实验。第一组，他把从天然感染该病的鸡中重新分离的新菌株，分别给从市场买的新鸡和感染而未发病的鸡进行接种注射。第二组，他把实验室保存的老的培养物也分别给上述两种鸡进行接种注射。实验结果是，第一组中的新鸡生病死亡，而注射过老培养物的鸡却没被感染。第二组中的两种鸡均未发病。经过对上述实验的认真分析，巴斯德证明：旧菌株不能使任何鸡生病是由于培养细菌的毒力发生了减弱的改变。而新菌株不能使注射过旧菌株的鸡生病，是因为这种鸡产生了抵抗力的结果。在这一分析结果的基础上，巴斯德继续研究了导致毒力减低的因素，发现了毒力减低与两次传代培养之间的时间间隔有关，时间越长，减毒程度越大。巴斯德在报道这一发现时特意提到，这一现象与 90 多年前贞纳的牛痘接种法的原理相似，90 多年前悬而未决的问题终于被巴斯德解开了。巴斯德把鸡霍乱的这种减毒菌株称"疫苗"，这一名称一直沿用至今。1885 年，巴斯德又发明抗狂犬病疫苗，尽管当时还无法观察和分离病毒，但巴斯德还是用他出色的工作成功地预防了这种危险的疾病。到 1885 年为止，已经发明的所有疫苗都是活的减毒制品，制造这种疫苗价格昂贵，花费时间又长。1886 年，美国细菌学家沙门（D. Salmon，公元 1850～1914 年）和史密斯（T. Smith，公元 1859～1934 年）首次研制成功死疫苗，这种死疫苗经实验证明和活疫苗一样有效，同时生产成本低，可进行标准化批量生产，而且能较长期保存。由于沙门和史密斯的工作，人工减毒疫苗可以大批量的用于人和动物以预防各种传染病的传播。

其次是血清学研究和体液免疫理论的建立。减毒疫苗的成功，使细菌学家们开始对这种免疫的获得是由什么机制形成的问题发生兴趣。最早的研究工作是 1888 年由英国细菌学家纳托尔（G. Nutall，公元 1862～1937 年）进行的。他把已知数量的炭疽杆菌加入到无细菌的血清中，观察到只要细菌数量不太大，就会被血清杀死。这一研究有二个特点，一是血清取自未经免疫的动物，因此血清的作用是非特异性的；二是使用方法与现代相反，即血清量保持恒定，加入的细菌则是变量的。现代的方法是：细菌量是恒定的，然后用能杀死固定数量细菌的血清极限稀释度来表示结果。1889 年，法国学者查林（A. Charrin，公元 1856～1907 年）等提供了特异性免疫血清的第一组试验。他们将绿脓杆菌人工感染动物，当动物康复后取其血清，他们发现将绿脓杆菌放在被感染和未感染的两种动物血清中，则产生不同结果，在被感动物的血清中细菌培养后形成凝块并沉淀；在未感染的动物血清中，细菌培养后弥散性生长。这是血清中存在特殊抗菌物质的第一个证据。

在上述研究工作基础上，19 世纪的最后 10 年血清学和免疫理论得到了飞速发展。1890 年，德国细菌学家贝林（E. Behring，公元 1854～1917 年）第一次报告获得了特异性免疫抗体，这是用梅氏弧菌豚鼠进行实验性感染研究的结果。此后，他与日本微生物学家北里柴三郎（1852～1931）合作，在豚鼠中诱导出对破伤风和白喉毒素的人工自动免疫力，并进一步证明，通过注射取自免疫动物的血清，可以把这种免疫力被动转移给其他动物，为血清疗法奠定了基础。他们还为免疫动物血清中这种能中和毒素的特殊物质创造了"抗毒素"一词。在这项成果取得的第二年，即 1891 年柏林的一家医院应用抗白喉血清治疗首例白喉病儿获得成功。1901，为表彰贝林在抗毒素血清疗法方面的贡献，瑞典卡罗琳医学院向他颁发了首届诺贝尔生理学或医学奖。

与贝林同时，德国医学家埃利希（P. Ehrhch，公元 1854～1915 年）通过血清学研究建立起体液免疫理论。埃利希一生的研究工作可以分为三个阶段。第一阶段从 1878 年到 1890 年，主要研究各种染料对人体和病菌的作用，目的是为了找到能制服病菌的"神奇子弹"，这也是他青年时代的构想。第二阶段从 1891 到 1900 年，主要从事免疫机理的研究和免疫理论的建立。第三阶段从 1900 年到 1915 年逝世，主要研究化学疗法。埃利希对免疫学最重要的贡献集中在他第二阶段的研究上，他也因此荣获 1908 年度诺贝尔生理学或医学奖。1891 年，埃利希发表了他的第一篇以免疫学为主题的论文，论文中最重要的部分就是把贝林和北里柴三郎对破伤风和白喉的研究进行了科学的概括，从理论上阐明了主动免疫和被动免疫这两类免疫的普遍性意义。他在免疫理论上的另一个贡献是提出了有机体和周围化学物质（食物、药物等）结合的学说——侧链学说。他应用这一学说对抗原抗体的作用机理进行了解释，认为抗原具有一种结合基或"侧链"，或称为"结合簇"，抗体是机体细胞受抗原刺激后所产生的物质，抗体也具有侧链或结合簇，并能与抗原的结合簇作特殊的结合，他将抗体称为"受体"，并进一步推论机体细胞受抗原刺激产生受体后，不断地进入血液，在血流中与抗原结合以保护机体。埃利希是最早应用化学反应解释免疫过程的人。他的第三个贡献是发明了为生产临床使用的标准化血清所必须的定量技术。1897 年，埃利希发表了他的《白喉抗血清的标准化及其理论基础》的论文，提出"无毒限量"和"致死限量"两个定量概念，这两个概念连同一系列的标定技术使标准化的检验方法的建立成为可能，今天抗毒素血清的国家标准或国际标准都是从埃利希的最初创意发展而来的。

第三，吞噬现象的研究与细胞免疫理论的建立。吞噬现象在 19 世纪曾被许多研究人员注意到。1870 年，朗罕（T. Langhans，公元 1839~1915 年）观察到白细胞具有清除伤口内红细胞的能力。1872 年，德国病理学家勃契－赫斯费尔德（F. Birch－Hisschfeld，公元 1842~1899 年）发现注射到血流内的球菌被白细胞摄入。1874 年，丹麦病理生理学家帕纳（P. Panum，公元 1820~1885 年）提出吞噬现象可能是摧毁细菌的一种方式。然而这一系列的研究当时并没有引起人们的重视。1882 年，俄国生物学家梅契尼科夫（E. Metchnikoff，公元 1845~1916 年）在研究腔肠动物和棘皮动物的消化系统时，发现最原始的消化器官是肠内细胞对食物的直接吞噬。他在实验中将玫瑰刺刺入透明的海星幼体内，观察到玫瑰刺周围聚集着变形细胞，他为这些吞食外来物质的细胞取名"吞噬细胞"。由此他推测高等动物体内也可能具有这种细胞，他在兔子身上的实验证明了这一推测。1884 年发表了名著的《机体对细菌的斗争》一书，由此建立了吞噬细胞理论，成为免疫学理论的两大支柱之一。1888 年，他应邀到法国巴黎巴斯德研究所继续研究工作，在此发展和完善了细胞免疫理论。1908 年，他因此而荣获诺贝尔生理学或医学奖。

19 世纪建立的体液免疫和细胞免疫这两大学派相互论战了 20 多年，直到 1903 年赖特（A. Wright，公元 1861~1947 年）和道格拉斯（S. Douglas，公元 1871~1936 年）在研究吞噬作用时发现了调理素，证明在抗体参与下可使白细胞的吞噬作用大为增强，从而使人们认识到这两种理论的互补作用时，两大学派才统一起来。

第三节　预防医学的发展

预防医学是从预防观点出发，研究人类健康和疾病的发生发展规律，研究消除人体内外环境中对健康有害的因素和利用有益的因素，从而达到防止疾病发生，增进身心健康，提高劳动能力，延长人类寿命的目的。预防医学从它诞生之日起就具有明显的社会性，因此，预防医学与社会医学是两门不可分割的学科。预防医学和社会医学的兴起和发展，是近现代医学科学发展的极其重要的标志之一。

一、卫生调查与研究

预防医学和社会医学的创立与资本主义的发展密切相关。18 世纪下半叶，在工业革命的推动下，欧洲和北美出现了工业化、都市化的热潮。伴随工业化的发展，大城市和大工业中心迅速形成，农村人口大量涌入城市，城市人口骤增。随之而来的是拥挤的居住条件、恶劣的工作环境、肮脏的街道、周期性的饥谨、营养不良和食品污染以及流行病的广泛蔓延等一系列社会问题。恩格斯在《英国工人阶级状况》一书中深刻地揭露了英国各城市工人阶级生产和生活状况后指出："一个生活在上述条件下并且连最必需的生活资料都如此缺乏的阶级，不能够保持健康，不能够活得很长。"城市劳动阶层的这种恶劣生存状况逐渐引起了社会有识之士的重视，一些社会活动家积极开展对城市居民生活状况的调查研究，并提出了改善卫生条件、消除有害于健康的不利因素的建议。

英国律师查德维克（E. Chadwick，公元 1801～1890 年）在几位医生的协助下，对伦敦、曼彻斯特、格拉斯哥等城市的贫民窟进行了系统调查，研究了贫困、不良生活环境与疾病之间的关系。1842 年，发表了《关于英国劳动人口卫生状况的报告》。这篇报告不仅分析了疾病的社会和经济代价，而且提出改进贫民的卫生状况及限制工厂童工等多方面的建议。1854 年，英国卫生学家人西蒙（C. Simon，公元 1824～1876 年）公布了《论伦敦市的卫生状况》的报告，建议改善城市下水道，成立卫生检查机构，开业医应负有卫生责任，应将防治疾病列为国家的主要任务之一。19 世纪中叶，欧洲空想社会主义者圣西门（Saint Simon，公元 1816～1904 年）、傅立叶（J. Frourier，公元 1768～1830 年）等社会活动家，收集和公布了关于工人阶级状况的大量真实资料，为争取工人阶级的利益做了许多有意义的工作。

各国政府在工人阶级和社会舆论的压力下，出于维护自身生存和生产发展的需要，也开始把兴办公共设施，建设塘市供水排水系统，改善街道住宅，注重劳动卫生和实行防疫措施等问题提到了议事日程。正如恩格斯所指出的："霍乱、伤寒、天花及其流行病的反复不断肆虐，使英国资产者懂得了，如果不愿同自己的国人一起成为这些疾病的牺牲者，就必须立即改善自己城市的卫生状况。"19 世纪 30 年代，英国成立了研究霍乱的特别委员会：1840 年英国国会对城市卫生尤其是工人住宅区的卫生状况进行了一系列的调查，并采取了许多加强城市卫生建设的措施。1847 年，英国利物浦任命了第一个卫生官，1848 年英国通过了社会保健法，1850 年，英国成立了国家卫生局。有关童工、女工、孕妇、职业病和卫生保健的法规也逐渐颁布。法国在 19 世纪初也成立了一批国家卫生机构：1802 年，在马赛省成立了欧洲第一个卫生委员会；1810 年，法国通过了一系列的调节工人劳动的法律，并成立了疾病自愿保险委员会；1822 年，法国成立了最高卫生委员会等等。欧美的其它国家也先后采取了相应措施。

19 世纪 80 年代以后，一些国家相继成立了卫生研究机构，如 1885 年在柏林、罗马和巴黎成立了卫生研究所；1891 年成立了李斯特研究所；1899 年建立利物浦和伦敦热带病学校。这些机构在广泛开展卫生保健和流行病学调查的同时，也十分注重实验研究方法在预防医学和社会医学领域中的价值，从而促进了这些学科的形成和独立发展，有力地推动了现代预防医学和公共卫生的建立。

二、公共卫生学的建立

在 19 世纪，卫生学成为预防医学体系中的一门最重要的学科。实验卫生学的奠基人，德国学者皮腾科费尔（M. Pettenkofer，公元 1818～1901 年），对空气、水、土壤与人体健康的相关关系进行了实验研究，他还研究了住舍的取暖、通风、防湿、卫生设备、供水排水系统以及水源污染与霍乱、肠伤寒病流行的关系等问题，为现代实验卫生学奠定了基础。他还与弗以特（C. Voit，公元 1831～1908 年）共同研究了人体的营养和物质代谢，测定了空气中二氧化碳的含量及其卫生学的意义，研究了住宅的通风与供暖设备。1882 年，他与人合作，出版了《卫生学指南》的巨著。皮腾科费尔是现代卫生学的主要奠基人之一，他的研究为当时城市卫生状况的改善提供了科学依据，促进了预防保健事业的发展。但是，皮腾科费尔过于注重自然因素在卫生学方面的作用，忽视了社会因素的价值，存在一定的片面性。

这一时期，对自然环境与疾病的关系也受到了人们的关注。芬克（L. Finke）出版了第一部医学地理学专著。1830 年，纽约医学会的一个委员会提出了"本洲医学地志学调查"的计划，指出医学地志学的主要对象是"确定气候、土壤、不同职业以及心身原因对疾病发生和发展的影响"。在这个时期，探讨自然地理学、地区自然学以及流行病和地方病的专著、期刊和文章陆续问世。

在劳动卫生学方面，许多卫生专家对不同职业与疾病的关系进行了多方面的研究，如开展了对缝纫、烟草、火柴、炼铅等行业工人的职业病研究，职业中毒和粉尘的研究，肺结核对不同职业人群影响的研究等。德国学者洛伊布舍尔（R. Leubuscher）根据这些研究提出了减少危险工作日，改进工作环境的卫生设备、采用无毒材料预防工业中毒等方面的建议。劳动卫生学在这一时期发展较快，逐渐从公共卫生学中分化出来成为独立的学科。

19 世纪中叶以后，欧洲的一些国家开始关注学校卫生问题。从 1890 年起，伦敦教育委员会制订规划，委派官员和医生对小学新入学的儿童进行体格检查，并逐渐开展了定期复查。在 20 世纪初，许多学校陆续设立了保健护理站、诊疗所和校医院，对儿童的眼、耳、鼻、喉、齿等器官的病症进行预防和诊治。学校的取暖、照明和通风等条件也逐渐改善。

数理统计方法也随着这一时期人口、疾病、死亡、寿命调查的需要被引入了卫生保健领域。早在 17 世纪，英国医生格兰特（Grant，公元 1620～1674 年）根据伦敦教区出生与死亡的报表，于 1662 年写出了第一部人口统计学著作《关于死亡报告书的自然与政治观察》，是人口统计学的开创性著作。1798 年，英国社会学和经济学家马尔萨斯（T. Malthus，公元 1766～1834 年）在他的《人口论》一书中首先提出了资本主义社会的人口问题。比利时的凯特莱（L. Quetelet，公元 1796～1875 年）把概率论引入人口统计研究，为人口统计的分析方法奠定了科学基础。英国的佛尔（W. Fart，公元

1807～1883 年）鉴于死亡统计中的混乱状况提出拟定国际统一的疾病分类表，他的建议得到欧洲各国的普遍重视。与此同时，平均数、正态曲线方程、相关和回归、卡方检验、方差分析等数理方法和实验设计基本原则先后被运用到卫生调查和医学研究中，对预防医学的发展和医学研究的进步起到了极大的推动作用。

三、传染病和流行病学

传染性疾病的流行长期以来一直是人类健康和生命的最大威胁，尤其资本主义社会的发展早期，人口集中、城市管理不力、卫生设施落后更加剧了传染病的蔓延。鼠疫、天花、伤寒、霍乱等烈性传染病的暴发以及猩红热、水痘、麻疹、疟疾的流行造成了数以百万计的人民病残和丧生。人们主要依靠中世纪以来沿袭的隔离方法控制传染病的流行，对于传染病的病因、传播途径和发病过程的科学理论尚未建立起来。

早在 16 世纪中期，帕多瓦大学教授伏拉卡斯特罗曾提出传染病的流行是由于某种"微粒子"自感染者移行到被感染者所致，但是他的观点并未被多数人接受。在 17、18 世纪，医学界盛行的观点认为，瘴气（miasmata）是导致疾病流行的根本原因。于是，传染论者与瘴气论者经历了长期的论争。1840 年，德国医学家亨勒（J. Henle，1809～1885）发表了《瘴气与传染病》一书，把传染病的流行分为三类：①瘴气所致的流行病，即疟疾；②大多数常见的传染性疾病：他认为这些病最初是由瘴气所致，而后由活的寄生虫在人体内生长、繁殖，通过感染把疾病传至其他人；③梅毒与疥疮：这种病单独流行和传播。在病原微生物和寄生虫学说形成之前，亨勒提出的传染病病因的分类原则，对于医生诊断和鉴别疾病具有一定的价值。

19 世纪中期，由于巴斯德和科赫等人在致病的生物体内发现了的病原微生物，并证实它们就是传染病的病因，从而奠定了近代传染病和流行病学的科学基础。与此同时，在流行病学中还分化出"热带病学"的新学科。由于微生物学、免疫学和药物学的进步，使人们对传染病与流行病的预防和治疗取得了很大进展。18 世纪末贞纳发明了牛痘接种法；19 世纪末，巴斯德发明了炭疽杆菌疫苗和狂犬病疫苗；1890 年，莱特和哈夫金制成了预防霍乱和肠伤寒的特种疫苗；1889 年，法国人鲁克斯在研究白喉和破伤风杆菌时发明了细苗毒素；1890 年，德国医生贝林（Behring）和日本学者北里柴三郎发明了白喉及破伤风抗毒素，制成预防白喉抗毒血清；1923 年法国人卡文梅特（Calmette）和介林（Guerin）发明了卡介苗（BCG），为新生儿结核预防提供了有效的方法。传染病的预防方面出现了一系列革命性的变化，大大增加了人类预防和战胜疾病的能力，使许多传染病得到有效的控制，挽救了无数人的生命。人们把 19 世纪以来这一系列的医学成就称为"预防医学的第一次革命"。

四、社会医学的兴起

社会医学是伴随着近代预防医学的出现而兴起的。19 世纪末，社会医学从卫生学中独立出来，成为一门新的学科，其目的是研究社会人群的健康状况、患病率和死亡率的原因，以及同社会因素的关系。1838 年，罗舒（Rochoux）首先提出了"社会卫生学"的概念，指出"人类是凭借社会才能生存的一种社会动物"，将卫生学划分为个人卫生和公共（社会）卫生两大类。

1848 年欧洲大革命时期，医学社会化的思想受到了人们普遍的重视。法国医生盖林（J. Gurin）积极倡导社会医学，他向法国公众呼吁，为了公众的利益采取相应的措施，建立新的社会医学体系。他把医学监督、公共卫生、法医学等学科归于一个有机整体——社会医学，并把社会医学分为四个部分：①研究人群身体和精神状态以及与法律及其社会组织制度、风俗、习惯等的内在关系社会生理学；②研究健康和疾病的社会问题的社会病理学；③研究增进健康，预防疾病措施的社会卫生学；④制定治疗措施和其他手段来对付社会可能遇到不良因素的社会治疗学。盖林把社会医学看成是当时卫生改革中最重要的一个问题，号召医生自觉地运用社会医学的观点去观察和解决社会的卫生问题。后来人们将盖林称为"社会医学之父"。

在英国的大宪章运动中，激进的社会民主主义者倡导广泛的社会改革。面对当时霍乱流行严重的局面，人们认识到单凭医生和医院的努力是无法控制疾病流行的，必须采取社会措施才能解决一系列的卫生问题；必须从个体防治转向社会防治，从单纯的技术控制转向综合性的社会控制。英国随之开始制订有关保护母亲和儿童的卫生法规，建立规范化的城市供水体系。

效仿英国成功的经验，19 世纪中叶以后，德国的社会医学得到迅速发展。1847 年，德国医学家诺尔曼（S. Neumana 公元 1810～1909 年）在《论公众保健和财富》一文中提出："医学科学的核心是社会科学"。他认为一个民族健康是社会直接所关切并负有义务的事情，而社会环境和经济状况对健康和疾病起着十分重要的、而且往往是决定性的影响。1848 年，微尔啸也提出"医学是一门社会科学"的观点。他认为，流行病就是社会和文化失调的现象。微尔啸亲自到斑疹伤寒暴发流行区进行调查，认为它的流行既有生物因素和客观原因，也有社会、经济和政治原因。因此，单靠医疗保健，不搞社会预防是不够的。他还创办了《医学改革》杂志，积极推动医学改革，要求政府采取行动改革社会的卫生保健。1848 年，诺尔曼还向柏林"内科与外科医师协会"提交了"公共卫生法"草案，积极倡导政府采取行动改善穷人的医疗保健。诺尔曼和微尔啸等人发起的社会改革运动，标志着社会医学在德国的建立。在医学家和社会各界人士的努力下，限制工作日、禁止雇用 14 岁以下童工、保护孕妇、改善工作环境以防止职业中毒和事故等措施被政府逐步采纳。1881 年，德国颁布了"工人伤残、疾病、养老社会保险纲要"，1883 年颁布"疾病保险法"等，为世界最早的医疗保险计划。

除法、英、德之外，欧洲和北美各国的社会医学都有一定的发展。1865 年，比利时军医迈勒（A. Meynne）提出了一个完整的社会医学体系模式。在他所著的《比利时医学地志》的第六章中，对较重要的疾病，都分析了它所涉及的因果关系和社会因素，是这一时期社会医学方面的重要著作。在意大利，政府颁布了"抗疟法令"，政府划出疟疾区，统一管理奎宁药，由基层行政机构免费发放给病人。美国的马萨诸塞州也建立了卫生总理事会，负责监督涉及家庭、工厂、公共场所、浴室、疯人院、种痘与隔离、生命统计等多项事物。

1851 年，欧洲各国在巴黎举行第一次国际卫生学大会，制定了共同的检疫措施以防止鼠疫、霍乱和黄热病的传播。1892 年，又在威尼斯举行的国际医学会议上制定了防止霍乱的国际公约。人们已认识到传染病的流行是对世界各国的共同威胁，公共卫生事业的成功需要整个国际社会的团结协作。

第四节　近代西医传入中国

近代西医传入中国始于明末清初，1568 年葡萄牙天主教徒卡内罗（Melccior Carnero）到达澳门，设"癫病院"于澳门白马庙，成为西医传入中国的第一人。1581 年意大利天主教士利玛窦（Matteo Ricci）来华，传入了西方天文、数学、地理、建筑等方面知识，在医学方面则介绍了西方的"脑主记忆说"。明清时期在中国传教并有医学著述的西方传教士还有意大利耶稣会士熊三拔（Sabbatainde Vrsis），著有《药露说》一卷；日尔曼耶稣会士邓玉函（Johann Terrentins），译有《泰西人身说概》二卷，崇祯 8 年（公元 1635 年）由毕拱辰润色后付梓出版；意大利耶稣会士罗雅谷（Diego Rho），著有《人身图说》二卷。另外法国传教医士罗德先（Bernard Rhodes），曾为内廷御医，为康熙治愈心悸症和上唇瘤。法国人刘应（Cladiusde Visdelou）和洪若翰（Joaude Foulaney），曾于 1693 年用金鸡纳霜治愈康熙皇帝疟疾。以上这些来华的传教士，虽然带来了一些西医学知识，但由于当时近代医学还未成熟，而且他们也不是医学专家，所以在中国影响不大。

近代西医对中国影响最大的是牛痘接种术的传入。1805 年，东印度公司外科医生皮尔逊（Alexander Pearson）来到澳门行医，将牛痘带到了中国，并著有《英吉利国新出种痘奇书》，还培养了几名中国助手，其中一个叫邱熺。牛痘接种术得到广东十三行洋商的支持。洋行商人合捐数千金于洋行会馆，委托邱熺种痘。在洋行的资助下，邱熺实行"果金"制度，凡是种后出痘回来复诊的均发给"果金"，以从中选择身体健康、疱浆饱满的小孩，抽取浆液作痘苗，以保证痘苗源源不绝。1817 年，邱熺著成《引痘略》一书，运用中医医理来解释牛痘术，以便牛痘术为更多人接受。由于牛痘稳定有效，不久就从广东传遍了全国。

1840 年鸦片战争后，中国被迫对外打开国门。一系列不平等条约中除强制中国开设通商口岸外，还规定了列强有在通商口岸建造教堂、医院和学校的权利，此为近代西方医学系统传入中国的由来。

一、开办医院和诊所

十九世纪来到中国传播西医学的，早期仍然以传教士为主体。1834年，美国传教士医生伯驾（Peter Parker，公元1804~1888年）来到广州，并于次年设立了一所"眼科医局"，这是中国内地最早出现的西医诊所。伯驾凭借眼科手术，赢得了当地病人的信任。1856年，医局在第二次鸦片战争中被毁。1859年1月，伯驾的继任者美国传教士医生嘉约翰（John Glasgow，公元1824~1901年）在广州南郊重建医局，更名为博济医院。此后博济医院一直存在到1949年，是在华历时最久的教会医院。

其他通商口岸如上海、宁波、厦门、福州等也同样有传教士医师开办西式医院或诊所。据调查，1859年全国仅有教会医师28人，1876年已有教会医院6所，诊所24所，1897年有教会医院60所，1905年发展到医院166所，诊所241所，教会医师301人。这些医院分布在全国20余省，其中较有名的有：

1844年英国伦敦会传教医师雒魏林（Dr William Lockhart，公元1811~1896年）在上海南市建立"中国医院"，即后来的"仁济医院"，是上海最早的西式医院。

1861年雒魏林来到北京开设西医门诊，1864年由英国传教士医师德贞（John Dudgeon，公元1837~1901年）接任，次年德贞选择东城米市大街的一座寺庙，改建成"双旗杆医院"，1906年该院与其它几个医院合并为协和医院。

1906年美国医学博士胡美（E. H. Hume）来到长沙，创办雅礼医院，1915年移交给湘雅医学会后更名为湘雅医院。该医院的主要支持团体为美国的雅礼会（美国耶鲁大学的一个校友团体）。

近代有名的教会医院还有上海广慈医院（公元1881年）和同仁医院（公元1867年）、南京鼓楼医院（1892）、苏州博习医院（公元1883年）等，教会医院占清末在华西医医院的绝大多数。

传教士医师来华的首要任务是传播宗教，医学作为行善手段之一，对吸引信徒很有帮助，因而被广为采用。客观上，教会医院的建立成为西医传入的重要基地，也为我国建立医院提供了示范。同时，教会医院带来了比较先进的西医技术，如1847年，伯驾成功地在中国实施了首例采用乙醚麻醉进行的外科手术，其时距西方首例公开乙醚麻醉手术不过一年。

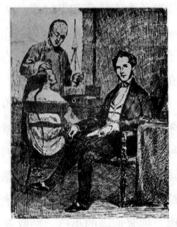

图6-5 伯驾

二、创办医学校和吸引留学生

早期传教士医师为培养医务上的助手，采取过培训学徒的方法，但不能充分满足临床需要。1866年博济医院成立附设博济医学校，成为中国最早的西医教会医学校。该校开始只招收男生，1879 年招收了第一个医科女生入学，1904 年扩建后改称华南医学院（1917 年由广州博医会接管，1930 年改由广州岭南大学接办，解放后并入广州中山医学院）。其它陆续开办的有苏州医院医学校（公元 1888 年），上海圣约翰学院医学系（公元 1896 年）等。"辛丑条约"签订以后，教会医学校迅速增多，几乎每省都有。较著名的有：1901 年广州的女子医学校（1902 年改名为夏葛医学校），1903 年设立的北京协和医学校（1906 年批准立案，1908 年正式开学，成为当时第一个得到清政府承认且规模最大的教会医学院，1915 年洛克菲勒基金会接收后改为北京协和医学院），1910 年创立于四川成都的华西协和医学院及 1907 年在湖南长沙成立的湘雅医学院等。这些教会医学院大多在外国注册立案，如上海圣约翰大学于 1906 年向美国哥伦比亚区注册；湘雅医学院在美国康涅狄克州立案等，其毕业生可以不经考试直接升入注册过的美国州立大学或挂钩合作的大学，这使教会学校的吸引力大增。

在鸦片战争失利后，清政府开展洋务运动，包括向国外派遣官费留学生，而当时各国也有意识地吸引中国青年留学。因此，十九世纪末、二十世纪初在我国近代史上掀起了第一次留学高潮。

中国自费留学欧洲学医的第一人为黄宽（公元 1829～1878 年），字绰卿，号杰臣，广东省香山县人。黄宽年幼时父母双亡，后由美国教师布朗（Brown）带到澳门马礼逊（Marrison）学校学习。1847 年跟随布朗夫妇抵美，进麻省曼松（Manson）学校，得文学士学位。1850 年赴英国，入爱丁堡大学专攻医生，获医学博士学位。回国后曾在博济医院及医校任职，当时被称为"好望角以东最负盛名之良外科。"（容闳《西学东渐记》）

1907 年日本和清政府订立了接受中国留学生的办法，由各省公费派遣学生去日本留学，短期内赴日的留学生达万人以上。其中学医者为数不少，据不完全统计，仅在 1911 年以前学成归国的就有 163 人，这还不包括象鲁迅等中途转学或未毕业者。经由日本转输成为近代西医传入中国的又一重要渠道。

1909 年，美国为吸引中国学生前来留学，提出"退款兴学"，即将 1900 年八国联军侵华后清政府向美国的赔款返还一半给中国，用于资助赴美留学者，此后留美人数逐年增加，其中有后来成为我国著名医学家的沈克菲、孟继懋等人。

留学生回国后，他们在各个医疗卫生机构担任重要职务，对于当时的医疗卫生事业具有很大的影响。

三、翻译西医书与出版刊物

1851 年，主持广州金利埠惠爱医局的英国传教士医生合信（B. Hobsen），出版了中文西医书籍《全体新论》，这是一部关于西方解剖学和生理学的中文专书，对中国医界产生很大影响。此书连同他后来出版了《西医略论》、《内科新说》、《博物新编》和

《妇婴新说》，合成《合信医书五种》。博济医学校的嘉约翰从1871年起编译教材，先后成书34种，包括有《西药略说》、《割症全书》、《炎症》、《热症》、《外科学》等，内容全面。此外，英国传教士博兰雅（John Fryer，公元1839～1928年）在上海江南制造局翻译馆与中国助手赵元益等也合作译述医书多种，有《儒门医学》、《内科理法前编》、《内科理法后编》、《西药大成》、《药品中西名目表》、《济急法》、《保生全命论》等，在近代流传颇广。

传教士医师还编辑各种中外文医刊，如嘉约翰主办的《西医新报》（1880，季刊），持续二年，共出8期，是中国最早的西医杂志。1887年，中华博医会主办外文刊物《博医会报》，影响更大（1932年与《中华医学杂志英文版》合并，更名《中华医学杂志外文版》）。以上这些医书和医刊，促进了西医在中国的普及和传播。

通过以上种种途径，西方医学逐渐在近代中国立足生根，与此相伴生的是西药也逐步进入中国市场。由此，中国出现了中、西两种医学并存的局面，这是近代中医药学所处环境的一个重大变化。

四、西医学在中国的发展

随着西医的传播，中国人由被动接受进而变为主动吸收，开始发展我国自己的现代医学。1915年中华医学会成立，这是中国西医自己独立的学术组织，同年开始出版《中华医学杂志》。此后陆续还成立了中国生理学会、中国解剖学会、中国微生物学会、中国药学会、中华护理学会等。1915年成立了以留日学医归国人士为主的中华民国医药学会。

医学基础研究也开始有所发展。解剖学、生理学等各门学科，针对中国人的解剖和生理进行了研究，1929年出版了蔡翘教授的《人类生理学》。药理学方面，1932年陈克恢实验发现麻黄素的药理作用，引起国际关注。从本世纪初至新中国成立前约40年间，我国学者用现代药理学共研究了中药百余种，象麻黄、当归、延胡索、贝母、鸦胆子等，成绩可观。

在医学教育方面，国人自办的西医学校较早的有1909年广州士绅捐款创建的"广东公立医科专门学校"，1924年改为医科大学，1926年并入广东大学，为纪念孙中山先生旋即改称国立中山大学医科，1931年又改称为国立中山大学医学院。1912年创办的江苏省立医学专科学校，1927年由颜福庆等人改组成上海的第四中山大学医学院，1932年后脱离大学部成为独立的"国立上海医学院"，成为中国人创办的第一所专门的医学院。西医教育发展到解放前，共有院校44所，在校学生15000余人。

在卫生行政上，民国以来逐步建立起中央到地方的各级卫生机构，颁布了一些关于尸体解剖、传染病报告、医学教育等方面的法规。至抗战前，我国约有公私医院500余所，病床3万张，战后医院达2000所，病床9万张左右，医药卫生技术人员3万余人。我国的公共卫生工作在近代取得了一定的进步，但尚未能有效控制严重危害人民生命的传染病流行。在近代中国，有多次重大的传染病疫情，如公元 1910～1911 年、公元 1920～1921 年和 1947 年东北地区的三次鼠疫大流行，公元 1917～1918 年内蒙古、山西鼠疫大流行，1932 年、1938 年和 1946 年的全国霍乱大流行等，死亡人数都在万人以上，最多超过 5 万人。

医药工商业方面，近代早期西药市场是由外商控制的，著名的有 1841 年英国医生屈臣（A. S. Watson）在香港开设的屈臣氏药房，1850 年在广州设立分店，1860 年在上海设分店。1882 年旅美归侨罗开泰在广州创泰安大药房，是中国人开设的第一家西药房。此后华商药店在各地陆续出现、增多，成为西药市场的主导。但是中国的西药工业远远跟不上形势需要。英商施德之（Star Talbot）1900 年在上海设施德之药厂是我国最早出现的西药企业，1902 年广州的梁培基药厂则是国人自办的第一家西药厂。到解放初期据统计，全国共有药厂 269 家，但制药技术相当落后，大多数仅是配制和加工进口原料药的基地。

近代中国西医学界还涌现出不少声誉卓著的学者、名医，如：伍连德、颜福庆、林宗扬、汤飞凡、候宝璋、林振纲、沈克非、黄家驷、张孝骞、吴英恺、吴阶平等。

第五节　中医学术革新和抗争运动

传统中医在近代不能不受到社会盛行的科学主义的影响，也必然地被人们与西医来相比较。中医自身也在探求学术革新，以求与社会转型同步，这成为近代中医发展的一个重要特征。其革新形式，在清末侧重于探索与西医互通，形成"中西汇通"学派；辛亥革命后则注重引进近代科学手段，提出了"中医科学化"等口号。但在民国时期，由于中医几度面临被政府取缔的威胁，不得不为其生存权利而抗争，又使其学术革新难以深入。

一、中西汇通学派

"中西汇通"之名始于徐寿《医学论》，意为汇聚、沟通中、西医学。近代做这种尝试最早的是广东医家陈定泰及其孙陈珍阁。陈定泰生卒年不详，他受王清任医学思想的影响，试图进一步探究脏腑之"真"，于是经人介绍在广州接触西医，学习解剖学，认为"脏腑经络既真，则从前所有医书，觉治法竟有大别者不得已另为发挥。"遂于 1844 年著成《医谈传真》一书，书中收录解剖图 16 幅，是第一本引用西医解剖图的中医著作。陈定泰试图以解剖知识来更正某些中医脏腑理论，甚至据此否定经络的存在，可见他有全盘接受西医解剖的倾向。其孙陈珍阁于 1886 年赴新加坡"英国王家大医院"专门学习西医三年，后于 1890 年著成《医纲总枢》，对西医学介绍更为详尽，并继承了陈定泰的思想。陈氏祖孙在临床上对中西医理结合上做了某些尝试，但治疗方法仍然以中医药为主。

唐宗海（公元 1846～1897 年），四川彭县人，幼习儒，因父患血证而攻医，以擅治血证闻名于世。医学著作主要有《血证论》（公元 1884 年）、《医经精义》（公元 1892 年）、《本草问答》（公元 1893 年）、《金匮要略浅注补正》（公元 1893 年）、《伤寒论浅注补正》（公元 1894 年），后来合成《中西汇通医书五种》，是近代影响最大的汇通医书。唐宗海敏锐地洞察到近代社会的变化，称之为"古今大变局"，他试图沟通中西医学，以适应时代需要。他较有影响的汇通观点有：

（1）中西医原理一致。唐宗海认为中西医汇通的目标是"不存疆域异同之见，但求折衷归于一是"，为此《医经精义》列举了不少医理一致的例子，如心主血、血管（脉）行血等。但唐氏有些认为"一致"的论点也引来争议，如他提出"三焦油膜说"，认为"三焦者，决渎之官，水道出焉"，"即人身之膜膈"，"俗所谓网油，并周身之膜，皆是也。"这种类比后人多以其为牵强附会。

（2）中医长于气化，西医长于解剖。这是唐宗海对中西医方法差异的精辟总结。他指出，中医"气化"观念的优点是"能尽生人之妙"，"与天地同体"，亦即注重活体观察与整体观念，而西医建立在尸体解剖的基础上，"止知其形，不知其气"。

从唐宗海的整体汇通思想来看，他是以中医思想为本位的，时人评论他"以西医之形迹，印证中医之气化"，亦即有鲜明的"以西证中"倾向。

朱沛文是另一位广东近代汇通医家，字少廉，广东南海人，生卒年不详，传世著作有《华洋藏象约纂》（公元 1893 年）。朱沛文学医涉猎甚广，通读中西医书，还曾亲往西医院观看解剖过程，对中西医学均有深入了解。《华洋藏象约纂》从藏象入手，提出了有见地的汇通见解——"通其可通，并存互异"。所谓"可通"，指中西医学均以人体为研究目标，必然有许多共同的认识，例如五脏的基本功能中西所论都有一致之处。而之所以有"互异"，是因为中西认识方法不同，他说："大约中华儒者，精于穷理，而拙于格物；西洋智士，长于格物，而短于穷理。华医未悉脏腑之形状，而但测脏腑之营运，故信理太过，而或涉于虚……洋医但据剖验脏腑之形状，未尽达生人脏腑之运用，故逐物太过，而或流于固。"因此，朱沛文提出要以临床为标准以定取舍，他举例说中医云"肾精成而脑髓生"，西医无此观点，但中医临床通过治肾以疗脑病每每有效，故朱氏云："谓内肾非脑之原，脊髓非脑之本，吾不信也。"总体上朱沛文对中西医的评价不偏不颇，注重理据，态度客观。

由于西医在近代中国影响最大的是解剖学，所以早期的中西医汇通均以脏腑为焦点，但中西医方法有根本差异，故对脏腑的知识始终无法统一。后来有的医家试图在临床上中西并用，以求互通，其中影响最大的是张锡纯。

张锡纯（公元 1860～1933 年），字寿甫，河北盐山县人。著作有《医学衷中参西录》，共有 30 卷，从公元 1918～1934 年先后刊出，当时颇为风行。本书主要内容为张氏临床经验，但其中贯穿了他"衷中参西"的医学态度，亦即认为应保持中医理论特色，但亦要参考采用西医长处。他说："夫医学以活人为宗旨，原不宜有中西之界限存于胸中。在中医不妨取西医之所长（如实验、器械、化学等），以补中医之所短；在西医尤当精研气化（如脏腑各有性情及手足六经分治主六气等），视中医深奥之理原为形上之道，而非空谈无实际也。"张锡纯作为一名中医，善于吸收西医生理、病理及药理等知识来应用于临床。如他创制著名方剂"石膏阿斯必林汤"作为"寒解法"治疗发热，先用蔗糖水送服阿斯匹林，继服石膏汤，药后饮粳米汤，此法既利用了西药阿斯匹林发汗解热，又根据中医辨证予以清热，蔗糖水及粳米汤均体现了中医注意顾护正气的优点。这些都是他"衷中参西"思想的生动体现。

中西汇通医家以沟通中西医学为目标，限于时代条件和科技水平等因素的制约，他们并未能真正完成这一任务，但他们在思想和方法上的探索至今仍有借鉴意义。

二、"中医改良"与"中医科学化"

辛亥革命结束了中国的封建制度，"新文化运动"又批判了传统文化，在20世纪上半页，中国社会从政治制度到科技文化等诸方面都在向西方学习，"德先生"（民主）和"赛先生"（科学）风行一时。此时，中医传统理论与近代西方科学观念的巨大差异日渐显著，因而成为一些学者抨击的对象。部分中医学者在维护中医的同时，也提出革新中医理论的主张，试图使之能与"科学"相容。较有代表性的人物有提倡"中医改良"的恽铁樵和提倡"中医科学化"的陆渊雷。

恽铁樵（公元1878～1935年），名树钰，江苏武进人。他本以文学著称，曾任《小说月报》主编。中年以后转而业医，精于伤寒，还曾创办"铁樵中医函授学校"培养中医人才。恽铁樵革新中医的观点，是在与余云岫等人的论战中形成的。1916年，留日医学生余云岫受日本明治维新废止汉医的影响，著《灵素商兑》，以西医为据肆意抨击中医，还主张立法废止中医。恽铁樵以他深厚的学识和丰富的中医实践经验，奋起反驳余氏之论，提出"西方科学不是惟一之途径，东方医学自有立脚点"。但恽氏也认为中医不能固步自封，他说："中医不改良，亦终无自存之希望。"改良的途径之一是吸收西医长处，他说："中医有演进之价值，必须吸取西医之长，与之合化产生新中医，是今后中医必循之轨道。"在恽铁樵1922年著成的《群经见智录》中，他尝试用科学的方法，对《内经》理论进行合乎实际的解释，如他说："《内经》之五脏非血肉之五脏，乃四时之五脏。"认为古人重视四时的变化运动，阴阳、五行等概念均是由四时变动派生出来的。但是恽铁樵也强调革新不能抛弃中医的精华，"万不可舍本逐末，以科学化为时髦，而专求形似，忘其本来"。

20世纪30年代，为了促进近代西方科学在中国的普及，一些人士发起了"中国科学化运动"。如1935年中国科学化运动协会的口号是："以科学的方法整理我国固有的文物，以科学的知识充实我国现在的社会，以科学的精神创造我国未来的生命"。在这样的社会氛围下，也有人提出了"中医科学化"的口号，提倡最力者以陆渊雷为代表。

陆渊雷（公元1894～1955年）名彭年，上海川沙人。他自幼颖悟勤学，中年专志医学，曾得国学大师章太炎、名医恽铁樵教益。陆渊雷认为："国医有实效，而科学是实理。天下无不合理之实效，而国医之理论乃不合实理。"（《生理补证·绪言》）"今用科学以研求其实效，解释其已知者，进而发明其未知者，然后不信国医者可以信，不知国医者可以知。"（《改造中医之商榷》）他还说："国医之胜于西医者，在于治疗，不在理论。《素》、《灵》、《八十一难》理论之书，多出于古人之悬揣，不合生理、解剖、病理。"他的思想，就是认为中医的疗效虽确实，但理论不合科学，故此要科学化，亦即要用近代西方科学的知识来解释中医疗效的原理，在方法上则提倡用科学实验来验证中药作用。

"中医科学化"的口号顺乎当时潮流，所以响应者众，包括中央国医馆的学术规划也都受到一定程度的影响，但这一主张具有"废医存药"的倾向，对中医发展有不利的一面，实践中也未取得成果。

三、中医抗争运动与中央国医馆成立

在学术界对有关中西医比较、中医如何革新的论争尚未有定论之时，当时政府却多次制订了不利于中医的政策，激起中医界的反抗浪潮。

民国元年（1912 年），北洋政府颁布新学制，其中完全不涉及中医药学，摒中医于教育系统之外，这激起了全国中医界首次请愿抗议，争取到了中医学校可以在地方立案的权利。国民政府奠都南京后，废止中医论者得到当局的支持，并影响到卫生行政。1928 年全国教育会议上，汪企张首次提出废止中医案，但未获通过。

1929 年 2 月，南京政府卫生部召开第一届中央卫生委员会议，会上余云岫提出《废止旧医以扫除医事卫生之障碍案》，将中医称为"旧医"，提出了彻底消灭中医的六条具体措施。此案在会上得以通过，形成了《规定旧医登记案原则》，要求限期登记全国"旧医"，取缔中医学校，禁止传播中医等，拟由卫生部执行。这就是中医近代史上著名的"废止旧医案"。

消息一传出，全国医界为之震动。上海医界组成了上海医药团体联合会，于 1929年 3 月 17 日，在上海组织召开了全国医药团体代表大会。会场上悬挂着巨幅对联"提倡中医以防文化侵略"、"提倡中药以防经济侵略"。出席大会的有江苏、浙江、安徽、江西、福建、广东、广西、湖南、湖北、四川、河南、河北、山东、山西等 15 省 132个团体的代表共 262 人。上海中医、中药界分别停业半天以示对大会的支持。本次大会推选了谢利恒、随翰英、蒋文芳、陈存仁、张梅庵组成晋京请愿团，张赞臣、岑志良为随行秘书，于会后奔赴南京，分别向国民党第三次全国代表大会、国民政府、行政院、立法院、卫生部、教育部等单位请愿，要求撤销废止中医提案。在全国中医界的据理力争以及同情中医的社会人才支持下，南京政府不得不暂时搁置废止中医案。

1929 年 12 月 1 日，全国医药团体总联合会在上海举行了第一次临时代表大会，出席者有 17 行省及香港、菲律宾等地区 233 个团体，457 位代表，会议历时五天，议决组织请愿团，于 12 月 7 日再次启程入京请愿，请求撤销阻碍中医药发展的各项政令，

此次终于争得蒋介石撤销教、卫两部政令的手谕，暂时缓解了废止中医的危机。

为了使中医药从根本上摆脱被废止的危机，中医界有识之士认识到，必须努力争取在政府的卫生行政机构中有一席之地。为此全国医药团体总联合会积极争取政府中同情中医人士的支持，具文呈请国府仿照中央国术馆之例，设立管理和研究中医的专门机构中央国医馆。经过多方努力，中央国医馆冲破重重阻力，终于 1931 年 3 月 17 日宣告成立，由著名医家、社会活动家焦易堂担任为

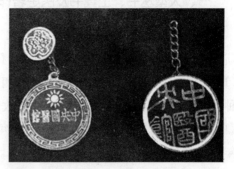

图 6 – 6 中央国医馆的徽章

馆长。几年中，国医馆在各省成立了分馆，各县成立了支馆，在海外成立了 13 个分馆。

中央国医馆成立后，首先进行中医药学术整理，拟定了一份详尽的学术整理计划——《中央国医馆整理医药学术标准大纲》，开展了统一中医病名、编审中医教材和著作等工作。这些工作虽未能完成，但也留下了一些有益的探索经验。国医馆另一成绩是推动了《中医条例》立法。国民党政府在 1930 年公布了《西医条例》，明确了西医的法律地位，但未为中医立法。中央国医馆成立后多次向行政院提出制订《国医条例》，1933 年焦易堂等人还起草了《国医条例草案》等提交国民党中央政治会议，但一直遭到反中医人士阻挠，时任行政院长的汪精卫不但在行政院否决《国医条例》，在此条例在立法院通过后又指使该院长孙科不予公布。1935 年，《医界春秋》将汪精卫阻挠《国医条例》的言论公开，掀起中医界抗争怒潮。同年 11 月的国民党第三次全国代表大会上，冯玉祥等 55 名代表提案要求给中西医与平等待遇。到 1936 年 1 月，国民政府终于将条例更名为《中医条例》，正式公布。《中医条例》是历史上第一部关于中医的专门法规，尽管其内容仍有不足之处，有些条文在当时也未真正实施，但它毕竟使中医有了法律保障，因而具有积极的意义。

第六节　中医学术的继续发展

近代中医虽然历经风雨，但仍然在学术上有长足的发展。由于国内外社会交流的进一步频繁，疾病谱与古代发生一些新的变化，传染病的发病率死亡率大大增加，医家对这些疾病的重视前所未有，临床各科都产生了一批论治专病的著作，如内科的中风、肝病、痨病、霍乱；外科的疮疡、瘰疬、麻风、梅毒、性病；儿科的麻疹、痘疮、惊风、疳症；喉科的喉痧、白喉等。这些著作多有不少独特的见解，充分反映了近代中医临症医学发展的成就。与此同时，近代中医学教育在承袭古代家传师授的同时，更突出的表现为各地中医院校教育的新形式。中医杂志、中医药社团也在全国各地此起彼伏地不断兴衰变化。

一、大型丛书、工具书及医史著作的编写

近代中国出版事业的发展，也带来了医学书籍编印的兴旺。一些大型的医学丛书陆续面世，其中较著名的如裘吉生的《三三医书》（1923 年）和《珍本医书集成》（1936 年），两者共收医书 189 种；曹炳章的《中国医学大成》（1936 年）收医书 128 种；商务印书馆的《丛书集成初编》收有医书 41 种。按医学全书性质编写的蔡陆仙《中国医药汇海》（1936 年）和类编性医案著作何廉臣的《全国名医验案类编》（1929 年）也都有较大影响。

医学工具书的编写也是近代的一大特色。1921 年谢观的《中国医学大辞典》是我国第一部综合性词典，收录词目 7 万多条。1934 年出版的陈存仁《中国药学大辞典》近 300 万字，影响甚大，并有英文版本。

现代意义的医学史研究，始自陈邦贤的《中国医学史》（1920 年），这是我国第一部医学通史，陈邦贤还倡建"医史研究会"，为医史学科的建立作出重要贡献。近代我国另一部重要的医学史著件，是王吉民、伍连德合作撰写的《History of Chinese Mediecine（中国医史，英文)》。伍连德和王吉民是中华医史学会的创始人，他们有感于外国医史著作极少谈及中国医学，因此用英文编写中国医学史著作，于 1932 年出版，在国内外有较大影响。此外，谢观的《中国医学源流论》影响也较大，李涛的《医学史纲》则是我国第一部中外医史合编的专著。1938 年，中华医学会设立了中国医史博物馆，由王吉民任馆长，该馆是我国最早的医史专业博物馆。

二、临床各科的发展

（一）伤寒和温病学与内科

伤寒学派和温病学派，在近代既有论争也有融合，更有发展。伤寒名家陆九芝著《伤寒论阳明病释》，强调伤寒法亦可治温病，并且反对温病家清淡用药、滥用滋阴之风。曹颖甫著《经方实验录》，以其应用伤寒经方的详实疗效而为众多医家推崇。温病方面，雷丰著《时病论》（1882），以四时为主线，阐述不同季节外感病的特点，并大力推崇伏气学说，书中概括了时病 62 种，详载各种治法及验案等。另一温病名家柳宝诒的著作《温热逢源》（1900），也专论伏气学说，同时亦推重伤寒六经辨证，认为可以用于温病。

内科名著，有王泰林（字旭高，1798～1862）的《西溪书屋夜话录》（1897 年），书中提出"治肝三十法"影响甚大。王泰林认为肝病最杂而治法最广，他以肝气、肝风、肝火为纲，概括了常见肝脏证候的治法和常用药物，临证颇为实用。江苏孟河医家费伯雄的《医醇賸义》（1863 年），则以"醇正"、"缓和"为学术特色。费氏认为："疾病虽多，不越内外伤感。不足者补之，以复其正；有余者去之，以归于平，是即和法也，缓治也。……天下无神奇之法，只有平淡之法，平淡之极，乃为神奇。"主张兼

采众家之长而不从其偏，治病贵在药能切病，不喜炫奇。

唐容川的《血证论》专论血证，列"血上干"证治十四条，"血外渗"证治七条，"血下泄"证治六条，"血中瘀"证治五条，及"失血兼见诸证"四十条，提出"止血"、"消瘀"、"宁血"、"补血"四法，为通治血证的大纲。张锡纯的《医学衷中参西录》也有极为丰富的中医临证经验，成书以来销量达50万套之巨，为近代中医必读书。

由于中外交流频繁，近代世界性的传染病大流行亦影响到中国，如1894年广东、香港一带鼠疫大流行，患病死者甚多。中医界积极研究相应治法，如广东罗汝兰著《鼠疫汇编》（1895年），善用王清任解毒活血汤治疗鼠疫，曾取得相当效果，该书是现存最早的中医治疗鼠疫专著。另一种烈性传染病霍乱在近代中国也曾多次爆发流行，王孟英在《霍乱论》（1838年）中拟订的蚕矢汤等方剂有较好疗效，被众多医家沿用。

（二）外科与骨伤科

外科著名的医著有马培之《外科传薪集》、余听鸿《外证医案汇编》等。马培之（1820~1898年），字文植。江苏武进孟河人，精于内、外各科，曾于1880年进京为慈禧治病而扬名于世。他将自己外科常用验方、外用药，以及膏药的配制法，有关外科器械的使用等，总结写成《外科传薪集》（1892年）；又撰《马培之外科医案》（1893年），记载四十二种外科病症治法，介绍临证经验。余景和（1847~1907年，字听鸿），他主张医生应兼学内、外科知识，这样，当遇到内外兼证时，医生可以综合调治，其著作《外证医案汇编》（1891年），汇集了个人及其他医生外证医案数百例。

此外，清末还出现了一部重要外治法专著，即吴尚先的《理瀹骈文》。吴尚先（1806~1886年），浙江钱塘人。他在江苏泰州行医，善于用膏药为人治病。1864年著成《理瀹骈文》，总结其实践经验。书中将传统用于外伤科的膏药等外治法，发展到广泛用于内外诸证的治疗，提出"外治之理即内治之理，外治之药即内治之药"，"凡汤丸之有效者皆可熬膏"；将药物制成膏药等外治，其好处是便于应用，药力专一，并可避免口服容易出现的副作用。吴尚先还举出实例，证明对于某些疾病，如应用得当，外治的效果甚至优于内治，"诚以服药须从胃入，再由胃分布，散而不聚，不若膏药之扼要也"。所列外治方法很多，吴尚先总结出敷、熨、罨、涂、熏、浸、洗、擦、搭、抹、搐、嚏、吹、吸、捏、咂、坐、塞、踏、卧、刷、摊、点、滴、烧、照、缚、扎、刮痧、火罐、按摩、推拿等十多种，丰富了中医的治疗手段。书中共收录方药1500余首，涉及内外妇儿五官各科，被后世称为"外治之宗"。

骨伤科在近代发展迅速，一方面总结传统正骨理伤经验的著作大为增多，出现了骨伤科流派，另一方面西医解剖学的引入也对骨伤科有一定促进。著作以江考卿的《江氏伤科方书》（1840年）和赵廷海的《救伤秘旨》（1852年）较为有名。《救伤秘旨》内容丰富，有拳击伤、骨折的处理步骤和治疗方剂，还有34个大穴伤损的治疗方药，治疗创伤骨折的验方14首。骨伤科流派如江南石氏伤科，河南平乐郭氏，北京双桥罗家等，都是有名的骨伤世家。西医解剖学中肌肉、韧带和骨骼等知识开始为部分骨伤医家重视，尤其进入20世纪，X线等物理诊断技术传入后，有条件的中医骨伤医生都尽可能利用 X 光拍片来诊断疾病,大大提高了骨伤病诊断的准确性,也使中医传统的骨伤治疗手法定位更准,提高了效果。

(三)妇科

妇科方面,近代医家顾鸣盛著《中西合纂妇科大全》(1918 年)一书,共七卷,分调经、杂证、胎前、产后四门,分列"中医学说"和"西医学说",汇集中西妇科要论。朱南山(1872~1938 年)亦精于妇科,制订有妇科要诀:"一问年月二问经,及笄详察婚与亲;三审寒热汗和便,四探胸腹要分明;头痛腰酸多带下,味嗅辨色更须清;五重孕育胎产门,崩漏注意肿瘤症;六淫七情括三因,八纲九候祖先问;本病杂症弄清楚,十全诊治方得准。"有较强实用性。张山雷著《沈氏女科辑要笺正》,为浙江兰溪中医专门学校妇科读本,也曾多次印行,广为流传。

(四)针灸学

近代针灸学影响最大的著作为承淡安的《中国针灸治疗学》(1931 年),该书采用西医知识讲述穴位局部解剖,并将穴位编成号码,用照片指示定位,有利于初学者学习和运用针灸。承淡安对经穴考证、针灸治疗均有具体探讨,他还提倡简化针灸手法,仅取补泻,不取其他。此书出版后流传甚广,承氏亦不断予以修订,短短六年中,该书连出八版,更名为《增订中国针灸治疗学》。承淡安还于 1929 年在江苏望亭发起成立我国第一个针灸研究机构——中国针灸学研究社,并以函授通讯研究的形式在全国范围发展社员,该社创办《针灸杂志》,设立针灸疗养院,推动了针灸学的传播。

三、中医学校、刊物和社团

近代中医随着时代的进步,也出现了多种有利于学术研究的新的发展形式,如兴办学校式教育、创办学术交流刊物和成立中医社团组织。

受北洋政府教育系统漏列中医的影响,近代的中医学校多为民间私立。较早的有上海中医专门学校,名医丁泽周等筹建于 1915 年,1917 年正式开学,谢观首任校长,名医陆渊雷、余听鸿、时逸人等任教,至 1931 年,该校改名"上海国医学院"。浙江中医专门学校于 1916 年由杭州中药行业发起筹建,1917 年正式招收学生,近代著名中医学家傅懒园首任校长兼医务主任。广东中医药专门学校早在 1913 年就由省港药材行暨广州中医知名人士共同倡议筹建,但迟迟未获政府批准,直到 1924 年 9 月才得以开学,首任校长为卢乃潼,卢氏在开学日演讲指出:"中国天然之药产,岁值万万,民生国课,多给于斯,因中医衰落,中药随之,其关系至大,本校设立之宗旨,习中医以存中药,由中医以通西医,保存国粹,维护土货,以养成医学之人才。"反映了该校的办学宗旨。

近代中医教育多由各地名医发起或主持,一方面继承中医古代教育重视经典著作,重视随师临证的传统,另一方面移植近代教育方式,如教材、教学大纲、课程、学时等方式方法,并安排西医学及自然科学课程的学习,使之更具教育的社会化规模化特点,在极其艰难困苦的条件下为中医学培养造就了一批承前启后的学术骨干。

最早中医刊物是绍兴医药学研究社于 1908 年创办的《绍兴医药学报》,到 1923 年改组为《三三医报》。《中医杂志》由上海中医学会于 1921 年创办,《医界春秋》由上海医界春秋社创刊于 1926 年，中央国医馆成立后也于 1932 年 10 月出版机关刊物《国医公报》。以上都是近代较有名的中医刊物，它们是中医药界传播发展动态、维护中医学术和进行经验交流的阵地。但限于当时的社会环境，这些刊物处境艰难，难以长期维持，故在全国成此起彼伏之势。

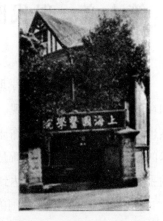

中医社团组织的建立在 20 世纪开始出现。1902 年，余伯陶、李平书、陈莲舫、蔡小香、黄春圃等发起组织"上海医会"。并于 1906 年 6 月成立"上海医务总会"，入会者达 200 余人，是我国近代最早创办的中医学术团体。1907 年，周雪樵、蔡小香、丁福保、何廉臣等在上海创办"中国医学会"。1910 年北京成立了"医学研究会"。民国建立后有关的学会团体更多，较有影响有如神州医药总会、武进中医学会、中西医学研究会、全国医药总会、中央国医馆医药改进会等等。这些学会和学术团体，在研究交流及团结抗争等方面均发挥了重要作用。

【小结】

近代中国随着西方文化和科学技术的广泛传播，促使人们对中国传统文化进行反思和批判，不少有识之士致力于从西方文化中寻求振兴民族的富国之术。经过近百年的认识和体验，国人对西医学逐渐从排斥到趋于接受，外国医生通过在中国建立医院，举办教会医学校，翻译出版西医著作，使其影响越来越大。在近代中国形成了新旧并存、中西混杂的复杂局面。形成了"旧学"与"新学"、"中学"与"西学"的矛盾与冲突，以及互相融合的过程。在医学领域，表现为西方医学开始占据主导地位，并产生了激烈的中西医论争和中医存废斗争。中西汇通派诸医家在理论研究和临证方面的探索，在一定意义上为中医命脉的保存做出了不可低估的贡献。同时，这一时期以大型中医丛书的编辑出版为代表的中医文献整理、以中医院校建立为标志的中医教育的兴起以及中医刊物的创办、中医学术团体的成立等均为中医学的继续发展打下了良好的基础。中医学在社会变革带来的前所未有的巨大压力下，艰难地探索着自身发展方向。

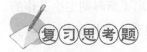复习思考题

1. 西方医学是如何传入中国的？
2. 如何评价中西汇通派的工作？
3. 近代西医外科取得了哪些方面的突破？
4. 病原微生物理论建立的重要意义是什么？
5. 社会医学兴起的主要原因有哪些？

第七章　现代医学成就与新中国医药卫生事业

20世纪以来，医学科学取得的成果比以往任何一个时代都多。对生命和疾病的认识在形态上已进入到从宏观、微观到超微水平的多层次研究阶段，对功能和机理的探索也已取得长足进步。在临床医学领域，诊断和治疗上的进步也令人目不暇接，新技术的进展、新药的开发日新月异。对疾病的预防被提到了更重要的地位，无论是预防的手段还是预防的观念都达到了一个新高度和新水平。

1949年中华人民共和国的成立后，中央政府对发展新中国卫生事业做出了一系列重大决定，强调了团结中西医问题，消除轻视和歧视中医的现象。1949～1966年期间，国家先后召开了关于防疫、妇幼卫生、工业卫生、医学教育等专业性全国会议，颁布了一系列的卫生法规和条例，基本形成了一套符合中国实际的发展卫生事业的方针政策。

1966～1976年"文革"10年阻碍了国家经济和社会发展，也使卫生工作受到严重干扰。1979年党的十一届三中全会后，社会主义现代化建设进入新的历史时期，卫生事业也走上新的发展道路，制订了新时期卫生工作的具体方针和任务：第一，预防为主的方针。第二，坚持中医、西医、中西医结合三支力量长期并存都要发展的方针；第三，卫生工作的重点放在农村，同时做好工矿和城市的医疗卫生工作，解决好八亿农村人口的防病是当前中国医疗卫生工作的重点；第四，加强卫生工作的科学管理、经济管理和行政管理；第五，采取多种形式和途径搞活基层卫生工作。城乡医疗卫生机构可以国家办、企业办、集体办，也允许少数个体开业行医。

改革开放后，我国卫生事业有了很大发展。随着经济发展、科技进步以及人民生活水平的提高，人民群众对改善卫生服务和提高生活质量的要求也随之增高。1997年2月，中共中央、国务院制定了关于卫生改革与发展的决定，提出了新时期卫生工作的方针：以农村为重点，预防为主，中西医并重，依靠科技与教育，动员全社会参与，为人民健康服务，为社会主义现代化建设服务。

第一节　现代医学的重大成就

一、对生命和疾病认识的深化

20世纪，对生命和疾病的研究取得了多方面的进展，其中若干重大领域的突破，成为推动现代医学全面进步的巨大动力。

（一）从分子生物学的建立到人类基因组计划的实施

1908 年，丹麦生物学家约翰森（Johannsen WL，公元 1857～1927 年）以"基因"取代了孟德尔"遗传因子"（Genetic element）的概念，从此，生命科学领域开始了对基因本质的长期探求。第一位对基因研究作出贡献的是美国遗传学家摩尔根（Morgan TH. 公元 1866～1945 年）。他利用果蝇做实验材料进行了大量实验，经过十几年的不懈努力，于 1926 年出版《基因论》（The Theory of the Gene），提出了对基因的最初理论描述。尽管由于条件的限制，摩尔根等人未能真正了解基因的物理、化学本质，但他的工作却为后来更精细的研究开辟了方向，因此，摩尔根被称为分子生物学之父。

1. 基因的研究三个主要学派 自 20 世纪 30 年代到 50 年代，对基因的研究逐渐形成了三个比较主要的学派：

结构学派 20 年代末，一些学者了解到核酸存在于细胞核内，并认为其有重要的生理功能。1929 年，俄裔美国学者列文（Levene PA. 公元 1869～1940 年）等人发现脱氧核糖核酸，即 DNA。核酸从此有了脱氧核糖核酸（DNA）和核糖核酸（RNA）之分。他们还证明了核酸由核苷酸组成，而核苷酸则是依碱基、核酸、磷酸的顺序连接而成。

1945 年，研究蛋白质和核酸的英国科学家阿斯特伯利对 DNA 分子进行了精确的测量，并提出"分子生物学"一词。1950 年，他又以分子生物学为题在美国作过专题讲座，为生物大分子结构的研究和分子生物学的创立作了舆论准备。50 年代初，英国伦敦国王学院的学者威尔金斯（Wilkins M. 1916～ 年）和富兰克林（Franklin R. 公元 1920～1958 年）在核酸结构的测定中取得重大突破，获得清晰的 DNA 的 X 射线衍射照片，根据实验他们提出 DNA 是双链的螺旋结构，而且威尔金斯推断双螺旋可能是 DNA 唯一正确的结构模型。结构学派的这些实验和认识对 DNA 双螺旋结构模型的真正建立起到至关重要的作用。

生化学派 生化学派的主要功绩是将疾病、酶与基因的关系建立起来。1909 年，英国医生加罗德（Garrod A E. 公元 1858～1936 年）在"先天代谢缺陷"的演讲中提到黑尿病、白化病等四种代谢病是按孟德尔隐性方式遗传的，并推测代谢缺陷与某种中间物质的缺失及遗传物质的变化相关。40 年代以前，遗传学研究往往使用果蝇一类的基因表达复杂，难以控制的生物为实验对象。1940 年，美国斯坦福大学生化遗传学家比德尔（Beadle GW. 公元 1903～1989 年）和微生物学家塔特姆（Tatum EL. 公元 1909～1975 年）等人发现微生物结构简单，生活周期短，营养要求低，用 X 射线照射极易突变，用它们做实验更适于生化遗传学分析。于是，他们将链孢霉菌引入生化遗传学研究，用 X 射线、紫外线照射霉菌诱发突变，然后对突变体进行培养，分析其基因的表达特征，由此得到一个重要的结论，即：代谢途径的每一步都由专一的酶催化，酶的形成则由基因决定；基因的突变则导致相应的酶改变。因而，基因的作用是通过控制特定酶的合成来控制生物的代谢过程。他们将这一研究成果高度概括为"一个基因一个酶"。1946 年，塔特姆和他的学生莱德伯格（Lederberg J. 公元 1925～ 年）通过细菌杂交实验发现了基因重组现象。同时证明了细菌也服从孟德尔定律，细菌遗传学随之发展起来，为遗传学从经典阶段过渡到分子阶段创造了条件。

生化学派在阐明疾病、酶与基因关系的同时，也打开了对人类遗传病在分子水平上研究的大门。1949 年，尼尔（Neel JV.）证明镰状细胞贫血症按孟德尔方式遗传。同年，美国化学家鲍林（Pauling L. 公元 1901 ~ 年）等采用电泳法测定和分析了该病患者的血红蛋白，发现了异常的血红蛋白，并将这类由于蛋白质分子发生改变的疾病称为"分子病"。鲍林还推测这种血红蛋白分子的改变是起因于基因的突变。

信息学派 20 世纪 30 年代，物理学界认为：在现代科学中，未解难题最多的是生物学，因此一些物理学家迈入生物学研究领域，其中有一位是美籍德国天体物理学家德尔布鲁克（Delbruck M. 1906 ~ 1981 年）。1935 年，他首次与两位遗传学家合作探讨遗传基因突变问题，他们试图以量子力学的观点阐发基因的本质，并提出基因的高分子学说。

1937 年，德尔布鲁克前往美国，以一个生物学家的身份加入摩尔根所在的加利福尼亚理工学院生物系。1938 年，他开始与美国微生物学家爱利斯（Ellis EL. 1906 ~ 年）合作研究噬菌体。不久，意大利微生物学家卢里亚（Luria SE. 1912 ~ 年）、美国免疫学和微生物学家赫尔希（Hershey AD. 1908 ~ 年）也加入研究工作，他们组成一个非正式的研究组织"噬菌体研究小组"。这个由来自各个不同地方的优秀人才组成的团体，很快就做出了一系列的成果，其中最引人注目的是 1952 年证明 DNA 就是遗传物质的决定性实验：实验用带有放射性元素标记的噬菌体 DNA 注射到大肠杆菌内，结果大肠杆菌开始合成子代噬菌体 DNA 和新的噬菌体蛋白质外壳。实验明确证明 DNA 就是基因。到 50 年代初，以上三大学派的研究已经孕育了就要发生的重大突破。

2. 现代分子生物学的建立　1951 年，美国生物学家沃森（Watson JD. 1928 ~ 年）和英国的理论物理学家、生物学家克里克（Crick FHC. 1916 ~ 年）在英国剑桥大学所属的著名实验室卡文迪许不期而遇，他们合作从事有关 DNA 的研究工作。1953 年 4 月 25 日他们在英国的《自然》杂志上发表了后来被誉为 20 世纪生物学最伟大发现的科研成果，即 DNA 双螺旋结构分子模型的建立。更重要的是，一个多月以后，他们又发表了第二篇论文，提出 DNA 分子结构的遗传含义，并设想 DNA 双螺旋结构就是携带遗传密码的分子基础。

此后，许多科学家开始用实验对 DNA 双螺旋结构分子模型进行验证。1956 年，美国生化学家科恩伯格（Kornberg A. 1918 ~ 年）用 DNA 作模板实验；1958 年，梅塞尔森（Meselson M. 1930 ~ 年）等用大肠杆菌进行了 DNA 复制实验；1959 年，美国生化学家泰勒（Taylor JH. 1916 ~ 年）用氚标记碱基追踪 DNA 的复制。以上结果都证明了 DNA 分子模型以及对其遗传含义推断的正确。由此科学史将 1953 年定为现代分子生物学的诞生之年。

3. 人类基因组计划的提出和实施　分子生物学的建立对现代医学的发展影响重大。

首先，分子生物学向医学领域的渗透，带动了医学各学科的研究和应用进入到分子水平阶段；其次，分子生物学使人类对疾病病因病理的认识深入到分子水平；再次，分子生物学的一些新成就、新技术为疾病的诊断、治疗提供了新方法。但是，所有这一切的进一步发展都有赖于解决一个根本的问题，即破译人类所拥有的全部基因（含约30亿个碱基对）。

自 20 世纪 50 年代开始，与基因研究有关的新成果、新技术不断涌现，将基因进行分解、合成以及测序的方法和手段日益丰富。特别是 80 年代以来，聚合酶链式反应技术、转基因技术、DNA 指纹技术等的发明和不断更新，为人类基因组计划（HGP）的提出奠定了基础。

1985 年美国能源部的德利西（Delisi C.）和史密斯（Smith D.）首先提出，即把人类基因组全部碱基序列分析清楚。同年，美国宣布建立人类基因组启动计划（Human Genome Initiation，HGI）。1990 年，美国率先提出了"人类基因组计划"（Human Genome Project，HGP），美国国会当年 10 月批准了这项总耗资 30 亿美元、计划 15 年完成的庞大研究项目。这项计划一出台国际舆论界就将其与当年的曼哈顿原子弹计划和阿波罗登月计划相提并论，认为生命科学的"大科学"时代已经到来。

1988 年，国际人类基因组组织（HGO）成立。从此，开始了人类基因组研究的国际合作。到 1996 年，包括中国在内共有 16 个国家加入了该组织。2003 年 4 月 14 日，由中、美、日、德、法、英 6 国科学家宣布人类基因组序列图绘制完成。人类基因组测序的完成，在人类揭示生命奥秘，认识自我的进程中又迈出了重要的一步。

（二）病原微生物的新发现

20 世纪，传染性疾病仍然是威胁人类健康的主要疾病。对这一领域的研究在取得了许多重大成就的同时，也获得了丰富的经验教训。

梅毒是一种古老的传染病。20 世纪以后，随着显微镜和其它相关技术的进步，对梅毒病原体的研究有了突破性进展。1905 年，德国微生物学家肖丁（Schaudinn FR. 公元 1871 ~ 1906 年）和霍夫曼（Hoffmann E，公元 1868 ~ 1959 年）发现了梅毒螺旋体并制备了相关的血清。1911 年，日本细菌学家野口英世（公元 1876 ~ 1928 年）成功进行了梅毒螺旋体的人工培养，为防治梅毒奠定了基础。

19 世纪末 20 世纪初，美国微生物学家立克次（Rickets HT，公元 1871 ~ 1910 年）在研究洛矶山斑疹热（Rocky Mountain Spotted fever）时，发现蝉是斑疹伤寒传播的媒介。后来，他到墨西哥研究斑疹伤寒时不幸感染此病身亡。1916 年，他的继任者利马（Lima R. 1879 ~ 1956 年）从患有墨西哥斑疹伤寒的病人携带的蝉中发现了病原体，为了纪念因研究此病而献身的立克次，随将病原体命名为立克次体（Rickettsia）。

证明病毒存在的最初研究来自对一种植物疾病——烟草花病的研究。1892 年，俄国学者伊凡诺夫斯基（Ivanovski DI.）首次发现通过滤菌器滤过后，其滤过液仍能感染该病，证明了这种微小物质的存在。1898 年，荷兰学者贝耶林克（Beijerinck RM.）提取了这种能通过滤菌器的病原，并将其命名为病毒（Virus）。

20世纪以后，病毒性疾病对人类生命和健康的危害日显突出。例如：1918年，由流感病毒引发的欧洲流感大爆发，几乎传遍全球，全世界一半以上的人口受到袭击，导致大量人员死亡。因此，病毒性传染病成为医学界重点研究的一类疾病。20世纪30年代，由于电子显微镜的发明，为观察、研究病毒提供了重要手段。随着人们对病毒研究的深入，发现许多病毒的结构具有不断变异的特点，因此为防治这类疾病带来了一定的难度。直到今日，对病毒性疾病的防治仍然是医学的一个难题。

20世纪下半叶，随着抗菌药物的广泛应用，一些旧有的传染病得到了暂时的控制，但一些新的传染病又不断地出现，如埃博拉病、疯牛病与克雅症、艾滋病以及SARS等。

1976年，位于非洲扎伊尔共和国的埃博拉河两岸的一些村庄暴发了一种高致命性的出血热，引起了医学界的注意。在该病暴发后不到6个月，研究人员发现了致病因子——埃博拉病毒（Ebola Virus）。后来研究人员发现埃博拉病毒与1967年德国报道的马尔堡病有亲缘关系。后来证实，埃博拉病毒和马尔堡病毒同属纤丝病毒属，可引起相同的疾病，即出血热，而且死亡率都很高。目前，医学界仍未找到预防埃博拉病的疫苗，也没有发现有效的治疗方法。因此，寻找有效的防治方法成为医学界的一项紧迫课题。

1985年，英国爆发了疯牛病（Mad Cow Disease），即牛的海绵状脑病（Spongiform Encephalopathy，BSE）。病牛典型的中枢神经症状使科学家联想到20世纪中叶在新几内亚境内，流行于美拉尼西亚人中间的一种传染病——库鲁病（Kuru）。1955年，美国科学家盖杜谢克（Gajdusek DC. 1923~ 年）在当地医生齐加斯（Zigas V）的帮助进行实地调查研究，了解到当地土著人有一种可怕的习俗，即将死去亲人的血和内脏涂抹在自己身上，并生吃死者的肉和脑组织，以此祭奠亡灵。盖杜谢克经研究证实，库鲁病是由一种慢病毒（Slow Virus）所致，土著人因食用病死者的脑组织而感染此病。盖杜谢克因此而荣获1976年诺贝尔医学奖。实际上，早在1920年代，德国精神病学家克罗伊茨费尔特（Creutzfeldt HG. 1885~1964年）和雅各布（Jakob AM. 1884~1931年）描述过数例与库鲁病类似的发生于人类的海绵样脑病，后被称为克雅氏病（Creutzfeldt – Jakob Disease，CJD）。1982年，美国生物学家普鲁辛那（Prusiner SB）确认病原是一种蛋白质致病因子，定名为"毒朊"（Prion）。1997年普鲁辛那因此而获诺贝尔医学奖。

自20世纪80年代英国和欧洲各国流行的疯牛病，正是由于畜牧业的工业化，大量使用相同的羊等动物骨粉饲料，而这些饲料可能含有致病的毒蛋白所致。人食用了患疯牛病的牛肉及其制品，即会患克雅氏病。到目前为止，是什么原因导致动物及人体产生这种具有传染性的毒蛋白（即毒朊）；所谓的"慢病毒"究竟是否存在尚为悬案。

艾滋病全称为"获得性免疫缺损综合征"（Acquired Immunodeficiency Syndrome，

AIDS）。1981 年"美国疾病控制中心"（CDC）在《发病率与病死率周报》上公布了第一批后来被确认患有艾滋病的病例报告，报告上提到的 5 名患者均为感染卡氏肺囊虫病的男同性恋者。1982 年在"美国疾病控制中心"和"美国医学会"的学术刊物上首次使用了"艾滋病"（AIDS）一词。1983 至 1984 年，法国巴斯德研究所和美国国立癌症研究院分别公布了对艾滋病病毒（HIV）的发现性研究成果。20 世纪 80 年代后期，鉴于艾滋病在全球有蔓延之势，世界卫生组织（WHO）于 1987 年成立"全球艾滋病规划机构"（GPA）。1988 年，联合国大会通过决议，将每年的 12 月 1 日定为"世界艾滋病日"（World AIDS Day），艾滋病的防治已成为当今世界传染性疾病防治的重大课题。

20 世纪上半叶，对于已有的传染病病原的研究以及相关疾病的防治均取得了很大进步。然而，20 世纪下半叶，一些新的问题不断出现。首先，新的传染病的发现一直没有间断，据世界卫生组织（WHO）公布的资料显示，自 1973 年以来，在人和动物身上发现的新病原体和传染病已达 30 余种。2003 年 SARS 在短短几个月蔓延我国 25 个省市区，世界 27 个国家和地区发现疫情，再次向全世界敲响了要高度重视传染病的警钟，SARS 的暴发，使公共卫生工作者再次清醒地认识到，人类同传染病的斗争远没有结束，传染病依然是危害人类健康的严重疾病，任何忽视传染病控制的观点都是十分有害的。其次，伴随着抗菌素的滥用，一些原来已经控制的传染病，由于其病原体产生抗药性，使传染率重新呈上升趋势。第三，随着新技术的应用和研究水平的不断提高，人们对人类是否最终能彻底消灭传染病提出了疑问。在人类跨入 21 世纪后，对传染病及其病原体与人类的关系的认识正在打破传统观念，提出一些新的理念。这一切都预示着人类对传染病及其病原体认识将达到新水平和新境界。

（三）维生素的发现

维生素的发现是 20 世纪医学发展的重大成就。1906 年，英国生物化学家霍普金斯（Hopkins FG. 1861～1947 年）实验发现仅用蛋白质、碳水化合物和脂肪不能维持生命。1912 年试验仅用酪蛋白原、蔗糖、淀粉、猪油和盐喂老鼠，不久即发育停止而死亡。但是每天加入少量牛乳喂老鼠，则老鼠发育极好，因此他认为牛奶中存在一种"辅助的食物因子"。艾克曼和霍普金斯的工作确认食物中含有某些对生命必需的微量物质（后来被称为维生素）。

从食物中分离出上述微量的物质，是维生素研究的真正开始。1912 年，日本的生化学家铃木岛村和大岳从稻米壳中提取一种抗脚气病的物质。同年波兰出身的美国化学家冯克（Funk C. 1884～1967 年）从一吨稻壳中提炼得 16 盎司的结晶粗制品。从酵母中也可以制备出同样的化合物。由于这种化合物被证明是一种胺，冯克就给它命名为生命胺（Vitamine）。1913 年，美国化学家麦科勒姆（Mccollum EV. 1879～? 年）和戴维斯（Davis M.）在黄油和蛋黄中发现另一种生命必需的脂溶性微量因子。麦科勒姆把它叫做"脂溶性物 A"，而把抗脚气病因子叫做"水溶性物 B"。1920 年英国生化学家德拉蒙德（Drummond JC.）将这两个名词改为维生素 A（vitamin A）和维生素（vitamin B）。

自此，维生素的研究取得了巨大进步。1913 年麦科勒姆报告用奶油、蛋白和鱼肝油治愈了眼干燥病。1929 年英国生化学家穆尔（Moore T.）用含胡萝卜素的食物喂大鼠，发现肝内贮藏维生素 A。由此知道胡萝卜素可以转变为维生素 A。1937 年美国化学家霍姆斯（Holmes HN.）从鱼肝油中得到维生素 A 的晶体。1938 年美国的沃尔德（Wald G.）证明食物中维生素 A 缺乏会导致视黄醛供应不足，使视网膜上视紫红质含量降低，从而产生夜盲。

1930 年人们知道维生素 B 是包含多种成分的一种复合体，按字母排列从 B_1 到 B_{14}，然而其中有些被证明不属于维生素，还有一些 B 族维生素是以化学名称来命名的。常见的 B 族维生素包括维生素 B_1、B_2、B_6、B_{12} 和泛酸、烟酸、叶酸和生物素等。维生素 B_1 是艾克曼（EijkmanC. 1858～1930 年）发现的，缺乏时，能引起脚气病。1933 年，美国化学家威廉斯（Williams RR.）经过 20 年的艰苦研究，分离得 B_1，并阐明了化学结构。因其含有硫原子，又称为"硫胺"。1936 年威廉斯和克莱因（Cline）合成了硫胺。本世纪初惠普尔（Whipple GH. 1878～1976 年）发现促使实验狗制造血红蛋白速度增快的食物是肝。1926 年，波士顿的医生迈诺特（Minot GR. 1885～1950 年）和墨菲（Murphy WP. 1892～　年）给病人吃动物肝脏，治愈了恶性贫血。1948 年立克斯（Rickes）等从肝脏浓缩液中分离出微量的红色结晶化合物维生素 B_{12}。1955 年，英国化学家霍奇金（Hodgkin DC. 1910～　年）测定了维生素 B_{12} 的结构。随后美国的伍德沃德历时 11 年之久，合成了维生素 B_{12}。

维生素 C，又称抗坏血酸。它是第一个被人类研究的维生素。1928 年美国化学家圣乔其（Szecnt－Gyorgyi A.）从卷心菜中分离得维生素 C。1933 年美国匹兹堡大学的金（King CG.）确定了维生素 C 的结构。维生素 C 在血液中有抗凝血作用。70 年代有人报道维生素 C 能预防和治疗动脉硬化症以及能降低血液中胆固醇含量，并有防止感冒和预防癌症的功效。美国化学家鲍林（Pauling LC.）著文说明用大量维生素能防止感冒，于是全世界维生素 C 销售量猛增。但也有人提出异议，过量服用维生素 C 会造成贫血，如果一旦停用，或仅服用普通剂量，也可能得维生素 C 缺乏症。

1913 年，美国的麦科勒姆及其同事在鱼肝油中发现了维生素 D。1921 年麦科勒姆指出，即使食物中缺乏维生素 D，如果经常晒太阳也不会出现佝偻病。1926 年英国的生物化学家罗森海姆（Rosenhelm Otto.）和韦伯斯特（Webster TA.）发现阳光能将麦角甾醇转变为维生素 D。现称维生素 D 为维生素 D_2，其作用是促进钙的吸收及骨骼形成。

（四）激素的发现与现代内分泌学的发展

内分泌生理学是 20 世纪建立和发展的学科领域，所取得的一系列成果为机体功能调节理论的丰富和发展提供了重要依据。随着现代科学技术的发展和引入，内分泌领域的研究进展正成为医学科学的前沿领域之一。内分泌学的建立起源于人体内各种激素的发现与研究。

1. 激素研究和激素概念的提出 1902 年，英国生理学家贝利斯（Bayliss WM. 1860～1924 年）和斯塔林（Staling EH. 1866～1927 年）首先从小肠粘膜提取液中发现了一种能够促使胰脏分泌的微量物质，即促胰激素，从此揭开了对这类微量物质研究的序幕。也正是这两位科学家最早采用了"激素"（hormone）一词。

甲状腺素 1895 年，德国化学家堡曼（Baumann E. 1846～1896 年）发现甲状腺内有一种含碘的有机化合物。1914 年，美国生化学家肯德尔（Kendall EC. 1886～1972 年）经多年工作，从数吨牛的甲状腺体中分离并提取出甲状腺素。不久，甲状腺素的功能也被阐明。1926 年，英国生化学家哈林顿（Harington C. 1897～1972 年）进一步分析出它的化学成份是酪氨酸的衍生物。1927 年，英国化学家巴杰（Barger GR. 1878～1939 年）又成功地人工合成了甲状腺素，成为日后临床治疗甲状腺功能减低的有效制剂。

胰岛素的发现与合成 1899 年，德国医生冯·梅林（von Mering BJ. 1819～1908 年）和俄国出生的同行明可夫斯基（Minkowsky O. 1858～1931 年）通过狗的实验，证实胰脏功能的低下与糖尿病密切相关。1909 年，法国生理学家梅耶尔（de Meyer J. 1878～1934 年）将推测的胰腺激素命名为"胰岛素"，1920 年加拿大学者斑廷（Banting FG. 1891～1941 年）在多伦多大学的英籍生理学家麦克劳德（Macleod JR. 1876～1935 年）的帮助和指导下，与另外两位助手贝斯特（Best CH. 1899～1978 年）和柯利普（Collip JB.）一起对胰岛素进行了提取、鉴定和制备。此后，又经美国生化学家艾贝尔（Abel J. 1857～1938 年）等人的努力，对胰岛素进行了结晶。20 世纪 50 年代到 60 年代，人们又对胰岛素进行了氨基酸序列分析和人工合成的研究工作，1945 年，英国的生化学家桑格（Sanger F. 1918～ 年）等人开始研究胰岛素的化学结构，经 10 年的努力，1955 年完成了胰岛素所含 51 个氨基酸的序列分析。胰岛素化学结构确定以后的 10 年，各国科学家都开始致力于人工合成的工作。从 1958 年到 1965 年，中国科学家经过 8 年的艰苦工作，终于第一个成功地人工合成了牛胰岛素。

性激素的发现与研究 有关性腺的功能已久为人知，但真正对其有效成份进行提取和分析则是 20 世纪的事。1923 年，美国科学家艾伦（Allen E. 1892～1943 年）和多伊西（Doisy EA. 1893～1986 年）在卵泡液中发现雌激素。此后，人们又在羊水、胎盘和孕妇尿中也发现有雌激素存在。1930 年前后，美国生化学家科克（Koch FC. 1876～1948 年）又从睾丸中发现雄激素。20 世纪 20～30 年代，性激素的提取和结晶工作取得了很大成绩：1929 年到 1930 年，多伊西分离雌激素成功，德国生化学家布泰南特（Butenandt A. 1903～ 年）也几乎在同时提取和纯化了雌激素。1931 年，布泰南特和合作者运用隔离法从 15 000L 尿中提炼出 15mg 雄激素。1933 年，他前往波兰任格但斯克研究所所长。次年，他成功提取了孕酮，孕酮亦称黄体酮。该激素的发现和提取为后来试制口服及注射避孕药奠定了基础。布泰南特于 1939 年获诺贝尔化学奖。

甾体类激素的发现与研究 1855 年，英国医生爱迪生（Addison T. 1793～1860 年）

发现一种可以导致人的多种系统功能紊乱的致死疾病，被称之为艾迪生病。后被发现该病与肾上腺皮质功能减退有关。1927 年，哈特曼（Hartman FA.）提取出肾上腺皮质激素。从 20 世纪 30 年代起，美国科学家亨奇（Hench PS. 1896～1965 年）和肯德尔（Kendall EC. 1886～1972 年）以及瑞士籍波兰学者莱希斯坦（Reichstein T. 1897～？年）等人先后从上千吨的牛肾上腺组织提取和纯化了 30 余种肾上腺皮质激素。到 50 年代，世界上有 9 个重要的实验室从事这方面的研究工作，到 20 世纪 70 年代末 80 年代初，分离出的肾上腺皮质激素已多达 50 余种，其中的可的松、氢化可的松等已被开发为药物，进行临床治疗之用。

对脑垂体作为内分泌腺的研究开始于 20 世纪初。在这方面做出开拓性贡献的是阿根廷科学家豪塞（Houssary BA. 1887～1971 年）。1907 年，当他还在大学攻读学位的时候，就对研究脑垂体产生了兴趣。1911 年，豪塞关于脑垂体激素对动物新陈代谢影响的博士论文，被评为当时该领域水平最高的研究。1923 年，豪塞进行了一系列与垂体功能研究相关的实验。他采用手术方法，先后摘除了狗和蟾蜍的脑垂体，发现均产生类似切除肾上腺的效应。在实验中，他先将试验狗的胰腺摘除，使狗引起糖尿病，再将病狗切除垂体或垂体前叶，则狗的糖尿病得到缓解，再注入足够量的脑垂体提取液，又引起糖尿病。豪塞的上述实验证明了垂体必定分泌某些物质，调节和控制着其他激素的分泌。从 20 世纪 20 年代，人们开始尝试提取垂体分泌的各种激素，但由于垂体小，所含激素量极少，为提取工作带来很大困难。1943 年，美籍中国生化学家李卓浩（生于 1913 年）和美国学者埃文斯（Evans HM. 1882～？年）等从上万个垂体中提取出促肾上腺皮质激素（ACTH），大大促进了该领域的工作。

神经激素的发现与分离 在激素的发现中，最激动人心的是 20 世纪后半叶对神经激素的认识。20 世纪前半叶，人们一度认为脑垂体是调控体内各种激素分泌的中枢，但也有人对此有不同的看法，如 1939 年英国内分泌学家哈里斯（Harris GW.）在发现垂体门脉系统后，曾提出下丘脑可能产生某些化学物质，并经门脉系统输送到垂体，以控制其功能的假说。自 1954 年起，美籍法国生化学家吉尔曼（Guillemin R. 1924～年）等证实了脑垂体前叶只有与下丘脑的提取物一起培养时，才会产生促肾上腺皮质激素。1962 年，美籍波兰生化学家沙利（Schally A. 1926～？年）在与吉尔曼合作研究下丘脑激素 5 年后，成效甚微，于是分道扬镳，开始领导各自的实验室进行激素的分离工作。吉尔曼的实验室到 1968 年，共动用了 530 多万头羊，提取了重达近 50 吨的羊脑组织，最后分离得到 1mg 的促甲状腺素释放因子。自 1969 年起，沙利实验室集中精力分离促黄体激素释放因子，他们分离了近 30 万头猪的下丘脑，但只得到了 11mg 极微量的促黄体激素释放因子。不久，他们请到两位客座日本化学家，在他们的帮助下，通过使用新的分析方法，终于鉴定了激素的化学结构。到 1976 年，经过 20 多年的奋斗，吉尔曼和沙利两个实验室在前后几十位科学家的参与下，共分离、鉴定了 3 种神经激素，即：促甲状腺素释放因子（TRF）、促黄体激素释放因子（LRF）和生长激素抑制因子（GIF）。他们终于获得了这一来之不易的成功。

2. 现代内分泌理论的建立和更新　20世纪，在内分泌学领域，伴随着对各类激素的发现和鉴定，有关内分泌在人体功能调节方面的理论概念也不断地更新和完善。

1902～1905年间，英国科学家贝利斯和斯塔林自小肠黏膜提取液中发现了"促胰激素"，同时深入研究了这种分泌物质的作用方式，证明了在没有神经系统参与的情况下，胰脏通过分泌激素实行对机体的化学调节，并进一步推论，人体中某些腺体可释放化学因子，此类因子进入血液循环并远距离调节靶器官和组织。这一推论首次明确了激素在人体中起化学信使作用的概念，使人们认识到激素是调控人体各种生理功能的重要物质，内分泌系统是除神经系统之外另一调控人体功能的重要系统，从而激发了人们进一步研究这一系统的热情。

在贝利斯和斯塔林提出"激素"概念时，他们只观察到激素的激活作用。1915年，阿奇博尔德（Archibald）曾预言"将会发现兴奋性和抑制性两种类别的激素"。这就意味着激素对人体各种生理功能的调节存在正负两种作用方式，这一有关激素调节功能的理论假说很快就被一系列的研究发现所证实。当然，抑制作用不是通过所谓抑制激素，而是通过负反馈作用来实现的。20世纪60年代发现的神经激素的调节作用就是十分生动的例证。

传统上，人们一直认为神经系统与内分泌系统是两个并无关系的截然有别的部分。神经细胞通过电冲动传递着电信息，而激素则是通过血液循环以化学递质的方式传递着化学信息。1928年，这一传统概念被中国学者朱鹤年打破，他在研究美洲袋鼠时，首次提出室旁核具有内分泌特征。德国学者沙勒（Scharrer E.）也证实神经元可分泌激素，并于1954年著《神经分泌》一书，于是产生了神经内分泌（Neuroendocrine）的新概念。然而，神经内分泌理论真正的确立是20世纪50年代到60年代对人体下丘脑神经激素的揭示，为此而作出重要贡献的两位学者吉尔曼和沙利也荣获1977年度生理或医学诺贝尔奖。

1956年，美国科学家萨瑟兰（Sutherland EW. 公元1915～1974年）在从事与糖代谢有关的酶和激素的研究中发现了环磷酸腺苷（cAMP）。1958年，华盛顿大学的李普金成功地进行了化学合成，验证了这一结果。从1957年到1962年，萨瑟兰等人发表了一系列研究报告，对cAMP在激素调节过程中的作用进行了深入探讨，提出了第二信使理论，继而从分子水平上阐明了激素的作用机制。萨瑟兰也因此荣获1971年生理或医学诺贝尔奖。

20世纪初，有人已观察到异位内分泌现象。1928年，布朗（Brown WH.）发现患支气管肺癌的女患者出现男性汗毛增生及糖尿；1931年，莱顿（Leyton O.）报告患胸腺癌的11岁男童伴有后来称之为柯兴综合征的一系列性早熟和糖尿病的症状，1932年著名神经外科医师柯兴（Cushing H. 公元1869～1939年）详细描述了"柯兴综合征"。

此后，人们不断地发现肿瘤与柯兴综合征有密切关系。直到60年代，由内分泌学家利德尔（Liddle GW.）和米多尔（Meador CK.）等人进行的大量实验证明：两者的关系是肿瘤并发柯兴综合征，而不是柯兴氏病好发肿瘤，其原因是肿瘤组织可以分泌促肾上腺皮质激素，从而刺激肾上腺增生并分泌大量糖皮质激素。1963年，利德尔等总结了前人的观察和自己的实验研究，详细阐明了上述关系，并首次提出了异位内分泌的理论概念，从此为内分泌学研究又开辟了一个新的领域。

自20世纪50年代以来，随着内分泌学研究领域的不断扩大，又派生出旁分泌、自分泌、胞内分泌以及循环分泌等新的分支。1962年，皮尔斯（Pearse AGE.）等研究了神经内分泌中的胺前质吸收与脱羧系统（APUD），提出了弥漫性内分泌的概念。1981年，日本学者宫坂（Miyasaka K.）报道胰腺酶也可透过细胞基质和侧膜，进入细胞间隙，进而弥散入血，因此有人称内分泌学进入了弥散内分泌学新时期。1980年，特拉克（Track NS.）等人证实胃泌素、胰多肽等胃肠激素除进入血液循环外，也可沿细胞间隙释放到胃肠道里，因此，提出了内、外分泌并存的概念。现已证明，内分泌与外分泌之间没有不可逾越的鸿沟。此外，现代内分泌学的进展还证明：传统上一直认为不可能有分泌功能的一些组织和器官具有分泌激素的能力。70年代末80年代初发现的心钠素，是继肿瘤组织和神经组织被发现分泌激素之后，又一个突破性发现。经典理论认为心脏只是一个动力泵，但1979年，加拿大病理学家博尔德（De Bold）证明心房组织存在一种利尿利钠的因子。1983年，博尔德从大鼠的心房组织中分离、纯化出心钠素。上述进展说明激素分泌的现代理论在不停地更新发展，一个多途径多方式的激素分泌、输送的新理论体系在逐渐丰满起来。

（五）免疫理论与技术的重大突破

现代免疫学在19世纪末20世纪初已经建立起自己的两大理论体系，即细胞免疫和体液免疫理论。特别是19世纪的最后10年，大批学者投入到寻找血清中的各类杀菌物质，对血清中抗原、抗体反应进行了大量的实验，从而形成了免疫学的一个重要分支，即血清学。由此免疫学在传染病的预防、诊断和治疗方面取得了巨大的成功。然而，免疫学在许多方面还不完善，还存在大量的空白，因此，一段时间以来被局限于微生物学应用的范畴内。20世纪以后，随着免疫学研究的深入，以及免疫化学的发展，才冲破了原有的范围，有了更广泛的多领域的进展。

1. 抗体形成理论 在免疫学研究中，肩负着免疫功能的抗体的形成机理，始终是一个争论不休的重要问题，伴随着科学家们的研究和争论，旧的学说不断地被新的学说所取代，抗体形成机制的理论也逐渐地被阐明和完善。

侧链学说（side chain theory） 体液免疫理论体系的奠基人之一，德国医学家埃利希（Ehrlich P. 公元1854~1915年）在建立一项定量测定抗体的技术时，揭示了免疫反应就是机体接触抗原（某种感染因子）后，抗体爆炸性剧增的过程。1897年，他以"锁"和"钥"作比喻，提出了最早的抗体形成学说——侧链学说。该学说认为：

能够产生抗体的细胞预先就具有合成能与一切外来异物结合的抗体（当时称作"受体"）的能力，这种抗体具有与抗原结合的侧链或结合簇。抗体的生成是受抗原刺激的结果，抗体一旦与抗原结合即失去正常功能，细胞就产生更多的抗体。然而，从 1906 年开始，奥地利免疫学家兰德斯坦纳经 30 年的努力，设计合成了 300 多种自然界不存在的人工抗原，并用这类抗原诱发机体产生了多种特异性极强的相应抗体，这使埃利希的侧链学说受到严重的挑战，问题的提出呼唤着新理论的产生。

直接模板学说（direct template theory） 1930 年，在布拉格工作的布赖诺（Breinl E.）和豪罗维茨（Haurowitz F.）首先提出抗体的形成是由于抗原进入机体后，做为一种模板为抗体生成细胞合成抗体提供了模具，这就较合理地解释了人工抗原刺激机体产生特异抗体的机制。1930 年，美国著名化学家、诺贝尔化学奖得主鲍林和德尔布鲁克一起也在《科学》上撰文阐述了直接模板学说。10 年后的 1940 年，鲍林对该学说作了进一步的发展，认为抗体复杂的特异性是由于同一抗体蛋白不同的空间构型所致。鲍林虽然从化学的角度解释了抗体产生的机制，却忽视了机体的生物学因素。

间接模板学说（indirect template theory） 1949 年，澳大利亚免疫学家伯内特（Burnet FM. 1899～1985 年）和芬纳（Fenner F.）在他们的著作《抗体的生成》中阐述了对抗体生成的研究和认识。他们认为：机体的一切自身物质均有"我"的标志，机体对抗原的认识可以有两个不同阶段，在胚胎期机体有一个对自身组织进行自我识别的阶段，如果在这一阶段将特异抗原引入，机体就会将异物当成自身物质去识别，从而产生免疫耐受性，不产生抗体。当胎儿成熟出生后，再将特异抗原引入，机体经识别后，就会产生相应抗体，而有效抗原从体内消失后，抗体仍能继续产生。伯内特的这一理论显然考虑到了抗体产生的生物学因素，但该学说仍然没有越出模板学说的范畴。

克隆选择学说（clonal selective theory） 50 年代以后，随着分子生物学的建立和分子免疫学的崛起，人们对间接模板学说也提出了疑义。第一位向模板学说提出挑战的是丹麦免疫学家耶内（Jerne NK.）。1955 年，耶内在《抗体形成天然选择学说》中列举了研究中不能用模板学说解释的观察结果，并提出正常人血清中存在不具特异性的抗体蛋白，当某一抗原引入后，抗原和上述非特异抗体形成复合物，刺激白细胞，从而使白细胞产生并释放大量相同的特异性抗体。1957 年，美国克罗拉多大学医学院的塔尔梅奇（Talmage DW.）进一步提出，当某一细胞合成的抗体与入侵的抗原相匹配时，这类细胞将被特别选出来进行繁殖。这样就为克隆选择学说的建立奠定了基础。与此同时，间接模板学说的创建者伯内特也对他的学说在对抗体产生机制方面的解释感到不满。他综合了耶内、塔尔梅奇等人的观点，并在此基础上形成了自己的新思路。1957 年，他首次采用"克隆选择"（clonal selection）这一术语阐述他的新观点。1959 年，他正式发表了自己的专著《获得性免疫的克隆选择学说》，系统的论述了抗体形成的克隆选择学说。此后，经历了 10 多年大批学者的研究论证，到 20 世纪 70 年代，一系列的验证实验终于使这一学说逐渐得到公认。

2. 免疫学的其他成果与技术应用　腔上囊和胸腺免疫功能的发现　腔上囊是禽类特有的淋巴器官，该器官具备免疫功能，是美籍华人科学家张先光（Chang TS.）最早发现的。1954 年，张先光在美国俄亥俄州立大学用小鸡做实验动物，制备沙门菌的抗体。接种细菌后大多数小鸡都产生了高效价的抗体，但其中 11 只小鸡中，7 只无抗体，4 支产生效价极低的抗体，经调查发现，这 11 只小鸡均被人在上一次实验中摘去了腔上囊。张先光意识到腔上囊可能与抗体的产生有关。以后的实验发现，腔上囊在体液免疫中确有重要作用。

20 世纪 50 年代中期，对免疫缺陷病的研究，使人们开始注意到人体的胸腺功能。如有人发现联合免疫缺陷病的患者几乎都伴有胸腺发育不良。对胸腺免疫功能的研究做出最重要贡献的是免疫学家米勒（Miller J. 1931 ～　年）。1958 年，他在伦敦的一个癌症研究所进行胸腺免疫功能的实验研究。1961 年，他在《柳叶刀》上发表论文，揭示出胸腺是体内产生免疫功能最主要的器官之一，具有终生促进全身细胞免疫的功能。

组织相容性研究与器官移植　20 世纪初，人们在鼠身上进行肿瘤细胞移植时，发现不同品系小鼠不能进行成功的移植。30 年代，英国科学家格雷尔（Gorer PA. 1907 ～ 1961 年）用小鼠研究肿瘤移植问题时，发现了与肿瘤移植排斥有关的血型抗原 H - 2。1938 年，格雷尔提出与肿瘤移植相关的抗原因子受遗传控制的观点。格雷尔的发现无疑是组织相容性研究的重大突破。另一位研究组织相容性问题的重要人物是美国哈佛大学的遗传学家斯内尔（Snell GD. 1903 ～ 1996 年）。1935 年，他开始研究小鼠组织器官移植中的免疫和遗传问题。这期间他受到格雷尔研究的启示，开始培养纯系小鼠，希望能发现 H - 2 在染色体上的特定位置。他在小鼠的染色体上，找到了 11 个位点与组织相容性相关其中一个就是 H - 2。对 H - 2 的进一步研究发现，H - 2 并不是一个单一位点，而是由 3 个密切相关的多形位点组成，是一个复合体。由此，斯内尔提出了一个重要概念，即“主要组织相容性复合体”（MHC）。1946 年，格雷尔来到美国与斯内尔合作研究小鼠组织相容性基因，将其定位于 17 号染色体上，编码 H - 2 抗原。1948 年，他们联名发表论文公布了这一结果。斯内尔还预言人类也有类似小鼠的 H - 2 基因复合体，此后的研究证明了这一点。

1945 年，英国免疫学家库姆斯（Coombs RA.）建立了一项新的检测血型抗体的实验技术。该技术不仅为诊断人类溶血性综合征提供了新手段，而且也引起了人们探讨白细胞和血小板减少症的病因的兴趣。20 世纪 50 年代，法国医生杜塞（Dausset J. 1916 ～　年）开始对人类白细胞和血小板上可能也存在抗原进行研究。1958 年，经过大量实验研究，杜塞发现了人类第一个白细胞抗原（MAC），即后来被称为 HLA - A$_2$ 的抗原。到 1965 年，又发现了 10 种不同的白细胞抗原，杜塞认为这些抗原从遗传学角度看属于一种复合系统，他建议称 Hu - Ⅰ系统，后被称为人类白细胞抗原系统（HLA）。杜塞后来将这些成果与临床实践结合，进行了提高器官移植成功率以及个体对感染、疾病、肿瘤敏感性的研究，创立了可简便、迅速地判断组织或器官相容性的HLA 组织分型的血液试验法。1980 年，杜塞和斯内尔共同荣获了诺贝尔生理或医学奖。

单克隆抗体杂交瘤技术的建立 在临床应用中，以血清方法制备的抗体都是混合抗体，应用中常出现交叉反应。抗体的纯化一直是一个难于解决的问题。理论上要制备单一的纯净抗体，应由单个 B 淋巴细胞克隆产生。细胞融合技术的发明为单克隆抗体的诞生奠定了基础。1958 年，日本学者冈田利用仙台病毒成功融合了小鼠的癌细胞。1965 年，哈里斯（Harris）又将小鼠的癌细胞与人的细胞杂交成功，证明不同种系的细胞也可融合。1964 年，里特菲尔德（Littlefield）发明了筛选杂种细胞生长的 HAT 选择培养基。1965 年，萨斯克斯（Sasks）在体外培养成可长期传代，并大量分泌免疫球蛋白 G 的小鼠骨髓瘤细胞系，但因保存技术不过关而失败。1970 年，哈里斯等人解决了有关技术问题后，重建了这一细胞系，成为细胞融合技术史上的里程碑。1973 年，英国剑桥大学的米尔斯坦（Milstein C. 1927 ~　年）和他的同事在研究免疫球蛋白合成的遗传控制时，将两个不同种系的大鼠和小鼠的骨髓细胞进行了融合，结果杂交细胞竟合成了一种杂交免疫球蛋白，这说明杂交细胞合成抗体不存在相互排斥。这个实验使米尔斯坦相信，利用细胞杂交方法能使亲代细胞的某一特性永久化，如产生特异性抗体。

此后不久，德国免疫学家克勒（Koehler GJ. 1946 ~　年）在米尔斯坦工作的基础上，培养出新的骨髓杂交瘤细胞。这时，米尔斯坦建议克勒要设法查明杂交瘤细胞产生的抗体是针对哪一种抗原。经过两年多的努力，他们于 1975 年，用已知的抗原免疫脾细胞（即给小鼠注射绵羊红细胞作为已知抗原，使小鼠脾细胞获得免疫）和骨髓瘤细胞杂交，培养出生长良好，并可大量繁殖的杂交瘤细胞。同时，他们从这种细胞的培养液中成功地得到了预想的抗绵羊红细胞抗体，这是按人的意愿定向生产的第一种单克隆抗体。单克隆抗体技术可用于激素、酶等生物活性物质的鉴定、纯化；用于早期癌症诊断和治疗；用于艾滋病的检查等许多领域，其应用和开发前景十分广阔。因此，后来人们称 1975 年为生物学和医学技术发生了重大革命的一年。

二、疾病诊断与治疗的主要进步

20 世纪以来，在疾病诊断与治疗方面，取得的成就极为丰富，今天的临床医学与100 多年前相比，已经发生了天翻地覆的变化。本节择其主要方面概述如下：

（一）物理诊断技术的进展

1. X 射线诊断技术 自伦琴发现 X 射线后，X 射线立即成为诊断疾病的新技术。最初 20 年间人们致力于研制适用于人体透视和照相的仪器。第一次世界大战时，广泛应用于检查骨折和子弹在体内的位置。为了解决体内各种器官被 X 射线穿透而不能显影的问题，发展了显影对比技术。19 世纪末，用铋餐作胃肠道造影，后来又改用效果更好的钡餐。20 世纪初，开始使用碘油作不同部位的静脉注射，使 X 射线造影技术应用的范围扩大到血管、胆囊、尿道、肾脏的许多器官。30年代初，又开始大脑造影。此后，在提高安全性和清晰度方面又作了不少改进，大大地提高了临床诊断水平。70年代以后，由于科马克（Carmark AM. 1924～　年）和豪斯菲尔德（Hounsfield GN. 1919～? 年）发明了电子计算机操纵的X射线断层照相技术（即CT），使X射线诊断技术的应用范围进一步扩大，诊断的精确性有了极大的提高。

2. 心电图诊断技术　心电图诊断技术是在19世纪对心电研究的基础上发展起来的一项检测技术。20世纪初，荷兰医学家爱因托芬（Einthoven W. 1860～1927）设计制造了第一台现代意义上的心电图仪。在爱因托芬之后，心电图仪又经过近半个世纪的发展，其设计不断小型化，灵敏度也不断提高，到20世纪40年代心电图仪已经可以由一个医生手提到病人家里使用。60年代以后，由于计算机技术的渗透，心电图检测技术进入了数字化以及和其他检测技术合成的发展阶段，使其不仅是现代临床诊断的重要技术，还成为对心脏病患者进行自动监测的主要系统。最初发展心电图仪的爱因托芬也于1924年荣获诺贝尔生理学或医学奖。

3. 心脏导管插入术　对心脏各室压力进行插管检测的方法，在20世纪以前就有许多学者进行过动物实验。20世纪初，德国学者布莱希罗德（Bleichroder F. ）于1905年为获取代谢研究的血样，曾把导管从病人的腿部静脉插入到下腔静脉。1929年，德国医生福斯曼（Forssman W. 1904～1979年）在自己身上进行了导管插入实验，当导管从腋静脉一直插入到右心房时，他请放射科医生为他拍下了人类第一张心脏导管的X线片。1930年，福斯曼又首次在活狗身上进行了心血管造影。然而，他的研究成果不但没有受到重视和支持，反而招来了职责和非难。有人认为他用人作实验是不道德的（尽管他是在自己身上作实验），更有甚者，认为他的实验不过是马戏场上的一种杂技而已。10年以后，美国的两位医生库尔南（Caurnand AF. 1895～1988年）和理查兹（Richards DW. 1895～1973年）在福斯曼的基础上进行了一系列实验研究，确立了心脏导管术的临床应用价值，提高了心脏病诊断的精确性，使心脏导管插入术和造影术成为现代临床医学的重要诊断技术。

4. 脑电图诊断技术　现代脑电图术的创立是德国的精神病学家伯杰（Berger H. 1873～1941年）。1929年，伯杰记录到脑的电活动。经过数年研究，于1934年，他确认脑有自发电信号。此后，脑电图作为一种诊断脑部疾病的工具得到了公认。"脑电图"（Electrocerebrogram）一词也是由伯杰用希腊语和拉丁语拼合创造的。1946年，法国神经生理学家费萨尔（Fessard AE. ）将脑电图技术引进到法国医学中，使脑电图技术在欧洲大陆获得进一步的应用。20世纪60年代，由于制造脑电图仪的制造工艺和元器件的不断革新，使脑电图仪的性能有了更大的提高，在临床诊断和科研工作中的应用也有了进一步的发展。

5. 磁共振成像技术　磁共振成像技术（Magnetic Resonance Imaging, MRI）是20世纪80年代初发展起来的一种新的成像技术。早在1946年，美国斯坦福大学物理学家布洛赫（Bloch F. 1905～1983 年）和哈佛大学物理学家柏塞尔（Purcell EM. 1912～年）通过实验分别发现了核磁共振（MMR）现象。1971 年，美国纽约州立大学的达马迪安（Damadian R. ）首次提出用磁共振波谱仪检测人体正常组织和癌变组织，并在《科学》（Science）杂志发表了相应的研究论文。这为核磁共振成像技术在医学诊断方面的应用开了先河。1973 年，纽约州立大学的劳特布尔（Lauterbur PC. 1929～　年）提出了利用磁场和射频相结合的方法获得磁共振图像的技术开发设想，并用此法获得了最初的二维磁共振图像。1974 年，英国诺丁汉大学的曼斯菲尔德（Mansfield P. 1933～？年）先后提出了脉冲梯度法选择成像技术和选择激发序列成像法。1980 年，另一位学者迪恩（Deen A. ）发展了一种更优越的方法二维傅立叶变换成像法。使核磁共振成像技术真正走上商业开发之路。20 世纪 80 年代后，核磁共振计算机断层摄影仪（MRI）逐渐成为临床诊断的重要技术手段。劳特布尔和曼斯菲尔德也因在这一技术发展中做出的重大贡献而荣获 2003 年度诺贝尔生理或医学奖。

（二）化学疗法的创立和抗生素的发现

20 世纪初，德国免疫学家埃利希（Ehrlich P. 1854～1915 年）在药物学和治疗学上的研究开辟了疾病治疗的化学疗法新领域，直接奠定了现代医药化学的基础。

1904 年，埃利希从化学杂志上看到有人用一种称作"阿托克希尔"（又名"锥虫红"）的染料治疗非洲昏睡病的报导。此药虽能治病，但毒负作用极大。埃利希开始对此药的化学结构进行长达 5 年的研究，检测了 605 种与此药化学结构类似的苯胂类化合物，终于找到了一种疗效高毒负作用小的化合物。在实验中，他还发现此化合物不仅能治疗锥虫引起的昏睡病，而且对引起梅毒的螺旋体也有极好的疗效。1909 年埃利希将此药命名为"606"，后又命名为"洒而沸散"，意为"安全的胂剂"。"606"的发现和应用，成为人类运用化学疗法治疗由病原微生物引起的疾病的第一个重大胜利。

20 世纪上半叶，在治疗学上取得的另一个重大成就是青霉素的发现和应用。1906 年，英国细菌学家弗莱明（Fleming A. 1881～1955 年）来到伦敦圣玛利医学院（St. mary's Medical school）预防接种部门工作。从此开始了细菌学研究。第一次世界大战的爆发，使传染性疾病大流行。战场上伤亡的士兵，许多是由细菌感染所致。弗莱明在前线看到的这一切，使他萌发了寻找像"606"那样的抗菌药物的设想。从 1919 年开始，经过近 10 年对细菌的持续观察和研究，1928 年，终于发现了青霉菌分泌物具有极强的杀菌力。

1929 年弗莱明在《实验病理学》杂志发表了相关的论文，并将这种稀释 1000 倍后仍具杀菌力的物质命名为"青霉素"（penicillin）。

青霉素被发现后并没有马上获得广泛应用。1935 年牛津大学的病理学家弗洛里（Floreg HW. 1892～1968 年）和钱恩（Chain EB. 1906～1979 年）开始纯化青霉素的研究。经数年的努力，1941 年研制出的纯青霉素制品。然而，这时的盟国美国，由于战争的需要早已组织大批技术人员，投入巨资研制批量生产青霉素的工艺。第二次世界大战后期，由于青霉素大量应用于前线的伤员救治，拯救了大量战伤人员的生命。据统计，仅1944年诺曼底战役中，就有95%的伤兵（约61 940人）是靠注射青霉素治愈了他们的创伤。

与青霉素同时代，还先后发现了磺胺类药物和链霉素。这些药物的研制和应用，使一些多年严重威胁人类健康的传染病相继有了有效的治疗手段，人类的平均寿命也因此大大提高。20世纪以青霉素为代表的一系列抗菌药物的批量生产和广泛应用被称为抗生素时代的到来。

（三）现代外科技术的主要进步

20世纪以后外科技术在许多领域突破了以往的传统禁区，扩大了临床治疗的应用范围。其成就主要表现在以下诸方面：

1. 麻醉技术的发展　在麻醉术的实施中，安全性是现代麻醉学首先要解决的问题。1900年，美国外科医生库欣（Cushing H. 1896～1939年）和克赖尔（Crile G. 1864～1943年）首先使用了外科手术全程监测血压的方法，以保证麻醉病人的安全。除采用监测手段外，麻醉器具亦有多方面的改进和发展。早期的吸入全身麻醉采用的是毛巾滴入法吸入，十分原始。20世纪初，在德国医生绍尔布鲁赫（Sauebruch F.）设计了用于胸外科手术的负压箱（negative - pressure chamber）。1904年，布劳尔（Brauer L.）设计制造了第一台用于开胸手术的正压麻醉仪，用这种仪器进行麻醉手术被称为正压法（positive - pressure method）。以上两种方法，由于设备复杂、笨重且十分昂贵，因此难于推广。1908年，蒂格尔（Tiegel M.）改进了布劳尔的仪器，并使仪器体积大大缩小。1923年，瓦特斯（Waters RM.）设计了复式二氧化碳吸收装置，初步解决了二氧化碳的排出问题。1928年，格德尔（Guedel AE.）和瓦斯特发表论文介绍了气管插管行支气管内麻醉的方法。1934年，佛伦克纳（Frenckner P.）又设计了一系列气管和支气管插管、气动式通气机以及呼吸压力测量仪等。1944年，英国科学家平松（Pinson）设计了由活塞泵调节的自动呼吸机。这些麻醉装置、设备的发明与应用极大地提高了麻醉的安全性及麻醉的质量。

麻醉剂在20世纪也有很大发展。在30年代，出现了静脉内全身麻醉法，1934年，伦迪（Lundy）使用硫喷妥纳静脉麻醉首获成功，此后，又发现了若干可用于静脉麻醉的药物，丰富了临床应用的选择。局部麻醉发明于19世纪，但当时使用的药物可卡因毒性过剧，注射应用很不安全。20世纪以后。陆续研制出一些毒性小效果好的局麻药，如1905年，艾因伯尔（Einbore）合成奴佛卡因，以后又有普鲁卡因、利多卡因等相继合成，扩大了其临床应用的范围。意大利药理学家博维特（Bovet D）于20世纪40年代在弄清箭毒的化学成分的基础上，人工合成了约400种可引起不同程度箭毒效应的化合物，从中筛选出一种类箭毒化合物——琥珀酰胆碱，这种理想的肌肉松弛剂的合成及在临床上的应用，可使浅麻醉下的手术患者肌肉松弛，且无毒副反应，提高了手术的安全性，使过去难以进行的外科手术得以实现。

低温麻醉是 20 世纪麻醉学领域的另一个重要发现。1940 年，史密斯（Smith）等人最早将低温麻醉应用于临床，他们用低温方法对恶性肿瘤患者行截肢手术获得成功，但他们的报告没有引起人们的重视。1950 年。美国研究人员比奇洛（Bigelow WG.）对数百例动物进行了低温生理变化的实验研究，提供了动物在低温麻醉下的一系列试验数据，从而为低温麻醉领域的发展铺下了基石。1952 年，美国明尼苏达大学医学院刘易斯（Lewis FJ.）为首的一个手术小组经过充分准备，成功地为一例 5 岁儿童在低温停止循环的情况下施行了心内直视房间隔缺损修补术。低温麻醉的成功，为心脏外科的发展打开了大门，此后的发展为这一技术在更广泛的外科领域的应用开辟了道路。

2. 心脏外科领域　心脏外科是一个较年轻的领域。由于心脏是人体既重要又非常脆弱的器官，传统上，人们一直认为在跳动的心脏上动手术是不可思议的。然而，科学的发展反复告诉人们，"禁区"往往就是科学探索者的乐园。1896 年，德国法兰克福的一位外科学教授雷恩（Rehn L. 1849～1930 年）接诊了一位 22 岁的遇刺伤员，被刺的伤口伤及心脏，为了挽救病人的生命，雷恩施行了心脏缝合手术，并获成功。此后，类似的手术越做越多，到 1920 年，有报道的成功手术有 700 余例。1913 年，雷恩又成功地为一位缩窄性心包炎做了心包剥离术。30 年代以后，毕业于哈佛大学医学院的美国外科医生格罗斯（Gross RE. 1905～1988 年）开创了手术治疗先天性心脏病的先河，他于 1938 年成功地为一例动脉导管未闭的患者做了结扎手术。在 40 年代，另一个成就大大刺激了心外科的发展，1944 年，美国霍普金斯医学院外科学教授布莱洛克（Blalock A. 1899～1964 年）与小儿心脏病学家陶西格（Taussing H. 1898～1986 年）合作治疗法鲁氏四联症，创造了著名的体 – 肺动脉吻合术（即 Blalock – Taussing operation）。然而，现代心脏外科的真正发展则始于 50 年代后，由于低温麻醉和体外循环技术的创立，以及心脏停搏液的研制和发展，使外科医生征服心脏"禁区"的梦想真正变为现实（有关心脏和肺脏移植的内容将在后面阐述）。1961 年，美国俄勒冈州波特兰市的斯塔尔（Starr A. 生于 1926 年）和艾德华兹（Edwards ML.）设计和制造了最初的人工心脏瓣膜，并成功地为一名患有瓣膜病的患者做了二尖瓣置换术，以此为开端，斯塔尔等人后来又研制了一系列各种类型的人造瓣膜。法国科学家卡尔庞捷（Carpentier A.）等人几乎在同一时期创用戊二醛法以保存生物瓣膜，这些进展大大促进了人造心脏瓣膜在外科手术中的应用。

3. 移植外科的突破　现代器官移植的早期研究工作以法国生理学家兼外科医生卡雷尔（Carrel A. 1873～1944 年）的血管缝合术最为著名。血管吻合技术的研究初步解决了器官移植的血循环重建问题。1915 年卡雷尔发表了他的研究结果《血管的缝合与移植》、《静脉血管与器官移植》等论文，他也因此而荣获 1912 年度生理学或医学诺贝尔奖。卡雷尔曾经应用他的方法进行了狗与狗之间的心脏移植，可惜只活了 2 小时左右。此后人们又进行了许多实验，但器官移植的最大问题异体排斥始终没有解决，致使移植的器官无法在受体上长期存活。

20 世纪 50 年代以后，由于免疫学和分子生物学的进展，外科学界在总结以往经验教训的基础上，酝酿着新的突破。1967 年 12 月，南非开普顿大学医学院附属医院进行了第一例人体同种心脏移植手术，手术的主持人是该院外科教授巴纳德（Barnard CN. 1922 ~ 2002 年）。心脏取自于一位因车祸而死亡的年轻姑娘，手术获得成功，病人恢复的很快。为了预防排斥反应，术后病人开始接受免疫抑制治疗，但由于对免疫抑制的副作用术后感染估计不足，病人只存活了 18 天就死于肺炎。然而，令人鼓舞的是直到患者临终，移植的心脏始终工作正常。一年以后，全世界接受心脏移植的病人就超过了 100 人。到 1997 年，全球心脏移植已超过 5 万例。1978 年上海第二医科大学附属瑞金医院张世泽教授等成功完成国内第一例原位心脏移植，患者存活 109 天。哈尔滨医科大学第二临床医学院于 1992 年完成的一例已存活近 12 年，是目前我国存活最长的一例心脏移植病人。

纵观 20 世纪的器官移植，只是进入 80 年代后才有了较大发展。到目前为止，全世界已有 40 余万重患由于器官移植而得到重生，其中肾移植有功能的 5 年存活率达 75%，肝移植为 70%。最长存活的肾移植已达 31 年，骨髓移植 20 年，肝移植 24 年，心移植 23 年，胰移植 13 年，单肺移植 8 年，双肺移植 8 年。器官移植正以前所未有的速度在发展。

4. 显微外科技术　由于光学放大系统的引入，外科手术在 20 年代开始进入微观世界，又由于手术的精确性随着这一领域的发展而不断提高，外科手术的适用范围明显扩大，尤其在小血管的吻合方面，几近完美。

1921 年，瑞典医生尼伦（Nylen）和霍尔姆格伦（Holmgren）在世界上首次使用双目手术显微镜为患耳硬化症病人行内耳开窗手术。在手术显微镜下，医生们发现正常组织和病变组织分辨清晰，手术中正常组织创伤大大减少，手术的精细、疗效的显著，充分显示了显微外科的优越性。1950 年，佩里特（Peritt）在手术显微镜下进行了角膜缝合，使缝合操作达到微观水平，并促进了缝合材料向显微化发展。1960 年，美国医生雅格布森（Jacobson）首先用动物做实验，缝合直径 2.6 ~ 3.2mm 的小血管，为了这种在显微镜下的精细操作更得心应手，他亲自设计了各种细小的手术器械，利用这些设备和器械吻合小血管效果很好。1962 年，蔡斯（Chase）在显微镜下吻合直径在 1.2 ~ 1.7mm 的小血管又获成功。这些突破性进展为显微外科的蓬勃发展，进而形成独立的科学体系奠定了基础。

然而，显微外科真正的迅速发展，则是断肢再植的成功。1963 年，中国医学家陈中伟等人接活完全断离的右前臂，成为世界上首次报道的成功进行断肢再植的病例。1966 年，中国的杨东岳等人研究了拇指再造技术，首次应用显微外科技术，在人体完成了第二足趾游离移植再造的技术，这一成功开拓了显微外科的再造领域。进入 70 年代以后，显微外科又向植皮、植骨等新领域发展，1973 年，美国的丹尼尔（Daniel）首次在显微镜下将髂腹部皮瓣游离，并移植小腿后内侧创面获得成功。同年，杨东岳等进行游离皮瓣移植也获成功。1975 年，美国的泰勒（Taylor）应用手术显微镜，将长 22mm 带血管蒂的腓骨进行了移植，治疗对侧胫骨巨大缺损的病人获得成功。这些显微外科领域的重大进展，为创伤整复外科提供了重要手段。

现代外科的发展是 20 世纪医学发展史中最激动人心的篇章之一，取得的成就也多得惊人，作为一门既古老又年轻的学科，其发展前途无可限量。

（四）介入治疗与人工心脏

伴随着各种现代技术向临床医学的渗入，内科学领域各种物理和机械的治疗技术获得了很大的发展。

1. 介入治疗的开展　介入性治疗研究的奠基性工作来自德国学者福斯曼开创的心导管造影术（参阅物理诊断技术的进展一节）。20 世纪 50 年代后，由于超声多普勒诊断技术、数字减影术、同位素示踪术、CT、磁共振成像术等影像和跟踪技术的发展使介入性治疗的发展具有了技术上的保证。

1953 年，美国放射学家塞尔丁格（Seldinger SI，1921 ~　年）首创经皮穿刺插管技术，这一技术的发明使后来的人工心脏起搏术和血管内球囊扩张术均采用了这一技术。1964 年，另一位美国放射科医师多特（Dotter CT）研制了一种新型导管，进行经皮腔内血管成形术，治疗因动脉粥样硬化引起的心管狭窄，这一成果开辟了介入性治疗心血管疾病的新思路。由此，一门全新的领域介入性放射学应运而生。1974 年，毕业于德国海德堡大学的格林齐帝（Gruenfzig A）医师与瑞士苏黎士大学医院研制了圆柱形可膨胀的双球囊导管，应用这种导管治疗外周动脉狭窄、肾动脉狭窄等均取得满意结果。1977 年，他又将此法用于治疗冠状动脉狭窄取得成功。不幸的是，这样的一位在介入治疗学领域成绩卓越的学者，却在 1985 年 10 月 27 日的一次空难中早逝。然而，人虽仙逝，事业犹存，近 10 年来，导管心内消融术发展迅猛，激光、冷冻、化学及射频消融治疗心血管疾病已越来越普及。

2. 心脏起搏器与人工心脏的发明　1932 年美国胸科医生海曼（Hyman SA. 1893 ~　年）自制了一台电脉冲发生器，用家兔进行心脏复苏实验成功，他将之命名为"人工心脏起搏器"（artificial pacemaker）。1952 年，美国哈佛大学医学院的祖尔（Zoll PM.）采用体外经胸壁起搏方法，使用人工起搏器挽救了一位濒于死亡的房室传导阻滞患者，这一成功开创了人工心脏起搏器临床应用的先例。1958 年，瑞典卡洛林斯卡医院成功为心脏病人植入第一个心脏起搏器。20 世纪 80 年代后，起搏器增加了微处理器，可监测病人的心脏，使起搏器在需要时才启动。此后，为了克服经常需更换动力装置的缺点，1988 年，又出现了核动力起搏器，该装置使用了微量的钚，可持续工作 20 年之久。

1957 年，第一个完整的人工心脏制成，并由美国克利夫兰医院的外科医生科尔夫（Kolff W.）等植入狗的身体里，但 1.2 小时后狗死亡。1969 年，第一个人工心脏由得克萨斯心脏研究所的外科医生库利（Cooley D，1920 ~）和他的手术小组植入一个等待心脏移植的病人，该装置被当作一个临时心脏使用。1982年，美国尤他州大学工作的外科医生德夫利斯（Devries W）领导的手术小组将一个永久性人工心脏植入病人体内，该病人活了112天。此后，共有90余人植入人工心脏，但并不太成功，活的最长的患者，也只有20个月。80年代后期，该领域处于停滞状态。20世纪的最后10年，其应用研究又有新恢复。

（五）人工生殖技术的突破

20世纪，通过人工授精、体外授精和无性繁殖等技术的发展，使生殖医学发生了一场革命。早在1980年，美国人杜莱姆森（Dulemson）首先将人工授精技术试用于临床，当时引起极大争议。20世纪30年代，人工授精技术的研究由一定进展。到50年代，美国阿肯色大学医学中心的谢尔曼（Sherman）和伯奇（Burge）发表了《人工冷冻精子的生育功能》论文，报告了冷冻人类精子用于人工授精获得成功，开辟了冷冻精子在人工授精方面广阔的应用前景。

1969年，英国妇产科学家爱德华（Edwards RG. 1925~　年）和斯特普托（Steptoe PC. 1913~1988年）首次将人类的精子和卵子在体外授精成功。然后又经多年实验研究，最终于1978年7月25日使世界上第一例试管婴儿（Test tube baby）成功降生。自那之后，体外授精技术进入到临床应用阶段。据统计，到1995年，全世界试管婴儿已超过10万例。美国目前每年大约有170,000妇女接受这种生育形式。

中国的人工生殖技术研究起源于20世纪80年代。1981年，湖南医科大学建立了中国第一个人类精子库。1982年，将人工授精技术应用于临床获得成功。1985年，北京医科大学第一次进行人卵体外授精成功。1986年，湖南医科大学用冷冻精子体外授精成功。1988年，我国首例试管婴儿在北京医科大学附属三院诞生。同年，湖南医科大学生殖研究中心在先后诞生两例试管婴儿基础上，建立起我国第一座人类胚胎库。

（六）预防技术的进步

20世纪的预防医学由于各种相关技术的发展和观念的不断更新，取得了巨大的进步，特别是免疫疫苗的研制和应用，使20世纪初曾经严重威胁人类健康的许多传染病得到了有效预防，因而成为预防医学领域最重要的进步之一。

1. 牛痘接种与消灭天花　20世纪以前，牛痘的成功接种，以及人体免疫机制的逐步揭示，为20世纪以后免疫疫苗的发展以及应用上的普及奠定了基础。19世纪末，美国细菌学家沙门（Salman DE. 1850~1914年）和史密斯（Smith T. 1859~1934年）经实验证明，灭活的疫苗不仅与活疫苗一样有效，而且便于标准化批量生产，既能降低生产成本，又能较长期保存。沙门等人的工作为20世纪各种人工减毒疫苗的普及接种创造了条件。

20世纪上半叶，牛痘疫苗接种在世界各地不断推广，天花的发病率显著下降。但当时使用的疫苗均为液态疫苗，这种疫苗稳定性较差，效果并不十分理想，接种失败时有发生，直到50年代初，科利尔（Collier LH.）研制出用冷冻干燥法（freeze –

dried）生产的固态疫苗，大规模有效的预防接种才成为可能。从 50 年代末到 60 年代中期，经过数年的努力，许多国家先后通过预防接种消灭了天花或使其感染率下降到很低水平。1966 年，世界卫生组织（WHO）提出了一个彻底消灭天花的计划。该计划得到了许多国家的支持，经过世界各国十几年的合作和努力，1979 年 12 月 9 日世界卫生组织 155 个会员国的代表正式确认，人类终于在与疾病斗争的历史上第一次彻底消灭了天花这一长期威胁人类健康的传染病。

2. 卡介苗的研制与预防结核病 结核病在 20 世纪初曾经是危害性最大的传染病之一。从巴斯德和科赫时代起，人们就在不断地寻找预防手段。1900 年前后，法国巴斯德研究所所长卡尔迈特（Calmette A. 1863～1933 年）和助手介兰（Guerin C. 1872～1961 年）开始研究培养减毒结核菌疫苗。他们最初使用了一种牛结核杆菌进行培养，在实验中，由于在培养基中加入适量的牛胆汁，而使结核杆菌的毒力减弱，用这种减毒的结核菌株对豚鼠、兔、猪等动物进行了一系列的接种实验。1913 年，他们制造的牛结核减毒疫苗准备进行批量接种试验。经过近 10 年研究，他们确信减毒菌株对人体无害，于 1922 年，首次在巴黎慈善医院为新生儿进行了接种并获得成功。人体实验的成功使疫苗很快在法国推广，这种新的疫苗后来被称为卡介苗（Bacilli Calmatte–Guerin，BCG）。卡介苗诞生后，对其效果曾引发长期的争论，后来经过反复试验证实，卡介苗确实是一种预防结核病的有效方法。

3. 肝炎的研究与乙肝疫苗的开发 19 世纪末，德国科学家曾发现接种含有人血清的疫苗，可以引发肝炎的流行。第二次世界大战时，美军曾使用血清黄热病疫苗在部队进行大规模接种，结果引发了大规模的病毒性肝炎流行。由于病毒性肝炎的传染性和流行性极强，如何预防成为医学研究的一项重要课题。1963 年，美国费城癌症研究所的布卢姆伯格（Blumberg SB. 1925～ 年）在澳大利亚土著血友病患者的血清中发现了乙型肝炎病毒表面抗原，布氏命名为澳大利亚抗原（简称"澳抗"），这是对病毒性肝炎研究的一项突破性进展，为此，布卢姆伯格荣获 1976 年度诺贝尔生理或医学奖。1970 年，英国病理学家戴恩（Dane DS.）采用免疫电镜技术，对乙肝抗原阳性血清样品进行详细研究，发现了直径为 42nm 的大颗粒。此后的研究证实"戴恩颗粒"（Dane particle）就是完整的乙肝病毒颗粒。

与此同时，美国默克治疗研究所希勒曼（Hilleman MR.）领导的科研小组开始研究从血浆中提取乙肝疫苗，他们从 1968 年开始解决疫苗研制中的两个关键问题，一是从人血浆中提纯抗原，二是检测血浆携带抗原的量，以确定是否可以制成有效疫苗。1971 年，美国威洛布鲁克州立学院的克鲁格曼（Krugman S.）等人研究显示，经煮沸处理的乙肝抗原携带者的血浆，仍具有预防感染的能力。1975 年，他们研制的疫苗开始进行临床试验，以检验其安全性和有效性。1981 年，由血浆提取法制备的乙肝疫苗获得美国政府发放的生产许可证。1982 年，大量乙肝疫苗投入市场，并广泛应用于预防接种。

1989 年，美国科学家首先利用现代分子生物学技术，开发出新一代 rDNA 乙肝疫苗，很快这种疫苗在日本、英国、以色列等国的多家公司陆续投入生产。新一代疫苗克服了传统技术带来的生产数量少，价格昂贵，且又安全性差的缺点，使乙肝疫苗的应用得到进一步推广。

在研究乙肝疫苗的同时，自 1969 年始，默克公司对甲肝病毒和疫苗也开展了研究。1973 年，甲肝病毒被阐明。1975 年，从被感染的猴的肝脏提纯病毒。1978 年制成灭活病毒疫苗的样品。1979 年通过细胞培养，制成人类的活疫苗，此后又制成减毒疫苗。1986 年，以细胞培养法成功制备灭活疫苗，并在猴子的接种试验中获得成功。1991 年，在人类的接种试验中获得成功。

4. 疫苗的研制与脊髓灰质炎的消灭计划　20 世纪人类在与传染病的斗争中，立志要彻底消灭的第二个传染病是脊髓灰质炎（Poliomyelitis，Polio 简称"脊灰"），1988 年，世界卫生组织宣布了这一计划，并得到各国政府的支持。这一计划的提出和实施也应归功于疫苗的成功研制。

早在 1909 年，美籍奥地利学者兰德斯坦纳（Landsteiner k. 1868～1943 年）通过实验分离出了脊灰病毒。自那时起，寻找有效预防该病的手段的研究一直也没有停止过。1952 年，美国病毒学家索尔克（Salk JE. 1914～1995 年）终于研制出安全有效的注射疫苗，两年后开始在人体进行预防接种。由于接种的对象是儿童，这种注射疫苗使用起来不是很方便。为了解决这一问题，美国微生物学家萨宾（Sabin AB. 1906～1993 年）等经数年研究，又发明了口服糖丸疫苗。60 年代这种疫苗开始普遍服用，从此对肆虐全球的脊灰有了安全、有效且易行的预防手段。

从 1988 年实施 WHO 提出的 12 年内全球消灭脊灰计划以来，1991 年美洲大陆首先成为第一个消灭脊灰的大陆。1997 年，中国所在的西太平洋地区也连续 3 年无病例发生。到 2000 年，中国已持续 6 年无本土感染的病例发生。全世界离彻底消灭该病的日子也为期不远了，这一切都要归功于疫苗的研制和使用。

20 世纪对疫苗的研制经历了几个阶段，最初是活疫苗的设备，此后又培养出减毒疫苗，80 年代以前主要是通过血浆提取法制备疫苗。80 年代末 90 年代初，开始利用现代分子生物学技术生产疫苗，从而使疫苗更安全、更有效、更便宜，从而为传染病的预防提供了技术上的保证。

三、现代重大技术在医学上的应用

20 世纪，科学技术取得了巨大进步，其中许多重大技术成果在医学上得到广泛应用，从而导致现代医学面貌日新月异。

（一）现代生物技术在医学上的应用

生物技术是人类发展最早的技术门类之一。20 世纪以来，科学技术的发展建立起现代意义上的生物技术，如发酵技术、细胞工程、生物酶技术、医疗生物技术以及遗传育种技术等。分子生物学的建立则使现代生物技术取得了突破性发展。自 50 年代始，从 DNA 双螺旋结构的确立到人类基因组计划的实施，其间产生的一系列重大技术成果使生物技术发生了一场真正的革命。

1. 新生物技术不断涌现　早在 1956 年，奥乔亚（Ochoa S. 1905～　年）和科恩伯格（Kornberg A. 1918～　年）就分别发现了能催化合成 DNA 和 RNA 的工具酶，并采用人工方法成功合成了 DNA 和 RNA，使人类首次掌握了遗传物质基础的制造技术。20 世纪 60 年代瑞士学者阿尔伯（Arber W. 1929～　年）等发现了脱氧核糖核酸限制性内切酶。1970 年，美国科学家史密斯（Smith HO. 1931～　年）纯化了限制性内切酶，确定了其识别和切割 DNA 的特性，此后几年发现了数白种内切酶，导致重组 DNA 技术的创立和遗产工程的迅速发展。

1983 年，聚合酶链式反应技术（PCR）在美国学者穆里斯（Mullis KB. 1945～）等人的努力下建立起来，并在 80 年代得到不断完善。该技术由于能在很短时间内精确复制成百万的同一 DNA 片段，极大地扩展了遗传物质鉴定和操作的可能性。因此在不到 10 年的时间里，成为世界各国分子生物学实验室里的常规技术，并在医学及其他领域获得广泛应用。

1997 年，克隆技术（Clone）取得了突破性进展，英国的罗斯林研究所的威尔穆特博士（Dr. Ian Wilmut）领导一个由 12 名科学家组成的研究小组首次成功用体细胞无性繁殖了绵羊“多利”。实际上，自 1952 年美国的布里格斯（Robert Briggs）和托马斯·金（Thomas J. King）成功克隆青蛙以来，克隆技术的发展已使人类能够从分子、细胞、组织到器官和哺乳动物整体都可以进行有选择的克隆繁殖，因此它的发展潜力是巨大的。90 年代以来，由于美国率先提出并开始实施“人类基因计划”（HCP），进一步促进了一系列相关技术的发展。生命科学领域不断涌现的这些高新技术，以及这些技术所表现出来的巨大应用潜力，对于同属生命科学的医学科学来说无疑具有重大和深远的意义。

20 世纪下半叶，新生物技术在医学各个领域得到越来越广泛地应用，除在科研领域一些相关技术成为各类实验室的工具和手段之外，其应用主要集中在两个方面，既基因治疗和开发基因工程类新药。

2. 基因治疗的应用研究与争议　基因治疗（Gene Therapy）是利用基因转移技术将正常的外源基因导入靶细胞内，以纠正或补偿基因缺陷，达到治疗疾病的一种高技术。1980 年，美国学者克莱因（Cline MJ.）等给两名患地中海贫血的病人进行了首次基因治疗，但以失败告终。1983 年，曼（Man R，.）等构建了包装细胞系，基因治疗又见曙光。1986 年，科恩（Kohn DB.）等把载有腺苷脱氨酶（ADA）基因的逆转录病毒载体导入灵长目动物，获得了持续表达。1990 年，美国国家卫生研究院下属的 DNA 重组委员会（NIH）批准了第一例人体基因治疗（ADA 缺乏症）并获得成功。目前，基因治疗的进展似乎展示了一幅美好前景。然而，基因治疗还远没有达到人们理想中那种通过基因补缺、置换等手段根治遗传病的境界，事实上，基因治疗无论从技术上还是社会伦理上都还存在许多问题。例如，目前用于基因治疗的病毒类载体，可能导致机体产生严重的免疫反应。此外，由于对人体基因组的复杂结构和功能尚缺乏了解，对大多数遗传病的机理也所知甚微，尤其是对导入的外源性基因在体内执行功能时，受机体内外环境变化的影响一无所知，凡此种种说明基因治疗的基础性研究还很不够。生殖细胞的基因治疗，理论上既可治疗遗传病，又可使后代不再患病，是比体细胞治疗更有效更彻底的方法。但由于接受转基因的受体在垂直传播给下一代时，可能产生不可预知的远期副作用，如使后代变成癌易患者，或其他疾病的易感染者，甚至产生非人类的某些特性或性状，这样情况的出现在伦理学上是得不到辩护的，社会也无法接受。但是，由于潜在经济利益的驱使，以及片面强调临床应用价值，世界各国批准的基因治疗方案在逐年增加。

3. 基因工程与新药开发 利用基因工程开发新药是现代生物技术在医学领域的另一类应用。其核心技术就是在基因水平上对生物体进行操作，以达到物种之间遗传信息的转移，从而培育出新的生物品种。

1974 年，美国生化学家科恩（Stanley Cohen）等将外来基因插入活的有机体的实验的成功，揭开了转基因技术应用的序幕。1977 年，美国科学家首先应用遗传工程从大肠杆菌中生产激素获得成功。1979 年，美国南旧金山基因技术公司用细菌生产出人的生长激素，所用方法就是将人的相关基因导入到细菌体内。1982 年，美国推出的新型胰岛素也是将人类的基因插入动物体内获得的。此后又有转基因猪，转基因鼠以及转基因羊等为生产新药或生物制品而陆续诞生。1992 年荷兰培育出世界上第一头转基因牛，该牛植入了人促红细胞生成素基因，其蛋白质能刺激红细胞生成，是治疗贫血的良药。据美国商务部预测，到 2000 年该药及其他生物制品的市场规模将达 2 000 亿美元以上。然而，新技术和新产品在给人类医疗保健带来好处的同时，也产生了一系列问题甚至危害。人们最担心的是巨大的商业利益会导致轻率地利用生物技术，将人类基因不断地用于生产商品以及物种之间的基因不断地被人为转换，最终会导致生态系统不可逆转的破坏。在使用生物工程技术生产药品时，过去的数年中也发现了原来没有预料的危险，如 80 年代末欧洲学者在对服用生长激素的人群的调研中发现，该药可诱发白血病，这使人们不得不考虑大量地生产和使用基因工程类药物的安全性问题。

总之，20 世纪生物技术的发展以及在医药领域的应用，为我们展示了一幅美好的前景，它可能在未来有助于解决许多当代没有解决的医学难题。但科学技术也是一把双刃剑，在其为人类创造福利的同时，如果应用不当也会带来问题和麻烦，这是需要格外重视的一个问题。

（二）电子计算机在医学上的应用

电子计算机是现代科学技术取得的最显著成果之一。自世界上第一台电子计算机问世以来，在近半个世纪的时间里，其应用获得了迅速的发展。在医学上，应用范围已渗透到了医疗、科研、教学、医学情报检索、医院行政业务管理等各个领域。电子计算机最初在医学上的应用开始于 1953 年，当时美国密执安州的医院首先把计算机用于医院的病历管理。1966 年，美国波士顿医学中心儿童医院用一台计算机控制 16 个护理区的终端，这是最早将计算机网络用于监护的病房管理。从 20 世纪 60 年代开始，美国、英国、原西德、日本等国先后出现了一批早期的计算机化的医院。

计算机在医学上应用的另一个方面，是诊断仪器的计算机化尝试。20 世纪 50 年代中期，美国首先开始研究计算机处理心电图。1959 年华盛顿举行的一次关于心电图数据加工方法的会议上，曾鉴定了一个模拟转换器和心电图分析的计算机程序。1960 年，皮费格尔等提出了第一个专用心电图波形自动识别计算机程序。此后，在 1961 年，美国又试制成功一台叫做 Cellscan 的血细胞自动分析装置。1969 年，莱德利等人报导了一种叫做 FIDAC 的胸部 X 线摄片自动识别仪。特别是 1964 年麦森（Mason EE.）和巴格林（Bulgren WG.）出版《电子计算机在医学中的应用》一书影响巨大。1956 美国物理学家科马克（Cormack AM. 1924 ~ 年）开始研究不同物质以及人体的不同组织对 X 线的吸收量，并在 1963 年到 1964 年将其数学表达式发表。经过十几年的努力，他终于解决了计算机断层扫描技术的理论问题。与此同时，一位从事计算机设计的英国工程师豪斯菲尔德（Hounsfield GN. 1918 ~ 年）从 50 年代后期研究与计算机应用有关的 X 线新技术。1969 年，豪斯菲尔德成功地研制了一台可用于临床的 CT 扫描仪（英国放射学研究所命名为 EMI 扫描仪）。1972 年，首次报道了 CT 的临床使用情况。最初研制的 CT 扫描仪，只能用于人脑，检查时间约 1 ~ 4 分钟，计算机从处理数据到显示图像，所需时间约几十分钟。后经豪斯菲尔德等人的不断努力，CT 扫描仪可以广泛地应用于胸腹部疾病的诊断，所需检查时间和显现图像的时间也分别减少到 2 ~ 5 秒和几十秒。CT 扫描仪的发明无疑是诊断仪器计算机化的最成功的例子，它的临床价值很快得到全世界的公认，据此瑞典卡罗琳医学院决定将 1972 年度的诺贝尔生理学或医学奖授予上述两位学者。自 CT 发明之后，计算机在医用仪器方面的应用不断扩大，超声、同位素以及临床检验等方面都开始了计算机化。

在医学情报检索方面，美国的国立医学图书馆从 1961 年开始，研制一个叫 Medal-lars 的医学文献储存、分析、检索系统，1964 年正式使用，1970 年开始联机检索服务，是目前世界上最大最全的医学检索系统之一。1964 年，加利福尼亚州的旧金山和奥克兰首次建立大型自动化多项健康检查实验室。此外，在数据处理、医学图像识别和处理、自动监护系统等方面也多有建树。

20 世纪 60 年代以来，自美国之后欧洲、日本、加拿大、澳大利亚等一些发达国家也都在努力把计算机引入到医学领域。进入 70 年代后，由于大规模集成电路的应用，使计算机的体积大大缩小，而运算速度和可靠性等都有显著的提高。这就为电子计算机在医学上的应用开辟了更加广阔的道路。80 年代后，超级巨型计算机和个人使用的 PC 机都有了长足发展。特别是 1981 年 IBM 推出第一台 PC 机以来，个人电脑的发展迅速地改变着这个世界，一个真正的信息时代扑面而来。信息技术在医学上的应用也进入到一个新的阶段，比如：虚拟现实技术（Virtual Reality）、远程医学（Telemedicine）、数字人、智能化医院等，都由预言逐渐成为现实。这一切都是电子计算机这一信息领域的核心技术飞速发展的结果。总之，电子计算机和信息技术的发展，已经使现代医学的面貌发生了天翻地覆的变化。

（三）电子显微镜在医学上的应用

光学显微镜技术到 19 世纪末几乎达到了尽善尽美的地步，无论是放大倍数还是分辨率，都已经到了极限。但是，人类想要看到更加细微的微观世界的尝试却一刻也没有停止过。20 世纪以后，由于电子光学理论的发展，使电子显微镜的诞生成为可能。1932 年，德国科学家诺尔（Knoll HH. 1897～1969 年）和卢斯卡（Ruska E. 1906～ 年）制成了世界上第一台处于实验阶段的电子显微镜。当时，这台电子显微镜的放大图像只有 20 倍，还远远赶不上光学显微镜的功能。然而，理论上的研究使科学家相信有着巨大的扩大潜力。于是，为了实际上获得更大的放大能力，人们又开始研究制造短焦距电磁透镜。1934 年，卢斯卡和比利时学者马尔顿（Marton LL. 1901～1979 年）分别制成了新型的复式电磁式电子显微镜，放大倍数增加到 1 万倍。

1936 年，马尔顿将自己的电子显微镜经过多次改进之后，对细菌进行了首次观察，并成功地拍摄下观察到的细菌的照片，尽管马尔顿使用的电子显微镜的分辨率刚刚勉强达到光学水平，但这是利用电子显微镜观察和拍摄成功的世界上最早的细菌照片。1937 年，经柏林工科大学的克劳塞和穆勒的努力，使电子显微镜的性能全面超过了光学显微镜。1938 年，人们首次利用分辨率超过光学显微镜 10 倍，放大倍数达到 2 万倍的电子显微镜观察到病毒。

然而，电子显微镜真正在医学研究上成为有力的工具，还是发明超薄切片技术之后。1948 年，皮斯和贝克发明了现代切片机。1950 年，拉塔和哈特曼发明了玻璃刀制作法。在切片机不断改进的同时，对包埋切片标本的材料也进行了更新性研究。1950 年，纽曼等人研制成一种新的包埋材料甲基丙烯酸酯，这种材料成功地代替了传统包埋材料石蜡与火棉胶。接着，人们开始了制备适合于在电子显微镜下观察的超薄切片材料，经过不断努力，终于在 1954 年，由瑞典学者肖斯特兰德制成了 10nm 以下超薄切片标本。电子显微镜和超薄切片技术的不断完善，使其医学应用领域不断扩大。近二三十年来，电子显微镜发展速度更快，如扫描电子显微镜及高分辨透射电子显微镜的制成，彩色电子显微镜的研制等。由于一些更先进的技术的引入和匹配，如电子计算机、电视、X 光微区分析及电子衍射仪等，使电子显微镜的功能向着更加完备、更加多样化的方向发展。

（四）放射性同位素在医学上的应用

原子物理学的发展首先要追述到伦琴于 1895 年发现 X 射线。1896 年，法国物理学家贝克勒尔（Becquerel HA. 1852～1908 年）通过研究铀盐，发现了放射现象。此后，居里夫妇（Curie P. 1859～1906 和 Curie MS. 1867～1934 年）发现了钋和镭，进一步证实了放射性和放射性元素的存在。1902 年，物理学家卢瑟福（Rutherfoud E. 1871～1937 年）提出放射性元素的嬗变理论：即放射性原子是不稳定的，它们自发地放射出射线和能量，衰变成另一种放射性原子，直至成为一种稳定的原子为止。1910 年，英国化学家索迪（Soddy F. 1877～1956 年）提出"同位素"概念。1919 年，英国物理学家阿斯顿（Aston FW. 1877～1945 年）发明质谱仪，可利用电场和磁场的作用，把不同原子量的同位素分离开来，并分别测定它们的原子量及其丰度（相对含量）。原子核物理学的这一系列成果的获得，为核技术和医学的结合创造了条件。

早期的同位素应用是用同位素作为示踪剂。1919 年匈牙利化学家赫韦希（Hevesy GD. 1885～1966 年）把同位素用于化学反应过程研究的标记元素，他用镭的同位素作为铅的示踪剂，研究植物的铅代谢，从而开辟了用同位素做示踪剂的研究方法。1927 年，美国人布卢姆加特把同位素示踪法用于人体。他用镭的同位素做示踪剂，在体外测定了腕—腕时间，从而确立了放射性同位素在医学研究上应用的基本原理。此后，用同位素标记生命物质，并追踪其在体内的变化途径成为人体物质代谢研究的重要手段。德国出生的生化学家舍恩海默（Schoenheimer R. 1894～1941 年）是第一位在这方面做出突出成绩的科学家。1933 年，他在美国哥伦比亚大学利用该校的化学家尤里（Urey HC. 1893～1981 年）发现的氘来标记脂肪酸，研究脂肪酸的代谢。他和尤里的合作十分有效，1937 年，尤里又发现了 N15，舍恩海默很快就用来标记氨基酸中的氮，以进行蛋白质代谢的研究。他在 1939～1941 年间发表了一系列实验报告，证明动物组织的蛋白质经常分解为氨基酸，同从食物进入体内的氨基酸相混合，或重新组成组织蛋白，或变成废物排出体外，处于一种经常变动的状态。1942 年出版了舍恩海默的《身体成分的动态》，引进了"代谢池"和"有机物在体内流动"的概念。这些工作对生物化学特别是对新陈代谢的研究影响巨大，开辟了广泛应用示踪剂的道路。由于示踪元素的应用，为研究时刻变化着的生命物质及其运动创造了条件，使生物化学的研究有可能从离体实验（利用器官灌注、组织薄片或组织提取液等方法）进入整体实验，从比较静止的状态进入经常变动的状态，因而所得到的结果更符合生物体内的实际。50 年代以来，广泛地应用同位素示踪法，对阐明各种糖类、脂肪酸、氨基酸以及嘌呤，嘧啶等重要生命物质在生物体内的分解和合成途径，起了极为重要的作用。

伴随着放射性同位素在医学上的应用范围的不断扩大，提供廉价的大量人工放射性同位素，则成为一个急待解决的问题。1931 年，美国的物理学家劳伦斯（Lawtence EO. 1901～1958 年）设计建造了第一台回旋加速器。回旋加速器的制成，为医学提供了大量的人工放射性同位素，这就为同位素进一步在疾病治疗等方面的应用创造了条件。如：^{131}I、^{24}Na、^{32}P、^{128}I 等先后用于疾病治疗。1951 年，由卡森等人设计出第一台同位素扫描仪。1956 年，安格又利用同位素制成 γ 照相机。这些发明为放射性同位素在医学上的应用开扩了领域。进入 70 年代后，由于 γ 照相机和 ^{99m}TC 的普及，以及电子计算机的匹配使用，使其成为外伤治疗和定量诊断方面不可缺少的手段。

在核医学发展的历史上，放射免疫测定技术的发明也占有极重要的地位。该项技术是美国的物理学雅洛（Yalow RS. 1921～）和医学博士伯桑发明的。1950 年，她和伯桑开始了这项研究，这项技术是在测定胰岛素抗体过程中形成的。为了直接计数胰岛素抗体，他们除用放射性碘标记胰岛素外，还用免疫学方法在豚鼠或家兔中制取对抗牛胰岛素的抗体。标记胰岛素与胰岛素抗体结合之后，他们设法去除未曾结合的标记胰岛素，然后，用放射性计数器，直接从结合的标记胰岛素中来数计出胰岛素抗体。进而，他们发现在一定数量的胰岛素抗体全部与标记胰岛素结合之后，再加入无标记胰岛素，过一定时间之后，将其中游离的胰岛素分离，再用放射性计数器测量，结果发现结合的标记胰岛素，有一部分被未标记胰岛素置换。这说明标记胰岛素与无标记胰岛素彼此争着与胰岛素抗体结合，抗体与其中一种胰岛素结合后，就会抑制它与另一种胰岛素结合，即所谓"竞争性抑制"。他们还精确地测算出，当抗体浓度固定时，标记胰岛素与其抗体的结合，跟后加的无标记胰岛素之间有一定的函数关系，并可以利用这一关系来测定后加的胰岛素数量。这样，他们从实践到理论为放射免疫分析法奠定了基础。1959 年，他们第一次精确地测定了人体血浆的胰岛素浓度。证实了成年糖尿病人血浆中胰岛素并不缺少，只因与胰岛素抗体结合而丧失了降血糖的效能，由于放射免疫分析法灵敏度极高，可以对人体内极微量物质定量测量，所以很快就成为美国内分泌学实验室中的重要工具。1977 年，雅洛由于此项技术的发明而荣获诺贝尔生理学和医学奖。而伯桑则早于 1972 年病逝，无法再和她分享这一殊荣了。

（五）激光技术在医学上的应用

激光器的诞生史大致可以分为四个阶段。一是理论基础的奠定阶段，主要是爱因斯坦在探讨辐射理论时，提出的受激辐射的新概念。二是微波波谱学的发展，为激光器的发明从理论、技术和人材等各方面创造了条件。三是微波激射器的问世。1954 年，美国物理学家汤斯（Townes CH. 1915～　年）和他的两个助手戈登（Gordon JP.）和蔡格（Zeiger HJ.）一起试制成第一台利用受激辐射原理工作的新型微波振荡器—氨分子微波激射器。微波激射器的研制成功，在激光发展史上占有重要地位，因为它终于利用受激辐射现象这把钥匙打开了相干放大波长为厘米或更短电磁波的大门，为激光器的问世全面准备了条件。四是激光器诞生阶段。从 50 年代开始，世界上许多实验室都卷入了一场激烈的竞赛，结果，美国物理学家梅曼（Maimen TH. 1927～　年），制成了世界上第一台红宝石激光器。1960 年，英国的自然杂志（Nature）于 8 月正式报道了这一成果。

激光技术在医学上的应用很早，激光器发明的第二年，即 1961 年，有人就在眼科手术中开始应用激光器作手术刀。此后，激光器在外科手术中的应用范围不断扩大，如用在烧伤治疗中的植皮术、清创术、胸外科手术、矫形外科手术、肿瘤切除术等。使用的激光种类也不断增多。1972 年，美国和原西德将二氧化碳激光器用作手术刀，效果很好。

1961 年，美国科学家利思（Leith EN.）和乌帕特尼克（Upatnieks J.）利用激光拍摄成功第一张实用的离轴全息图。在医学研究上，利用这种装置可以处理电子显微镜拍摄的丝状噬菌体的双螺旋结构照片，可使图像分辨率从 0.5nm 提高到 0.25nm。激光技术使细胞生物学、分子生物学研究提高到一个新的水平。如激光筛选细胞装置，根据细胞的物理性质进行分类和分离，每秒钟可分类几千个细胞，可用于细胞生物学研究和临床医学中的细胞分类检查等。激光微束照射技术对细胞和生物分子进行微小的破坏"手术"，利用显微镜可观察这种损坏细胞的机能及遗传效果。激光光谱分析还可对人体组织进行微量元素的偏量测定，特别是微秒激光脉冲技术的出现，使生物系统中速率高达 10^{-10} 秒的快速反应和作用过程得以研究。此外，还可以用于如血红蛋白、视紫红质以及与生物遗传密码有最密切关系的 DNA 的研究等。总之，随着激光器件、技术和理论的发展，激光技术会在更广泛的医学领域得到应用。

（六）超声技术在医学上的应用

早在 19 世纪，有关声音振荡频率和声调对声源运动速度的依赖关系的研究就已经取得了许多成果。1842 年，奥地利物理学家多普勒（Doppler CJ. 1803~1853 年）在他的论文中首次描述了一种物理学效应。他在观察来自星球的光色变化时，发现当星球和地球迎向运动时，光波频率升高，并向光谱的紫色端移动，当星球与地球背向运动时，光波频率降低，产生所谓光谱的红色端移动，即所谓红移现象。这种因光波和接受器之间的相对运动而引起光波频率变化的效应，被称为多普勒效应。在多普勒的论文发表后不久，贝斯巴勒（Baysballo）又发现多普勒效应同样适用于声波。1907 年，阿利特别尔格在实验中获得了频率为 340 000Hz 的超声振荡。此后，超声技术首先被用于军事上，做为一种探测物体的手段，特别是对水下物体的探测被海军所采纳。超声波技术的这些早期研究和应用为后来在医学上的应用打下了良好的基础。

超声技术在医学上的应用主要有两大方面。一是超声用于治疗疾病的研究。在 20 世纪 20 年代，已有学者开始了超声治病的试验，如用超声波治疗耳聋；1939 年，德国物理学家波尔曼（Pohlman R.）首次报道用超声波治疗神经痛，并取得效果。50 年代以后，有关超声治疗的报导范围日益扩大。70 年代以后在应用剂量上进行了各种实验研究，并在大剂量即损伤性剂量的治疗方面取得了突破性进展。超声加热治癌，可达深层特定部位，被认为是一种最佳的治癌的方法。此外，超声波经过聚焦，还可以作为一种无感染无血手术刀进行手术。80 年代以来，超声波作为一种体外碎石器在治疗肾结石、胆结石等结石症方面疗效显著。超声在治疗学上的应用范围正在日益扩大。

二是超声在诊断疾病方面的应用，主要有以下几方面：

超声示波诊断法：1942 年，奥地利学者杜塞（Dussik KT.）首先使用连续式 A 型超声仪，用穿透法进行了探测脑肿瘤的诊断实验。1950 年，美国的维尔德（Wild JJ.）等开始应用脉冲反射式 A 型超声诊断仪分析组织构造，探测脑标本获得了脑肿瘤的反射波，此为脉冲反射法超声诊断的开端。1952 年，又有人报告用 A 型超声仪诊断脑肿瘤、脑出血成功。1956 年，瑞典人莱克塞尔（Leksell L.）报告用双探头从头颅两侧探出脑中线波，并明确脑中线波的诊断价值，首次使用了脑回声图一词，为颅脑占位性病变的诊断提供了重要依据。此后，这种诊断仪的实用范围不断扩大，成为主要的超声诊断手段。

超声显像诊断法：1952 年，美国人豪雷（Howry DH.）等人开始研究超声显像法，所研制的仪器称为 B 型超声诊断仪，他们用这种仪器对肝脏标本进行了显像试验，其后又开展了颈部和四肢的复合扫描法。1952 年，维尔德首次成功地获得乳腺超声声像图，称为二维回声显示。60 年代中期，开始研究机械的或电子的快速成像法。1971 年，鲍姆（Bom N.）报告用 20 个晶片的电子线阵方形扫查法进行心脏、胎儿的实时成像。1973 年机械扇形扫查和电子相控阵扇形扫查均成功地应用于临床。70 年代中期以来应用灰阶以及帧频的增多，图像质量大为提高，其普及应用也加快。

超声光点扫描诊断法：1954 年，瑞典人爱德勒尔（Edler I.）首先用超声光点扫描法诊断心脏疾病。1955 年，报告了探测二尖瓣狭窄获得特异性回声图。其后，欧、美等有多人用 M 型超声仪诊断多种心血管疾病，并称此法为超声心动图或回声心脏图。

超声频移诊断法：首先将多普勒效应原理应用于超声诊断的是日本人里村茂夫。1957 年里村与吉田常雄等开始多次发表连续式多普勒超声诊断的论文。认为从超声频移的信号中可以判断心脏瓣膜病。1959 年，他们对来自心壁与瓣膜之外的信号也发生兴趣，并建议以此信号测量血流。与此同时，美国西雅图华盛顿大学的一位学者在 50 年代后期也建立了一个颇具实力的生物医学工程小组，从事超声多普勒的研究工作。他们设计成功通导时间血流计，推出了最早的连续式多普勒超声仪，并进行了动物实验。1961 年，他们介绍了用超声后散射的多普勒频移对血流进行检测的新方法。1967 年，报告了正常血流与异常血流在超声多普勒频谱图上波型的特征及其差异。在日本和美国科学家进行的开创性研究的基础上，又经过 70 年代各国学者的努力，多普勒超声显像系统的技术日益成熟起来，特别是 1982 年彩色多普勒血流成像研究获得巨大成功，自此，实时二维彩色多普勒血流成像技术受到临床医师的高度评价，并在临床得以广泛应用。

20 世纪 90 年代后，由于彩色多普勒超声心动图技术以及各种超声诊断仪的进一步数字化，其功能更加强大，特别是第五代数字化诊断仪的推出，为各类疾病的诊断提供了更加丰富的诊断指标和强大的技术支持。新一代超声诊断仪中的嵌入式电子计算机的处理速度已经超过 140 亿次/秒，展望未来，伴随着方兴未艾的信息技术革命，21 世纪将会有更加强大的计算机支持的超声诊断仪出现，对各类疾病的诊断将会提供更精确、更可靠的技术手段。

第二节 中国现代医学的发展

一、现代医疗卫生体系的建立与发展

1. 卫生行政体系 卫生行政体系的建立和健全是医疗卫生事业发展的重要保证。中华人民共和国成立后，全国自上而下地组建了各级卫生行政机构。1949 年 11 月 1 日成立中央人民政府卫生部，1954 年 11 月 10 日改为中华人民共和国卫生部，领导全国的卫生工作。全国各省、区、市、行署、县分别成立了相应卫生行政机构。各级卫生行政管理系统的建立，在领导、组织、推动各项卫生工作上起了重要作用。为了有效地发动群众，组织有关部门和地区的力量，开展卫生工作，1952 年起在党中央和国务院的直接领导下，首先成立了中央爱国卫生运动委员会。随后中共中央和国务院还相继成立了其他卫生机关，这些部门有：国家计划生育委员会、中共中央地方病防治领导小组、中共中央血吸虫病防治领导小组（中央血防领导小组和地方病领导小组 1985 年起撤销，有关防治工作由卫生部直接领导）及国家医药管理局等。1986 年 12 月经国务院批准成立国家中医管理局。

2. 医疗卫生机构及医疗保健制度 新中国建立不久，在国家机关中实行了公费医疗制度，1952 年起逐步扩大到全体国家工作人员、革命残疾军人、高等学校学生、国家机关退休人员。从 1949 年到 1996 年，全国卫生机构总数从 3670 个发展到 18.88 万个，全国 2000 多个县（旗），普遍建立了医院，55000 多个乡都有了卫生院，89% 的村建立了卫生室（站）。为了贯彻预防为主的方针，全面开展预防工作，从 1954 年起，全国从省、市到地、县，先后建立起卫生防疫站和妇幼保健系统。这样，一个遍布城乡的医疗预防、卫生防疫、妇幼保健的网络已基本建成。

新中国成立初期，在 2100 多个县里，只有 1300 个县级卫生院，且设备简陋，技术落后。而县以下的广大农村，除了少数开业医生和百余个卫生所外，无任何医疗机构。为了改变农村缺医少药的状况，1950 年起，首先着手建立和健全县（旗、自治县）级医疗卫生机构。从 1953 年起，逐步将县卫生院分立为县医院、县卫生防疫站和县妇幼保健站（所），部分县逐步设立了中医院、县卫生进修学校、药品检验所以及专科防治所。并将县、区、乡的开业医生组织起来，成立联合诊所。在农村培训了卫生员和接生员。在 60 年代末至 70 年代初，就形成了以县级卫生机构为中心的县、公社（乡）、大队（村）农村三级医疗保健网。

改革开放以来，我国农村三级保健网经历了整顿、建设、改革、发展、提高的过程。到 1996 年，全国有县综合医院 2067 个，县卫生防疫站 1729 个，县妇幼保健所 1545 个。农村卫生院 5.13 万个。中国农村三级医疗保健网的建立和发展是中国卫生事业的一大创造，它在医疗、防疫、妇幼保健、地方病防治、计划免疫、卫生宣传等各项工作中，发挥了巨大作用，为世界卫生组织在广大发展中国家推行初级保健计划，提供了有益的经验。然而，近十几年来，我国农村卫生事业发展缓慢，未能满足广大农民的需要，搞好农村卫生工作还有大量艰巨的工作有待努力完成。

总体上看，新中国成立 50 多年以来，我国已从根本上改变了城乡卫生状况，提高了人民健康水平。居民主要健康指标为：总死亡率从 25‰ 下降到 6.2‰，婴儿死亡率从 200‰ 降低到 31.4‰，平均寿命从 35 岁上升到 70 岁，在发展中国家居于前列。

3. 医学教育和医学研究　旧中国的医学教育事业非常落后，解放时全国高等医药院校仅有 38 所，中等医药学校也只有 124 所，且主要集中在大城市。大多数学校设备简陋，专业甚少。中华人民共和国成立后，政府接管了所有医药院校，并对原有院校的布局进行了调整。1953 年到 1957 年第一个五年计划期间，全面、系统地进行了教学制度、内容、方法、组织等方面的改革，统一各级医学教育的培养目标、教学计划和教学大纲。1957 年，全国高等医药院校的专业设置发展到 6 种，中级卫生学校的专业发展到 11 种。1962 年全国高等医药院校已发展到 50 所，中医学院 18 所，医学专科学校 15 所，中级卫生学校 229 所。各级学校结构渐趋完善，学制渐趋统一，教学质量日益提高。十年动乱期间，医学的教育结构和学制被打乱，医学教育遭到严重破坏。文化大革命结束之后，医学教育得到恢复并有了新的发展。1978 年医学院校恢复研究生制度，并向国外派出留学人员。1979 年起接受外国留学生。1981 年根据学位条例，正式招收并授予高等医药院校的硕士和博士学位。截至 1996 年，全国共有高等医药院校 123 所，中等医药学校 550 所。

新中国成立以后，医学科学研究工作发展也很迅速，新建了从中央到地方的一批医学研究机构。全国性最高学术机构为中国医学科学院（1950 年成立中央卫生研究院，1956 年改现名）、中国预防医学科学院（现名为中国疾病预防控制中心）及中国中医研究院等。医学学术团体现有中华医学会等 13 个，与医学有关的有 25 个。中华医学会 1915 年成立，是我国最大的医学职业团体。至 1994 年中华医学会已有 79 个专科学会，176 个学组，学会出版 55 种医学专业期刊。此外，全国性的重要医药学术团体还有：中国药学会、中国中医药学会、中国中西医学会、中国生理学会、中国解剖学会、中国防痨协会、中国生物医学工程学会等。这些学术团体为发展我国的卫生事业、提高医学科学水平、推动各学科的研究起到了积极作用，并与国际学术团体开展了广泛的学术交流。

二、疾病防治的主要成就

中华人民共和国成立以后，医疗卫生事业蓬勃发展。严重危害人民生命和健康的传染病、寄生虫病和地方病得到了有效的控制，各种疾病的诊疗技术有了显著进步，医学研究取得了巨大的成绩，有些领域已步入世界先进行列，中医药与中西医结合事业也得到极大的发展，成为我国医疗卫生事业的重要组成部分。

1. 疾病防治　旧中国传染病、地方病危害十分严重，其中天花、霍乱、鼠疫、血吸虫病、疟疾、性病及结核病尤为猖獗。解放初期，西方一些人士曾断言，疾病问题将是人民政府难以解决的严重困难之一。然而，在我国政府和广大医务人员的共同努力下，贯彻"预防为主"方针，采取专业队伍与群众相结合，防治与科研相结合的原则，从而在短期内消灭或者基本消灭了真性霍乱、天花，控制了人间鼠疫、斑疹伤寒、性病及五大寄生虫病，有效地降低了各类儿童传染病、地方病的发病率及病死率。

血吸虫病在中国已有二千多年流行历史，解放初期流行范围达 200 多万平方公里，波及 12 省、自治区、市的 348 个县，患者达 1100 万以上。1950 年毛泽东发出"一定要消灭血吸虫病"的号召，中共中央成立血吸虫病防治领导小组，加强各级党委对血防的领导。以专业血防队伍为骨干，在广大群众积极参加和有关部门密切配合下，经过长期不懈的努力，取得了巨大成绩，并促进了其他寄生虫病的防治和研究工作。

疟疾在解放初期每年发病人数约有 3000 万，流行县、市 1800 多个，占全国当时县、市总数的 80% 以上。经 30 余年防治，发病已大大下降，重点流行省、区（如苏、鲁、豫、鄂及华南诸省）的发病率大多下降至 1‰以下。此外，丝虫病、钩虫病、黑热病等的感染率显著下降，有的已基本消灭。

我国有各种地方病（指局限在某些地区发生的疾病）70 余种，危害严重且影响较大的有：克山病、大骨节病、地方性甲状腺肿、地方性克汀病和地方性氟中毒等。新中国成立后，国家把地方病的防治研究列为卫生工作的重点，1960 年成立北方防治地方病领导小组（1981 年改称防治地方病领导小组），流行区的省、市、自治区及州、县、旗均设立了相应机构。经过多年努力，我国的地方性甲状腺肿已基本控制和消灭。基本查明了克山病的流行范围和人群发病特点，发病率已明显降低。大骨节病、地方性氟病等的控制也取得了良好效果。

新中国成立后，儿童传染病的防治取得了巨大成就。1960 年起，我国先后研制成了脊髓灰质炎减毒活疫苗和麻疹减毒活疫苗。进入 70 年代，在全国推广使用、实施计划接种，1981 年，我国加入世界卫生组织全球扩大免疫规划。所用制品包括麻疹疫苗、脊髓灰质疫苗、卡介苗、白百破混合制品（白喉类毒素、百日咳菌苗、破伤风类毒素）。经 1982 年冷链（Cold chain）试点，1985 年起执行第二期冷链计划，到 1986 年已有三亿人口的地区普遍施行，使儿童相应传染病的发病率明显下降。

病毒性肝炎是我国重点防治的传染病，疫苗接种是控制病毒性肝炎的一种有效措施。1981 年我国开始研制乙肝疫苗，1985 年获得成功。由于血源性疫苗产量有限、价格较贵且有潜在的安全隐患，医学家们正在探索疫苗制备的新途径，如基因工程疫苗、多肽疫苗等。

新中国成立初期，由于急性传染病、结核病及寄生虫病等的发病率、死亡率较高，相对而言，心血管疾病及肿瘤处于次要地位。新中国成立 40 余年来，经过大规模的除害灭病工作，人民生活改善，使急慢性传染病逐步得到控制，病死率降低，而心血管疾病和肿瘤的患病率及死亡率相对上升，全国人口的死因构成也发生了很大变化，过去以传染病、寄生虫病、新生儿、婴幼儿疾病为主要死因，现逐渐转变为以脑血管疾病、恶性肿瘤、心脏病为主。据1996年卫生部卫生统计信息中心的死因分析，城市居民的前三位死因是：脑血管病、恶性肿瘤和心脏病；农村居民的死因顺位是：呼吸系病、脑血管病、恶性肿瘤。

20世纪70年代以后，我国已开始重视疾病谱和死亡率的变化及其对医疗卫生工作的影响。先后开展了对脑血管病、癌症、心血管病的调查。基本摸清了我国15种常见恶性肿瘤的发病情况，绘制出《中华人民共和国恶性肿瘤地图集》，反映了占世界人口1/4的中国恶性肿瘤的分布情况，受到国际重视。对心、脑血管病的普查，明了各种心脏病的构成发生明显变化；风湿性心脏病的发病率已明显降低，而冠心病的发病率则显著增高。

随着医学技术的迅速发展，疾病的诊断、治疗水平也有了大幅度地提高。如1978年采用抗原渗入火箭电泳自显影技术进行肝癌的早期诊断，获得较好效果。80年代后，各种高新技术的诊断仪器设备应用于临床，提高了临床诊断的准确性，如X线计算机轴向断层扫描装置（CT）、核磁共振成像装置。80年代中期开展起来的基因诊断技术发展迅速，从遗传病扩大到传染病病原体、恶性肿瘤及其他疾病的诊断，临床上应用PCR技术进行基因诊断已成为常规。

2. 外科学的成就　我国临床外科的进展很快，特别是断指再植和大面积烧伤治疗方面处于世界领先地位。自1958年上海瑞金医院抢救烧伤面积为89%，Ⅲ度烧伤面积为23%的病人后，即突破了以往烧伤面积超过80%即不能抢救存活的旧框框。其次在休克的防治、烧伤感染与免疫、创面处理与皮肤保存、营养与代谢等方面积累了宝贵的临床经验。1963年上海第六人民医院陈中伟等成功地接活1例完全断离的右前臂，首次报导了断肢再植的成功经验。断肢再植对显微外科的发展起了推动作用，显微外科的发展又推动了临床各科的发展。现在显微外科已广泛地应用于整形外科、骨科、眼科、神经外科、心血管外科、泌尿外科、普外科、胸外科、妇产科和肿瘤外科，使许多在肉眼下不能进行的手术取得成功。现在我国已成功地进行了断指（趾）、肢体病段切除再植，游离皮瓣移植，游离肌肉移植，游离带血管、带骨移植，游离大网膜移植，骨髓移植，各种修复再造等。1984年上海市第六人民医院骨科创造性地施行了桥式交叉游离腓骨和游离背阔肌组合一期修复左胫骨骨缺损和皮肤缺损成功，这种不同组织相结合的治疗新技术，为我国创伤外科大块复合组织缺损的治疗

开辟了新产径，是我国显微外科从单个组织移植发展到组合移植的新阶段。

70年代末，我国已开始器官移植工作，虽时间上晚于国际先进国家，但发展十分迅速，目前，国际上所有类型的器官移植我国都能施行。至1994年，我国已开展肾移植1.3万例，肝移植70余例。移植存活率亦不断上升。1992年，哈尔滨医科大学成功施行心肺移植，迄今已存活10年以上。90年代以后，腹腔镜手术在我国相继开展起来。由于腹腔镜手术具有切口不明显、病人痛苦较小、术后恢复较快等特点，具有广

泛的发展前景。目前我国的腹腔镜手术已应用于腹部外科、泌尿外科、妇产科等领域，胸腔镜手术也应用于临床。

3. 其他临床学科的成就　近年来，我国妇产科学增加了不少新的内容，目前除原来的产科和妇科临床工作外，又增添了计划生育、优生学、围产医学、防癌普查以及两病（子宫脱垂和尿瘘）防治等很多新内容。妇科病的普查使宫颈癌的患病率有了明显的下降，两病基本得以控制，70年代围产医学的建立是产科最大的进展，这是提高人口素质和做好优生的一项极为重要的措施。1977年建立了产前或遗传咨询门诊，有效地减少了畸形儿的出生，妇科肿瘤和功能性疾病在诊断和中草药的应用方面也取得不少成绩。1984年，上海第二医学院首次利用人工授精技术治疗不育症取得成功。此后，国内有17个省、市开展了此项技术，11个省、市建立了精子库。1984年，北京医科大学开展了体外授精技术的研究。1985年我国第一例试管婴儿在北京医科大学第三临床学院降生，显示了我国生殖技术已步入世界先进行列。生育控制技术是国家重点发展项目之一。1972年，上海研制成功V型宫内节育器，使用方便、避孕效果好。1982年，非甾体类男用避孕药棉酚投入临床应用，效果亦佳。此外输精管注射绝育法也为计划生育提供了新途径。

建国前我国儿科学的发展较慢，近些年来发展则较为迅速。在儿童保健方面，由于广泛、有效地开展了儿童保健工作，使新生儿和婴儿的死亡率迅速下降。在新生儿疾病方面，由于建立了新生儿的特殊监护，使死亡率明显下降。产前诊断和新生儿遗传代谢病的筛查工作在70年代末业已开展，从而对智力低下儿的防治起了重要作用。80年代以后，产前诊断的技术有了新的发展，提高了诊断水平。

三、医学研究的成就

新中国成立初期，医学研究的重点是解决危害人民健康最严重的各种疾病的技术，如各类疫苗的研制。1957年，汤飞凡等分离出我国第一株麻疹病毒。50年代末，医学家们开始研究麻疹的人工自动免疫，于1964年筛选出高度减毒的麻疹病毒，可作为麻疹活疫苗。60年代我国还研制成功脊髓灰质炎疫苗。这些成果为我国控制传染病奠定了基础。70年代以后，我国的基础医学研究进入到蓬勃发展时期，在诸多领域开展了卓有成效的工作。

1. 神经科学　神经科学是70年代后期发展起来的一门跨学科的高度综合性的学科。它建立在神经解剖学、神经生物学、神经化学、神经药理学、心理学、行为科学以及临床神经病学等学科发展的基础之上。美国神经科学学会的定义是："神经科学是为了了解神经系统内分子水平的、细胞水平的和细胞与细胞之间的变化过程，以及这些过程在中枢功能控制系统内的整合作用而进行的研究。

神经系统研究的发展不仅对医学本身，而且对现代先进技术如信息处理加工，计算机、机器人及自动控制系统等领域的理论和设计也有重要影响。我国1979年在上海成立大脑研究所，广泛应用各种精密仪器对中枢神经介质和内分泌素进行研究，近年来又研究了与针麻镇痛有关的神经生理。中国科学上海生理研究所张香桐教授领导的实验室，在针麻原理神经机制的研究方面取得重大的突破。实验证明针刺镇痛是通过激发脑内与调节痛觉有关的神经结构，同时发现针刺时还可引起脑内神经递质释放的改变。由于此项业绩，张香桐教授获得茨列休尔德奖金。1984 年，中国科学院上海生理研究所视觉生理研究组成功地鉴定了视网膜中接受绿色和蓝色信号的神经细胞，现定名为 G/B 型水平细胞。这是我国视觉生理研究领域里的一项新进展，它对科学家们进一步了解色觉的机制将会起到重要的作用。

2. 分子生物学　我国虽然起步较晚，但 1965 年在世界上首先人工合成了胰岛素，并在其晶体结构的研究上走在世界前列。1982 年又在该领域取得重大进展，在世界上首次人工合成转移核糖核酸，它标志着我国在人工合成大分子方面居于世界先进行列。经证实，合成的转移核糖核酸结构与天然的完全一致，生物活性高。这项成果为揭示生命本质提供了一个有力手段。1980 年至今，随着世界范围内医学分子生物学的迅速发展与我国改革开放的好形势，全国各地科学工作者追踪国际科技发展新动向，利用分子生物学研究手段在遗传学、肿瘤学、病毒学、基因工程、基因诊断、基因治疗等方面，做出了大量成绩，不少成果达到或超过国外研究水平，同时建立和创新了不少新的医学分子生物学实验方法。现今，我国的医学分子生物学正方兴未艾，日新月异。随着分子生物学的发展，它的影响已渗透入各学科，从而促进学科的研究到了分子水平并相继建立起新的学科分支，如分子生理学、分子病理学、分子免疫学、分子遗传学、分子药理学等的研究在我国陆续展开，并取得了一定的成就。如国家"863"计划已设立了"人类重大疾病相关基因的分离、克隆、结构与功能"的研究，为疾病防治提供新的途径。中国科学家也积极参与国际重大科学研究合作，如人类基因组计划，为探索生命的奥秘和疾病机制做出了自己的贡献。

3. 生物医学工程　我国人工器官的研究始于 50 年代，如人工血管、人工心肺机、人工肾等。我国对人工心脏的研究始于 1966 年。早在 60 年代，我国就研制了硅橡胶球型瓣膜，植入人体最长已达 17 年之久。1976 年和 1977 年又分别研制成牛心瓣膜和猪主动脉瓣的生物瓣膜，并应用于临床取得了较好的效果，病人症状明显改善。瓣膜损毁率、感染率及在不同抗凝条件下血栓栓塞率都很低。我国 50 年代就开始了人工心肺机的研究，现在已能进行第三代人工心肺机（即搏动血流与膜式氧合器）的研究，取得了较大成就，并在临床医疗中发挥了重要作用。我国人工血管的研究始于 50 年代，以用尼龙和卡普龙制成的人工血管为多。1957 年我国用蚕丝研究成独特的真丝人造血管，并应用于临床取得较好的效果。人工血液的研究始于 1974 年。1980 年首次将氟碳代血液试用于临床获得成功，迄今临床已试用数十例，研究工作尚在进行中。我国人工肾研究已有 20 余年历史，但多为平板型人工肾，目前国外已基本被淘汰，改向高效、小型、经济、安全等方向发展。我国自 1978 年以来也开始向小型化迈进。目前我国人工肾的研究仍处于研究探索阶段，尚不能作为肾功能衰竭的常规治疗手段。总之，我国人工器官的研究从无到有，发展至今已有了一定基础，在临床治疗中已取得初步成效。

4. 免疫学　建国以来我国贯彻了预防为主的方针，提高了生物制品的质量和数量，很快基本上消灭了许多传染病。随着免疫学不断渗透到各个医学领域，我国的免疫学已经发展成为包括细胞免疫学、分子免疫学、免疫病理学、免疫药理学、肿瘤免疫学、移植免疫学、中医免疫学等免疫学分支的一个门类齐全的独立的学科体系。另一方面我国研究的水平也不断提高，单克隆抗体技术、分子克隆技术、酶联免疫、放射免疫、流式细胞术等先进技术得到了普遍的应用，取得的成果很多，如基因工程干扰素的研究，我国虽起步较晚，但进展迅速，取得了世界先进水平的成就。近年来，中国预防医学科学院病毒研究所以我国特有的痘苗病毒天坛株为材料，采用重组 DNA 技术构建了不同类型的痘苗病毒基因表达载体，并将其用于基因工程疫苗研究，成功地表达了甲肝、乙肝、EB 病毒等 30 多种病毒抗原和免疫活性蛋白，为应用重组痘苗病毒开发生物技术奠定了基础。

5. 预防医学　在贯彻预防为主的方针指导下，国家通过大规模地开展疾病的防治工作，对传染病、地方病、流行病、多发病进行大量的调查研究与防治，开展计划免疫，使各种疾病的发病率有了大幅度的下降。在环境卫生、劳动卫生、食品卫生、学校卫生、放射防护及卫生教育等方面，做了大量工作。从 1971—1984 年，先后对我国五大水系、177 条河流、5 个湖泊、6 个海湾的水质和 221 个城市的空气质量进行了系统调查，积累了大量数据，为我国环境保护工作提供了科学依据。

卫生学方面的科研成果是多方面的，全国开展了食品卫生、营养卫生、劳动卫生和职业病、环境卫生和妇幼儿少卫生等方面的研究。在 1973～1975 年 3 年内，对 29 个省、市、自治区的全部 1800 多万死亡病例情况，各类死因、死亡率等 10 多万个数据进行了详尽分析，反映了我国人口死因构成及其分布规律，人口寿命表的特征，对我国人口健康水平做出了科学的评价，为研究我国人口变动、居民健康发展趋势、卫生事业管理、疾病病因研究及重点疾病的防治提供了重要数据。近年来，预防医学各科工作获得了加强，一些新兴学科蓬勃发展，如社会医学、卫生经济学、医学管理学、医学社会学等方面都开展了研究工作，填补了我国许多学科的空白，促进了我国医学的全面发展。

2003 年 3 月，中国广东、香港、北京、山西等地暴发传染性非典型性肺炎（SARS），4 月国务院防治非典型肺炎指挥部成立，统一指挥、协调全国 SARS 的防治工作。经过 3 个多月的努力，全面控制了 SARS 的流行，显示出我国在应付突发公共卫生事件上的能力，并为未来可能发生的类似事件积累了经验。

第三节　中医学的振兴

中国人民在中国共产党的领导下，经过长期艰苦的革命斗争，推翻了帝国主义、封建主义和官僚资本主义的统治，终于取得了新民主主义革命的胜利，于1949年建立了中华人民共和国。从此中华民族的历史揭开了新的一页，中医学也由此进入了新的发展阶段。

一、中医政策

中医政策是我国卫生工作的一项重要政策。建国之初，1950年召开第一届全国卫生工作会议，针对当时的卫生工作状况，确定了"面向工农兵"、"预防为主"、"团结中西医"的我国卫生工作的三大方针。1952年召开第二届全国卫生工作会议，增加了"卫生工作与群众运动相结合"一项作为卫生工作的第四项方针。从此，我国卫生工作就以这四项方针为指导，全面发展起来。四项方针体现了我国卫生事业的性质和特点，其中包括了对中医事业的肯定和支持。

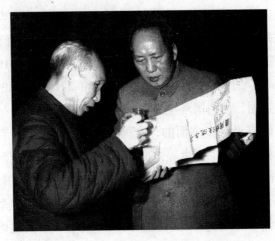

图7-1　吴棹仙向毛泽东主席送子午流注图

新中国初期，以毛泽东同志为首的中国共产党人和老一辈无产阶级革命家对发展中医药事业都充满了极大的热忱。1954年，毛泽东指出："重视中医，学习中医，对中医加以研究整理，并发扬光大，这将是我们祖国对全人类贡献中的伟大事业之一。"在毛泽东、刘少奇、周恩来等中央领导同志的支持下，党的中医政策不断贯彻落实。中医研究院成立。北京、上海、广州、成都等中医学院先后成立。高级西医离职学习中医的工作顺利开展。

1958年，毛泽东在卫生部党组《关于组织西医离职学习中医班总结报告》上批示："中国医药学是一个伟大的宝库，应当努力发掘，加以提高。"明确强调了研究祖国医学遗产的意义和价值。这一英明论断为中国共产党领导集体延续党的中医政策提供了重要的思想理论依据。

1978 年，邓小平同志在中共卫生部党组《关于认真贯彻党的中医政策，解决中医队伍后继乏人问题的报告》上批示："这个问题应该重视，特别是要为中医创造良好的发展与提高的物质条件。"

"三中全会"以后，中央对中医的政策更为明确，也更为有力。1980 年，卫生部制定了"中医、西医、中西医结合三支力量都要发展，长期并存"的方针。1982 年，卫生部在湖南衡阳召开了全国高等中医教育和中医医院工作会议，强调保持中医特色，是中医医疗、教学、科研工作必须坚持的根本方向。同年 12 月，第五届全国人民代表大会第五次会议通过了《中华人民共和国宪法》第一章总纲第 21 条"发展现代医药和我国传统医药"的规定，具有十分重大而深远的意义。从此，中医事业不仅有了政策支持，更有了法律保证。1985 年，中共中央书记处关于中医工作做出决定：根据宪法规定，要把中医和西医摆在同等重要的地位。一方面，中医药学是我国医疗卫生事业所独具的特色和优势，必须保存和发展。另一方面，中医必须积极利用先进的科学技术和现代化手段，促进中医药事业发展。要坚持中西医结合的方针。1986 年 1 月，国务院常务会议具体讨论了中医中药问题，提出了以下几点意见：一、要把中医放在一个重要的位置。西医要发展，中医也要发展。中西医结合是正确的，但不能用西医改造中医。……二、对中医科研问题要重视。……三、对于中医的职称问题，要按照中医标准来评定，对一些老中医，应以实践为主评定。……四、要认真搞好中药材的种植、收购和加工。会议还决定成立国家中医管理局；每年拨付中医补助费 1 亿元；加工、生产中药饮片实行免税等。1988 年，在此基础上成立了国家中医药管理局，对中医中药实行统一管理。1991 年，第七届全国人民代表大会第四次会议通过了《中华人民共和国国民经济和社会发展十年规划和第八个五年计划纲要》，将"中西医并重"列为新时期卫生工作五大方针之一。

根据中央的上述精神，党的中医政策可概括为以下基本要点：①团结中西医，把中医和西医摆在同等重要的地位，坚持"中西医并重"；②努力推动、发掘、整理、提高祖国医药学；③团结和依靠中医，发展和提高中医，更好地发挥中医的作用；④坚持中西医结合，组织西医学习和研究中医；⑤保持特色，发挥优势，积极利用先进科学技术，促进中医药发展，逐步实现中医中药现代化；⑥有计划，按比例地发展中医中药事业，并为大力发展提高创造良好的物质条件；⑦保护和利用中药资源，发展中药事业；⑧坚持中医中药结合，医药并重，促进中医中药同步发展与振兴。

发展事业，一靠政策，二靠科学。有了政策的支持，就能充分解放人们的思想，动员各方面的积极性，激发极大的创造性。新中国成立 50 年来，在各个历史时期，党中央、国务院根据实事求是的精神，适时地制定了各项中医政策，指引着中医药事业健康发展。

二、中医事业

新中国成立后，数以万计的中医被邀请到国家各级医疗、教学和科研机构工作。1960 年统计表明，当时全国已有 30.4 万名中医技术人员参加全民和集体所有制医疗卫生机构。在党的中医政策的指引下，特别是在十一届三中全会以后，各级党政进一步加强了中医工作的领导，中医药在我国卫生工作中的地位和作用越来越为更多的人所认识，中医药统一管理的体制已经确定并逐步完善，中医的医疗、教学、科研机构不断扩大充实，中医的特色更加突出，中医药事业以前所未有的速度发展，取得了举世瞩目的成绩。不仅为中华文明的发展做出了贡献，而且对世界文明进步产生了积极影响。

1. 建立和完善中医管理机构，加强对中医药的管理　1952 年，卫生部医政局设中医科作为中医行政管理的机构。1954 年，卫生部成立中医司。1978 年重建中医局，各省、市、自治区卫生厅局也相继恢复了中医处。1986 年国务院成立国家中医管理局，作为国务院直属机构，由卫生部代管，使中医事业走上相对独立发展的道路。

2. 安排中医工作，发挥中医作用　中华人民共和国成立初期，全国中医约有 30 余万人，各地卫生部门，区别不同情况，对中医的工作做了安排，有的吸收到国家卫生机构工作，有的引导他们在自愿原则下单独或与西医一起组成联合诊所，有的仍实行个体开业，使之各得其所。随着中医进医院，有的综合医院成立了中医科，有的单独成立了中医院或中医门诊部。各地还注意吸收条件合适的中医，参加卫生行政部门的领导工作，一些有代表性的中医中药人士，被推选为各级人民代表和政协委员，中医的社会地位、政治地位不断提高。1978 年以后，各地按照有关规定，为一批中医药人员评定了技术职称，有力地推动了中医药人员的积极性。

3. 加强中医医院建设，提高医疗质量　中华人民共和国成立后，随着中医进医院，中医医院逐步发展起来。1960 年，中医医院已发展到 330 所，床位 14199 张。1980 年卫生部指出"要有计划、有重点地建设和加强一批中医医院"。1982 年，卫生部制定了《关于加强中医医院整顿和建设的意见》及《全国中医医院工作条例》，1983 年发出《关于加强中医专科建设的意见》。1991 年、1993 年，国家中医药管理局先后两次召开全国中医医院分级管理工作会议，下发了《中医医院分级管理办法与标准》。1992 年，国家中医药管理局制定了《全国中医急症工作五年计划》和《加强全国中医急症工作的意见》。

在 20 世纪 80 年代以前，医疗人员基本以中医为主，对基层农村的防病治病发挥了应有的作用。县级以上的综合医院，一般都有中医科和针灸科，大批中医人员在医疗中发挥了作用。20 世纪 80 年代以后，全国各县、市大都成立了中医院，各中医院校和科研院所都设有自己的医院。"八五"以来，国家中医药管理局在全国有计划、有步骤地建设了一批具有中医药特色和优势、体现中医药在国内外本领域有学术领先水平的中医专科（专病）医疗中心、急救医疗中心、中药制剂和剂型改革基地，使医疗、教学、科研有机结合，形成学术发展的"龙头"，促进中医临床疗效和中医药学术水平的提高。其主要做法是：

对中医医院实行分级管理。就是根据不同区域的卫生服务要求，赋予医院不同的级别，并对其规模、设备、功能、任务、人员配备、技术水平、服务质量、管理效应提出不同要求，对中医医院全方位实行科学管理。这是我国中医医院管理体制的一项重大改革，是当代中医医院管理的主要模式之一。

加强示范中医医院的建设（亦称杏林计划）。国家中医药管理局，计划在"八五"期间建设一批县、地、省级示范医院，使其达到中医医院分级管理标准同级甲等或以上水平，成为中医特色突出、临床疗效显著、队伍结构合理、医院功能健全、管理水平高、群众信誉好、名符其实的先进中医医院。经筛选验收合格者，授予"示范中医医院"证书和标牌。

加强农村中医工作。根据"2000 年人人享有卫生保健"的目标和全面振兴中医事业的需要，为了探索农村中医工作的政策、模式与管理经验，国家中医管理局从 1990 年起，在全国范围内分期分批建立"农村中医工作试点县"，并已取得显著成绩。到目前为止，中医的医疗机构已遍布全国城乡各地，成为我国防治疾病力量的重要组成部分，对某些疾病更显示出特殊的优势。

4. 大力培养人才，壮大中医队伍 大力培养人才，是继承发扬祖国医药遗产，发展中医药事业的根本所在，主要做法是：①采取传统的带徒方法培养中医。②建立高层次的师承制度，实现"名师出高徒"。③举办高中等中医药院校，培养中医药人才。④举办中医药继续教育和成人教育，培养提高在职医药人员。⑤改革中医药教育，扩大培训数量，提高培训质量。

1956 年，我国在北京、上海、成都、广州建立了 4 所中医学院，并将南京中医学校改为南京中医学院，同时，在西医院校开设中医系或增设中医课程。从此，中医教育正式纳入国家高等教育的轨道。1979 年，中医开始培养研究生。1993 年至 1995 年，北京、上海、广州、成都、南京 5 所中医学院先后改为中医药大学。1996 年，黑龙江中医学院和山东中医学院更名为中医药大学。经过 40 多年的努力，中医药教育，已由过去传统的师徒教育为主发展到以院校教育为主体的多种教育形式并存的格局，初步形成了多层次、多形式、多学科、专业门类基本齐全的教学体系。目前，全国除西藏、青海、海南等少数省、市外，各省、自治区、直辖市大都设立了中医学院，全国已有高等中医院校 30 所，中等中医学校 50 所。已有中专、大专、本科、七年制、双学位、硕士、博士、博士后等教育层次。同时，发展了中医药继续教育，各种形式、各种渠道的在职岗位技术培训，中医进修班，中医研究班，以及中医药函授、夜大、自学考试等成人学历教育，为中医事业的发展培养了大批专门人才。

5. 开展中医科研工作，继承发扬祖国医药学 开展中医研究工作，是继承发扬祖国医药学的关键措施。为发展中医科研事业，1955年国家批准成立了中医研究院（现改为中国中医研究院），此后，大部分省、市、自治区也相继建立了中医研究机构。1990年，国家中医管理局召开了全国中医药科技进步工作会议，指出：中医药事业的发展必须依靠科技进步，科技进步必须面向中医药事业的发展。要以应用研究为主，同时加强开发研究和理论研究，提高中医药防治疾病的能力和水平，要增强科研意识，充分调动各方面的积极性，开展科学研究，争取多出成果，快出成果。要大力培养人才，提高科技队伍素质。目前，全国已有地、市以上中医研究机构60余个，而近年批准成立的民营研究机构则更多。每年都有大量的中医科研立项，也有大批的科研成果通过鉴定和获奖。其中也有很多科研成果得到转化，不但为防治疾病发挥了积极作用，也为经济发展做出了贡献。中医学的科研事业得到了前所未有的发展。

在中医古籍文献研究及中医学术交流方面，成立了中医古籍出版社和中国中医药出版社，相继出版了大批中医书籍，成立有各级中医学术团体及专门的中医报刊机构，发行了百余种中医期刊，召开了各种学术会议，促进了中医学术交流，提高了中医学术水平，极大地扩大了中医的影响。

第四节　当代中医药学的主要成就

中医药学是中华民族在五千年历史之中，经过长期的医疗实践总结形成的独具特色的文化遗产，有自已完整的理论体系和丰富的临床经验。新中国成立后，中医药事业受到了党和政府的高度重视，获得了前所未有的发展，在基础理论、临床、中药、针灸等方面呈现出空前的繁荣。

一、基础理论

中医理论研究取得的成就是现代中医药发展的一个极为重要的方面。中医的基础理论，最初是从经典著作《内经》中归纳出来的。在20世纪50～60年代，对《内经》的研究，多以注释和白话的形式出现。70年代中期以后，《内经》的研究得到了很大发展，在传统方法不断深入对《内经》进行研究的同时，从多学科角度探讨该书理论内容的专著也不断出现。这些研究实际上丰富了对中医理论的探讨。20世纪上半叶，有人仿照西医理论，分别从生理、病理两方面来总结中医理论，但中医理论中的许多内容（如"天人相应"等）是不可能用"生理"、"病理"概括得了的。因此，现代许多医家试图归纳具有中医特色的理论体系，在现代出版的许多中医学概论及中医学基础之类的书籍中，集中反映了当代医家对总结中医基础理论体系的构想。80年代以来，中医基础理论的研究在内容方面已大大扩展，超出了《中医基础理论》教材所列的范围，运气学说的研究得到了前所未有的发展，中医体质学说、时间医学、医学气象学、心理学、医易关系等研究有长足的进展。此外，和中医基础理论发展紧密相关的各家学说研究也越来越细致深入，一些重要的学派和医家的学术思想得到了专门的研究，其中尤以仲景学说、金元四大家学说、温病学说、温补学说的研究更为深入。

50年代以来，中医界对阴阳学说的渊源、基本内容、性质、作用与地位等进行了整理和分析研究。在现代，阴阳学说在中医学中的具体应用受到了更多的关注，它对中医学的形成和发展有深刻的影响。因此，近年来它和五行学说被视为中医理论的核心。阴阳学说在现代研究的一个重要的进展是有关其实质的探讨。分子生物学已被用来研究阴阳学说的实质，人体阴阳失调时的环核苷酸研究，是其实质探讨的重要方面。此外，通过对阴虚、阳虚患者的大量生理生化方面的检测，也发现这些患者体内变化涉及免疫、血液动力学、全身代谢、内分泌、植物神经功能与微量元素等多方面，这些检测被用来探讨阳虚则寒、阴虚则热的病理机制和用药机制。除了观察检测病人之外，以激素分泌过多或过少的动物来试制阴虚阳虚动物模型，也是探索阴阳实质的常用方法。通过动物实验和临床研究，证实了药物的阴阳调节对核苷酸代谢有密切关系，不同类型阴虚或阳虚患者的内分泌异常，具有一定的规律性，这从一个侧面反映了阴阳学说的物质基础，而现代免疫系统的调节与中医阴阳调节理论的吻合，也说明了"邪之所凑，其气必虚"的观点具有科学基础。90年代以来，应用控制论、系统论、信息论来研究阴阳五行学说的热潮渐退，代之而兴的是用阴阳五行学说说明医学与易理的关系。阴阳学说的科学性在现代被不断从各个角度加以证实。

作为中医基础理论重要内容的五行学说，尽管它与古代哲学中的五行学说有着千丝万缕的联系，但却有其自身特色。继承整理并挖掘五行学说的内涵，探讨它的理论和实用价值，是50~60年代相关研究的主要方面。70年代中期以来，有关五行的讨论增多，除讨论其内容、临床实用性和形成历史外，更多的是把五行学说与控制论、系统论、电子计算机技术原理和方法联系起来。80年代的五行学说研究已不仅仅把它作为一个哲学概念，而且也是作为自然科学的内容加以研究，从天文、气象角度探讨五行学说已成为中医气象学的重要内容，贯穿于中医基本理论各个方面。90年代以后，有学者认为哲学中的五行转变为医学上的五行，并不在于粗疏的形式类推，而是基于相当缜密的数学群论原理，故五行学说的生命力具有合理性与实用性。也有学者冷静反思阴阳五行学说对当代中医发展的消极影响，认为中医五行学说虽有合理内核，但糟粕成分显而易见，必须从形式到内容进行改革。

中医藏象学说的研究除了文献考证和临床验证等传统方法外，出现了用现代科学方法研究藏象实质的新局面。20世纪70年代中后期，脾胃的文献研究取得了初步成果，使中医脾胃学说的内容更为明晰。肾及其相关的命门、天癸的文献学研究在50年代以来逐渐深化，肾藏精主水液的生理功能内容得到了充实和提高。对命门的争论，现代中医学术界倾向于认为命门不是一个解剖实体而是机体某些重要生理功能的总称。现代学者对天癸的争议更侧重于其生成来源，而围绕天癸所产生的争议，主要还是理论上的，很少与临床治疗相联系。肾的实验研究自1960年以来，有些指标不断得到不同研究者验证和重复，比较一致的看法是肾与神经、内分泌、免疫系统密切相关。脾气虚的研究运用了现代科学的50多项指标，测定消化系统、胃肠蠕动功能、植物神经功能、免疫功能等方面的变化，借以探讨脾气虚的实质。心气虚的实验研究主要针对心的生理功能展开，肺的研究主要就肺气虚的实质进行了探讨。现代采用多学科、多层次、多指标的研究方法对脏腑进行的研究，为阐明脏腑实质某一方面的现代科学内涵做出了努力。

辨证论治是中医的临床特色，但将其明确地作为中医理论的重要组成部分之一并加以体系化，还是在现代。辨证论治体系的确立，促进了中医理论和临床实践的发展。"证"、"病"的讨论使得过去一些模糊的概念更为清楚。在强调辨证论治的同时，从80年代起主张辨证论治与辨病论治相结合的观点也越来越多，为此，组织成立了"中医疾病诊断规范研究"课题组。该研究80年代末已基本结束，其成果对提高中医临床水平具有很大的推动作用。运用现代科学手段进行辨证论治研究也取得很大进展，如在"证"的实质研究方面，自50年代后期以来数十年间，研究手段从简单的生理病理分析、生化测试、解剖、组织切片等，发展到组织培养、细胞培养、同位素方法、免疫学方法、电镜方法等，某些实验已达到了细胞分子水平。研究中发现诸如寒证、热证、虚证、实证、血瘀证、阴虚证、阳虚证，以及某些脏腑的虚证等，都可以在生理、病理、免疫、血生化反应、微量元素含量等方面发现其特异性的变化。

治则和治法在中医理论中有丰富的内容，现代研究者致力于将其层次化、系统化。对具体治法的临床和实验研究也非常多，这在很大程度上丰富了治则的内容。现代中医治则治法的实验研究多集中在扶正培本、活血化瘀、清热解毒、通里攻下等方法，尤以活血化瘀法的研究最多。气血理论是中医基础理论的重要组成内容之一，随着对中医理论认识的不断加深，现代有关气血理论的临床和实验研究也取得了长足的进展，为中医气血理论提供了一些现代科学依据，运用气血相关理论指导临床治疗，也取得某些可喜的成绩。

中医诊法的研究在80年代以来得到了迅猛的发展，对各科诊断仪器的充分探索和开发，使中医诊断进一步客观化。脉象检测仪的问世，脉象图和脉象机理的研究，充分体现了客观化的脉诊这一诊断技术现代化的过程；舌诊的研究全面开展并已取得较大进展，首先是对正常舌象形成机制进行了研究，其次是对临证中常见病证的舌象进行研究并总结其规律性。90年代的舌象研究则进入了一个新的时期，"中医舌象真彩色图像系统"的研制成功，使舌象研究上升到一个新的阶段；腹诊的研究有了进一步提高，表现在腹诊技术客观化、标准化方面的探索和试验。《中国腹诊》一书的出版，标志这一古老技术在诊断学上形成了独立的体系，向一门独立分支学科迈进，从而为进一步发展提高打下了基础。

二、临床各科

中华人民共和国建立以来，中医临床研究在防治常见病多发病方面，做出了可喜的成绩。先进的科学方法和手段的运用，促使了中医临床科学的发展，使之逐渐步入科学研究的轨道，取得了一大批成果。中医在临床的确切疗效，是经历了几千年实践的检验，即使在现代医学迅速发展的今天，也日益显示出其实际价值和优势。

1. 急病治疗　1954 年石家庄地区运用温病理论和方法治疗流行性乙型脑炎取得显著疗效，对中医防治急性传染病产生了积极的影响。随后，对麻疹、肺炎、白喉、菌痢、肠伤寒、钩端螺旋体病、流行性出血热等多种急性传染病和感染性疾病的治疗，也都获得了较好效果。中医急病的研究范围不断扩大，在急腹症方面，中西医结合治疗急性阑尾炎、胆石症、急性胰腺炎、急性肠梗阻等，可使大多数患者具有近期疗效或远期疗效，甚至免于手术。在心血管疾病方面，用中药活血化瘀、行气祛痰、扶正养阴治疗冠心病心绞痛、心肌梗死获得良好的效果，采用中药川芎嗪治疗闭塞性脑血管病疗效确切。80 年代初，国家重视中医急病研究，并在全国范围内有领导有计划地开展工作。1984 年成立了中风、高热、厥脱、血证、痛证、剂型改革协作组，在国家中医药管理局的统一领导下，以全国急症协作组为龙头，对中医急症诊疗规范、剂型改革、基础与实验研究等，进行了较全面的研究。1990 年中医药管理局制定了《中医内科急症诊疗规范》，1992 年制定了《全国中医急症工作五年计划》，颁发了《加强全国中医急症工作的意见》。随后相继出版了《中医急诊医学》、《中医内科急症学》等专著，使得中医急病治疗稳步健康地向前发展。目前，国家中医药管理局组织专家对中医急症"八五"规划作了全面总结，并制定了"九五"计划，中医急病研究的春天已经到来。

2. 内科　中医对肝胆病的临床研究可谓成就辉煌，特别是对肝炎、肝硬化及肝硬化腹水、胆石症的治疗成绩突出。80 年代初期，中医中药对乙肝的治疗取得了突出成就，首先表现在对病机的认识，许多学者提出湿困阴虚矛盾论、痰瘀互阻论、阳气主导论等新概念。对其辨证治疗，则认为气滞血瘀和肝肾阴虚两证多见，治疗较难解决的病机是湿困与阴虚的矛盾，有学者通过对照分析发现，辨证论治在抑制病毒复制、调节体液免疫、改善肝功能等方面都优于单一给药治疗。对治疗乙肝的单方单药的研究，目前较为深入的有五味子、大黄、山豆根、丹参、三七等，有人大胆地进行了中药脂质体工程在治疗慢性乙型肝炎方面的创新性研究，把具有调整机体免疫、改善肝功能、抑制病毒复制和抗纤维化等多种作用的中药装入脂质体载入肝细胞内。这是一项开拓性的研究，为中药治疗肝炎开辟了新的思路。

对脾胃病的临床研究在 80 年代以后逐步规范和系统。胃脘痛是胃十二指肠溃疡、急慢性胃炎、十二指肠炎等病的常见症状，临床治疗一般采取辨证论治的方法。1984 年全国中医治疗急症胃痛协作组成立，制定了胃脘痛的诊断、辨证标准，临床上也总结出了一些针对性较强的治疗胃脘痛的专方，使中医对胃脘痛的治疗从单一的汤药治疗，发展成冲剂、胶囊、口服液等多种剂型治疗，疗法也日趋多样化，除汤药和中成药的内服外，尚有不服药的外治法。近年来对慢性萎缩性胃炎微观辨证的研究取得了新的进展，为治则的确立和选方用药提供了更为客观的依据，从而提高了该病的治愈率。

中医药在冠心病的诊治方面，探索出一些有价值的规律，总结了许多宝贵的经验。心绞痛的中医辨证标准的正式拟定，使中医治疗心绞痛的研究上升到一个新的水平。应用现代科学方法对心衰实质及其辨证治疗的客观指标的探讨，也为心衰的有效治疗提供了依据。急性心肌梗塞是临床常见病症，多数学者认为气虚血瘀是该病的主要原因，治疗常以益气活血、通腑化浊、养阴生津、回阳救逆等治法拟方。为使中药更好发挥作用，全国各地先后研制成速效救心丸、抗心梗合剂、生脉针剂、参附针剂、枳实针剂等多种新剂型，疗效确切，已被临床所证实。80年代以来，对心律失常的研究也取得了长足进步。除传统的"四诊"方法外，心电图等检查使中医对心律失常诊断水平大大提高，其治疗除传统方药的汤剂外，一些疗效高、毒副作用小的中成药及单味药相继问世，一些传统疗法如耳穴贴压法、穴位外敷法、针灸疗法、穴位注射法等不断得到完善和提高。所有这些，丰富和完善了中医治疗心律失常的内容。

中医对肾与膀胱病的研究，在50～60年代已有良好开端，80年代以来更是硕果累累，特别是对肾小球肾炎、肾功能衰竭、尿路结石的研究，成绩突出。急性肾小球肾炎的中医临床疗效一般以近期为佳，远期疗效则儿童较成人更显著。慢性肾小球肾炎不论西药或是中药治疗，疗效不甚满意。尽管如此，自80年代以来，对其研究还是取得了不小进步，对其辨证分型也逐步趋向统一。单味中药雷公藤、昆明山海棠治疗慢性肾炎获得显著疗效，则是近10年来较为突出的研究成果。大黄对肾功能衰竭的治疗效果，已被大量临床实践所证实。近年来，丹参对肾衰的治疗，其增加肾血流量、改善肌酐清除率、降低血尿素氮和利尿等作用，也日益引起学者们的关注。

咳喘的治法与方药的研究，在50～60年代多以辨证治疗为主，70年代以后多主张辨证分型，对型用药。慢性支气管炎的中医疗效评定和证候分类标准的确定，推动了慢性支气管炎的规范研究。近年来有学者提出喘咳的病机除痰致病外，血瘀是不可忽略的病机之一。在依型用药的同时，也重视单方单药的应用。目前常用的有杜鹃类制剂、热参气雾剂、牡荆类挥发油、艾叶挥发油、洋金花制剂等。临床报道，有效率在90%以上。

3. 外科 新中国成立50年来，中医外科在临床和实验研究方面均取得了很大进展。随着科学技术的发展，更多的现代科学手段被应用到临床治疗和研究中来，在肛肠病、皮肤病、血管病、乳房病、烧伤等方面，从提高临床疗效着手，进行深入的实验研究，已积累了大量的材料，取得了不少成果，有的已达国际先进水平。

中医肛肠科治疗的突出优势在于疗效高、疗程短、操作简便、痛苦较少。这种优势集中表现在给药方法上，一是插药，一是注射，不仅疗效肯定，而且费用低廉。传统"枯痔钉"经多方研究不断提高其疗效，已经作为一种疗效肯定的常规疗法广泛运用于临床。20世纪70年代初，内痔的硬化萎缩和坏死脱落两种注射法也不断改进提高。"消痔灵"注射液及"四步操作法"经临床检验，疗效稳定，操作方便，且能有效防止复发。此外，各种痔疮结扎法、注射法等均获得迅速解痛的近期疗效和良好的远期疗效。总之，中医肛肠外科在治疗痔疾方面已经取得了公认稳定的临床经验并已广泛普及应用。而随着中医外科总体水平的提高和临床科研工作的深入，中医方法治疗肛周脓肿、高位复杂性肛瘘、直肠脱垂等疾病也取得了肯定的疗效。

中医药的广泛运用，提高了真菌病、湿疹、皮炎的临床疗效，对疑难疾病如结缔组织病、银屑病等的治疗也取得了明显成绩。中医治疗银屑病的经验之一是辨病与辨证相结合。有学者根据有关资料，选用中药抗感染复方治疗银屑病疗效良好，在辨病辨证结合指导下筛选出"银屑1号"方药，不仅近期疗效显著，疗程短，而且无毒副反应。20世纪80年代以来，不少学者采用中药加长波紫外线照射治疗银屑病，在着眼临床有效方法和药物疗效的同时，也开展了银屑病病理及疗效方面的实验研究。近年来，中药治疗银屑病的临床药物筛选工作已深入进行，药物筛选、剂型及给药途径的研究取得了显著成效，从而为临床治疗拓宽了视野和手段。

中医药治疗烧伤，是我国烧伤治疗领域的一个创举，不论性别、年龄、烧伤原因及程度、有无并发症等，均可适用。经研究证实，其优势在于：①中药内外兼治可降低烧伤后的血管通透性，改善水电解质紊乱，维持有效循环血量和肾血流量；②废除禁食以早期恢复消化道功能，利于促进机体抗休克功能；③通过改善循环而减少体液外渗，创面不利于细菌生长而控制感染；④清热解毒药与扶正固本药辨证运用，可控制败血症发展并提高机体免疫功能。20世纪90年代以来，烧伤外敷中药制剂已广泛应用于临床，由苦参、紫花地丁、冰片等制成的"烧伤涂膜剂"用于烧伤后暴露疗法，疗效显著。此外，油剂、糊剂、膏剂、散剂、酊剂等也均广泛试制使用。

乳腺增生症的中医治疗已经被近30年来的临床效果所确认和肯定，各种内服、外用药物处方被广泛研制并用于临床。急性细菌性乳腺炎是中医治疗的长项，多种治疗手段如内服中药、外敷中药、针灸、按摩等均有悠久而肯定的临床疗效。中医外敷局部用药治疗蜂窝组织炎等皮肤感染，可使药力直达病灶，是中医治疗疮疡的传统优势所在。中医治疗脱疽（血栓闭塞性脉管炎），在传统治疗经验的基础上，90年代有所突破，除内服外敷中药外，用中药离子导入治疗，可使患肢微血管扩张，血管痉挛解除，血液加速，供血量增加。此外，中医外科治疗糖尿病性坏疽、血栓性静脉炎的临床疗效也日益稳定和增强。

4. 妇科　建国以来，中医在妇科理论、方药、计划生育以及妇产科疾病等方面进行了大量研究，使中医妇产科体系得到不断充实和完善。不少学者根据肾主生殖的理论，借助现代科学技术和研究手段，经过近30年的努力，对肾-天癸-冲任-子宫的关系做了较系统的研究，提出了肾-天癸-冲任-子宫是构成女性生殖轴的学术观点。对月经疾病的研究也颇为广泛，特别在临床论治月经失调、痛经、闭经、崩漏以及月经前后诸症、绝经前后诸症等疾病的研究方面成绩卓著。20世纪80年代以来，根据瘀、寒致痛的机理，对痛经的临床辨证分型和治疗进行研究，研制出了一些收效快的成方，应用于临床，收到较好的效果。对子宫内膜异位症所致痛经的病因的探讨也日益深入，治法颇丰。对崩漏的研究，在理论、概念、病因病机、治法、方药等方面都取得了可喜的成绩。中医对带下病的治疗，具有疗效确切、效率高、给药途径广泛、毒副作用小的优点，尤其是一些局部使用的熏洗剂、冲洗剂、散剂、粉剂，更有简、便、效的特点。因而丰富了中医治疗带下病的内容，促进了中医妇科临床的发展。

5. 儿科　中医儿科是中医药学的重要组成部分。与其他学科一样，现代中医儿科学在文献整理和理论、临床等研究方面均取得长足进展，为中华儿童的保健事业，做出了应有的贡献。文献研究方面，集中全国力量编写高等院校中医儿科教材及大型教学参考书，整理出版著名中医儿科专家的经验，撰写专著，对疑难病症进行深入系统研究。理论方面，对小儿生理、病理特点进行研究，对证的规范化、客观化以及诊法、治法内容进行探索。如诊法方面，在传统诊指纹方法的基础上，发明了舌面红点及山根色诊的方法。临床研究方面，其科学性不断增强，常见病多发病疗效大幅度提高。对疑难病症的深入研究，使疑难病症治疗也有了可喜的苗头。如中医治疗新生儿溶血症取得较好效果，对于广大农村基层及偏远地区治疗本病具有积极意义。对小儿肾炎的中医治疗原则，在20世纪80年代后期进行了较多的集中研究，其重点是活血化瘀和清热解毒，这主要基于对小儿肾炎病理病机的特殊认识，也结合了现代医学的一些理论，当两种治疗原则相结合后，治愈率及有效率均较高。这些原则不仅适用于急性肾炎，也适用于小儿肾病综合征的治疗，尤其对防止西药治疗停药后出现的反跳现象，具有积极的意义，使其复发率明显降低，值得进一步研究。

此外，现代中医学在五官科、骨伤科、肿瘤科、男科及养生与康复等方面，都取得了丰富的研究成果，获得了较大的繁荣和发展。

三、针灸学

新中国成立以来，中医针灸和经络的研究进入了空前的发展阶段，取得了巨大的成就。针灸的发展，大致可分为四个阶段：第一阶段，即20世纪50年代，主要是推广普及针灸学基础知识，办针灸学习班，编写针灸读物及进行一般性的临床总结。第二阶段，为60年代，比较广泛地进行针灸临床及针麻临床的研究，并且开展了对针灸治病原理及针麻原理的一般性研究。第三阶段，为70年代，开展了大规模有组织的、广泛而深入的对针麻临床和针刺镇痛机理的研究。第四阶段，为80年代，针灸临床与机理的研究和针麻临床与机理的研究，进入更加有领导有组织有计划的巩固发展与提高的阶段。

70年代以来，针灸临床在治疗一般痛症的基础上，逐渐扩展到针刺治疗冠心病心绞痛、胆石症、胆绞痛、急性菌痢、急性黄疸型传染性肝炎，艾灸至阴穴治疗胎位不正等病证，且取得较好的疗效。在毫针疗法的基础上，也出现了许多新针疗法，如梅花针疗法、耳针疗法、头针疗法、面针疗法、眼针疗法、鼻针疗法、口针疗法、手针疗法、足针疗法、腕踝针疗法、水针疗法、电针疗法、蜂针疗法、穴位埋线法、穴位激光照射疗法、穴位磁疗法、穴位超声疗法、穴位微波针疗法、冷冻针疗法等等。大量临床实践和实验研究资料表明，针灸对机体的各个系统、各器官具有多方面、多水平及多途径的调整作用。针灸对心律、血压、外周血管功能、左心功能状态、冠脉功能状态、脑血管、内脏血管功能，对消化系统功能、免疫系统功能、植物神经系统功能、子宫收缩功能等有明显的调整作用，对肺脏呼吸运动、支气管平滑肌运动、通气量、肺活量、气道阻力、膈肌运动，对肾脏泌尿功能、输尿管运动、膀胱运动以及尿道括约肌舒缩功能等有一定的调整作用，对交感肾上腺髓质系统机能具有双向调节作用，对神经系统则有多方面、多水平的调整作用。

针刺麻醉是在临床针刺止痛和外科治疗上述合并症的基础上创造出来的一种新的麻醉方法，针麻手术创始于20世纪50年代末，最初报道是用针刺镇痛代替药物麻醉成功摘除13例扁桃体手术。从1980年以来，在对过去针麻手术病例认真总结的基础上，为了解决针刺镇痛不全的缺点，创用了针药复合麻醉方法，即以针刺镇痛为主，辅以小剂量药物进行手术，从而提高了手术成功率。目前已通过鉴定的针麻手术有前颅窝手术、颈椎前路手术、甲状腺手术、拔牙术、剖腹产手术、肺切除手术、腹式输卵管结扎术、腹式全子宫切除术等。

40多年来，我国科研工作者在应用检测生物电学方法、放射性核素示踪显影方法以及声、光等现代科学技术和手段研究经络现象和实质方面，积累了大量资料，取得了显著成就。对循经感传现象的出现和形成机制、影响因素、与神经和神经疾患的关系、以及在诊治病症方面的作用进行了研究，对经络与神经系统、与脉管系统、与神经体液调节系统等方面的关系也进行了深入研究。研究表明，中医学的经络是一个大的概念，它包括了西医学中的脉管系统、神经系统和神经体液调节系统（含内分泌系统）的部分形态和功能以及病理现象的综合体，也可能包括尚未被认识的某些结构与其功能。

四、中药事业

中药是我国劳动人民在长期同疾病作斗争中积累起来的经验总结和智慧结晶，对中华民族的生存繁衍做出了巨大贡献，至今仍是我国人民防治疾病、卫生保健的重要物质手段。建国以来，我国的医药工作者在遵循中医药基本理论和传统知识、经验的基础上，运用现代科学技术方法，积极开展了中药科学研究，取得了丰硕成果，促进了中药事业的蓬勃发展。

20世纪50年代初期，我国多数城市居民和几乎全部农村居民主要依靠中医中药治病，中药材主要是私人经营。1955年，商业部成立中国药材公司，从此结束了中药材分散经营和私营商业起主要作用的局面，中药由一家一户分散经营，走上国家管理统一经营的轨道。1977年，商业部与卫生部、国家计量局协作，经调查研究决定，从1978年起，中药的计量单位由旧制改为公制，中医处方计量改钱为克，并统一了全国中药计量单位，改变了几千年来的中药计量习惯。1979年，中药由商业部移交国家医药管理总局管理。1988年成立国家中医药管理局，中药从国家医药管理总局移交国家中医药管理局管理。这是我国中医药管理体制的又一次重大改革，标志着中药事业进入一个新阶段，改变了过去中医中药多年互相分离的管理和中药的从属地位，推动了中医药事业同步发展和振兴。

现代中药事业在中药材生产、中药饮片工业、中成药工业、中药商业流通、中药科研以及中药教育等方面都取得了巨大成就。在国家计划指导下，通过调整生产布局，建立生产基地，保护、开发、利用野生药材资源，中药材生产、收购都有很大发展。1958年国务院发布关于发展中药材生产问题的指示后，中药材开展了异地引种试种、野生药材变家种、家养的工作。动植物野生变家种、家养成功的药材达50~60种。引种成功的新产区，其药材产量大幅度提高，一些过去靠进口的药材已能自产，有的还可出口。建国以来，全国共组织了3次药材资源大普查，分别在1958年、1966年和1983年，其中1983年是规模最大的一次，根据国务院的决定，从1983年起，由国家医药管理局、农林部、卫生部、经贸部、国家统计局、中国科学院组成了全国中药资源普查领导小组，制订了以360个品种为重点的《普查方案》，在全国进行中药资源大普查，全国各地4万余专业人员参加。这是中药发展史上的一件大事。

中华人民共和国成立50年来，中成药生产经历了从前店后场到工业化生产的巨大变化。1973年国务院批转商业部和国家计委《关于改进中成药质量的报告》，要求加强中成药科研工作，改进机械设备，搞好生产，提高质量。这是使中成药生产由手工向机械化、工业化发展的重要文件，使中成药工业在科研、生产、质量管理等方面发生了深刻变化。目前，全国有600多个中成药药厂，生产剂型40余种，品种5000多个。1983年国务院批转国家医药管理局《关于中药工作问题的报告》，第一次提出了对中药饮片工业的改革，确认饮片生产为加工企业，并给予政策倾斜和优惠，使中药饮片工业开始进入了一个新的发展时期。为了振兴饮片工业，从1984年起，国家医药管理局每年召开一次全国中药饮片生产、质量会议，对中药饮片生产的技术进步起到了显著的推动作用。

在发展中药材生产、中成药迅速向工业化发展的同时，中药商业也有了很大发展。首先，中药需求领域日益拓宽。现在需要中药的领域，除中医外，还有中西医结合医生和部分西医，在回归自然及绿色思潮的影响下，食品、药膳、保健品、卫生用品、化装品等方面应用中草药的需求日益增多。其次，中药商业内部结构发生了深刻变化，形成从生产、收购、加工、储运到批发零售基本覆盖全国城乡的购销体系和整体网络。近几年又初步建立起与物流系统配套的信息网络。

建国以前，我国中药科学研究几乎是空白。建国以后，特别是党的十一届三中全会以后，中药科研和教育事业得到了前所未有的发展，科研机构不断增加，科研条件日益改善，科研队伍不断壮大，研究领域逐渐扩展，研究水平不断提高。中药教育从1953年开始，陆续在北京、天津、上海、山东、吉林等省市开办了设中药专业的中等卫生学校。1958年，河南中医学院首先创办中药系，同年，四川省药材公司创办峨眉中药学校（现四川省中药学校）。药学院校也逐步增设了中医药基础理论课程，为中药科研、生产输送人才，并为兴办中药教育尤其是高等中药教育，培养了一批师资。

五、中药研究

新中国成立以后，国家十分重视中药的科研工作，在1956年的医药科学研究12年规划中，明确提出中药研究的任务是：①完成中药品种和方剂的调查，鉴定品种，统一名称，制定标准规格；②完成中药主要方剂的理论和疗效的研究，找到防治国内人民主要疾病的有效方剂；③了解重要中药方剂的药理作用，完成中药方剂剂型改革的研究工作，创造中药新剂型。从此，全国开始了有组织、有计划的中药科学研究。研究内容也从过去局限于对中药的生药学、植物化学和药理研究，扩大到了药用植物的栽培、药用动物的饲养、良种选育、微生物学、组织培养、化学分析法、药剂学以及中药炮制和史料整理等方面。

我国是世界上药用植物资源最丰富的国家，对药用植物栽培研究具有悠久的历史，积累了丰富的经验。但中药野生品种多，受自然条件影响明显，产量不稳定，为了高产稳产，保证药材供应，以满足国内外对中药日益增长的需求，国家重视有计划地开展了中药材的生产研究。40多年来，我国在巩固发展道地药材生产、药用植物的引种、良种繁育、栽培、病虫害防治以及生物技术研究等方面，获得巨大成就，尤其在药用植物的生物技术研究方面，包括快速繁殖、细胞培养及基因工程等取得迅速进展。随着基因工程研究的深入，转基因药用植物的研究在我国已初露锋芒，这一领域的研究成果将在药用植物栽培育种方面，在利用植物这个"活反应器"生产昂贵医药生物技术产品如干扰素、抗体、胰岛素等方面开辟一条新的途径。在药用动物养殖技术研究方面，以生产为目的对动物的驯化，在理论和应用技术上我国均走在世界前列。驯化是野生动物变家养的重要环节，可有效地提高动物生产性能、产品质量，并便于饲养、繁殖、疾病防治和产品采收。目前我国人工养殖的药用动物约有30种。

从20世纪70年代开始，中药鉴定逐步采用了多种现代技术手段来评价药材的质量，利用化学成分、遗传特征、理化性能进行中药原植物的研究，亦取得不少成果。为了澄清常用中药品种的混乱，在"七五"、"八五"期间，国家医药管理局和中医药管理局组织全国科研、教学单位合作进行"常用中药材品种整理和质量研究"，经过10年的努力，对220种中药，从文献查考、药源调查、动植物分类鉴定、性状组织学研究、商品药材鉴定、有效成分研究、理化鉴别、定量分析、采收加工、药理活性等十个方面进行了系统的研究。80年代扫描电镜技术的应用，为中药材组织结构的细微差异提供了亚显微三维结构的特征，从而区别了显微镜下不易区别的结构，把中药材鉴定推向新的水平。近年来中药鉴定研究的对象不仅是单味药材，而且已扩大到中药复方与中成药分析。《中国药典》1985 年版收载中成药 207 种中，近 80% 的品种有显微和化学的定性鉴别，10 种有化学定量检测。中药制剂质量检测的研究，正在逐步改变"丸散膏丹，神仙难辨"的状态。1990 年版《中国药典》收载成方制剂 275 种，收载含量测定的药材及单味制剂 71 种、成药 16 种。将几百种以成方、验方为依据的中成药用法典形式予以肯定，这对继承和发扬祖国医药学遗产具有重大意义。近年来，各地中成药生产技术改造发展迅速，制药装备不断更新，也为中成药的生产和科研带来了新的活力。

中药化学是研究中药有效成分的科学。研究中药的有效成分是阐明中医用药治病和开发有效新药的物质基础，因此是中药现代化的关键。由于历史条件的限制，我国 20 世纪初才开始应用近代科学技术研究中药化学成分。50 年代，我国学者研究的中药主要有贝母、防己、黄连、槐花等几十个品种。从萝芙木中提制出总生物碱"降压灵"。60 年代，研究的中药主要有南瓜子、青风藤、紫草、乌头、罗布麻等 10 多种。从国产长春花中获得长春碱及长春新碱。由于各种分析仪器的逐步引用，迅速改变了经典的化学方法，推动了中药化学研究的发展。70 年代以来，中药化学的研究获得举世注目的成就，我国学者研究的中药青蒿、喜树、天麻、海南粗榧、唐古特山莨菪、丹参、葛根、天花粉、川芎、黄芪、当归、人参、五味子、甘草、冬虫夏草、青黛等约 200 余种，取得了像青蒿素及口服双氢青蒿素、莪术油、斑蝥素及去甲斑蝥素、猪苓多糖、靛玉红及异靛甲、川芎嗪、葛根素、α－联苯双脂、山莨菪碱、天花粉蛋白等国际社会公认的中药化学研究成果。

中药药理研究主要是对中药单味药及其有效成分的药性、功能、归经、主治、配伍及方剂等进行研究。在单味中药的系统药理研究方面，在以往对人参、黄芪、甘草、乌头、附子、大黄、黄连、贝母、延胡索、当归等做了较系统的药理研究的基础上，麻黄碱、小檗碱、甘草酸、汉防己碱、延胡索乙素等成分已广泛应用于临床。近年来在研制治疗心血管疾病、抗癌、抗微生物感染和作用于神经系统疾病的新药中，发现了许多有临床应用价值的成分，引起了广泛的关注。在药性理论研究方面，通过对性味、归经、反畏等的研究，已初步认识了中药的药性作用分类的规律性。对一些中药炮制的意义和价值也进行了探讨。中药配伍是体现药性理论的单元，又是组成方剂的基础。目前，对于中药或中西药配伍的药理研究，还局限于协同、拮抗、相加等相互关系上，而中药配伍理论中许多与治疗应用、方剂组织有关的内容尚待科学探索。

对中药方剂的研究，大量工作还是近一二十年开展的，在研究内容上，主要有药效学、作用原理及复方配伍。药效学的研究主要围绕常见病、多发病、难治性疾病等临床需要展开。作用原理的研究则广泛利用其他学科的新进展、新技术、和新方法如同位素、电镜、生化学、免疫学、组织培养技术等，以促进其原理的进一步阐明。在配伍研究方面，通过拆方分析、正交试验等，对复方中诸药味的作用进行析因分析，论证君臣佐使的组方原则和药味间的相须、相使、相杀、相恶或调动作用，以阐明方剂中各药物的作用和配伍的合理性。

根据中药传统分类的功能和治法的药理研究，自 20 世纪 60 年代初对肾的研究开始，开展了补肾研究，继而对脾、气、血、阴、阳等补法也进行了大量探索，特别是内分泌系统、呼吸系统、血液系统、以及骨伤科疾病等的防治，取得可观的成就，影响所及几乎囊括了临床各科。围绕大量补的药物和方剂进行的药理学研究有了较大的进展，并取得了一定的成绩。近 20 年以来，活血化瘀、清热解毒以及攻里通下等治法，以药理学为主体的研究也相继展开并取得显著成绩。

中药药理研究取得了丰硕的成果，已成为继承发扬祖国医药学遗产工作中的重要组成部分，对人民医疗保健事业做出可喜的贡献。从发展趋势看，突出中医药特色，系统进行单味药药理研究，将是中药药性理论和复方研究发展的基础。

第五节　中西医结合医学

应用现代科学方法，发掘、整理和研究祖国医药学遗产，以丰富和发展我国的医药科学，这就是中西医结合。中西医结合适合我国国情，是我国医疗卫生事业发展的鲜明特点。

一、背景

1949 年以来，党和政府明确提出，在继承发扬中医药工作中要实行中西医结合。1956 年，毛泽东在与音乐工作者谈话中指出："把中医中药知识与西医西药知识结合起来，创造我国统一的新医学新药学"，最早提出了中西医结合并赋予明确的内涵与目的。中西医结合从此由无到有、由小到大、由浅入深，做了大量工作，取得了显著成绩。

建国之初，单靠西医或中医都不可能迅速改善人民大众的医疗条件和卫生状况，中西医团结合作是当时的政治形势和人民卫生工作实际的迫切需要。为了稳定政治局面和顺利完成艰巨的人民防病灭病工作，中西医之间必须尽快建立起巩固的统一战线，这正是"团结中西医"这一卫生方针制定的社会背景。毛泽东在第一届全国卫生工作会议题词："团结新老中西各部分医药卫生工作人员，组成巩固的统一战线，为开展伟大的人民卫生工作而奋斗！"不仅为解决会议期间中西医之间发生的矛盾起了决定作用，而且成为会后处理中西医关系一直遵循的指导思想。由于受以余云岫为代表的废止中医派思想的影响，卫生部在 1951 年发布了《中医师暂行条例》、《中医诊所管理暂行条例》等限制中医发展的文件，使执业中医受到极大的限制。在对现有中医进行严格限制的同时，只是一味地改造中医而完全杜绝产生新中医的教育，中医很快灭亡将是必然结果。毛泽东在"三反五反"运动中发现了卫生部存在的问题，及时对轻视、歧视中医的错误态度和做法进行了批判和纠正。1954 年 10 月，中央文委党组递交《关于改进中医工作问题给中央的报告》，建议成立中医研究院，吸收中医参加大医院工作，扩大和改进中医的业务，改善中医的进修工作，加强对中药的产销管理，整理出版中医书籍，中华医学会应吸收中医参加，使之成为全国医学界的群众性学术团体。这些建议的获准执行和逐步落实，证明了中医学的科学价值，增进了中西医之间的相互了解和团结。从 1955 年开始，先后在北京、上海、广州等地举办了为期二年半西医离职学习中医班，在"系统学习、全面继承、整理提高"方针的指导下，培养出了既懂西医又懂中医、掌握两套技术的"中西医结合"的新型医务工作者，为中医和中西医结合事业的发展奠定了坚实的基础。

1962 年《卫生部党组关于改进祖国医学遗产的研究和继承工作的意见》将"中西医结合"概念限定在中西医团结合作的初级形式，对西医学习、研究中医和综合医院中医科的建设进行了限制，随后中西医结合工作进入低潮。1970 年周恩来主持召开了全国中西医结合工作会议，对中西医结合研究成果进行了表彰，并在会议期间接见了全体与会代表，肯定了中西医结合工作成绩，指明了今后努力的方向。这次会议之后，中西医结合工作再次掀起高潮，各级卫生部门采用多种形式大办西医学习中医班，一支中西医结合队伍逐渐形成。

1980 年 3 月，卫生部召开了全国中医和中西医结合工作会议。会议总结经验，重申党的中医政策和中西医结合方针，提出中医、西医、中西医结合三支力量都要发展，长期并存。这是一个适合中国现实情况和科学发展规律的正确决策，使医学界的思想在这一正确方针的指导下统一起来，是这次会议的重大成功，这一功绩将永远载入中国医学发展的史册！1981 年 7 月《中西医结合杂志》创刊，同年 11 月中国中西医结合研究会成立大会暨全国中西医结合学术讨论会在京举行。《中西医结合杂志》在 1994 年改为《中国中西医结合杂志》，在 1999 年全国 2804 种自然科学期刊中其被引用频率名列第一，其科学性和应用性得到了社会的认同。中西医结合研究会于 1991 年改称中西医结合学会，全国各省市建立了分会，并先后成立了 30 多个专业委员会，深入开展了中西医结合临床和理论研究工作，对促进中西医结合事业做出了重要贡献。

二、基础理论研究

中医基础理论的中西医结合研究从 50 年代开始起步，采用现代科学方法，主要是现代医学方法，对阴阳学说、藏象学说、诊法原理、证本质及治则治法等中医基础理论进行研究。阴阳学说的研究主要从方法论意义、生理病理诊疗模式、特定生理病理诊疗含义等不同层面展开。藏象学说的研究主要在藏象学说的解剖意义及五脏的生理功能如肺主水、心主血脉、肾主骨主生殖等方面，尤其在先天之本"肾"和后天之本"脾"方面有较多进展。经络研究在 1956 年被列入全国自然科学发展规划重点项目。1964 年正式成立经络研究所。20 世纪 70 年代，经络研究进入一个以探讨循经感传等经络现象为中心的新阶段，总结出"肯定现象、探索规律、提高疗效、阐明本质"的研究指导原则。90年代，经络研究被列入国家高科技研究计划——攀登计划。中西医结合诊法研究主要是舌诊和脉诊的研究，包括舌、脉诊客观化方法及仪器，舌、脉诊原理的研究。

在证本质研究中，证候诊断规范化包括疾病的辨证分型规范和证候诊断规范。20世纪70年代，参照中西医结合对多种常见病的治疗研究，制定了多种疾病的中西医结合辨证分型标准。1995年，《中医病症分类与代码》国家标准正式发布。编制中医病证诊断疗效标准的工作始于1983年，经过一期、二期工作，至1994年，包含9科406病证的《中医病证诊断疗效标准》正式发布。在证候研究中，虚证研究较多，虚证诊断规范的进展也较大。1982年在广州召开的全国中西医结合虚证与老年病防治学术会议，制定了心虚、脾虚、肺虚、肾虚、气虚、血虚、阴虚、阳虚的辨证参考标准。这一标准在1986年的郑州会议上进行了修订，具有较强权威性，受引用较多，且在大量中医证候实质研究工作的基础上将实验室指标引入了中医辨证。证候实质的研究，主要开展了肾脏证候研究、脾脏证候研究、心脏证候、肝脏证候、肺脏证候、温病卫气营血以及三焦证候的研究，尤其以脾虚证、肾虚证、血瘀证的研究为重点。在研究指标上，基本能紧跟现代医学发展的前沿。

治则治法的中西医结合研究主要是以扶正培本、活血化瘀、通里攻下、清热解毒等研究为主。有关骨折治疗"动静结合"原则的研究，在50～60年代，天津医院创立了"动静结合、筋骨并重、内外兼治、医患配合"的中西医结合治疗骨折新疗法，该疗法以内因为主导，小夹板固定为特点，手法整复和功能锻炼为主要内容，具有复位好、功能恢复快、疗程短、痛苦小等优点。在1963年罗马第二十届国际外科年会上，小夹板固定治疗前臂骨折的论文，引起了国外学者的兴趣。1964年国家科学技术委员会组织全国中西医专家进行了鉴定，认为这是一项重大科研成果，建议普及推广。《中西医结合治疗骨折》一书1966年由人民卫生出版社出版，1970年再版，并译成德、日文在国外发行。

证候动物模型的研究，在60～70年代中期，由于研究模型种类少，没有形成趋势或集约力量，因而在中医界未产生影响。1976年以后，随着中医研究重点从病向证转移，研制证候动物模型成了中医界的要求，此项工作得到迅猛发展。由于研究的不断增加，学术上日趋成熟，中西医结合界要求从组织、理论上加以把握，促使它从前学科走向常规学科。80年代末至90年代，中医动物模型实验研究继续呈现加速发展，并向多方面拓展，其理论研究已成体系，实际应用取得突破性进展，病证结合的动物模型纷纷建立，同时，其研究与应用也得到了国家自然科学基金及新药审批办法的鼓励。

在80～90年代，以血瘀证和藏象生理学研究及证候实质研究为代表的基础理论研究和诊法研究得到迅速发展，藏象及其证候的研究、四诊检测方法的研究等均列入国家"七五"中医攻关项目，研究系列化，有组织地协作进行，成绩突出。中医、中西医结合基础理论研究发展到高峰，取得大量成果。为适应当今系统医学时代的需要，我国中西医结合基础理论研究正进入一个重视建立整体医学新思路与方法的阶段。

三、临床医学成果

建国以来，中西医结合临床医学经历了由兴起到发展到繁荣的成长过程。

中西医结合内科在 50～60 年代中期，逐步开展了用中、西医两种方法诊治内科疾病。至 70 年代末，在某些局部已取得一定成就，这期间研究较多的主要有呼吸系疾病、消化系疾病、心血管疾病、泌尿系疾病、血液病等。80 年代初至 90 年代，中西医结合内科获得迅速发展并日益繁荣，研究病种日益广泛，几乎涉及到内科的各种疾病。全国范围内相继成立了研究协作组，在大量临床实践的基础上，制定了统一的辨证分型和疗效评定标准，使诊断规范化，疗效客观化，并总结出不少有效的治疗方法和方药，临床疗效进一步提高。继续重视单方单药的研究，发现了一批活性较强的新结构成分，研制出了大批疗效确切的新药。为适应临床需要，对古方今方进行剂型改进，新剂型的研制有了很大发展。随着近年来对急症的重视，注射液剂型的研究取得了不少令人瞩目的成就。

中西医结合外科在 60 年代中期，在大量临床实践基础上摸索出一些中西医结合的手术与手术疗法的适应症，在西医诊断的基础上结合中医传统的诊疗方法，就一般外科感染、急腹症、乳腺病、烧伤、肛肠直肠疾病等病症进行中西医结合研究。临床经验的积累，促进了中西医结合外科的发展。至 70 年代末，已初步提出了一些指导中西医结合诊断与治疗的新的观点与原则，并对外科疾病中西医结合治疗中存在的部分难点如阑尾炎复发、胆道排石不彻底等问题做了进一步研究，包括外科疾病病因的中西医结合研究。80 年代以来，在诊断方面，采用了现代医学先进的检查手段与中医辨证分型有机结合，多学科、多途径、多指标，同步测试，相关分析寻求中西医更多的结合点；在治疗方面，引进现代医学方法与传统中医治法相结合，研制新的中药剂型，扩大了中医外科的治疗范围，提高了治疗水平，如中西医结合治疗烧伤的研究，使烧伤治疗学有了进一步发展；在理论研究方面，进一步深入开展中西医的疾病发病机理及中医治疗作用原理的研究，如中西医结合外科针刺麻醉手术及针麻原理的研究、通里攻下法治疗急腹症的研究等，进而丰富与提高了中西医结合理论。

妇产科领域的中西医结合工作开展广泛，成绩显著，尤其在中西医结合治疗宫外孕、子宫内膜异位症、不孕症、妊娠高血压症及生殖免疫性疾病的研究方面更为突出。这些研究继承发扬了中医妇科学的理论与诊疗实践，并为其现代化、客观化提供了科学依据，丰富了现代妇科学的内容，促进了我国医药卫生事业的发展。

中西医结合儿科在 70 年代的突出进展是总结辨证论治规律、突出中医特色，同时进一步提高临床疗效。1973 年至 1976 年全国防治小儿肺炎协作组经过 3 次研讨，制订了小儿肺炎辨证分型标准，总结了各证的辨证要点及治法方药，是中西医结合儿科走向规范化的里程碑。80 年代以来，中西医结合儿科逐渐步入了系统深入的健康发展道路，对小儿肺炎、小儿腹泻、小儿厌食、小儿肾炎、小儿癫痫等疾病进行了大量的临床与实验研究，同时在新生儿疾病及小儿急性传染病等诸多领域也取得了丰硕的研究成果。在小儿急性传染病方面，中西医结合的优势日益得到发挥，在诊治麻疹、白喉、百日咳、痄腮、猩红热、流行性乙型脑炎、小儿麻痹症、中毒性菌痢方面均取得较好的成绩，尤其在防治乙脑、小儿麻痹症、中毒性痢疾等方面进展卓著。而中西医结合治疗小儿肾病综合征，因其可拮抗激素的副作用及并发症、防止撤减西药后的反跳现象，而被临床广泛采纳。

耳鼻喉科的中西医结合工作在 50 年代中期至 60 年代中期作了探索和尝试，以中西医综合治疗为起点，对一些常见病证进行分析总结，注重发挥中西医在耳鼻咽喉科有关疾病不同阶段治疗方面的特点和优势，不断提高疗效。至 70 年代末，在临床研究不断深入的基础上，采用科学实验研究方法，在理论与临床结合研究方面开始了新的探索。临床经验的积累与总结，为中西医结合工作的进一步发展奠定了基础，使其在研究思想及水平上有了提高，促进了新观点、新研究手段的产生、形成和推广应用。中西医结合工作，已从中医药在临床中的运用，提高到对中医治法的运用与研究。如活血化瘀法用于耳鼻咽喉科相关的急、慢性炎症的治疗，取得了较好的疗效。80 年代以来，中西医结合基础理论多方位、多途径的深入探索，与现代科学技术及临床的有机结合，提高了研究的整体水平，加速了中西医结合工作进程。中西医结合治疗耳聋、变态反应性鼻炎、美尼尔氏病及耳鼻咽喉科感染性疾患的研究获得较大进展，临床疗效进一步提高。至 90 年代，全方位的中西医结合工作的深入开展与专题性重点研究，使耳鼻咽喉科中西医结合工作步入以现代化科学实验方法从基础理论到临床实验等多方面探索研究的新时期。

50 年代初，中西医结合眼科大都采用西医检查，中医辨证分析对眼病进行治疗。西医学习中医后，眼科的中西医结合工作有了长足发展。50 年代末，开始了对中西医结合治疗白内障的研究，经过多年大量的临床实践，总结出一条中西医结合的特定的手术方法，即在中医针拨白内障的基础上，发展为套、吸、夹等多种方法，具有方法简便、术时短、切口小、愈合快、病人痛苦少、视力矫正良好等优点，多次通过鉴定为中西医结合的科研成果。80 年代以来，眼科的中西医结合工作有了迅速的发展，从诊断、治疗、科学研究等方面得到了升华。在诊断方面，人们利用先进的现代仪器和检查手法，与中医辨证分型相结合，对各种疾病进行探讨。在常见内眼疾病的中西医结合治疗方面，逐步实现了根据中西医理论辨病与辨证相结合，进行中西医结合治疗。特别对一些眼科疑难症，中西医结合治疗收到良好效果。而手术前后的用药，为眼科的中西医结合开辟了一个新的领域。根据病人术中、术后的反应进行辨证，给以中药治疗，可以减轻术后反应、促进创口愈合、加速恢复和提高视力等，收到了满意的效果。总之，眼科的中西医结合工作，经历了中西药结合、辨病与辨证相结合、现代仪器检查与辨证分型相结合以及理论研究、临床研究、实验研究等不同的历史阶段，均取得了一定的成就，为我国的中西医结合事业做出了贡献。

【小结】

回顾百年现代医学的辉煌成就，总结若干重大领域的进展和经验，会使我们更深刻地理解现代医学，更理性地思考未来医学的发展趋势。

综观新中国60年的中西医结合工作，尽管道路曲折，但却成绩卓著：中西医结合为防治疾病提供了新的有效途径，提高了医疗水平；发展了中医理论，扩大了辨证内涵，丰富了现代医学内容；扩大了中药的应用，促进了新药的研制与开发；推动了中医药走出国门、走向世界。

1. 为什么说"人类基因组计划"是"大科学"？

2. 以现代生物技术在医学上的应用为例，分析科学技术的双刃剑作用？

3. 人类在20世纪防治传染病的过程中有哪些经验教训、试分析之？

4. 医学科学发展的日益全球化趋势给予我们那些启示？

5. 中国现代医学的主要成就有哪些？

6. 中西医结合兴起的历史背景是什么？

7. 当代中国医学面临哪些主要问题？

第八章　当代中西医学的发展趋势

随着科学技术的进步和人类对健康的需求不断增高，当代医学和卫生保健事业已发展为既高度分化与又高度综合的学科体系和卫生服务体系。医学各学科之间相互促进、相互渗透，医学与其他自然科学和人文社会科学之间的相互交叉、相互联系增多。当代医学的发展呈现出明显的时代特征与新的发展趋势。

第一节　当代医学发展的特点与趋势

21世纪是生命科学主导的世纪。医学作为生命科学最重要的组成部分，呈现出许多新的特点。把握医学发展的脉络，瞄准医学发展的前沿，对研究制定正确的医学发展战略与规划，促进医学技术和卫生保健事业迅速发展有重要意义。

一、医学的学科分化、交叉与综合

20世纪50年代以来，在新技术和新知识的影响下，医学正在向深入分析与整体综合相结合的方向发展。这既是科学思想转变和科学方法更新的结果，也是医学技术和卫生保健事业发展的客观要求。分子生物学的建立和以基因工程为核心的生物技术迅速发展，使医学研究从细胞深入到了亚细胞、分子水平以至量子水平，从微观层次阐明了各种生命现象和疾病的病因及发病机制，为新的疾病检测技术和临床防治策略提供了理论依据。当代复杂性理论和非线性科学的发展，使人们认识到，要了解人体这个复杂系统，不仅需要深入分析研究，而且也需要整体性与综合性研究。人类的许多疾病，尤其是各种慢性病需要从整体性上探讨多重因素的综合影响。

（一）医学研究的深入与分化

医学学科的分化是指原有的一门相对独立的学科，随着研究的深入而分化成两门或两门以上新的分支学科。例如，随着细胞生物学、遗传学、免疫学、分子生物学和神经生物学的迅速发展，多种细胞因子、细胞受体、细胞内信息传递和细胞间通讯被发现，生物大分子的结构和功能，特别是基因研究上的重大突破，现代生物医学正深入到分子水平对细胞活动、基因、发育和脑功能进行深入探索，从而使解剖、组织、生理、病理、病生、生化和药理等基础学科向分子水平迅速发展，形成了诸如分子形态学、分子生理学、分子病理学、分子药理学、分子免疫学、分子内分泌学、分子肿瘤学、分子心脏病学等一大批新的医学学科。在基础医学向分子水平深入的同时，临床医学和预防医学也正在进入分子水平，如在艾滋病防治方面，人们通过将HIV的基因分成碎片，查明了病毒基因的编码，发现HIV需要至少3种以上的酶共同作用才能繁殖：一种反转录酶可制造出病毒 DNA，一种整合酶可将这些 DNA 组合，一种蛋白酶可将功能性的病毒蛋白从大的前体上切割下来。医学家已经发展出能抑制其中两种酶的有效抑制剂，这些药物能很快地从根本上降低患者的病毒水平，使艾滋病患者死亡率迅速降低。有关艾滋病的这些分子水平上的研究成果，也是对付其它疾病的很好策略与方法，只要我们在分子水平上认识了疾病的基本过程，就可以鉴别出导致疾病的基因和它们的蛋白质产物，然后将目标集中在这些蛋白质分子上，用新的药物、新的疫苗或其它方法来治疗或控制疾病。

（二）学科间的交叉与综合

科学知识的整体化，又使学科之间互相交叉渗透发生新的综合。学科的交叉与综合已成为现代医学发展的又一明显的特点。学科的综合一般指两门或两门以上分支学科由于其相互之间的联系而交叉渗透而形成新的学科。学科交叉与综合的主要包括：①各医学分支学科之间的相互交叉渗透而综合。医学发展的进程表明，随着科学认识的深化和科学知识的积累，会产生新的研究对象和任务。围绕新的研究对象的新任务和新问题的解决，学科的边缘在理论与方法上互相交叉渗透，便会形成新的研究领域，产生新的综合性学科。例如，为了研究免疫现象的遗传基础，使促进了免疫学和遗传学的交叉与综合，形成了免疫遗传学；用遗传学方法研究环境因素对遗传物质的损害及其机制，便产生了遗传毒理学。②自然科学学科与医学学科之间彼此交叉渗透而综合。这是最普遍的一种方式，如数学、物理学、化学、生物学等学科已渗透到了医学的各个领域，形成了一大批交叉学科、边缘学科或新兴学科，如计量医学、医学物理学、核医学、超声医学、医学病毒学等。这些学科的形成及其大批成果的出现，有力地推动了现代医学的发展。③传统医学与现代医学的交叉与综合，如中西医结合医学，中药现代化研究。④社会科学学科与医学的交叉渗透而综合。这表明医学的社会属性正在得到人们的重视，有利于促进医学模式和健康模式的转变。

（三）医学的整体性综合研究

近十几年以来，神经、内分泌和免疫系统相互关系的研究取得了重要进展，神经—内分泌—免疫网络概念的提出，是当代医学整体综合研究趋势的重要表现。20 世纪 90 年代以来，神经科学得到了蓬勃发展。在分析研究方面，神经免疫学和神经内分泌学研究，使神经—内分泌—免疫网络系统研究深入到了分子水平。许多肽类激素的基因可以在神经细胞和免疫细胞中表达；免疫细胞可以合成激素（如促肾上腺皮质激素）和神经递质（如脑啡肽）；免疫细胞有神经递质和激素受体；神经细胞也有免疫因子受体（如白细胞介素、干扰素）。免疫、神经、内分泌通过各自释放的介质和各自的细胞受体进行信息交流和功能调节，维持内环境的稳定。

神经—内分泌—免疫网络理论的建立，即深化了对稳态机制的认识，也为利用微分子的活动研究机体整体功能提供了模式。神经系统，特别是人脑是自然界最复杂的系统，它在调控机体活动中占有特殊重要地位。神经系统结构和功能的阐明，对人类社会将会产生不可估量的影响。神经科学发展的主要趋势是充分运用各种先进技术手段，在细胞与分子水平探索神经系统正常活动与异常表现的机制，重建立体结构，为阐明神经细胞活动的本质打下基础。在当代生物医学中，从分子、细胞和整体水平对脑和神经系统进行多层次综合研究的神经生物学，正在成为新世纪的一个科学高峰。

二、医学观念与医学模式的转变

（一）医学观念的更新

医学观念是体现医学时代特征的标志之一。它与人类社会的发展水平、医学知识、文化传统等密切相关。所谓医学观一般是指人们对健康与疾病、医疗与保健、生命与死亡的总体看法。

1. 健康和疾病观　健康与疾病是一对相反相成的概念。长期以来，健康是以没有疾病为定义的。没病即健康，健康即无病。疾病被认为是有机体结构和功能上的异常。在医学史上，有两种疾病的概念轮流地占据主导地位。一种被称为疾病的本体论概念，即认为疾病是一种客观的实体，是外在的东西，是病人的异己。根据这种疾病本体论的概念，医生的任务就是通过各种诊断方法去发现这种实体，区分它们的特性，探索根除每种疾病的特异性治疗方法。另一种被称为疾病的生理学概念，即认为疾病是人体内部机能的紊乱。医生的任务是根据病人的独特性，帮助病人调理和恢复紊乱了的内部机能。在古代和中世纪，疾病的生理学概念成为指导医生实践的主要理论。在近现代，由于病理学和病原生物学的发展，疾病位置和疾病原因的发现，以及在此基础上取得的治疗学的巨大成就，疾病本体论的思想获得了统治地位。

然而，随着急性、感染性疾病的下降，慢性、退行性疾病的增加，人类对健康和疾病观念又有了新的改变。有学者提出无病不等于健康，健康并非仅仅无病，健康和疾病不是绝然对立的，在健康和疾病之间还存在着第三种状态，如某些疾病的前期或潜伏期，机体已经或正在发生某些变化，但尚未形成疾病状态；某些遗传病的疾病倾向等。有人又将此称为亚临床状态或亚健康状态。认识第三种状态对于理解健康和疾病并无截然分界，其可由量变转变为质变，对于增强预防观念都具有重要意义。

1948年，世界卫生组织成立。在世界卫生组织章程中对健康给予了一个全新的定义：健康是身体上、精神上和社会适应上的完好状态，而不仅仅是没有疾病或虚弱。世界卫生组织的健康新概念突破了以往生物模式的局限，强调了精神健康和社会适应在健康中的重要地位，对于全面理解健康的涵义，指导人们促进健康、实现全面的健康具有积极意义。随着医学的发展和人类对自身健康研究的深入，大量资料显示人类的健康除了防治疾病之外，还取决于人们的遗传因素、生活方式、自然和社会环境因素的综合影响。因此，改善和增进人类健康需要多方面的共同努力。

2. 医疗观　现代医学侧重于疾病的诊断治疗，医生所受的训练几乎只是适用于在医院里应用医疗设备处置病人，而对疾病以外的领域——预防保健极为忽视。大多数医生对此不感兴趣。美国社会医学家维克利认为，这样的医生只能回答你是否有病，而不能回答你是否健康。所以，有识之士指出，不应仅寄希望于医疗。一味指望医生来照顾与修复损坏了的零件，也不应总是期望医疗保健机构来保健健康。新的医疗观要求人们把注意力从偏重治疗转向积极的预防和建立健康的生活方式，从完全依赖医生转向更注重自己把握健康的命运。新的医疗观念是人类医学科学普及和健康文化提高的反映，是医学技术社会化的必然结果。它对于人类不断改善保健状况，促进医疗卫生事业的全面发展具有指导意义。

医疗观的另一个显著变化是由单纯技术主义的医疗观向技术—人道主义的医疗观的转变。加世纪医学技术的飞速发展，各种新的诊断、治疗仪器和设备广泛应用，而且向着高、精、尖方向发展：从 X 线机到 CT 和核磁共振仪，从心脏起搏器到人工心脏，从自动生化分析仪到 DNA 探针。毋庸置疑，高精尖的仪器设备极大地提高了诊断准确率和丰富了治疗手段，为病人带来了便利，然而，由此形成的在诊断治疗中过分依赖仪器设备，而忽视了对病人的人道主义关怀的现象，却受到了愈来愈多的批评。美国全国卫生保健技术中心在一份调查报告中指出：不断增加对机械的运用，使得医学实践丧失了人性，并产生了不堪负担的医疗费用，而且还潜伏着医学上的危机。技术——人道主义的医疗观则要求医生恰当地运用现代医学技术，热忱地为病人服务。既重视医学技术的价值，同时更要做到对病人的关怀和理解。病人需要技术，更需要人道主义的温暖和战胜疾病的信心。

3. 生死观　医学科学技术的发展，使生命与死亡这对古老的问题再次成为人类关注的焦点。人的生命究竟从什么时候开始的，在历史上就一直存在着争议，但基本上限于哲学的范畴。随着现代生殖和生育控制技术的发展，以及控制人口增长和提高人口质量已成为世界性的迫切任务，人的生命从何时开始变成了一个实际问题。然而，目前关于生命开始的时间问题依然众说纷纭，其不仅涉及生物医学的问题，而且还牵涉到社会学、伦理学和法律诸方面，并与不同的文化传统有着根深蒂固的联系。关于人的生命开始的问题主要有以下几种标准：

生物学标准：即以出现生命特征的生物学指标作为确定生命开始的标准。生物学标准在具体时间划分上又可分为几种观点：受孕之时即生命开始之日；受精卵植入子宫后为生命之始；脑电波出现后为生命开始；胎儿在体外可以存活时为生命的开始等。

社会学标准：认为人的生命开始于以胚胎发育到可以离开母体而存活的前提下，还必须得到父母和社会的承认。

复合标准：显而易见，无论是生物学标准还是社会学标准都不能完全解决人的生命开始的时间问题，因此，美国生命伦理学家卡拉汉（D. Calahan）认为，人的生命开始要根据生物学的、生理学的和文化因素综合考虑。时至今日，尚无一个公认的生命开始的时间标准，这也是导致人工流产、计划生育等问题纷争的根源。

生命观念转变的另一个重要方面是生命质量观和生命价值观的形成。自古以来，治病救人、救死扶伤是医生的天职。无论是中医还是西医，保存生命、延长生命都被视为医学的最终目的。然而，随着医学技术的发展，如人工呼吸机、静脉营养等高新技术设备的应用，可延长濒临死亡病人或植物人的生命；产前诊断技术可发现胎儿的遗传疾病。因此出现了是否应当延长那些只能凭借呼吸机生存的人的生命，是否应当让已知有明显生理缺陷的胎儿出生等问题。在这种背景下，生命质量论和生命价值论的出现，反映了现代社会对人的生命的态度的转变。生命质量论主张在尊重人的生命的前提下，更加注重提高生命的质量，强调人不

仅要活着，而且应当活得健康、幸福。生命价值论则认为，人的生命是人的生物学价值、精神价值和人格价值的统一体。它要求医学在对待人的生命、处置人的问题上，不仅应当考虑人的生物学生命，而且也应关注人的社会学生命。生命质量论和生命价值论对于现代医学如何正确处理有缺陷的胎儿、脑死亡病人、临终病人、精神病人等方面的问题都有着重要指导意义。

传统的死亡概念是"血液循环的完全停止，呼吸、脉搏的停止（1951 年 Black 法律词典）。20 世纪 50 年代以后，医学技术的进展可使心跳、呼吸停止的"死人"成功复苏，尤其是人工心脏、人工呼吸机、心脏移植等技术的应用，不仅能恢复呼吸和心跳，而且还能通过更换心脏使人继续存活。于是，传统的循环——呼吸死亡观受到了极大的挑战。在另一方面，现代医学研究表明，人体是一个多层次、多系统的复杂生命有机体。在这个复杂生命有机体中，各器官、组织的死亡并不是同时发生的，而是逐渐、分层次进行的。大脑作为人体生命系统的最高中枢，主宰和协调其他器官的活动，是生命的主导器官。在许多情况下，心脏停止跳动后，大脑、肝脏、肾脏还没有死亡。脑细胞在心脏停止跳动后十多分钟甚至几十分钟才开始死亡，在脑细胞开始死亡之前的心跳暂停而出现的意识消失，经过抢救而人工复苏。但是，如果大脑一旦出现广泛的细胞坏死，脑功能出现不可逆的停止后，即便可通过人工心肺机等措施维持心跳和呼吸，但并不能恢复大脑的功能和意识。因此，脑死亡应当作为判断人的生命死亡的标准。

1968 年，美国哈佛医学院特别委员会首先提出了脑死亡的概念，并制定了判断脑死亡的标准。同年，世界卫生组织的国际医学科学组织委员会也制定了一个脑死亡的标准：对环境失去一切反应；完全没有反射和肌肉张力；停止自主呼吸；动脉血压陡降和脑电图平直。此后，许多国家也相继提出了脑死亡的标准。到目前为止，已有美国、加拿大、阿根廷、奥地利、澳大利亚、法国、英国、希腊、瑞典、瑞士、挪威、泰国、新西兰数十个国家和地区通过立法确定了脑死亡的标准。我国也在积极开展关于脑死亡问题的研究。

尽管脑死亡的标准尚有争议，还存在进一步完善的余地，但这一观念的转变正日益为更多的人们所接受，并将给医疗保健带来巨大的影响。它将使死亡标准更加科学，同时也有利于卫生资源的合理分配，促进器官移植的发展，从而挽救更多人的生命。

（二）医学模式的转变

所谓医学模式指的是总体的医学观，即人们对于生命现象、健康与疾病的总体认识。在人类历史的演进历程中，人类的医学观也经历了不同的发展阶段。

在人类社会的早期，由于知识的匮乏，对人的生命和疾病现象只能作超自然力的解释，认为人的健康是由神赐予，疾病是鬼怪作乱或得罪上天而遭神谴。所以人在得病时即用巫术驱逐魔鬼，或向上天祈祷请求保护或赦免。如古巴比伦人认为每种病都有其魔鬼作怪，在病人面前摆上粪便垃圾倒魔鬼的胃口而使其停止作怪，或在门窗画魔鬼的形象，使魔鬼因惊慌而逃走。古印度人相信人能轮回升天，活着行善再世就能健康长寿。治病主要是祈祷。这种解释疾病的模式被称为神灵主义模式（The Medical Model of Spiritualism）。

随着经验的积累和对自然世界认识的深化，以及鬼神作祟的致病观念在解释疾病发生与流行方面的缺陷，人类开始从自然哲学的角度探讨疾病的根源。约在公元前4世纪左右，古希腊的希波克拉底提出了四体液学说，认为健康是四体液平衡，疾病则是失衡。四体液先天性偏倾决定人的性格类型，每种类型有其易患疾病。中国医生则提出了阴阳平衡、五行生克的生理病理观。这种通过对经验事实进行归纳、总结，以思辩推理的方式来解释疾病的模式被称为自然哲学模式（The Medical Model of Natural Philosophy）。

文艺复兴推动了科学技术的进步，随着人体解剖学的建立以及人体结构与生理功能之间的机械论解释，人体血液循环、呼吸、消化等功能得以初步阐明。医学家们认为疾病就是人体内部某部分结构的损伤所致，器官病理学和细胞病理成为近代生物医学的基础，特别是19世纪末一系列致病微生物的发现，进一步完善了生物医学的理论体系，形成了所谓生物医学模式（The Biomedical Model）。生物医学从病因、宿主和环境三方面研究疾病和健康，但出发点是生物学角度，即病因上强调生物病因，宿主上从生理和病理学角度考虑，环境上重视自然环境的改变，分析问题多用微观分析方法。生物医学模式对现代医学的发展发挥了积极的作用，如20世纪上半叶采用预防接种、杀菌灭虫和抗菌药物三个主要武器，仅用几十年的时间就使急慢性传染病和寄生虫病的发病率和死亡率明显下降，为人类增进健康、减少疾病、延长寿命做出了巨大贡献。

但是，随着社会现代化步伐的加快，人类的生存环境和行为方式乃至思维与心理活动都发生了许多的变化，疾病谱也发生了明显的改变：心脏病、脑血管病、恶性肿瘤和意外伤害占据了居民死因谱和疾病谱的主要地位，影响人类健康的主要疾病已由过去的传染病逐渐转变为非传染性疾病。对这些疾病的防治，生物医学模式所固有的局限性越来越明显，尤其在慢性病成为健康的主要问题的时候，它越发显得无能为力。另一方面，虽然对很多传染病已有了非常有效的药物和治疗方法，但在一些不发达国家，由于受到各种社会因素的制约，婴儿死亡率仍然很高，传染性疾病仍然是影响人们健康的首要原因。

为了适应时代发展的需要，1977 年，美国罗彻斯特大学精神病学和内科教授恩格尔（G. Engel）提出了生物心理社会医学模式（Bio – psycho – social Medical Model）。这一新的医学模式很快得到医学界的承认，并为很多专家所丰富。生物心理社会医学模式以世界卫生组织提出的积极健康观为理论基础，即健康不仅仅是没有疾病和虚弱，而且是身体、心理和社会适应的完好状态。病态或不健康也不再仅从生物学上下定义，仅指疼痛不适或畸形等，而且也包括在工作、学习、反应能力方面的受限。

生物心理社会医学模式强调了人的健康是由生物、心理和社会因素共同决定的，健康是一种积极状态，个人对自己的健康负有责任，卫生服务的任务不仅是帮助病人在身体上恢复健康，也要在心理上、社会上帮助病人。生物心理社会医学模式认为医学是由自然科学和社会科学交叉组成，医生是医学家，同时也应是心理学家和社会学家。生物心理社会医学模式主张政府要对人民的健康承担责任。健康是人民最基本的要求，人民的健康又是衡量社会进步和文明的最重要的指标之一。

（三）医学模式转变的重大意义

由生物医学模式转变为生物心理社会医学模式，不仅在理论上是一次大的飞跃，而且对医学和保健实践也带来深远影响。

首先，它反映了现代医学发展的规律和趋势。近代医学是从把人体作为生物体进行分解研究开始的。在基础医学研究中，从系统、器官、组织、细胞到生物大分子，从各个不同的层次对人体进行不断地分解，每一次的分解都使人们对人体这个生物体的认识进一步深化，但是无论怎么分解也都是从人的生物属性来研究和思考的。20 世纪 50 年代后，由于稳态概念、免疫理论、神经内分泌学说等理论的建立和发展，揭示了生命过程中许多内在的复杂联系，使医学研究由单纯分解开始转向即分解又综合这样的发展道路，从而开始了把人作为一个完整的人来认识的过程。人们不仅器官、组织、细胞、分子来研究生命，而且也从人、家庭、社会以及生物圈来认识生命、健康与疾病，突破了几百年来生物医学的传统模式。因此，生物医学模式向生物、心理、社会医学模式的转变，是医学科学自身发展的结果，也预示着未来的医学发展趋势。

其次，新的医学模式更能适应医学社会功能的要求。随着人类社会的进步，对医学科学在保护人类健康、控制疾病的发展以及提高人类生存质量方面的作用，要求越来越高。许多问题的解决，如传染病的预防，癌症、心、脑及血管性疾病的预防和控制，人口质量的提高和生育水平的控制和计划；吸毒、卖淫及性病的综合治理和预防等都需要政府和社会进行广泛地参与。为了适应医学这种社会化的需要，现代医学对人的服务除诊断治疗疾病外，还发展了健康教育、生活指导、心理咨询、优生优育、疾病预防等面向整个社会的服务项目。这些内容的增加已经超出了生物医学模式。因此，医学社会功能的加强要求医学模式的转变，而生物、心理、社会医学模式的建立正式适应了这种发展趋势的需要。

第三，新的医学模式有利于解决现代医学重大课题。在现代社会，不良生活方式引起的疾病和社会问题十分严重。由于生活节奏加快、人际关系紧张、心理负荷过重，许多国家报导心理障碍或变态、及精神性疾病发病率也呈上升趋势。环境污染对人类健康造成的危害已相当严重。生物性、放射性污染，精神污染等给人类造成的危害已在多方面反映出来，如致癌、致畸、致突变、致敏、中毒、致残、致障等等。这些毒害作用不仅影响当代人的健康，甚至影响到了子孙后代和人类的未来。欲解决上述种种危害，必须开展社会、预防医学、动员人人参与，采取法制、行政干预措施、普及健康教育，按生物、心理、社会医学模式实行社会性、群众性、综合性的研究和治理，否则，难以奏效。

第四，新的医学模式为医学教育改革及医学工作者知识结构更新提出了努力方向。在生物医学模式下形成的传统医学教育，仅着眼于剖析、认识生物个体的结构、功能以及疾病的病理机理，忽视制约和影响机体健康的心理、精神、环境和社会因素，医学教育呈现"闭锁性"的特点。随着现代医学的发展，以及社会对医学科学作用的要求不断提高，这种传统教育的弊端日益显露，引起许多医学教育家的关注。我国医学院校教学思想和课程体系比较陈旧，存在严重的"人文课程缺乏症"和"生物医学课程肥大症"。传统生物医学模式的框框将许多作为医生很必要学习的课程排斥在外，致使毕业生适应社会服务的能力受到影响，智能结构也不尽合理。为此，按新的医学模式，并借鉴国外经验加以改革，实属必要。

第五，新的医学模式对改进医疗服务的方向和提高服务质量具有指导意义。现实的医疗服务证明，医生们多偏重于病人器质性病变的治疗，在诊断疾病，健康指导和疾病治疗过程中，忽视心理和社会方面的考虑。这一现象的产生，与医生本身缺乏群体、预防、社会、精神、心理和道德观念方面的知识储备，有着直接的关系。新的医学模式的建立对医疗服务提出了新的要求。医生们也必须转变观念，在医疗服务中由偏重个体防治转向更加重视群体健康防护；由单纯治疗转向同时注重病人的心理损伤和反应；由着眼于影响健康的生物性因素的分析转向综合性多因素分析；由只开药物处方发展为兼开生活方式、自我保健指导及心理卫生咨询方面的处方。以上转变涉及医学观念、管理体制、服务方式与习惯、医学人才智能结构等多方面的改革，对医学今后的服务方向、范围、方式是一场变革性的冲击，将产生深远影响。历史的进程将证明生物、心理、社会医学模式的巨大指导作用。

三、当代医学的发展趋势

(一) 高新科学技术在医学领域广泛应用

医学的发展历来是与科学技术的进步相联系的。400多年前，显微镜的发明促成了细胞的发现和细胞病理学的建立及其临床医学的发展就是很好的历史证明。科学技术作为医学发现和进步的手段与方法，是一定时期医学认识能力和发展水平的标志或测量器，在医学发展史上，每当新科学技术在医学上应用，都曾对医学认识和学科的发展产生过重大的作用，对医学科学思想与方法产生过重大影响。现代高新技术在医学领域的广泛应用，大大地改变了医学的面貌，使人类的健康水平和生活质量有了很大的提高。专家们预言，随着科学技术革命的发展，高新技术在医学领域的应用将更加广泛，医学迷宫将会变成一座新的科学城堡。

纳米生物学是纳米技术与分子生物学相结合的产物。纳米生物学的研究内容主要有两个方面：一是利用纳米科技解决生物学问题，如在纳米尺度上认识生物大分子的结构和功能，纳米技术的重要工具是扫描隧道显微镜和原子力显微镜，第一张 DNA 分子的扫描隧道显微图像已于 1989 年问世，它对阐明基因调控和表达的机理将起重要作用；二是创造具有特定功能的生物大分子，如利用 DNA 和某些特殊蛋白质的特殊性质，模仿和制造类似生物大分子的分子器件。目前研究的热点有分子马达、硅—神经细胞体系和 DNA 相关的纳米体系与器件等，这些研究无疑会推动医学深入到更加微观尺度，不仅对理解生命现象和疾病机制提供新思路，而且也会为临床治疗带来新方法。

（二）当代医学的前沿领域

21 世纪被认为是生命科学的世纪，为了迎接新的挑战，必须高度重视医学的前沿领域和发展趋势，以把握当代医学发展的脉络。根据中国科学院学科发展战略研究报告指出，今后一段时期医学研究的前沿领域主要有：①重大疾病（肿瘤、心脑血管病等）发生发展及其干预措施的分子与细胞机制，包括重要功能基因与重大疾病相关基因结构、功能与表达调控的研究；重大疾病相关的蛋白质组学和蛋白质结构与功能研究；干细胞的建系及分化研究；例如，20 世纪 80 年代以来，调控细胞死亡的新的基因不断地被发现，目前已了解到有十几个基因参与了细胞凋亡，有的基因促进细胞凋亡，有的基因抑制细胞凋亡。细胞凋亡对维持组织自身的稳定有重要意义，它与造血、免疫、肿瘤、衰老的发生密切相关。目前，细胞凋亡概念已发展到生物化学和分子生物学水平，成为基础研究的热点之一。②免疫系的细胞和分子基础，包括新型免疫调节分子的发现及功能研究；新的功能性免疫分子及其受体（包括分化抗原、黏附分子、细胞因子、拮抗因子等）的研究；自身免疫病的发病机制及防治基础研究等；③自然与社会因素对健康的影响及其致病机理，包括重要感染性疾病病原体致病机理相关的基因组学与蛋白质组学研究；新病原体致病机理研究与干预措施研究；外源性化学物的致病机理及监测、防治与诊治技术的研究等；④药物在分子细胞与整体调节水平的作用机理，包括药物基因组与蛋白质组学研究；多糖、类脂和核酸等生物大分子与药物相互作用研究；新的内源性活性物质的药理学研究等。这四个领域基本上是以分析研究为主的分子、细胞水平上的前沿领域，体现了深入分析的发展趋势。

此外，综合研究的前沿领域主要有神经、免疫、内分泌调节系统在健康状态维持与疾病发生发展中的作用及在分子、细胞和整体水平对脑功能和疾病的综合研究等，包括神经损伤与功能紊乱的病理机制及干预措施的研究；神经—内分泌—免疫调节网络失调与疾病的关系；视觉、痛觉、神经信息传递、加工、整合及调控的研究；神经退行性疾病病因学与诊断、治疗技术研究等。现在，人们已认识到，从健康状态到疾病过程往往是多因素、多阶段、多层次的综合事件，作为学科发展的前沿的研究领域，应从分子、细胞、整体调节和机体与环境相互作用的水平上展开，以实现分析与综合的结合，宏观与微观的统一。

（三）医学的社会化趋势

医学因其服务对象与社会职能，本身具有显著的社会属性。随着社会的发展和科学技术的进步，医学的社会属性不断增强，具体表现为社会化程度的持续上升的趋势。

疾病谱变化与服务目标社会属性的加强。20世纪后半叶以来，众多疾病与健康问题具有鲜明的社会性，社会因素（包括营养、居住、生活方式、社会风尚等）在疾病的发生和传播中起的作用日益显著。因此，疾病预防和宣传机构、健康咨询机构以及社区医疗机构有不断强化的趋势。

医学发展模式中增加了社会因素。由于西医学发展特点的要求，医学模式已从一元模式向多元模式转变。其中，社会性既是医学服务中不断增强的一个重要方面，也是医学研究中的一个日益被关注的因素。

医学发展受社会发展水平的影响日益增强。现代医学的发展除受社会物质发展水平的影响外，还日益受到社会上层建筑不断增强的制约。西医学是一个庞大复杂的系统，这个系统要想有效地发挥作用，离不开正确的卫生方针政策、完善的医药卫生法规、以及与其规模相适应的卫生事业的管理体制和必要的管理机构。这些社会属性极强的部分是西医学所不可缺少的组成，而且随着医学的发展在不断地被强化。例如：我国对2003年春季"非典"流行期间经验教训的总结，导致全国各地相继成立"疾病控制中心"就是一例，它充分地说明现代医学体系的社会属性的不断增强，服务和管理社会化是其重要的发展趋势。

（四）医学的全球化趋势

医学的全球化主要表现在：其一是医学和生命科学研究项目的日益大型化和国际化。如传染病的研究和控制（天花的消灭、"非典"的控制和研究等）。其二是信息资源的共享和国际交流的越来越频繁，节奏越来越快。它导致医学科学产生的成果已成为全人类的共同财富。因此，拒绝交流，拒绝合作意味着同时也没有机会享受这一共同财富。最近20余年间，国家之间的合作规模不断加大，大型的国际合作项目不断涌现，例如：人类基因组的测序工作，人们将其称为生命科学的"大科学"（big science）时代到来的标志。现代医学研究和应用的这种全球化趋势，大大促进了现代医学的发展。

第二节 传统中医学在当代医疗保健中的地位与价值

一、传统中医学对现代医疗保健的影响

西医作为当今世界的主流医学，对现代社会医疗保健的贡献是无庸置疑的。由于发明了免疫制剂和抗生素，人类在上个世纪中、下叶，曾成功地控制和治愈了多种传染病和感染性疾病，使得人类的平均寿命大为提高。由于充分吸取了现代科学技术的各项成果，各种高精密度的检测诊疗仪器相继发明，并很快用于临床；显微外科手术，人体器官移植，人类生殖工程等一项项令人瞩目的成就，使过去许多难以诊断、无法治愈的严重疾病，得以有效的治疗。特别是 20 世纪末，全球 6 个国家共同成功绘制了人类基因图谱并陆续解码，使许多过去认为是不治之症的遗传性疾病和其他疑难病，有了治愈的可能。由于有了这些鼓舞人心的成就，我们有理由相信：21 世纪人类在战胜疾病、卫生保健方面，将出现前所未有的突破，充满了光明前景。

然而，就是在这样的历史背景下，长期处于弱势地位的传统医学，不但没有结束它们的历史使命，反而萌发出新的生机，越来越受到患者的欢迎和各国政府的重视。虽然大多数国家至今未象中国政府一样，把传统医学与现代医学并列为主流医学，仍然称之为替代医学或补充医学，但是，既然可以"替代"，需要"补充"，说明现代西医确实有某些方面的不足，不能充分满足人们医疗保健的需要。传统医学往往不是因为疗效不好而是认为"不科学"，被排斥在主流医学之外，然而，世界上并没有绝对正确的科学，科学是随着时代的进步而不断发展的，传统医学中那些还不能被现代科学实证的原理，例如中医的经络学说，也可能在将来被发展了的科学所证实，治病的疗效才应当视为是否符合科学的标准。传统医学中的许多合理因素，诸如利用天然药物，注重病人不同的体质因素，调节机体自身活力等，应当引起现代科学的重视，也必定给现代西医的发展带来新的启示。

二、传统中医学的哲学方法对现代医学的启示

整体观，恒动观，相互联系、宏观把握的观点，几乎是所有传统医学所共同持有的哲学方法，而以中医尤为突出。例如，《黄帝内经》认为：人类是大自然的产物，每个人生活在社会群体中，人的生命活动，必然与天地相应，与人事相通。人之所以得病，是脏腑功能失调所导致的结果，而气候的凉热变化、空气的潮湿干燥、居处的冷暖干湿、季节节气的交替更叠、太阳月亮的起落升降、人际交往中的情绪波动、饮食口味的饥饱偏嗜、房事生活的放纵节制、先天禀赋的厚薄强弱等等，都可能是导致脏腑功能紊乱的种种因素，医生必须将各种因素综合考察，全面分析，才能找到真正的病因。《黄帝内经》重视的不仅是静态的人体形态结构，而更偏重于动态的人体功能状态；对生命活动和疾病规律的研究，采取的也不仅是解剖的方法，而是一种"从外观

内"的方法，因而解剖在中医这个学科内始终没有得到、也不可能得到应有的发展。《内经》所谓"视其外应，以知其内藏，则知所病矣"（《灵枢》"本脏"）。也就是要通过体外的反应，来了解内脏发生的变化，从中掌握疾病的规律。这从现代科学来理解，中医看待人与自然的关系，了解人体疾病，总的来说，是一种系统的方法，黑箱的方法，信息的方法，"证候"就是体内发出的信息，望、闻、问、切四诊，就是收集体内信息的手段，所有的治疗措施，包括针灸、方药，都是向体内输入信息，病人经过治疗后，是好是坏，又会通过主观感受和客观体征的改变这些新的信息，反馈到医生那里，医生再决定如何进一步治疗。这是《伤寒论》中创立的"辨证论治"。

辨证论治，是中医的临床思维方法，采用这一方法，因时因人因地制宜，同病异治，使其诊治更有个性化特色，对不同患者而言，也就更有针对性，这正是西医治疗所缺乏的。辨证论治用现在的语言来说，就是中医处理人体疾病信息所采用的科学方法。举例来说，《伤寒论》第 13 条："太阳病，头痛，发热，汗出，恶风，桂枝汤主之。"在这里，头痛、发热、汗出、恶风 4 种症状，就是患者得病后体内发出的 4 种信息，这一组信息经分析、归纳后，抽象、上升为风寒表虚证，而后用桂枝汤治疗。由桂枝、白芍、甘草、生姜、大枣 5 味药构成的桂枝汤这个信息组，在输入患者体内后，使体内原来发出的头痛、发热、汗出、恶风这一组信息迅速消失。于是，这种特定信息的输出与输入，形成了一个范式，清代医家称之为"方证结合"的模式。《伤寒论》中的方与证是一一对应的，这使输出信息与输入信息的搭配标准化、规范化，达到了信息处理的最佳效果。在《伤寒论》的条文里，有分析，有综合，有演绎，有归纳，有抽象，有推理，有假设，有比较，有严谨的组方，有严格的计量，但没有解剖知识，没有动物模型，没有药理试验，没有实验研究，没有统计分析，只需要掌握好患者与医生之间直接的信息交流，也就是掌握好辨证论治这个中医处理人体信息时所采用的科学方法，就能达到治愈疾病的目的。辨证论治使中医摆脱了经验医学的状态，上升到科学思维的水平，是中医独到的临床科学方法，是与近现代医学不同的诊治方法，是目前中医、西医两个医学体系相互勾通中需要研究的内容。

无论是整体观还是辨证论治，在考察疾病时，都需要联系到社会的、环境的、气候的、心理的、日常生活的各种因素，都需要密切与病人接触与交流，细心观察病人的状态，关心病人的自身感受，多方面收集病人体内发出的信息，因人、因时、因地制宜，这样的医学，无疑充满了人文精神，因此，中医从一开始建立，就不仅是一种单纯的生物医学，而是一种生物的、社会的、心理的医学模式，这是中医的本质特征。

近现代医学是在解剖学的基础上发展起来的，18 世纪莫干尼在《疾病的位置和原因》中，所奠定的寻找"病灶"的思维方法，至今在西医临床中影响深远，加之现代检测诊断仪器越来越先进，越来越精密，西医临床分科越来越细，更强化了西医在微观方面的认识和信心，而忽略了整体联系的观点，增加了对仪器的依赖，重视阳性体征，而忽略了医生的主观能动性和医患之间的交流。从根本上说，西医目前所采用的方法论，毕竟是牛顿时代以来的线性的、还原的、分析的、实验的方法，虽然这种方法论在现实生活中仍广泛使用，并且仍然可以不断取得科研成果，甚至是伟大的成果，但是，相对于人体生命活动这样的"复杂体系"，这些方法显然是不够完善的。还需要从更高层次，采用更加系统和综合的措施来解决，而传统医学恰恰有这方面的优势。多年以前，联合国卫生组织即呼吁：现代医学应当完成由生物医学模式到生物的、社会的、心理的医学模式的转变，但实际实行，却非常困难。传统医学不完全需要解剖作为认识人体生理、病理的基础，不采用微观的认识方法，不借助任何仪器，却同样能够治愈疾病，这种方法论方面的优势，在西医完成医学转型的过程中，有值得借鉴的地方。

在治疗手段上，传统医学主要有外治与内服药两大类。中医汤剂，可发挥复方中多种药物相互配伍的优势，便于药物的增减变化，使其与个性化的治疗方法相适应。针灸、按摩、放血、拔罐、泥疗、水疗等等外治法，都属于非药物疗法，药物在体内代谢或残留对人体造成的任何伤害较小。其中，特别是针灸，在镇痛、调节内分泌紊乱、调节神经功能方面，具有独特的作用，在西方国家受到普遍欢迎，被认为是中国古代的"第五大发明"。传统医学使用的内服药，绝大部分是天然药物，由于这些药物与化学合成药相比，其结构更接近人体细胞，因而亲和力大，副作用小。

西医在外科手术领域，达到了很高的水平。对于许多器质性的疾病，手术是十分必要的，但是，很多人不适合于手术，很多人手术后留下长期的后遗症，同时，手术也改变不了产生某些器质性疾病的内环境，例如，肿瘤、囊肿、结石，手术后有一定的复发率，有时难以根除。而中医学较为重视病人体质状况的调整，对改善致病内环境有独到之处。

西药绝大部分是上个世纪发明的化学合成药物，而这些药物所可能产生的副作用和导致的药原性疾病，已经日趋严重。有些国家根据传统医学的用药经验，试图从某种天然药物中，提取有效成分，以取代某种西药，或充实西医的药谱，已取得了一些成果，但并不十分理想，因为一种成熟的传统医学，它的用药配方，都有严格的理论指导，例如中医就有"君臣佐使"的方剂配伍规律，不深刻了解某种传统医学的理论，只想废医存药，用简单的方法摄取到传统医学的精华，是很难达到预期目的的。

在治疗思想方面，传统医学采取的多数是因势利导、调节平衡的方法，中医的理论特别重视这点。《黄帝内经》中所谓"阴平阳秘，精神乃治，阴阳离决，精气乃决"。把阴阳之间的平衡，看作是维系生命的基础。医生应当"谨察阴阳所在而调之，以平为期"，由此而确立了"平衡调节"这个总的治病原则。中医特别强调"扶正驱邪"，扶正就是帮助和提高人体的抗病能力，保护人体的免疫功能；驱邪就是因势利导，通过汗、下、吐等方法，把疾病及其代谢产物排除到体外。"正安邪自去，邪去正乃安"这句话在中医界可说是脍炙人口。"急则治其标，缓则治其本"，更说明在疾病急性阶段所采取的非常手段只是权宜之计，而一旦病情缓解时，就要顾护人体的正气这个根本。

西医对付疾病的主导思想，是对抗性治疗。发现是细菌引起的疾病，用磺胺、抗生素杀死它；发现是细胞增生变异引起的癌症，用手术割除、用放化疗杀死它；发现是病毒引起的疾病，目前还没有发明出杀死病毒的药物，只能期待用免疫制剂来预防。人文学者王一方先生有一段精辟的论述："这是一种典型的'战争模式'，有'敌人'，有'杀伤性武器'，有'战场'，有'战斗'，把治疗关系定格成对抗关系，药物手册里有许多类药物都以'抗××'命名，抗生素、抗寄生虫药、抗感染药物、抗肿瘤药、抗过敏药、抗贫血药，连维生素C都曾叫'抗坏血酸剂'。其实，维生素类是营养要素，补充型的治疗思路，而非对抗型思路。从医学人文的角度看，'战争模式'的治疗观容易产生两种迷失，一是把病人当'敌人'，把疾病与生命混为一谈，抗生素的摄入不仅杀死致病的细菌，作为代价，也杀死了正常的菌落，使体内菌群生态发生倾斜，同时，抑制体内免疫功能，中间代谢物还可能引发免疫反应。二是确立了外在干预（涉）占主导的治疗观念。"

平衡调节与扶正驱邪方法，是对"对抗治疗"的一种很好的补充。以细菌引起的急慢性炎症为例：在急性炎症阶段，西药抗生素确实具有强大的效力，但是，使用多了，使用时间过长，往往产生耐药性，疗效降低，转成慢性炎症之后，抗生素几乎完全无效。中医的很多方药，对急性炎症引起的疾病疗效卓著，但是，其中的任何一味药、甚至任何一首方，杀菌的实验研究结果，却远远不及抗生素，因而出现临床疗效与实验结果完全不同的巨大困惑。这至少说明：中医方药不是通过对抗治疗取得疗效的。转成慢性炎症之后，中医在扶正驱邪的总原则下，治疗的方法极其丰富，疗效也不错。因而在慢性鼻炎、咽喉炎、食道炎、胃炎、胆囊炎、肠炎、膀胱炎、尿道炎、盆腔炎等等一系列慢性炎症领域，中医药大有用武之地。再以癌症为例，西医目前采用的手术、放疗、化疗三大常规治法，目的是尽可能多的杀死癌细胞，然而，从理论和实践两方面都证明，癌细胞是不可能完全被杀死的，只要有一个，就可能克隆出新的癌肿来。如何减少三大疗法的毒副作用？如何从长计议，提高患者的免疫功能、抑制癌细胞的增生？西医至今没有较为成熟的方法，而中医扶正驱邪的许多措施，能较好地改善病人的身体状况，很好的配合作用，有效地延长患者的寿命，提高其生存质量。更何况对内分泌失调、神经功能失调的各种疾病，中医用平衡调节方法治疗的效果是众所周知的。

总之，进入21世纪，现代医学在各方面都取得了巨大成就，但在疾病的治疗上，始终不能尽如人意，古老的传统医学，虽然大部分至今仍然得不到科学的解释，但可以解决疾病治疗中的大量实际问题，这个现实，既给我们莫大的启示，这中间的诸多深层次原因，也值得我们探索与研究。

【小结】

　　21 世纪世界科学技术的日新月异，带来了医学科学前所未有的迅猛发展，新技术、新方法的大量引进和利用，使基础理论研究和临床应用研究领域取得了划时代的进展。敢问未来医学路在何方？①实现中医现代化，是迈向中西医结合、创建人类统一的新医学的第一步。传统中医学存在着理论上的超前性和应用技术方面的发展缓慢之间的差异，亟需大力度地引进现代科学技术，尤其是当前最前沿的科学技术研究成果，广泛应用于中医各个领域，促进中医基础理论、诊断方法、防治措施、中药方剂应用的现代化进程。②中西医结合，创建人类统一的新医学。随着 21 世纪科学技术的飞速发展，中西医结合更加向纵深发展，运用中医整体观念、辨证思维，吸收现代先进的科学理论和方法，实现多学科的融合，并从整体论、系统论的高度加以提升，提出新理论和新假说，进一步寻找中西医结合的切入点，开拓科研新思路、新方法。英国科学技术史专家李约瑟博士在他的"世界科学兴起率"研究中预言，中医学与西医学的融合，可能要到 21 世纪的中后期完成。展望未来科技发展前景灿烂辉煌，有理由相信这一预言的实现。让我们以崭新的姿态和勇气为新医学的产生而努力吧！

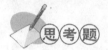思考题

1. 以现代生物技术在医学上的应用为例，分析科学技术的双刃剑作用？
2. 人类在 20 世纪防治传染病的过程中有哪些经验教训、试分析之？
3. 医学科学发展的日益全球化趋势给予我们那些启示？
4. 简述传统医学在现代医学中的地位与作用。

附 录

中西医学比较年表

西方医学史	年代	中国医学史
巴比仑已有医生（前 3500） 埃及人制作干尸（前 3400） 埃及医神 Imhotep（前 2700） 巴比仑肝脏占卜（前 2400）	远古 2000BC	约 50 万年前，"北京猿人"钻木取火，熨法与灸法 萌芽 龙山文化，酿酒（前 4000）、伏羲制九针、神农尝百 草（公元前 5 万年~前 5000 年）
Kahun 纸草文医书（前 1850） E. Smith 纸草文医书（前 1800） 埃及 G. Ebers 纸草文医书（前 1500） 印度吠陀医学（前 1550）	 1000BC	"伊尹制汤液"传说（前 1700） 甲骨文记载医药知识（前 1330）
巴比伦王国图书描述癫痫（前 650） 印度《寿命吠陀》（前 605）	 500BC	儒、道、阴阳、杂家产生 《山海经》载许多药物 《周礼》有食、疾、疡、兽医，病历记录 医和提出"六气致病说"（前 541） 扁鹊生活时代 孔子创儒家学说
雅典瘟疫开始（至公元前 427） 柏拉图诞生（公元前 428） 希波克拉底（公元前 420） 苏格拉底逝世（公元前 399） 罗马法中禁止城市葬人（前 450） 亚里士多德诞生（384） 罗马建下水道（前 331） 亚力山大博物馆和图书馆建立	 公元 纪元	《五十二病方》 《黄帝内经》 淳于意始用"诊籍" 张骞出使西域（前 138、119） 佛教传入
 盖仑（130~200） 安东尼"瘟疫"开始（165~169） 拜占庭医学继续发扬希腊医学	 500AD	蔡伦改进造纸术（89~105） 道教产生 华佗（112~207） 张仲景著《伤寒杂病论》（219） 王叔和著《脉经》 皇甫谧著《针灸甲乙经》（256~259） 葛洪著《肘后备急方》（347）、炼丹术 雷敩著《雷公炮炙论》（402~479） 陶弘景著《本草经集注》

续表

西方医学史	年代	中国医学史
		巢元方《诸病源候论》（610）
		唐代太医署设医校（624）
炼金术盛行，药物学进步（600 ~ 700）		孙思邈著《千金要方》（653）
		《千金翼方》（682）
欧洲始建医院（约9世纪）		苏敬等编成《新修本草》（659）
阿维森纳（980 ~ 1087	1000AD	王焘著《外台秘要》（752）
		鉴真去日本讲授医学（753）
		火药使用（ 9 ~ 10 世纪）
		王怀隐编《太平圣惠方》（982）
		王惟一著《铜人俞穴针灸图》（1026），次年造针灸铜人
第一次十字军东征（1096）		活字印刷（1041 ~ 1048）
巴多瓦大学创建（1272）		设校正医书局（1057）
马可·波罗东游中国（1295）		唐慎微《经史证类备急本草（1082 ）
欧洲流行鼠疫（1348 ~ 1350）		钱乙《小儿药证直诀》（1119）
海港检疫规则（1377）		《圣济总录》（1117）
布鲁塞尔记录了最早的接产妇规则（1424）		《太平惠民和剂局方》（1151）
		金元四大家
朝鲜金礼蒙著《医方类聚》（1445）	1500AD	刘完素（1120 ~ 1200）
东罗马帝国灭亡（1453）		张从正（1156 ~ 1228）
哥伦布发现美洲（1492）		李杲（1180 ~ 1251）
文艺复兴（14 ~ 16 世纪）		朱丹溪（1281 ~ 1358）
达·芬奇（1453 ~ 1519）		陈自明《妇人大全良方》（1237）
巴拉塞尔苏斯（1493 ~ 1541）		宋慈《洗冤集录》（1247）
		郑和下西洋（1403 ~ 1433）
		李濂著《医史》（1513）
哥白尼著《天体运行论》（1543）		人痘接种法（1567 ~ 1572）
维萨里著《人体之构造》（1543）		李时珍《本草纲目》金陵版（1578）
巴累改良创伤处置法（1545）		葡萄牙天主教徒卡内罗（Melccior Carnero）在澳门设"癞病院"
伏拉卡斯托斯描述传染病（1546）	1600AD	
		利玛窦来华（1581）
培根提倡实验科学1561 ~ 1629 ）		吴勉学著《医统正脉全书（1601）
哈维发现血液循环（1628）		王肯堂著《证治准绳（1602 ~ 1608）
英国资产阶级革命（1640）		陈实功著《外科正宗》（1617）
雷文虎克制成显微镜（1671）		张介宾著《景岳全书》
牛顿发表《自然哲学的数学原理》	1700AD	吴又可著《瘟疫论》（1642）
拉马兹尼著职业病专书（1700）		叶桂著《温热论》
		邓玉函著《人身说概》（1635）
道格拉斯著比较解剖学（1707）		
莫尔干尼《由解剖观察疾病的位置与原因》（1761）		《古今图书集成》（1726）
		《医宗金鉴》（1742）
奥恩布鲁格发明叩诊法（1761）		赵学敏《本草纲目拾遗》（1765）
拉瓦锡发现氧（1771）		《四库全书》（1772 ~ 1781）
瓦特改良蒸汽机（1784）	1800AD	吴鞠通《温病条辨》（1813）
贞纳发明牛痘疫苗（1796）		

续表

西方医学史	年代	中国医学史
雷奈克发明听诊器（1809） 路易应用统计学（1831） 穆勒著《人体生理学（1831） 施旺发现动物细胞（1839） 塞麦尔魏斯发现产褥热病因（1847） 巴斯德证明乳酸发酵是微生物所致（1857） 微尔啸《细胞病理学》出版（1858） 巴斯德发明"巴氏消毒法"（1859） 国际红十字会成立（1864） 李斯特应用石炭酸消毒法（1868） 科赫发现结核菌（1882） 伦琴发现 X 射线（1895） 发现 α、β 射线（1899） 巴甫洛夫研究条件反射（1900） 弗洛伊德发表《梦的解析》（1900）	1900AD	牛痘接种法传入中国（1805） 郭雷枢（英）来华（1827） 陈修园著《南雅堂医书全集》（1820） 王清任《医林改错》（1830） 伯驾到广州开"眼科医局"（1835） 鸦片战争（1840） 帝国主义以教会名义相继在澳门、厦门、宁波、上海、福州等地设医院（1844～1848） 太平天国（1850～1863） 中西汇通派 唐容川（1846～1897） 恽铁樵（1878～1935） 张锡纯（1860～1933） 博济医学校开办（1866） 《博医会报》出版（1887）
诺贝尔奖金会成立（1901） 欧利希发明"606"（1909） 摩尔根提出染色体基因理论（1913） 弗莱明发现青霉素（1928） 第一台电子显微镜问世（1931） 发现人工放射性（1934） 杜马克发明磺胺制剂（1935） 西方卫生组织（WHO）成立（1948） 发明 A 超（20 世纪 50 年代） 瓦克斯曼发现并制成链霉素（1952） 克里克和沃森提出 DNA 双螺旋结构模型（1953） 斯塔尔应用人造球型心脏瓣膜成功（1960） M 超激光器问世（20 世纪 60 年代） 霍利等人解释遗传密码，蛋白质合成成功（1962） 电镜研制成功（1964） 胃镜问世（1968）		天津设北洋军医学堂（1902） 北京协和医学堂开办（1906） 辛亥革命（1911） 北京医学专门学校（1912） 中华医药学会成立（1915） 上海中医专门学校开学（1917） 国民政府通过"废止旧医"提案，中医抗争，该案被迫取消（1929） 收回海港检疫权（1930） 中国国医馆成立（1931） 七七事变（1937） 抗日战争胜利（1945） 中华人民共和国成立（1949） 第一届全国卫生工作会议提出"三大卫生方针"（1950） 第二届全国卫生工作会议提出"四大卫生方针"（1952）
克里克提出遗传学中心法则（1971） 发明 B 超、CT 机（20 世纪 70 年代） 布卢姆伯格发现乙肝病毒（1976） 首例人体心脏移植在南非进行（1976） 首位"试管婴儿"在英国出生（1978） 第 33 届西方卫生大会宣布全球范围内消灭天花（1980） 美国疾病控制中心（CDC）首次发现艾滋病（1981） 第一台电子摄像内窥镜产生 英国科学家首次用绵羊体细胞克隆羊成功（1997） 人类基因组草图完成（2000）	2000AD	高等学校设中医课（1954） 成立中医研究院，北京、上海、广州、成都成立中医学院，举办西医学习中医班（1955） 沙眼衣原体分离成功（1957） 断肢再植成功（1963） 人工合成牛胰岛素（1965） 文化大革命（1966～1976） 中药麻醉用于临床手术成功（1974） 改革开放（1978 年以后） 肝脏移植成功（1979） 中华全国中医学会在北京成立（1979） 确定中医、西医、中西医结合三支力量都要发展、长期并存方针（1980） 人工合成核糖核酸成功（1982） "发展现代医药和我国传统医药"载入我国宪法总纲第 21 条（1982） 确定新的卫生工作方针（1991）

参 考 文 献

1. Magner LN. A History of Medicine. Macer Dekker Inc. 1992.

2. Canrad LI. The Western Medicine Tradition. London：Cambridge University Prss，1995

3. Harding AS. Midestones in health and Medicine. Arizona：Oryx Press，2000.

4. Cooter R，Pickstone J. Companion to Medicine in the Twentieth Century. London：Routledge，2000.

5. 张大萍、甄橙、陈丽云. 中外医学史纲要. 北京：中国协和医科大学出版社，2007.

6. 张大庆、和中浚. 中外医学史. 北京：中国中医药出版社，2005.

7. 张大庆. 医学史. 北京：北京大学医学出版社，2003.

8. 常存库. 中国医学史. 北京：中国中医药出版社，2003.

9. 李志平等. 中西医学史. 北京：人民卫生出版社，1999.

10. 程之范. 中外医学史. 北京：北京医科大学出版社，1997.

11. 甄志亚. 中国医学史. 第2版. 上海：上海科技出版社，1997.

12. 贾得道. 中国医学史略. 太原：山西科学技术出版社，1993.

13. 姒元翼. 龚纯. 医学史. 第1版. 武汉：湖北科学技术出版社，1998.

14. 李经纬. 程之范. 中国医学百科全书·医学史. 上海：上海科学技术出版社，1987.

15. 罗伊·波特等. 剑桥医学史. 长春：吉林人民出版社，2000.

16. 米歇尔·莫朗热. 二十世纪生物学的分子革命——分子生物学所走过的路. 北京：科学出版社，2002.

17. 廖育群等. 中国科学技术史·医学卷. 北京：中国中医药出版社，1998.

18. 严季澜，顾植山. 中医文献学. 北京：中国中医药出版社，2002.

19. 温少锋等.《殷墟卜辞研究》. 四川：四川社会科学出版社，1983：304~305.

20. 马伯英. 中国医学文化史（套装上下卷）. 上海：上海人民出版社，2010.

21. 剑桥插图医学史 罗伊·波特（Roy Portey）张大庆. 山东：山东画报出版社，2007.

22. 吴鸿洲. 中国医学史. 上海：上海科学技术出版社，2010.

23. 陈邦贤. 中国医学史. 北京：团结出版社，2006.